运动治疗技术

（供康复治疗技术专业使用）

U0196473

主　编　李　渤　刘　尊
副主编　张　洁　方　琼　李丽英　楼天晓
编　者　（以姓氏笔画为序）

方　琼（合肥职业技术学院）

叶仲秋（聊城职业技术学院）

刘　尊（沧州医学高等专科学校）

闫秀丽（郑州铁路职业技术学院）

牟　杨（四川卫生康复职业学院）

李　渤（聊城职业技术学院）

李丽英（山东医学高等专科学校）

张　洁（山东第一医科大学）

陈　进（江苏医药职业学院）

陈丽萍（包头医学院职业技术学院）

胡国兵（铜仁职业技术学院）

赵　彬（重庆三峡医药高等专科学校）

徐丽莺（福建卫生职业技术学院）

楼天晓（湖南中医药高等专科学校）

廖长艳（泰州职业技术学院）

糜　迅（江苏联合职业技术学院）

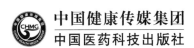
中国健康传媒集团
中国医药科技出版社

内 容 提 要

本教材为"全国高等职业教育康复治疗技术专业'十三五'规划教材"之一，系依据国家高等职业教育康复治疗技术专业教学标准，结合本套教材的编写指导思想及本课程的教学目标、内容与任务要求编写而成。内容主要涵盖了运动治疗技术的基础知识及维持与改善关节活动范围的训练、关节松动技术、牵伸技术、增强肌力和肌肉耐力的训练、平衡能力训练、协调性功能训练、体位摆放与移乘训练、步行功能训练、心脏功能训练、肺功能训练、水中运动疗法、医疗体操疗法、牵引疗法、神经生理学疗法、运动再学习疗法、引导式教育、麦肯基疗法、强制性运动疗法、运动想象疗法等各项运动疗法。本教材为书网融合教材，即纸质教材有机融合电子教材、教学配套 PPT 课件、微课视频、题库系统、数字化教学服务（在线教学、在线作业、在线考试），使教材内容立体化、生动化，便教易学。

本教材主要供康复治疗技术专业师生使用，也可作为康复医学工作者的专业参考书。

图书在版编目（CIP）数据

运动治疗技术 / 李渤，刘尊主编.—北京：中国医药科技出版社，2019.12
全国高等职业教育康复治疗技术专业"十三五"规划教材
ISBN 978-7-5214-1458-5

Ⅰ.①运…　Ⅱ.①李…②刘…　Ⅲ.①运动疗法–高等职业教育–教材　Ⅳ.①R454

中国版本图书馆 CIP 数据核字（2019）第 266965 号

美术编辑　陈君杞
版式设计　易维鑫

出版　**中国健康传媒集团** | 中国医药科技出版社
地址　北京市海淀区文慧园北路甲 22 号
邮编　100082
电话　发行：010-62227427　邮购：010-62236938
网址　www.cmstp.com
规格　889×1194mm　¹⁄₁₆
印张　31½
字数　684 千字
版次　2019 年 12 月第 1 版
印次　2023 年 7 月第 2 次印刷
印刷　三河市万龙印装有限公司
经销　全国各地新华书店
书号　ISBN 978-7-5214-1458-5
定价　**89.00 元**

获取新书信息、投稿、
为图书纠错，请扫码
联系我们。

数字化教材编委会

主　　编　李　渤　刘　尊
副 主 编　张　洁　方　琼　李丽英　楼天晓
编　　者　（以姓氏笔画为序）

方　琼（合肥职业技术学院）

叶仲秋（聊城职业技术学院）

刘　尊（沧州医学高等专科学校）

闫秀丽（郑州铁路职业技术学院）

牟　杨（四川卫生康复职业学院）

李　渤（聊城职业技术学院）

李丽英（山东医学高等专科学校）

张　洁（山东第一医科大学）

陈　进（江苏医药职业学院）

陈丽萍（包头医学院职业技术学院）

胡国兵（铜仁职业技术学院）

赵　彬（重庆三峡医药高等专科学校）

徐丽莺（福建卫生职业技术学院）

楼天晓（湖南中医药高等专科学校）

廖长艳（泰州职业技术学院）

糜　迅（江苏联合职业技术学院）

全国高等职业教育康复治疗技术专业"十三五"规划教材

出版说明

为深入贯彻《现代职业教育体系建设规划（2014－2020 年）》以及《医药卫生中长期人才发展规划（2011－2020 年）》文件的精神，满足高职高专康复治疗技术专业培养目标和其主要职业能力的要求，不断提升人才培养水平和教育教学质量，在教育部、国家卫生健康委员会及国家药品监督管理局的领导和指导下，在全国卫生职业教育教学指导委员会康复治疗技术专业委员会有关专家的大力支持和组织下，在本套教材建设指导委员会主任委员江苏医药职业学院陈国忠教授等专家的指导和顶层设计下，中国医药科技出版社有限公司组织全国 80 余所高职高专院校及其附属医疗机构近 150 名专家、教师历时 1 年精心编撰了"全国高等职业教育康复治疗技术专业'十三五'规划教材"，该套教材即将付梓出版。

本套教材包括高等职业教育康复治疗技术专业理论课程主干教材共计 13 门，主要供全国高等职业教育康复治疗技术专业教学使用。

本套教材定位清晰、特色鲜明，主要体现在以下方面。

一、紧扣培养目标，满足职业标准和岗位要求

本套教材的编写，始终坚持"去学科、从目标"的指导思想，淡化学科意识，遵从高等职业教育康复治疗技术专业培养目标要求，对接职业标准和岗位要求，培养能胜任基层医疗与康复机构的康复治疗或相关岗位，具备康复治疗基本理论、基本知识，掌握康复评定和康复治疗的基本技术及其应用能力，以及人际沟通、团队合作和利用社会康复资源能力的高端技能型康复治疗技术专门人才，教材内容从理论知识的深度、广度和技术操作、技能训练等方面充分体现了上述要求，特色鲜明。

二、体现专业特色，整体优化，紧跟学科发展步伐

本套教材的编写特色体现在专业思想、专业知识、专业工作方法和技能上。同时，基础课、专业基础课教材的内容与专业课教材内容对接，专业课教材内容与岗位对接，教材内容着重强调符合基层岗位需求。教材内容真正体现康复治疗工作实际，紧跟学科和临床发展步伐，具有科学性和先进性。强调全套教材内容的整体优化，并注重不同教材内容的联系与衔接，避免了遗漏和不必要的交叉重复。

三、对接考纲，满足康复（士）资格考试要求

本套教材中，涉及康复医学治疗技术初级（士）资格考试相关课程教材的内容紧密对接《康复医学治疗技术初级（士）资格考试大纲》，并在教材中插入康复医学治疗技术初级（士）资格考试"考点提示"，有助于学生复习考试，提升考试通过率。

四、书网融合，使教与学更便捷更轻松

全套教材为书网融合教材，即纸质教材与数字教材、配套教学资源、题库系统、数字化教学服务有机融合。通过"一书一码"的强关联，为读者提供全免费增值服务。按教材封底的提示激活教材后，读者可通过 PC、手机阅读电子教材和配套课程资源（PPT、微课、视频等），并可在线进行同步练习，实时反馈答案和解析。同时，读者也可以直接扫描书中二维码，阅读与教材内容关联的课程资源，从而丰富学习体验，使学习更便捷。教师可通过 PC 在线创建课程，与学生互动，开展在线课程内容定制、布置和批改作业、在线组织考试、讨论与答疑等教学活动，学生通过 PC、手机均可实现在线作业、在线考试，提升学习效率，使教与学更轻松。此外，平台尚有数据分析、教学诊断等功能，可为教学研究与管理提供技术和数据支撑。

编写出版本套高质量教材，得到了全国知名专家的精心指导和各有关院校领导与编者的大力支持，在此一并表示衷心感谢。出版发行本套教材，希望受到广大师生欢迎，并在教学中积极使用本套教材和提出宝贵意见，以便修订完善，共同打造精品教材，为促进我国高等职业教育康复治疗技术专业教育教学改革和人才培养做出积极贡献。

中国医药科技出版社

2019 年 11 月

全国高等职业教育康复治疗技术专业"十三五"规划教材

建设指导委员会

前　言
Foreword

目前我国社会经济不断发展、人民生活水平不断提高，在人民群众对高水平生活质量迫切追求的形势下，康复医疗及康复教育事业得到了全面发展。随着我国医药卫生事业和卫生职业教育事业的快速发展，高等职业教育康复治疗技术专业的人才培养目标、方法和内容有了新的变化。为此，以岗位为导向、以就业为目标、以技能为核心、以服务为宗旨，能充分体现现代职业教育特色的康复治疗技术专业教材需进行修订和完善。

运动治疗技术是康复治疗师必备的临床实践技能。康复治疗目标的实现和疗效的体现取决于康复治疗师能否合理地制定康复治疗计划、实施正确有效的治疗手段和方法。因此，在培养治疗师扎实的理论基础和临床实际操作能力上运动治疗技术的学习极为重要，《运动治疗技术》课程是康复治疗技术专业的一门专业核心课程，是康复治疗技术专业教学的重要组成部分。

本教材编写主要依据高等职业教育康复治疗技术专业教学标准编写而成，遵循"三基五性"的原则。根据高职高专教学特点，突出"新颖、可操作性、可视性"等特点，本教材增加了大量实景治疗图片，易于理解和学习。另外，学生可利用"医药大学堂"在线学习平台，学习网络增值服务内容（如PPT、题库、微课等），使教材内容更加生动化、形象化。

本教材共分为20章，内容涵盖了运动治疗技术的基础知识、维持与改善关节活动范围的训练、关节松动技术、牵伸技术、增强肌力和肌肉耐力的训练、平衡能力训练、协调性功能训练、体位摆放与移乘训练、步行功能训练、心脏功能训练、肺功能训练、水中运动疗法、医疗体操法、牵引疗法、神经生理学疗法、运动再学习疗法、引导式教育、麦肯基疗法、强制性运动疗法、运动想象疗法等各项运动治疗技术。通过学习，可以为学生深刻理解各项运动疗法以及正确实施功能障碍的预防、评定和处理奠定理论基础。本教材可供全国高等职业教育康复治疗技术专业教学使用，也可作为康复相关专业及言语治疗师的参考书。

感谢聊城职业技术学院、沧州医学高等专科学校、山东第一医科大学、合肥职业技术学院、山东医学高等专科学校、湖南中医药高等专科学校等院校在教材编写中给予的大力支持与帮助，并对本教材所有编者的精诚合作表示感谢！由于编写人员工作经验和学术水平有限，加之时间仓促，书中难免存在不足之处，恳请康复医学界前辈及各位同仁不吝指正，以便今后进一步修订和完善。

编　者
2019 年 8 月

目 录
Contents

第一章

绪　论

学习目标

1. **掌握**　运动治疗技术的有关概念、运动治疗的原则及运动治疗技术的分类方法。
2. **熟悉**　运动治疗技术的发展简史及现状、运动治疗技术的主要内容和运动治疗的机制。
3. **了解**　运动治疗技术在现代康复治疗中的地位、目前运动治疗常用的仪器设备及发展趋势。
4. 学会运动治疗技术的分类方法。
5. 具有尊重和保护病人权利的意识。

第一节　概　述

扫码"学一学"

一、基本概念

1. 康复（rehabilitation）　是康复医学的重要内容，是使病、伤、残者身心健康与功能恢复的重要手段，也是病、伤、残综合治疗的一个组成部分。康复治疗常与药物疗法、手术疗法等临床治疗综合进行。

2. 物理治疗（physical therapy，PT）　包括运动疗法与物理因子治疗两部分内容，前者称为体疗，后者统称为理疗。运动疗法是指以运动学、生物力学及神经发育学为基础，通过使用器械、徒手手法操作或患者自身力量采用主动或被动的运动使病人恢复全身或局部运动、感觉功能的训练方法。理疗是指应用天然或人工物理因子的物理能，通过神经、体液、内分泌等生理调节机制作用于人体，以达到预防和治疗疾病的方法。常用的天然或人工物理因子包括水、光、电、声、磁等。

3. 物理治疗师（physiotherapist，PT）　是指实施物理治疗的临床医务工作者，是康复医疗逐渐发展成熟后形成的专业治疗人员，与其相似的还有作业治疗师、言语治疗师等相关专业人才，是康复治疗过程中不可替代的人员。

二、特点

1. 主动参与　运动治疗中注重调动参与者的主观能动性和激发患者的潜在功能，要求康复对象及相关人员积极主动配合和参与治疗的全过程，促进被治疗者的身心功能得到全面恢复。

2. 局部和全身治疗相结合 运动治疗中肌肉关节的活动可以锻炼局部器官功能，使其恢复功能，也可通过神经反射和体液调节来改善全身功能，以达到全面康复的目的。

3. 防病与治病相结合 健康是指身体、心理和社会三个层面上的完全健康，运动治疗能够促进疾病的临床治愈和功能恢复，防止和减轻并发症和不良后果，也可以强身健体，锻炼意志，愉悦身心。

三、发展简史

（一）国际发展史

1. 古代 古希腊人开展运动疗法的历史与我国同样悠久。希波克拉底（Hippocrates）把锻炼作为其医疗著作最常用的术语之一，提出关节制动可导致显著肌肉萎缩和运动障碍，强调运动对防治肌肉失用性萎缩的重要性，强调运动对衰老过程的价值。适度锻炼的价值和运动训练的适应机制在古罗马时期得到认识，步行开始应用于治疗水肿（心衰），疾病急性期的康复运动开始发展，关节炎发作期开始采用被动活动，缓解期注意加强力量训练和体力训练，偏瘫和其他瘫痪的运动锻炼得到强调，外科术后的锻炼开始提倡。

2. 中世纪 运动疗法在 16 世纪开始进入较为系统的阶段。17 世纪开始强调锻炼对长寿的作用。医学界认识到对循环最有益的莫过于肌肉运动。肌肉主动收缩运动可以促进血管收缩，改善血液黏稠度。Nicolas 强调"在休息的借口下放弃运动是最大的失误。滥用休息比滥用运动更加危险"。外科手术后锻炼和残疾人锻炼开始得到发展。Tissot 特别强调瘫痪患者要通过运动锻炼恢复感觉和运动功能，骨折后进行运动以恢复关节和肌肉功能，锻炼可以改善疼痛、促进皮肤溃疡的愈合、提高呼吸功能。

3. 19 世纪 该时期助力运动、向心性收缩和离心性收缩运动、脊柱矫形运动得到提倡和发展，运动生物力学的概念得到清晰的阐述和发展。William Stokes 和 Schott 兄弟设计了系列心脏康复锻炼程序，偏瘫患者的运动锻炼开始系统化，步态训练的理念得到发展。二次世界大战极大地促进了康复医学的形成和发展，物理治疗成为康复医学的支柱技术。

4. 近代 21 世纪运动疗法在理论体系上深入发展，揭示运动训练适应性改变的分子生物学基础以及生化和生理基础。基因治疗将为运动训练方法选择、运动组织的再生和再造提供重要手段。运动生化和生理学的发展将使运动训练过程更加科学化和合理化。神经网络的概念和应用将阐明中枢神经与运动控制之间的内在联系，为运动控制和运动技能发展提供新的途径和手段。材料学、生物力学、电子学、计算机科学、遥感技术、仿生学等高科技领域的发展，都已经并将极大地促进康复生物工程的发展，促进运动疗法进步，开拓运动疗法应用的新领域。21 世纪的运动疗法飞跃发展，是人类迈入健康自由王国的重要历史时期。

（二）国内发展史（6 个时期）

1. 先秦时期 我国是最早应用运动疗法进行强身健体的国家之一，早在《吕氏春秋·古乐》中就有记载"昔陶唐氏之始。阴多，滞伏而湛积。民气郁而湛著，筋骨瑟缩不达。故作为舞以宣导之"。这种活动肢体以减轻病痛的"舞蹈"是传统康复运动疗法的雏形。随后在春秋战国时期的《黄帝内经》中广泛论述了应用导引、运动等方法来促进功能的康复。

2. 汉晋南北朝 "导引图"中记载了运动疗法的积极应用。华佗模仿虎、鹿、熊、猿、鸟等物种禽兽的神态和动作，创编了"五禽戏"，成为世界上第一套医疗体操，一直沿用至今。

3. 隋唐时期 巢元方的《诸病源候论》和孙思邈的《备急千金要方》对导引、气功、按摩、八段锦、易筋经、太极拳等进行了具体的描述。王寿的《外台秘要》对导引方法给予了理论上的说明，对消渴病（糖尿病）主张使用运动疗法。唐朝太医署设有按摩专科，配备专人进行按摩、导引等治疗，以促进患者康复。

4. 宋元时期 官方出版的《圣济总录》充分肯定了气功、导引及按摩的康复作用，指出导引有斡气机，周流荣卫，宜摇百关，疏通凝滞的功用；而气功治病，持之以恒，则可使"久病自除"；至于按摩，则凡小有不安，必按摩挪捺，令百节通利，邪气得泄。

5. 明清时期 清代沈金鳌在《杂病源流犀烛》中将气功、按摩、动功等列为首卷。明代曹士珩《保生秘要》提出使用《黄帝内经》中的导引、针灸诸法，以行一身之气，而不单纯依赖药物。

6. 现代 我国从 20 世纪 40 年代开始物理治疗，包括运动疗法；20 世纪 50 年代医疗体育的概念引入国内，运动疗法在许多大医院开始发展，1983 年中国康复医学会成立，随后建立的运动疗法专业委员会，标志着现代运动疗法的学术进步和发展。

7. 我国运动治疗技术的现状 随着经济的迅速发展和国人生活水平的不断提高，老年病或慢性病的发病率逐渐升高，人均寿命延长，我国处于老龄化迅速发展时期，康复养老是目前迫切需要解决的问题。除此之外工伤、交通事故增多致残率也随之增加，对康复治疗的需求也大。医疗水平的提高对各类危害人类健康疾病的早期监控和介入，使得死亡率明显降低，如先天性疾病、心脑血管疾病、癌症等，但生存者多留有不同程度的功能障碍，需要接受康复治疗。人们关注生活质量，即便是功能障碍不能完全恢复或明显改善，也希望能有一个比较满意的生活质量，而物理治疗中的运动治疗，特别是主动运动和健康保健就显得格外重要。

 知识链接

物理治疗相关的专业团体

中国康复医学会成立于 1983 年，其下属的治疗师专业委员会成立于 1997 年。2011 年 11 月，在江西南昌成立了国内首个物理治疗专业团体——物理治疗学组，隶属于中国康复医学会康复治疗专业委员会。世界物理治疗联盟的简称（WCPT），该联盟 1954 年成立于丹麦首都哥本哈根，最早由澳大利亚、加拿大、丹麦、芬兰、英国、新西兰、挪威、南非、法国、瑞典、美国等 11 个会员国组成，现已拥有 101 个会员，包括了 30 万物理治疗师，是国际唯一的物理治疗专业学术权威组织。

四、应用范围

（一）神经系统疾病

1. 脑卒中（stroke） 运动疗法治疗脑卒中主要目的是恢复患者的运动功能状态，预防由于运动功能障碍引发的并发症的发生，改善和提高患者的躯体运动能力，从而起到提高患者日常生活能力，提高生存质量的目标。

2. 颅脑损伤 随着临床医疗水平的提高，颅脑损伤患者的存活率逐渐升高，功能障碍遗留率也升高，针对与颅脑损伤患者的运动功能障碍需要尽早介入康复治疗，才能使患者最大限度的恢复身心和社会功能，使他们能重返家庭，重返社会，实现自身价值，提高生活质量。

3. 脊髓损伤　脊髓损伤时，受伤部位以下脊髓处于休克状态，其所属肌群呈弛缓性瘫痪。随后损伤以下的脊髓逐渐恢复其独自的反射，表现为痉挛性瘫痪，运动疗法的介入可以很好的改善患者的这种情况。该类型的患者不仅给患者和家属带来灾难性后果，给社会也带来沉重的经济负担，是临床康复的主要治疗对象。

4. 周围神经损伤　周围神经损伤患者主要的运动功能障碍表现为该神经支配的肌肉或肌群呈弛缓性瘫痪、肌张力低下、肌肉萎缩、肢体姿势异常等。从运动疗法出发，康复治疗的目的主要是在于减轻疼痛，预防与解除肌肉挛缩、关节挛缩，防止肌肉萎缩，增强肌力，恢复运动功能，提高患者的生活能力。

5. 帕金森病　这类患者主要的运动功能障碍为震颤、肌肉强直、行走动作不协调、平衡能力差。运动疗法应与临床相结合，防止运动功能障碍加重，鼓励患者多做适宜的肢体活动，改善其运动功能，防止废用综合征发生，以提高患者的生活质量。

（二）骨关节系统疾病

1. 骨折　这类患者主要的康复问题是疼痛肿胀、局部肌肉萎缩和肌力下降、关节活动障碍、关节稳定性差等。运动疗法康复的要点是配合临床治疗的同时给予患者适当的训练以达到保持骨折对位稳定、促进骨折愈合，防止及消除肿胀，恢复关节活动，防止肌肉萎缩，增强肌力的目的，以恢复患者的肢体活动功能。

2. 颈椎病　这类型的患者的主要运动障碍表现为颈肩痛、上肢发散性疼痛及颈部活动受限等，临床治疗可采用药物、牵引、理疗、手术等手段。运动疗法可以指导患者通过颈部活动，改善体位活动起到增强颈部肌力的作用，是一种综合治疗手段。

3. 腰椎间盘突出　这类型患者的主要症状是下腰痛，是一种因腰椎间盘变性，纤维环破裂，椎间盘髓核突出，刺激或压迫神经根、马尾神经而引起的。运动疗法中的腰背肌、腹肌训练，骨盆牵引，医疗体操等技术可以与临床治疗方法相结合，改善患者的功能障碍。

4. 肩周炎　又名冻结肩、五十肩，发病的主要原因是关节周围肌肉、肌腱、滑囊及关节囊的慢行损伤性炎症。急性期以疼痛、关节活动受限及肩周肌肉萎缩为主要症状。运动疗法关节活动、关节松动、滑轮训练可以很好地配合治疗提高患者的功能状态。

5. 关节置换术　关节置换术后关节功能能否顺利恢复，运动治疗的应用是关键，一般建议术后 2 天即可介入康复治疗，早期主要以预防肌肉萎缩，恢复关节活动，防止粘连发生为主。后期可以进行负重训练、踏车练习等以恢复患者的步行能力。

（三）心肺疾病和代谢疾病

1. 慢性阻塞性肺疾病（chronic obstructive pulmonary diseases，COPD）　是指以肺气肿、慢性气管炎为代表的一系列以慢性呼吸道阻塞、呼吸气流减少为特征的呼吸道疾病。除临床治疗以外，运动疗法在 COPD 的康复治疗中有重要价值，运动疗法要做的工作主要有对患者的呼吸训练，协助患者咳嗽、排痰的训练，体力增强训练，防止卧床综合征的训练等。

2. 糖尿病（diabetes mellitus）　糖尿病是以血糖升高为特征的疾病。治疗重点主要是控制血糖水平，控制危险因素，保护及恢复运动和身体活动能力。运动疗法在糖尿病康复治疗中有重要价值：有利于糖代谢，可降低血糖；促进血中脂质的利用，改善患者的血脂代谢；改善中枢神经的调节功能，加强体内新陈代谢功能，减轻精神紧张及焦虑，消除抑郁状态；改善心功能；预防并发症等。

3. 高血压病（hypertension） 高血压病是以动脉压升高为特征，后期可伴有心、脑、肾并发症的全身性疾病。高血压病康复治疗的目的主要是：协助降低和平稳血压；减轻危险因素、防止心脑血管并发症；减少单纯药物降压的副作用，提高生活质量。运动疗法用来配合临床治疗，多采用步行、慢跑、骑自行车、体操等方式。

（四）儿童疾病

脑性瘫痪是儿童康复中的常见疾病之一，在治疗过程中应针对患儿的整体情况，制定治疗计划，按照小儿运动发育规律，结合功能性活动进行训练。运动治疗技术中的 Bobath 技术是目前儿童康复中使用最多的治疗技术之一。

（五）其他

除以上疾病外，运动疗法技术还可应用于恶性肿瘤、烧伤、疼痛、压疮等疾病患者的康复治疗。

五、禁忌证

1. 疾病处于急性期或亚急性期，病情不稳定。
2. 有明确急性炎症存在，存在发热、血液指标不正常者。
3. 身体状况不佳，血压明显升高，脉搏加快，严重心律失常，安静时有心绞痛发作者。
4. 存在明显心力衰竭表现，如呼吸困难、全身浮肿等。
5. 休克、神志不清或明显精神类疾病症状、不合作者。
6. 运动过程中有可能发生严重并发症者，如动脉瘤破裂。
7. 有大出血倾向、剧烈疼痛者。
8. 运动器官损伤未妥善处理或身体衰弱，难以承受训练者。

考点提示 运动治疗的基本概念；运动治疗的特点及原则。

第二节 运动治疗技术的主要内容和分类

扫码"学一学"

一、主要内容

（一）以力学和运动学原理为基础

1. 维持与改善关节活动范围训练 通过患者的主动运动和被动运动或负荷训练和手法治疗增加或维持关节活动范围，提高肢体运动能力的治疗方法。主要用于改善和维持关节的活动范围，以利于患者完成功能性活动。常用的方法根据是否借助外力分为主动运动、助力运动和被动运动三种；根据是否使用器械分为徒手运动和器械运动两种。

2. 手法治疗 包括关节松动技术、我国传统推拿和按摩疗法等。

3. 牵伸技术 牵伸指拉长或缩短软组织的治疗方法。其目的主要为改善重新获得关节周围软组织的伸展性，降低肌张力，增加或恢复关节的活动范围，防止发生不可逆的组织挛缩，预防或降低躯体在活动或从事某项运动时出现的肌肉、肌腱损伤，牵引虽然也具有牵拉软组织的作用，但与牵伸最大的区别在于牵引主要作用于关节，是通过力学原理来增大关节的间隙达到治疗的目的，而牵伸主要作用于软组织，根据牵伸力量来源，牵伸方式和持续时间，可以把牵伸分为手法牵伸，器械牵伸和自我牵伸三种。

4. 增强肌力和肌肉耐力的训练 肌力训练是根据超量负荷的原理，通过肌肉的主动收缩来改善或增强肌肉的力量。增强肌力的方法很多，根据肌肉的收缩方式分为等长运动和等张运动；根据是否施加阻力分为非抗阻力运动和抗阻力运动，非抗阻力运动包括主动运动和主动助力运动，抗阻力运动包括等张性（向心性、离心性）、等长性、等速性抗阻力运动。耐力训练包括肌肉耐力训练和全身耐力训练。全身耐力训练也称有氧训练，是采用中等强度、大肌群、动力性、周期性运动，维持一定时间，以提高机体有氧代谢运动能力或全身耐力的锻炼方式。常用于强身健体及心肺疾病、代谢疾病患者和老年人的康复锻炼。

 知识链接

超量恢复

肌肉或者肌群在运动练习会产生适度的疲劳和形态功能等方面一定程度的下降。通过适当时间的休息，可以使肌肉的力量和形态功能等方面恢复到运动前的水平，并且在一定时间之内，还可以继续上升并且超过原有水平。随休息的时间延长，又逐渐下降回原有的功能水平。如果下一次练习是在超量恢复的阶段进行就可以保持超量恢复不会消退，并且能逐步积累练习效果。如此，通过反复的肌力练习就可以使肌肉体积增大，肌肉力量增强。这就是"超量恢复"。

5. 平衡能力训练 是指人体无论处在何种姿势，如静止、运动或受到外力作用的状态下，能自动调整姿势并维持姿势稳定的一种能力，当人体重心垂线偏离稳定的支撑面时，能立即通过主动的或反射性的活动使重心垂线返回到稳定的支撑面内，这种能力就称为平衡能力。平衡训练是指为提高患者维持身体平衡能力所采取的各种训练措施。通过这种训练，能激发姿势反射，加强前庭器官的稳定性，从而改善平衡功能。平衡功能的训练是康复训练中的一项重要内容，因为平衡的好坏能直接或间接地影响患者身体控制和日常生活自理能力。平衡训练要求患者在训练后达到能下意识自动维持平衡。

6. 协调性功能训练 协调功能是人体自我调节，完成平滑、准确且有控制的随意运动的一种能力。所完成运动的质量包括按照一定的方向和节奏、采用适当的力量和速度、达到准确的目标等几个方面。协调性是正常运动活动的最重要组成部分，也是体现运动控制的有力指标。即使是很简单的动作也需要许多肌肉的参与，这些肌肉在动作的不同阶段扮演主动肌、协同肌、拮抗肌或固定肌等不同角色。

7. 体位摆放与移乘训练 是指人体从一种姿势转移到另一种姿势的过程，包括卧→坐→站→行走。转移训练是为了使患者完成日常生活及康复锻炼过程中所需要的姿势转换及身体移动而进行的练习，是提高患者体位转换能力的锻炼方法，包括独立转移、辅助转移和被动转移。

8. 步行训练 以矫治异常步态，促进步行转移能力的恢复，提高患者的生活质量为目的的训练方法。

9. 肺功能训练 指保证呼吸道通畅，提高呼吸肌功能，促进排痰和痰液引流，改善肺和支气管组织血液代谢，加强气体交换效率的训练方法。

10. 水中运动 指利用水的浮力进行步行训练、平衡训练和关节活动训练，或利用水的阻力进行力量训练和耐力训练的方法。

11. 医疗体操 根据患者伤病的情况，为了达到预防治疗及康复的目的而专门编排的体操。医疗体操对运动器官损伤、手术后康复、瘫痪患者等功能恢复具有良好的作用，也可用于某些内脏器官疾病的康复治疗，如冠心病、高血压和糖尿病等康复的辅助治疗。

12. 牵引疗法 牵引是指运用作用力与反作用力的力学原理，通过手法、器械或电动装置产生的外力作用于人体脊柱或四肢关节使关节发生一定的分离，关节周围软组织得到适当的牵伸，从而达到治疗目的的一种方法。

（二）神经生理学疗法和运动再学习疗法

1. Bobath 疗法 通过仔细的评定，找出患儿发育过程中存在的主要问题，然后设法抑制其异常的运动模式和异常的姿势反射，根据发育顺序来促进其正常的运动，使其功能尽快恢复。

2. Brunnstrom 疗法 在中枢神经系统损伤初期，利用协同运动等病理运动模式和反射模式作为促进手段，然后再把这些运动模式逐步修整为功能性运动，以恢复运动控制能力的方法。在脑损伤后恢复过程中的任何时期均可利用运动模式来诱发运动的反应，以便让患者能观察到患肢仍然可以运动，刺激患者康复和主动参与治疗的欲望，强调在整个恢复过程中逐渐向正常、复杂的运动模式发展，从而达到中枢神经系统的重新组合。

3. 神经肌肉本体感觉促进疗法（PNF） 利用牵张、关节压缩和牵引、施加阻力等本体刺激来激活和募集最大数量的运动单位参与活动，并应用螺旋形对角线式运动模式来促进神经肌肉功能恢复的一种治疗方法。

4. Rood 疗法 应用正确的感觉刺激，按正常的人体发育过程来刺激相应的感觉感受器，有可能加速诱发运动反应或引起运动兴奋，并通过反复的感觉刺激而诱导出正确的运动模式。该方法强调选用有控制的感觉刺激，按照个体的发育顺序，通过应用某些动作引出有目的反应，因此，Rood 疗法又称多感觉刺激疗法。

5. Vojta 疗法 又称 Vojta 诱导疗法，由反射性俯爬与反射性翻身组成诱导出反射性移动运动的促通治疗手法。Vojta 疗法应用范围广，从新生儿到年长儿都可以利用，是早期治疗较好的方法，手法简单、容易掌握，在治疗中可培训家长，便于开展家庭疗育，效果明显。

6. 运动再学习疗法 运动再学习是把中枢神经系统损伤后恢复运动功能的训练视为一种再学习或重新学习的过程。以生物力学、运动科学、神经科学、行为科学为理论基础，以作业或功能为导向，在强调患者主观参与和认知重要性的前提下，按照运动学习的信息加工理论和现代运动学习的方法，对患者进行教育，以恢复其运动功能的一套方法。其重点是特殊运动作业训练、可控制的肌肉活动练习和控制作业中的各个运动成分，认为康复应该是对患者进行有意义的、现实生活活动的再学习，强调早期活动和主动活动。

（三）以代偿和替代原理为基础

1. 假肢 也称"义肢"，是供截肢者使用以代偿缺损肢体部分功能的人造肢体，有上肢假肢和下肢假肢。多用铝板、木材、皮革、塑料等材料制作，其关节采用金属部件。现在假肢界主流是合金和碳素纤维材料。

2. 矫形器 是一种用于改变神经肌肉和骨系统功能特性或结构的体外装置，主要用于运动功能障碍的治疗与康复。脊髓灰质炎（小儿麻痹症）、脑血管意外损伤、肌无力、骨关节等疾病及其后遗症引起的功能障碍，需要装置矫形器，以预防或代偿失去的功能。

3. 辅助具应用 辅助具或自助具是针对残疾人因功能障碍或功能丧失而不能独立完成日常生活活动，为补偿他们所丧失的功能通过对原有的用品用具进行改造或在其上附加一些小的装置，使患者能够借助自身残留的功能进行一些自理生活活动，从而增加了生活独立性的辅助装置。

（四）其他

1. 引导式教育 作为一种综合及交流性的教育方法，在康复治疗中也得到了广泛应用。

2. 麦肯基疗法 是一种已被多国医学实践证明非常有效的自我防治颈腰痛的方法，最突出的特点在于减少了医疗花费，可谓最便宜的治疗方法。

3. 强制性运动疗法 又称强制性治疗或强制疗法，是以中枢神经系统可塑性及脑功能重组理论为基础发展起来的一种新型的康复治疗技术，其重点在于限制健手，克服患肢习得性废用，逐步在限制的同时加入强化训练并引入重塑训练技术，该技术能够改善脑卒中、脑外伤等肢体功能和日常生活活动能力。

4. 运动想象疗法 指为了提高运动功能而进行的反复运动想象，没有任何运动输出，根据运动记忆在大脑中激活某一活动的特定区域，从而达到提高运动功能的目的。

二、分类方法

运动治疗技术可按多种方法进行分类，现介绍两种分类方法。

（一）根据肌肉收缩的形式分类

1. 等张运动 指肌肉收缩时肌纤维长度变化，张力基本保持不变，产生关节活动，关节角度有变化，又称为动力性运动。

（1）向心性运动 当肌肉收缩时肌力大于阻力（外力）内的长度缩短，肌肉的止点和起点相互靠近，又称为向心性缩短。例如，下楼梯时的股二头肌的收缩，放哑铃时的肱三头肌的收缩。

（2）离心性运动 当肌肉收缩时肌力小于阻力（外力）肌纤被动地延长，肌肉的止点和起点相互远离，又称为离心性延伸。例如，上楼梯时的股二头肌的收缩，拿哑铃时的肱三头肌的收缩。

2. 等长运动 也称为静力性收缩，其特点是在肌肉收缩时肌肉长度保持不变，肌张力增高，不产生关节活动，此时肌肉收缩力与阻力相等，又称为静力性运动，等长收缩常用于维持特定的体位、姿势和平衡，并能有效地增强肌力。

3. 等速运动 指利用专门设备，根据运动过程的肌力大小变化，相应调节外加阻力，使整个关节运动依预先设定的速度运动，运动过程中肌肉用力仅使肌张力增高，力矩输出增加。与等张运动和等长运动相比，其显著特点是运动速度相对稳定，不会产生加速运动，且在整个运动过程中所产生的阻力与作用的肌力成正比，即肌肉在运动全过程中的任何点都能产生最大的力量。等速运动能依肌力强弱、肌肉长度变化、力臂长短、疼痛、疲劳等状况，提供适合其肌肉本身的最大阻力，且不会超过其负荷的极限。因此，等速运动具有相当高的效率与安全性。

（二）按运动方式分类

1. 被动运动　指运动时无任何主动肌肉收缩，肢体完全不用力，动作的整个过程依靠外力帮助来完成。外力可以是治疗师，患者的健侧肢体或器械的力量。

2. 助力运动　是指运动时动作的一部分力是由肌肉的主动收缩得来的，一部分是借助于外界的力量来完成的。外力可以是器械力量、滑轮悬吊也可以是健侧肢体带动患侧肢体活动或在治疗师的帮助下完成。

3. 主动运动　指肌肉主动收缩所产生的运动，是患者独立完成，无外力作用的肢体活动，以增强肌力和耐力，改善关节功能、心肺功能和全身状况，适用于肌力3级的患者。

4. 抗阻运动　运动时必须克服外部的阻力才能完成，又称为负重运动。阻力可以来自于器械或他人，以提高肌力和肌肉耐力，多用于肌肉的力量训练和耐力训练。例如，四肢骨折或周围神经损伤后，利用哑铃或沙包训练肌肉力量；利用下肢训练椅训练股四头肌肌力；利用弹力带训练肢体肌力。

5. 牵伸运动　用被动或主动的方法，牵伸短缩或挛缩组织并使其延长的训练方法。主要用于治疗肌肉痉挛、肌腱和韧带及关节囊缩、整挛性疼痛。牵伸也有助于刺激肌梭，以调整和提高肌张力，加强肌收缩力，预防或降低躯体在活动或从事某项运动时出现的肌肉、肌腱损伤。

第三节　运动治疗的机制

扫码"学一学"

一、治疗原则

1. 因人而异　按照不同患者的功能障碍特点及康复需求制定不同的康复目标和方案，并根据治疗进度和功能及时调整方案。

2. 循序渐进　运动训练的过程要遵循运动强度由小到大，运动时间由短到长，动作复杂性由易到难，休息次数和时间由多到少、由长到短、训练的重复次数由少到多、动作难度由简到繁的顺序。

3. 持之以恒　训练需要不断重复，反复练习才会起到显著效果，因此需要患者长期坚持，才可以达到预期的效果。

4. 主动参与　运动训练过程中应强调患者主动参与的重要性，只有患者主动参与，才能起到最佳的治疗效果，因此在治疗过程中，治疗师应充分调动患者的积极性，让患者参与到治疗过程中，以便达到最大限度的恢复。

5. 全面锻炼　在治疗的过程中应把患者作为一个整体，因为功能障碍有时是多器官、多组织、多系统功能障碍的综合，康复的目标不能只局限于躯体方面，还应包括心理、职业、教育、娱乐等多方面，只有全面康复才能到达重返社会的目的。

二、运动对机体的影响

运动是康复治疗过程中促进机体功能恢复的主要措施，但不适宜的运动方法和运动量也会给患者带来不良的影响。

（一）运动治疗的作用

1. 维持和改善运动器官的功能　根据训练适应原理，适当的运动练习可以减弱的机体功能逐步提高，恢复到损伤前的水平，维持和改善运动器官的形态和功能，增加功能储备。许多疾病或损伤进入稳定期后，适宜的运动练习有明显的康复效果，包括提高肌肉力量和耐力，牵伸挛缩和粘连的软组织以增加关节活动范围，改善平衡和协调能力，预防和延缓骨质疏松等。

2. 增强心肺功能 运动时由于肌肉需要做功，消耗了身体内部的能源物质，促进了器官新陈代谢，也促进外周和心肌循环以提高有氧运动能力、改善呼吸功能，在一定范围内增加的程度与运动的强度成正比，运动时大量的血液流向肌肉，心肺的功能活动也相应增加以适应机体的需要，例如，心率加快，心输出量增加，呼吸加深、加快，胸廓和横膈的活动幅度增大。

3. 促进代偿功能的形成和发展 对某些经过系统运动治疗其功能仍难以完全恢复的患者，通过对健侧肢体或非损伤组织的训练，可以提高代偿能力，以补偿丧失的功能。例如，偏瘫或截瘫患者经过规范的运动治疗后患肢功能仍未完全恢复，通过训练代偿能力，可以达到最大限度地生活自理。

4. 提高神经系统的调节能力 运动是一系列生理性条件反射的综合，适当的运动可以保持中枢神经系统的兴奋性，改善神经系统反应性和灵活性，维持正常功能，发挥对全身各个脏器的调整和协调能力。促进神经-肌肉功能和中枢神经功能重塑过程。

5. 增强内分泌系统的代谢能力 主动运动可以促进糖代谢，减少胰岛素分泌，维持血糖水平，增加骨组织对矿物质（如钙、磷）的吸收。故适当运动已经成为糖尿病、骨质疏松症的基本治疗方法之一。

6. 调节精神和心理状态 研究发现，每次60分钟的低中强度运动锻炼可以促进大脑皮质、尾状核、下丘脑和小脑等处的内啡肽分泌，产生镇痛作用。运动中机体代谢活动增强，肾上腺素分泌增加，可以缓解精神和心理压力，干扰抑郁或焦虑情绪与躯体器官功能紊乱之间的相互影响，改善患者的情绪和心态，增强自信心。

（二）运动的潜在危险

1. 运动损伤 不适当的运动有可能导致或加重组织损伤，从而使患者的病情加重，常见原因包括：准备或结束活动不充分、运动训练强度或总量过大、运动方式选择不当、运动训练动作错误、高危患者的病情判断不准确等。常见的损伤包括：关节扭伤或脱位、肌肉和韧带拉伤、疲劳性骨折、椎间盘突出或腰椎滑脱等。

2. 脏器功能过负荷或者衰竭 各种疾病或损伤后脏器功能储备都有不同程度的下降，如果运动强度或总量过大，超过功能储备，有可能诱发脏器功能衰竭。常见的脏器衰竭包括心力衰竭、肾衰竭、呼吸功能衰竭等。

3. 诱发心脑血管事件 心脑血管事件是指各种突发性心脑血管意外，包括脑血管意外，肌梗死、心搏骤停等。与运动相关的意外情况有：运动诱发血压过度增高导致脑血管破裂；左心房或动脉血栓脱落导致脑梗死；心搏失常导致心搏骤停、心脏破裂、主动脉瘤破裂等。

三、制动对机体的影响

制动是临床治疗和康复医疗的保护性措施，包括卧床休息、局部固定及瘫痪等。制动可以降低组织器官的能量消耗，相对减少代谢需求，有助于保护受损组织器官的修复，对于有严重疾病和损伤的患者，卧床是保证渡过伤病危重期的必要手段。长期制动可增加和加重功能障碍，有时其后果较原发病和外伤的影响更加严重，甚至累及多系统的功能。

（一）循环系统

1. 血容量减少 强制卧床 20 天后，循环血量明显下降，每搏量和心输出量相应降低 6%～13%，运动能力显著下降。卧位时中心血容量和右心负荷增加，心房压力感受器兴奋，通过心血管中枢调节抑制抗利尿激素释放，肾小管对原尿的重吸收率降低、滤过率增加，使血浆容量迅速降低。

2. 基础心率增加 基础心率对保持一定水平的冠状血流极为重要，因为冠状动脉的灌注在于心的舒张期。长期卧床者由于血容量减少等因素，基础心率加快，舒张期缩短，减少冠状动脉血流灌注，即使从事轻微的体力活动也表现出心动过速。

3. 血栓形成 卧床使总血容量减少，而血液中有形成分没有减少，导致血液黏滞度明显增加，加之血流速度缓慢，使血栓形成的概率明显增加，最常见的是深静脉血栓、血栓性脉管炎和肺栓塞。冠状动脉粥样硬化处血栓形成和阻塞的可能性增加，容易诱发心绞痛或心肌梗死。

4. 有氧运功能力降低 最大吸氧量（VO_{2max}）是衡量心血管功能的常用指标，既反映心输出量，又衡量机体对氧的利用能力。长期卧床后最大吸氧量每天以 0.9% 的速度下降，与老年生理性衰退的年下降率相近。另外，血管调节功能的减退出现直立性低血压，可表现为面色苍白、出汗、头晕，收缩压下降，心率加快，脉压缩小，严重者可产生昏厥。

（二）呼吸系统

1. 肺活量下降 卧位时胸廓弹性阻力增加，横膈上抬，使呼吸运动减小，导致肺通气效率降低，从而影响气体交换，卧位时下侧肺通气不良而血流灌注过度，造成动静脉短路，使通气/灌流比例失调，生理无效腔增加，肺活量明显下降。

2. 呼吸道感染增加 长期卧床使气管纤毛的功能下降，分泌物附于支气管壁，排出困难。再加上卧位时咳嗽动作困难，导致痰液积聚，容易诱发呼吸道感染，坠积性肺炎患病率增加。

（三）运动系统

1. 骨关节 根据 Wolf 定律，长期制动对骨的压力和牵拉力降低，骨质疏松，最明显的部位是抗重力的下肢骨和躯干姿势相关的骨骼，承担体重最大的跟骨的骨钙丢失尤为突出，尿钙排泄在制动 7 周时达到高峰。制动使关节周围韧带的刚度降低，强度下降，能量吸收减少，弹性模量下降，肌腱附着点处变得脆弱，韧带易于断裂，制动 30 天，可以造成严重关节退变和活动受限。

2. 肌肉组织 制动可使肌肉蛋白质合成减少而分解增加，导致蛋白总量下降，肌肉短缩和肌力减退。完全卧床休息，肌力降低速度为每周 10%～15%，3～5 周内肌力下降可达 50%，恢复活动 1 周后肌力恢复 50%，卧床 42 天使肌肉线粒体密度减少 16.6%，氧化活性降低 11% 总毛细血管长度缩 22.2%。

（四）代谢与内分系统

1. 负氮平衡 低蛋白血症、水肿和体重下降。氮排出增加开始于制动的第 4～5 天，在第 2 周期间达到高峰，并一直持续下去。3 周卧床所造成的负氮平衡可以在 1 周左右恢复，但 7 周卧床造成的负氮平衡则需要 7 周才能恢复。

2. 内分泌变化 抗利尿激素分泌下降，肾上腺皮质激素分泌增高，雄激素分泌降低，糖耐量降低，胰岛素利用下降。血清甲状腺素和甲状旁腺素增高或不稳，造成高钙血症。

3. 水电解质改变 高钙血症，早期症状包括食欲减退、腹痛、便秘、恶心和呕吐，进行性神经体征为无力、低张力、情绪不稳、反应迟钝，最后发生昏迷。

（五）中枢神经系统

制动后感觉输入减少，可以造成感觉减退和痛阈下降，同时来自环境的各种刺激也减少，加之原发疾病和外伤的痛苦，产生感知认知障碍、心理障碍和智力减退，表现为各种精神状态的异常和学习能力下降。

（六）消化系统

制动和病痛对精神及情绪的影响，可减少胃液的分泌，胃内食物排空的速度降低，食欲减退，造成蛋白和碳水化合物吸收减少，产生一定程度的低蛋白血症，胃蠕动减弱，使食物在肠道内停留时间延长，水分吸收过多，造成便秘。

（七）泌尿系统

卧床时抗利尿激素的分泌减少，尿量增加，尿钾和钠等排泄也增加。卧床后 1～2 天尿钙就开始增高，5～10 天内增高显著。腹肌力下降和膈肌活动受限、盆底肌松弛。

（八）皮肤

制动可使皮肤及其附件产生萎缩和压疮。皮下组织和皮肤的坚固性下降，食欲不佳和营养不良加速了皮下脂肪的减少和皮肤的角化。皮肤卫生不良导致细菌和真菌感染及甲沟炎。大面积压疮使血清蛋白质，尤其是白蛋白减少。血清蛋白质减少使组织渗透压下降，加速了液体向细胞间渗出，引起下肢皮肤水肿。

第四节　运动治疗常用的器械和设备

扫码"学一学"

一、上肢训练常用器械

1. 肋木　是靠墙壁安装的、具有一组横杆的框架，多为木制。

2. 悬吊架　多为天井式万能牵引器。它是一个金属网状框架，悬吊固定于墙边，人在悬网下进行训练。可将挂钩、滑轮及悬吊带等挂于网上，供训练备用。

3. 支撑器　一种供患者在床上或训练台上用手支撑抬起身体的 U 形小支架。可以训练上肢支撑能力，增强肌力，为床上坐位身体移动、床轮椅之间的转移、持拐行走等创造必要的条件。

4. 弹簧拉力器　日常用于训练扩胸及上肢肌力。若一端固定，也可做上臂增强肌力训练。

5. 墙壁拉力器　是一种固定在墙壁上，进行肌力训练的装置。拉力器固定在墙壁上，具有重力负荷的装置，通过拉动重锤进行肌力训练等。

6. 哑铃　由 1～10kg 若干个重量不等的哑铃构成哑铃组，供实际训练中选择应用。主要用于增强肌力训练。

7. 沙袋　训练用沙袋是装有铁砂的、具有固定重量的条形袋子，两端有尼龙扣，可固定于肢体上作为负荷，供患者进行增强肌肉力量的训练。沙袋系列一般分为 0.5kg、1.0kg、1.5kg、2.0kg、2.5kg、3.0kg、4.0kg 等重量。

8. 肩关节练习器　是一个可以转动的圆轮或转子，定于墙上或架子上，可以调节高度和把手的距离以适应患者的身高及臂长。

9. 前臂内外旋运动器　是一种训练前臂内旋、外旋运动的装置。患者可以把装置的把手做前臂旋转动作，从而增加前臂旋转的关节活动度和相关肌群的肌力。

10. 腕关节屈伸运动器 是一种训练腕关节屈伸功能的装置。患者可以把握装置的把手做腕关节屈伸动作，训练腕关节屈伸的关节活动度和腕关节屈伸的肌力及耐力。

11. 体操棒 上肢训练使用，患者可持棒做体操活动，训练关节活动度和身体柔韧性等。

12. 磨砂台 用于患者模仿木工砂磨作业，进行上肢功能训练。

13. 分指板 使手指分开和伸展，防止挛缩，是保持手指于正确位置的训练。

14. 重锤手指练习器 用于手指活动、手指肌力和关节活动度的训练。

二、下肢训练常用器械

1. 起立床 一张电动或手动的平板床。患者卧于床上，固定好身体，治疗师启动开关，患者由平卧位逐步转动到站立位，也可固定于 0°～90° 的任何倾斜位置。

2. 站立架 用于截、偏瘫和脑瘫等站立功能障碍者，进行站立训练，改善或避免由于长期坐、卧导致的并发症。

3. 股四头肌训练器 训练股四头肌的座椅式装置。固定患者于坐位，膝关节可自由活动，小腿胫前有横挡阻挡，横挡与轴杠杆相连，杠杆另一侧施加重锤，作为伸小腿的阻力，训练股四头肌肌力，同时也可做关节活动度训练。调整杠杆的力臂及角度，可进行上肢的抗阻运动训练。

4. 关节屈伸训练器 训练胫前肌和小腿三头肌的座椅式装置，用于关节屈伸功能障碍。患者坐于训练椅上，脚掌固定，可做踝关节屈伸的主动和被动活动，手杆用于帮助患者做训练动作。

5. 踝关节矫正板 不同角度的楔形木板，也有可调节角度的金属板，根据需要变换角度。对关节挛缩变形的患者，如马蹄足、足内翻、足外翻，可在患者站立位后足下放置矫正板，逐渐纠正畸形。也可治疗直立性低血压，防止骨质疏松，增强下肢肌力。

6. 平衡板 是一块结实的平板，平板下一面固定于半圆球上，患者站或坐于平板上主动晃动，也可由他人晃动平衡板，训练平衡功能。平衡板常与平行杠配合使用，平行杠起辅助支撑和防护的作用。目前，平衡测试仪也广泛用于临床评定和训练，分为动态平衡测试仪和静态平衡测试仪两种。

7. 平行杠 以上肢支撑体重保持稳定性，进行站立、行走、肌力、平衡、关节活动度训练的康复训练设备，类似双杠，可根据训练需要调节杠的高低和宽度。

8. 助行器 含有四条立柱的框架，带有扶手，患者可把持此助行架，稳定身体，练习行走由轻便铝合金制成的助行器，可折叠便于携带，也有的助行器前脚装有轮子，可推动前进，后装有橡皮垫，可防止跌倒，起安全保护作用。

9. 阶梯 训练患者步行功能的多级台阶装置，类似楼梯，两侧装有扶手，阶梯的每阶高度可根据患者步行功能的不同而加以选择，高度一般在 8～20cm，主要用于训练患者的步行能力，患者把持阶梯扶手或挂拐可进行上下台阶的站立及步行训练，可以锻炼和增强躯干和下肢肌力，活动下关节，锻炼全身耐力。

10. 实用步行训练装置 是一套以训练下肢实用步行动作为主的器械，模拟在实际步行中可能遇到的各种障碍物，根据训练的需要木箱可以做不同的组合，其主要用途：①步行训练可进行实用步行动作训练，包括上下斜坡、上下台阶、跨沟等。木箱按顺序放置在平行杠之间可以做初级阶梯步行训练；②综合基本动作训练；使用轮椅的患者可以在此装置上训练驱动轮椅上下斜坡、上下台阶等；③训练患者的关节活动度和肌力，即把小台阶箱放在平行杠之间，让患者顺着台阶上下，训练上肢和下肢的肌力，用健足站在小台阶上，手扶平行杠，摆动患侧下肢，可做关节活动度训练等。

11. 功率自行车　患者可以骑车做下肢功能训练，训练时可以调整负荷，也可以记录里程。可用于训练患者下肢的关节活动、增强下肢肌力、提高身体平衡能力，增加心肺功能、提高身体整体功能等。

12. 运动平板　用于行走及跑步运动训练，临床上常用的是电动跑台，既可用于步行训练及步行功能评定，又可进行心肺功能的测定及训练。电动跑台能够设定步行速度和倾斜度，控制患者训练的运动负荷量，用来训练患者步行能力、矫正步态、提高耐力等。

三、其他常用设备

1. 姿势矫正镜　供患者对身体异常势进行矫正训练的大镜子，可映照全身，能固定在墙壁上，有的带有脚轮可以移动，应用时可放于平行杠前后或肋木前，配合训练使用。其主要用途在于：①为异常姿势患者提供镜像反馈，观察自己步态、姿势等异常情况，主动加以更正；②配合控制不随意运动，提高平衡能力训练；③帮助面部神经麻痹者进行表情肌训练。

2. 训练球　又称巴氏球，是充气或实心的大直径圆球，用法较多，在小儿脑瘫训练时应用较多。主要用于：①肌肉松弛训练，脑瘫儿童于球上，治疗师轻轻摇动球体，可以降低患儿的肌张力，缓解痉挛，有利于患儿随意运动；②平衡训练；③综合基本动作训练，患儿在球上训练，可以促进头控制、躯干的挺伸，刺激躯干旋转，改善躯干和上肢的伸展动作和综合动作反应能力。

3. 治疗师坐凳　又称 PT 凳，是治疗师在训练患者时坐的小凳子，高度与训练台相适应（约 35cm），凳下有万向轮，可以向各个方向灵活移动，以适应治疗师在辅助训练患者时应用。

4. 训练床　患者在训练床上进行各种姿势的康复训练，一般长 180～200cm、宽 120～160cm、高 45cm。

5. 体操垫　供患者进行多种康复训练的垫子。运动垫和训练床在用法上有许多相似之处，可以在一定程度上互相替代使用。

6. 楔形垫　外形呈楔状的垫子，内充泡沫塑料，外覆皮革面料。

7. 牵引装置　包括：①颈椎牵引器，用于颈椎病等治疗；②腰椎牵引器，用于腰椎间盘突出症等治疗；③关节功能牵引器，用于四肢相应疾病的治疗；④手指关节功能牵引器；用于指、指间等关节的牵引治疗。

8. 水中运动设备　借用水的物理特性训练患者所应用的设备。包括：①水中运动训练池类似小游泳池，患者更换泳衣下水训练，可进行各种主动及被动运动，也可游泳，水中可放置肋木、平行杠、训练台等各种适当的训练器材；②各种溶槽，如气泡溶、涡流溶槽等；③配合训练用品，如泳帽、泳衣、救生衣、充气塑料球等。

9. 辅助器械　①步行辅助器，如拐杖、助行器、轮椅等；②生活辅助器械，如取物延伸器、手柄加粗装置、止滑装置；③转移辅助器械，如滑板、转移支架等。

10. 等速训练仪　是运用特殊技术使运动速度保持恒定的肌力测试及训练设备，运用等速训练进行肌力训练，所受到的阻力是根据训练者施力大小而改变的，等速测试仪的动力头传感器根据关节运动过程中关节力矩的变化自动调节阻力，使关节在运动过程中的角速度保持不变，即运动的速度维持不变。

本章小结

本章主要讲述运动治疗技术的基本概述，发展简史、分类主要内容和常用的仪器设备。同学们通过本章的学习，要掌握运动治疗技、物理治疗等基本概念，了解运动治疗发展历史，熟悉运动治疗的基本技术和常用的仪器设备，能依据所学的知识服务于患者。

习 题

扫码"练一练"

一、单项选择题

1. 运动治疗技术属于哪类康复治疗的范畴
   A. 物理治疗 B. 作业治疗 C. 言语治疗 D. 心理治疗
   E. 康复工程

2. 以下哪个属于神经生理学疗法
   A. 关节松动技术 B. 平衡转移 C. 协调训练 D. Rood 疗法
   E. 手法按摩

3. 以下哪个是以代和替代原理为基础
   A. 关节松动技术 B. 平衡转移 C. 协调训练 D. Rood 疗法

4. 用于步行训练及步行功能评定，也可进行心肺功能的测定及训练的专门仪器
   A. 助行器 B. 阶梯 C. 功率自行车 D. 活动平板
   E. 平行杠 F. 矫形器

5. 制动对机体的影响
   A. 血容量增加 B. 基础心率减少 C. 软肺活量下降 D. 呼吸道感染减少
   E. 以上都不是

6. 肋木的主要作用不正确的是
   A. 矫正异常姿势 B. 防止异常姿势的进展
   C. 增强肌力及肌肉耐力 D. 改善关节活动度
   E. 以上都不是

7. 以下哪些不是起立床的作用
   A. 站立训练 B. 防止卧床综合征
   C. 防止深静脉血栓形成 D. 防止直立性低血压的发生
   E. 改善或避免由于长期坐、卧导致的并发症

8. 运用各种促进技术控制异常运动并按照运动发育顺序促进正常运动功能的恢复称为
   A. Rood B. Bobath C. 运动再学习 D. PNF
   E. Brunnstrom 技术

二、思考题

运动治疗原则是什么？

（李　渤）

维持与改善关节活动范围的训练

学习目标

1. **掌握** 关节运动的方向、运动类型和关节活动范围训练原则；四肢、脊柱各关节被动运动技术。

2. **熟悉** 关节分类、改善关节活动的技术方法；四肢和脊柱各关节主动运动和辅助运动技术。

3. **了解** 关节的构成和关节活动范围；四肢和脊柱各关节的解剖及运动学概要。

4. 学会四肢及脊柱各关节被动运动技术。

5. 具有尊重和保护病人权利的意识。

第一节 概 述

一、基础理论

（一）基本概念

关节（joint）指的是两块或两块以上骨之间能活动的连接。一个典型的关节必须具备关节面、关节囊、关节腔及辅助结构。

1. 关节面 指参与组成关节的各相关骨的接触面，一般是一凸一凹互相适应，凸的叫做关节头，凹的称为关节窝。关节面上覆着关节软骨，关节软骨多数由透明软骨构成，少数为纤维软骨，其薄厚不一，与年龄和关节的种类相关，主要作用是在运动的过程中减少关节面的摩擦，缓冲震荡和冲击。

2. 关节囊 由纤维结缔组织膜构成的囊，附着于关节的周围，与骨膜相连，封闭关节腔。关节囊分为内外两层，外层为纤维层，由致密结缔组织构成，厚而坚韧，含有丰富的血管和神经；内层为滑膜，衬贴于纤维膜内面，由薄而柔润的疏松结缔组织膜构成，可分泌滑液，减少运动时关节面的摩擦。

3. 关节腔 是指关节囊滑膜层和关节面共同围成的密闭腔隙，内含有少量滑液，呈负压，对维持关节的稳固有一定的作用。

4. 关节辅助结构 由关节内软骨垫（或称关节盘）、滑膜裂和关节韧带等构成，是为了适应关节的功能而形成的特殊结构，对维持关节稳定性和灵活性有重要作用。

（1）关节内软骨 是关节内不同形态的纤维软骨。关节盘位于构成关节骨的关节面之间，将关节腔分成两部分，周缘覆着关节囊，多成圆盘状，中部稍薄，周缘略厚，也有的成半月形。关节唇是覆着于关节窝周缘的纤维骨环，作用是加深关节窝，增大关节面和稳固性。

（2）滑膜裂　关节囊的滑膜表面积大于纤维层，滑膜重叠卷折并突入关节腔形成滑膜裂，有时滑膜裂内含脂肪，则形成滑膜脂垫，在关节运动时起到调节和填充的作用。

（3）韧带　由致密结缔组织构成，位于关节腔内的称囊内韧带。位于关节囊上的，即关节囊纤维层增厚部分称关节囊韧带。还有一种韧带是由腹膜皱壁形成的，它是由腹膜壁层与脏层之间或腹膜脏层与脏层之间移行而成的。这种韧带有的是由单层腹膜形成，有的是由双层腹膜形成的。韧带的主要成分为胶原纤维和弹力纤维，胶原纤维使韧带具有一定的强度和刚度，弹力纤维则赋予韧带在负荷作用下延伸的能力，有加强关节稳固或限制其过度运动的作用。

5. 关节活动度（ROM）　是指关节的远端向着或离开近端运动，远端骨所达到的新位置与开始位置之间的夹角，即远端骨所运动的弧度。关节活动度分为主动关节活动度和被动关节活动度。

（二）关节运动与类型

1. 运动轴　所有关节运动环绕 3 个相互垂直的轴心，进行单一或者复合运动。

（1）冠状轴是指与地面平行且与额状面平行的轴。

（2）垂直轴是指额状面与矢状面相交叉形成的上下贯穿人体正中的轴。

（3）矢状轴是指与地面平行且又与矢状面平行的轴，在水平方向前后贯穿人体。

2. 运动面

（1）水平面　与地面平行的面，水平面将人体分为上下两部分。

（2）冠状面　与身体前面或后面平行的面，额状面将人体分为前后两部分。

（3）矢状面　与身体侧面平行的面，矢状面将人体分为左右两部分。

3. 运动形式　关节基本运动形式包括：屈伸、内收外展、旋内、旋外、内翻、外翻、背屈、跖屈、环转等。

（1）屈伸　关节在矢状面绕冠状轴的运动，相邻关节两骨之间角度减小或相互接近为屈，反之为伸。

（2）内收与外展　关节在冠状面绕矢状轴的运动，肢体接近正中矢状面的运动为内收，反之为外展。

（3）旋转　关节在水平面绕垂直轴或自身纵轴的运动。向内或向前为内旋，反之为外旋。

（4）环转　以骨的近端为支点做旋转运动，远端做圆周运动。环转是冠状轴与矢状轴的复合运动。

4. 关节类型　根据联结组织的性质和活动情况，可将关节分为不动关节、活动关节和少动关节三类。①不动关节：两骨之间以结缔组织相联结，中间没有任何缝隙，又叫无腔隙连结。②活动关节：相邻骨之间的联结组织中有腔隙的联结，又叫有腔隙骨联结，通常称关节。它们是骨转动的枢纽（即支点或支轴）。③少动关节：是活动关节和不动关节之间的过渡联结方式。其特点是两骨之间以软骨组织直接相联结，软骨内有呈裂缝状的腔隙，活动范围很小。

二、影响关节活动范围的因素

（一）正常的生理因素

影响关节活动度和稳定性的因素除了年龄、性别等因素外还包括以下几个方面

1. 关节囊的厚薄、松紧度 关节囊薄而松弛，关节活动幅度大，反之则小。

2. 关节韧带的多少 韧带少而弱，活动幅度大；多而强，活动幅度小。

3. 构成关节的关节面积大小 关节面积相差越大，关节活动幅度越大。

4. 关节周围肌肉的伸展性和弹性状况 伸展性和弹性越好，活动幅度越大，反之越小。

（二）病理性因素

1. 关节周围软组织挛缩 关节囊外软组织挛缩可导致关节活动受限，影响关节的主动、被动运动范围。临床上，由于关节长期制动、卧床、创伤、烫伤等造成肌肉皮肤短缩，形成瘢痕而导致挛缩。

2. 神经性肌肉挛缩 主要包括反射性挛缩、痉挛性挛缩、失神经支配性挛缩 3 种。

（1）反射性挛缩 为了减少疼痛，长时间将肢体置于某一种强制体位造成的挛缩。

（2）痉挛性挛缩 中枢神经系统原因所致的痉挛性疾患，因肌张力增高造成的挛缩为痉挛性挛缩。例如关节的主动肌进行运动时，因拮抗肌不能放松而将限制关节的运动。

（3）失神经支配性挛缩 因末梢神经疾患，肌肉失神经支配所致的弛缓性瘫痪造成的挛缩。由于肌张力低下，患者身体在抗重力、阻力的情况下不能完成某种动作，因此将影响关节的主动运动，不能达到全关节的活动范围。

3. 粘连组织的形成 发生于关节内、关节周围软组织的由于疼痛、烧伤等原因引起的主要肌肉的粘连。

4. 关节内异物 如关节外伤后，关节腔内纤维软骨撕裂，使关节内产生异物，造成关节活动受限。

5. 关节疾患 如类风湿性关节炎、关节僵硬、异位骨化、骨性关节炎等，也将影响关节的活动范围。

6. 关节长时间制动 关节周围的结缔组织是由网硬蛋白和胶原纤维组成一种疏松的网状组织，关节损伤后制动将使胶原纤维和网硬蛋白沉积，形成致密的网状结构。制动会导致结缔组织纤维融合，导致关节运动功能受限。

三、改善和维持关节活动常用技术和方法

关节活动技术是利用各种方法来维持和恢复因组织粘连或肌肉痉挛等因素导致的关节功能障碍的一种技术。关节活动技术包括手法技术，利用设备的机械技术以及利用患者自身体重、肢体位置和强制运动的训练技术。

（一）基本原理

正常关节活动需要关节、关节囊、韧带、肌肉等组织保持良好的弹性，使结缔组织处于一种疏松的网状状态，这需要每天多次全关节活动范围的正常活动。当关节内外纤维组织挛缩或瘢痕粘连引起关节活动障碍时，则需要反复的关节活动训练来延长短缩的纤维组织，达到恢复软组织的弹性的目的。

（二）基本原则

1. 持之以恒 短暂的牵张只能产生短暂的效果，只有反复多次的、持久的牵张才能起

到长期的治疗效果，故关节活动度训练必须采用反复多次或持续一定时间的训练方式。

2. 持之以恒　为了避免在训练过程中产生疼痛或增加新的损伤，在训练过程中应遵循循序渐进的原则。

3. 安全性原则

（1）训练应在患者舒适体位下进行，尽量使所训练的肢体处于放松状态。

（2）训练应在无痛或轻微疼痛、患者能耐受的范围内进行，避免使用暴力，以免发生组织损伤。存在感觉功能障碍的患者进行关节活动度训练时，应特别谨慎。

4. 顺序原则　训练过程中遵循从远端到近端的顺序进行逐个关节或数个关节的训练。

5. 综合治疗　关节活动度训练中若配合药物和理疗等镇痛或热疗措施，可增加疗效。

（三）常用的训练方法

在康复治疗过程中，根据患者肌力与关节活动度大小采取的运动训练方式有主动运动、被动运动、辅助运动及抗阻运动等。

1. 主动运动

（1）概念　由患者主动用力收缩完成的肢体运动为主动运动，即不需要助力，也不需要克服外来阻力。

（2）目的　改善和扩大关节活动度，改善和恢复肌肉功能和神经协调功能。

（3）适应证　适应于可主动收缩肌肉的患者，且肌力大于3级。

（4）禁忌证　各种原因所导致的关节不稳、骨折未愈合又未内固定、骨关节肿瘤、全身情况极差、病情不稳等。

2. 助力运动

（1）概念　借助外力做的运动为助力运动，外力可来源与患者自身也可来源于器械。常用的器械有悬吊、滑轮、体操棒、踝关节训练器、肘关节训练器、肩关节训练器等。

（2）目的　增大关节活动度，逐步增强肌力，建立协调动作模式。

（3）适应证　适应于可主动收缩肌肉的患者；肌力相对较弱，不能完成全关节活动范围的患者。

（4）禁忌证　同"主动运动"。

3. 被动运动

（1）概念　完全依靠外力帮助完成的运动称为被动运动，外力主要来自于治疗师、患者健肢或各种康复训练器械。

（2）目的　增强瘫痪肢体本体感觉、刺激屈伸反射、放松痉挛肌肉、诱发主动运动；同时牵张挛缩或粘连的肌腱和韧带，维持和扩大关节活动范围，为主动运动做过渡性准备。

（3）适应证　患者不能主动活动、处于昏迷、麻痹状态、存在炎症反应；主动关节活动导致疼痛。

（4）禁忌证　同"主动运动"。

4. 持续性被动运动（continuous passive motion，CPM）

（1）概念　CPM是利用专门的器械使关节进行持续较长时间的缓慢被动运动的训练方法。训练前根据患者情况预先设定好关节活动范围、运动速度及持续时间等参数，使关节在一定活动范围内进行缓慢被动运动。

（2）目的　预防制动引起的关节挛缩，促进关节软骨和韧带、肌腱的修复，改善局部血液、淋巴循环，促进消除肿胀、疼痛等。

（3）作用机制

①温和而持续的牵伸关节周围组织，可预防纤维组织挛缩和粘连，从而保持关节活动度。

②关节面的相对运动及关节内压的周期改变，可以加速关节液流转及更新，从而保持软骨营养，防止其退行性改变。

③可以促进修复组织中的未分化细胞向软骨细胞转化，使受损关节面最终由透明软骨覆盖，减少以后发生骨关节疾病。

④可以减轻韧带萎缩，增加修复韧带强度。

⑤可阻断疼痛信号传递，从而减轻疼痛。

（4）实施方法　CPM 训练强调早期开始，一般术后即可进行。使用前应先确定关节活动范围大小，在没有禁忌证的条件或限定的活动范围内，就可以选择无痛范围内活动，并根据患者的耐受程度每日或间隔逐渐增加，直至达到关节最大活动范围为止。应注意的是在训练过程中治疗师应密切观察患者的反应及连续被动运动训练器械的运转情况。

（5）适应证　四肢关节内固定、外骨折稳定固定后；关节软骨损伤；关节轻度挛缩或松解术后；肌腱撕裂伤；关节外科手术后。

（6）禁忌证　连续被动运动产生对关节面有害的应力时或造成正在愈合组织过度紧张时。

扫码"学一学"

考点提示　关节活动训练的基本原理和原则；基本方法。

第二节　四肢关节活动技术

案例讨论

【案例】

患者李某，女，55 岁，右腿剧痛，无法站立和行走 8 天入院，8 天前不慎跌倒，左小腿摔伤。查体：一般状态尚可，意识清楚，生命体征平稳，左下肢肿胀、压痛明显，活动异常，左腿外旋畸形及短缩，无神经和血管损伤。结合 X 线检查结果，诊断"左胫、腓骨骨折"，经骨科外固定治疗，现石膏完整，X 线显示：左胫骨中断骨折复位良好，无移位，无短缩，对线良好，力线正。

【讨论】

此时该患者可进行哪些康复治疗？请为该患者制定康复方案。

一、肩部关节

（一）肩部解剖

肩部关节由喙锁关节、肩肱关节、肩胛胸壁关节、胸锁关节、肩锁关节、盂肱关节六个关节构成。

1. 喙锁关节 又称喙锁连接，该关节属于平面关节，运动幅度小，与肩锁关节和胸锁关节共同组成联合关节。

2. 肩肱关节 由肩胛骨的肩峰与肱骨头构成，可以阻止肱骨头向上移位。肩关节运动时各关节间协调运动，肩肱关节运动时肩胸连接处随之运动，称为肩肱节律性。

3. 肩胛胸壁关节 由肩胛骨和胸廓后壁构成，虽不具有关节的结构，但在功能上被视为肩关节的部分，属于不可动关节。

4. 胸锁关节 胸锁关节是上肢与躯干之间连结的鞍状关节。由锁骨胸骨端和胸骨柄锁骨切迹及第 1 肋软骨上面组成。可阻止锁骨向上方脱位。该关节有三个运动轴，可绕矢状轴作上下运动（运动范围 10cm 左右，如耸肩动作）；可绕垂直轴作前后运动（运动范围 12cm 左右，如含胸、扩胸运动）；可绕额状轴作回旋运动（如肩部前后绕环运动）。由于锁骨的胸骨端位于胸骨柄上方，故很容易被触及。

5. 肩锁关节 由肩胛骨肩峰与锁骨肩峰端构成，关节囊较松弛，附着于关节面的周缘，另有连接于肩胛骨喙突与锁骨下面的喙锁韧带（斜方韧带、锥状韧带）加固，属于平面关节，可做各方向的微动运动。

6. 盂肱关节 我们常说的肩关节，由肩胛骨关节盂和肱骨头构成，属球窝关节，是上肢最大、最灵活的关节，也是全身大关节中最不稳固的关节（如肩关节半脱位）。

（二）主动活动

肩关节它可做的主动运动有前屈、后伸、内收、外展、内旋、外旋以及环转等运动。进行主动活动训练时需要注意的是每个动作均要达到患者最大活动范围。肩关节的活动范围在正常情况下为：肩前屈 0～180°、后伸 0～50°、内收 0～45°、外展 0～180°、内/外旋 0～90°。

（三）被动活动

1. 肩前屈 患者仰卧位，治疗师一手托住肘部，一手固定肩部，将上肢抬离床面，直到肩关节前屈达最大范围（图 2-1）。

2. 肩后伸 患者侧卧位，治疗师一手固定肩部，一手托住肘部上方，做被动后伸运动（图 2-2）。

扫码"看一看"

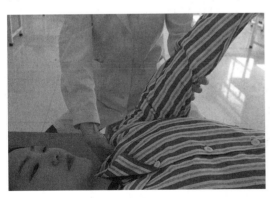

图 2-1 肩前屈

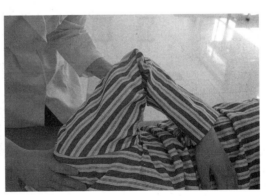

图 2-2 肩后伸

3. 肩外展 患者仰卧位，治疗师一手固定肩部，一手托住肘部上方，做被动外展动作（图 2-3），需要注意的是当肩外展至 90°时，治疗师需将患者的上肢被动外旋才可以达到肩关节全范围外展（图 2-4）。

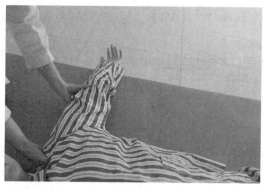

图 2-3 肩外展

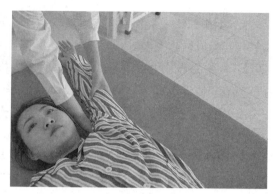

图 2-4 肩外展

4. 肩内旋和外旋　患者仰卧位，肩外展 90°，屈肘 90°，治疗师一手固定肘关节上方，一手握住腕关节，被动将前臂向足侧转动为内旋（图 2-5），向头侧转动为外旋（图 2-6）

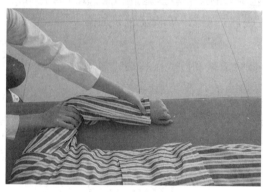

图 2-5 肩内旋

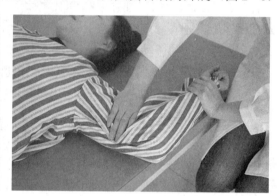

图 2-6 肩外旋

5. 肩水平外展和内收　患者仰卧位，肩外展 90°，肘伸直，治疗师一手固定患者肩部，一手托住肘关节上方，被动做肩后伸动作为肩水平外展，将上肢抬起向对侧运动，为肩水平内收（图 2-7）。

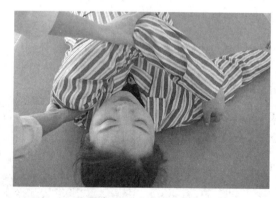

图 2-7 肩水平内收

6. 肩胛骨　患者侧卧位或俯卧位，治疗师位于患者身后，一手固定肩部，一手放在肩胛下角，两手同时被动活动肩胛骨做向上、下、内、外四个方向运动。

（四）器械活动

临床维持和改善肩部关节活动的常用的器械有肩轮、肋木（图 2-8）、吊环、肩梯（图 2-9）、肩关节旋转器（图 2-10）、体操棒（图 2-11）等。

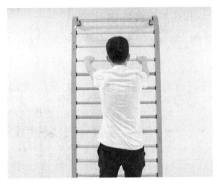

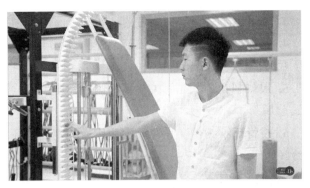

图 2-8　肋木　　　　　　　　　　　图 2-9　肩梯

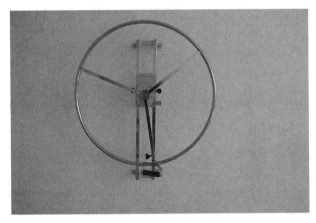

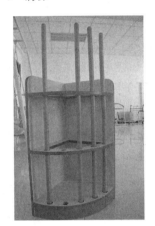

图 2-10　肩关节旋转器　　　　　　　图 2-11　体操棒

 知识链接

肋　木

　　一般身体素质练习的辅助器材。其构造是在两根立柱之间装置若干平行的圆形横木。由于形状像肋骨的排列，取名肋木。肋木的立柱高 3～3.20m，宽为 0.95m，横圆木的间隔为 15cm。可同时立数根立柱，成为若干组肋木，供许多练习者同时使用。肋木练习繁简不一，内容多样，可以单人做，也可双人做；既可做动力性练习，又可做静力性练习。凡是发展肌肉的力量、协调、平衡、灵敏、柔韧等都可以用肋木进行练习。另外也可将肋木的几种练习编成若干节体操，作为准备活动或专门性练习发展身体素质。

二、肘部关节

（一）肘部解剖

　　肘关节由肱骨远侧端和桡尺骨近端关节面组成，是一个典型的复合关节，在结构上包括肱尺关节、肱桡关节和桡尺近侧关节三个关节，它们共同被包在一个关节囊内，关节囊前后薄而松弛，两侧有桡侧副韧带、尺侧副韧带和桡骨环状韧带三个加固关节的韧带。

　　1. 肱尺关节　由肱骨滑车与尺骨滑车切迹构成的滑车关节。

　　2. 肱桡关节　由肱骨小头与桡骨头关节凹构成的球窝关节，本应有三个方位的运动，但由于受尺骨的限制，不能做内收外展运动。

3. 桡尺近侧关节　由桡骨的环状关节面与尺骨的桡骨切迹构成的圆柱关节。

4. 桡侧副韧带　位于肘关节囊外侧，起自肱骨外上髁，分成两束，从前后包绕桡骨头，止于尺骨的桡骨切迹前后缘。

5. 尺侧副韧带　在肘关节囊内侧，起自肱骨内上髁，纤维呈扇形分布，止于尺骨滑车切迹前后缘。

6. 桡骨环状韧带　呈环形由前后和外侧三面环绕桡骨小头，附着于尺骨的桡骨切迹前后缘。

（二）主动活动

肘关节的解剖结构特点是所有肘关节韧带皆不抵止于桡骨，从而保证了桡骨能绕垂直轴作旋内和旋外运动。从肘关节整体运动来说有两个运动轴，即绕额状轴作屈伸运动，这一运动轴为肱尺关节和肱桡关节所共有，绕垂直轴可作旋内和旋外运动，这一运动轴为肱桡关节和桡尺近侧关节所共有。

（三）被动活动

1. 肘屈伸　患者仰卧位，上肢置于身体两侧，手心向上，治疗师一手固定肘关节上方，一手握住前臂远端，被动做肘关节的屈曲和伸展（图2-12）。

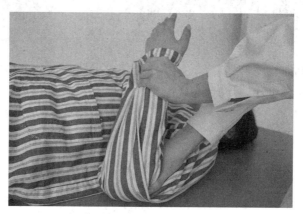

图 2-12　肘屈曲

2. 前臂旋前（后）　患者仰卧位，屈肘90°，手中立位，治疗师一手固定肘关节上方，一手握住腕关节，被动将前臂向内转动为旋前（图2-13），被动将前臂向外转动为旋后（图2-14）。

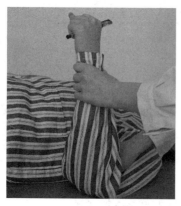

图 2-13　前臂旋前

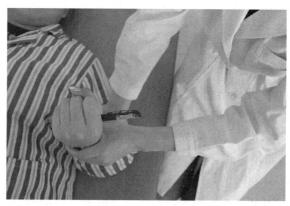

图 2-14　前臂旋后

3. 联合动作　临床工作中治疗师经常在做肘屈伸的同时进行前臂的旋前。如肘被动屈曲时旋前，被动伸展时旋后，或者被动屈曲时旋后，被动伸展时旋前。

（四）器械活动

临床维持和改善肘部关节活动的常用的器械有肘屈伸牵引器和前臂旋转牵引器。

三、腕部关节

（一）腕部解剖

腕关节是由多关节组成的复杂关节，包括桡腕关节、腕骨间关节和腕掌关节，三个关节都相互关联（除拇指的腕掌关节外），统称为腕关节。狭义上看，腕关节是指桡骨下端与第 1 排腕骨间的关节（豌豆骨除外），即桡腕关节；但从功能着眼，腕关节实际应包括桡腕关节、腕骨间关节及桡尺远侧关节。

1. 桡腕关节　由桡骨远端、尺骨远端的三角软骨盘和近排腕骨中的舟、月、三角骨构成。

2. 腕骨间关节　由近排腕骨和远排腕骨构成。

3. 腕掌关节　由远排腕骨和第 2～5 掌骨基底构成，而由大多角骨与第一掌骨构成的拇指腕掌关节为一独立的关节。

4. 桡尺远侧关节　由桡骨的尺骨切迹与尺骨头的环状关节面及尺骨头与桡腕关节盘的近侧面构成，属于车轴关节。

（二）主动活动

腕关节主要具有掌屈（图 2–15）和背伸（图 2–16）的功能，也有桡偏和尺偏功能。拇指的腕掌关节为具有两轴面的鞍状关节，故具有屈、伸、内收、外展、旋转及多种活动的功能。远尺桡关节与近尺桡关节共同完成前臂的旋前和旋后功能。

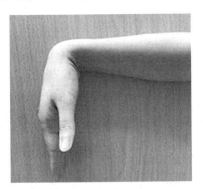 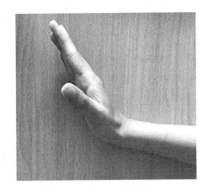

图 2–15　腕掌屈　　　　　　　　图 2–16　腕背伸

（三）被动活动

1. 腕掌屈　患者仰卧位或坐位，屈肘 90°，治疗师一手固定腕部，一手握住掌骨，被动做掌屈动作（图 2–17）。

2. 腕背伸　患者仰卧位或坐位，屈肘 90°，治疗师一手固定腕部，一手握住掌骨，被动做背伸动作（图 2–18）。

3. 尺/桡偏　患者坐位将前臂手放置治疗台上，手心向上，治疗师一手固定腕部，一手握住掌骨，被动做尺偏或者桡偏动作。

4. 联合动作　临床工作中治疗师除可以将以上动作联合起来一起进行外，还可以进行腕部被动环绕。

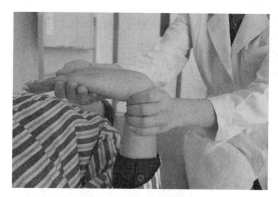

图 2-17 腕掌屈

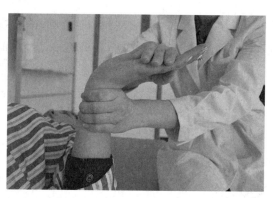

图 2-18 腕背伸

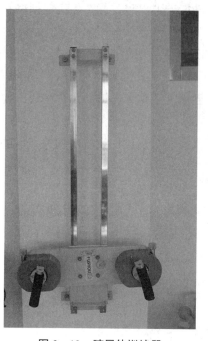

图 2-19 腕屈伸训练器

（四）器械活动

临床维持和改善腕部关节活动的常用的器械有腕关节屈伸训练器（图 2-19）和体操球。

四、手部关节

（一）手部解剖

手部骨骼由 8 块腕骨、5 块掌骨、14 块指骨及数个籽骨构成，除拇指为 2 个指骨外，其余均为 3 节指骨，共 27 块骨构成桡腕关节、腕骨间关节、腕掌关节、掌骨间关节、掌指关节和指关节。

1. 桡腕关节 桡骨的腕关节面与桡尺远侧关节盘构成的关节窝，舟骨、月骨和三角骨构成关节头，（豌豆骨位于三角骨前面自成关节）。

2. 腕骨间关节 腕骨间关节基本上都属于微动关节，包括各列腕骨各骨间的关节和两列腕骨间的关节，腕骨间关节的运动通常和桡腕关节的运动同时发生。

3. 腕掌关节 腕掌关节由远侧列腕骨与各掌骨底构成。拇指腕掌关节由大多角骨与第 I 掌骨底构成，属于鞍状关节。

4. 掌骨间关节 掌骨间关节是第 Ⅱ ~ Ⅴ 掌骨底毗邻面之间的平面关节，此组关节活动度小。

5. 掌指关节 掌指关节由掌骨头与近节指骨底构成，属于球窝关节，但掌骨头关节面的前分平，故虽可作屈、伸、收、展及微小的旋转运动，但指在屈曲位时，不能作后三种运动。

6. 指关节 指关节是指骨底的滑车与下位指骨底之间的关节，关节囊较松弛，但背侧副韧带及掌侧韧带予以加强，故只能作屈伸活动。

（二）主动活动

桡腕关节可作屈、伸、外展、内收运动，屈伸总幅度约为 150°，屈略大于伸，桡腕关节的运动常伴有腕骨间关节的活动。拇指腕掌关节可作屈、伸、内收、展及旋转运动（图 2-20），

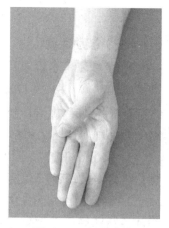

图 2-20 拇指内收

第Ⅱ～Ⅴ指的腕掌关节属于平面关节，活动度小。手关节由于掌侧韧带强于背侧韧带，所以手屈曲幅度大于伸展，又因桡骨茎突位置低于尺骨茎突，所以手的内收幅度大于外展。

（三）被动活动

1. 拇指腕掌及腕骨间关节 患者仰卧位或坐位，前臂中立位，治疗师一手固定前臂远端，一手握住拇指，被动活动拇指，做拇指的屈曲、伸展、内收、外展及旋转动作。

2. 掌指关节 患者仰卧位或坐位，治疗师一手固定掌骨，一手握住指骨，被动活动指骨进行屈伸运动（图2-21）。

（四）器械活动

临床维持和改善手部关节活动的常用的器械有分指板（图2-22）、拇指牵引架、分拇圆锥等。

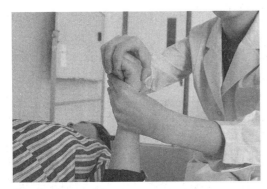

图2-21 指间关节屈曲

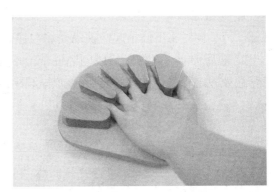

图2-22 分指板

五、髋关节

（一）髋关节解剖

髋关节由股骨头与髋臼构成，属球窝关节，是典型的"球与凹"关节。

1. 髋臼 由髂骨、坐骨、耻骨共同融合组成，在发育中髋臼的开口平面斜向前、向外和向下，形成大约45°外翻角和15°的前倾角。髋臼近半球形结构就形成包绕股骨头170°的范围，股骨头剩余部分被髋臼的盂唇覆盖加固。

2. 股骨 股骨近端中轴会向前侧和外侧有轻度的弧形突出，股骨的颈干角在125°左右。如颈干角过大，造成股骨头旋转中心高于大转子顶端则形成髋外翻；颈干角角度下降会造成髋内翻。

3. 髋关节关节囊和韧带 髋关节关节囊起于髋臼边缘，前方止于股骨的粗隆间，后方关节囊形成弧形末端，止于后方股骨的骨性结构。

（1）髂股韧带 位于髋关节前面，起于髂前下棘，向下成人字形，经关节囊前方止于转子间线。作用：限制大腿的过伸、内收，限制过伸引起的脱位。

（2）耻股韧带 位于髋关节内侧，起自于耻骨髋臼边缘以及耻骨支上缘的本部分闭孔肌，作螺旋状，在股骨颈的下端近小转子处与髂股韧带共同止于股骨，限制髋关节的过度外展及外旋。

（3）坐股韧带 较薄，起自坐骨髋臼边缘，螺旋形环绕在股骨颈的上方，下方与闭孔肌上方带状结构联合，止于大转子的内侧面，位于髋关节的后方，限制髋关节的内旋。

（二）主动活动

髋关节可以沿着 3 个轴运动，做屈曲－伸展、内收－外展、内旋－外旋运动。

1. 屈曲　患者仰卧位或侧卧位，下肢沿额状轴（经髋臼中心与股骨头中心）向上抬离床面，达到关节最大活动范围。

2. 伸展　患者俯卧位或侧卧位，下肢沿额状轴（经髋臼中心与股骨头中心）向上抬离床面，达到关节最大活动范围。

3. 髋外展－内收　患者站立位，手扶栏杆或桌子等物体，外侧腿由内向外运动（外展）；再由外向内运动（内收）。

4. 髋旋转　患者站立位，双脚做圆周运动，一侧髋关节为内旋，另一侧髋关节为外旋。

（三）被动活动

1. 屈髋屈膝　患者仰卧位或侧卧位，治疗师位于一侧，一手托住大腿远端，一手托住踝部，双手同时将下肢抬起，被动做屈髋屈膝动作（图 2－23）。

2. 髋后伸　患者俯卧位或侧卧位，治疗师位于一侧，一手托住大腿远端内侧，一手放在骨盆处固定骨盆，被动做髋后伸动作（图 2－24）。

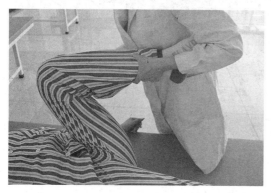
图 2－23　屈髋屈膝

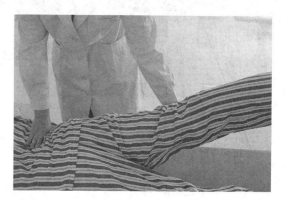
图 2－24　髋后伸

3. 髋外展　患者仰卧位，治疗师位于一侧，一手放在骨盆固定，一手托住大腿远端，被动做髋外展动作（图 2－25）。

4. 髋内收　患者仰卧位，对侧下肢外展，治疗师一手托住患侧大腿远端，一手托住踝部，将患侧被动向对侧靠拢。

5. 髋内旋/外旋　患者仰卧位或坐位，患侧下肢屈髋屈膝 90°，治疗师一手置于膝关节上方固定，一手托住踝部，被动使小腿向内/外侧运动（外旋/内旋）（图 2－26）。

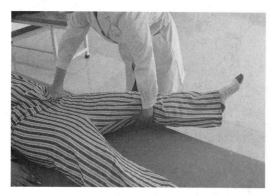
图 2－25　髋外展

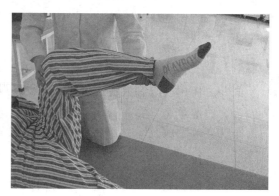
图 2－26　髋内旋

（四）器械活动

临床维持和改善髋部关节活动的常用的器械有滑轮装置。

六、膝部关节

（一）膝部解剖

膝关节的主要结构包括股骨下端、胫骨上端及髌骨，膝关节之所以能活动自如又不会发生脱位，主要是前/后十字韧带、内/外侧韧带、关节囊及附着于关节附近的肌腱提供了关节稳定性。关节中间内外侧各有一块半月板，不仅可以吸收部分关节承受的负重，还可增加关节的稳定性。膝关节是人体最大的关节，属于复合关节，由股胫关节、股髌关节和胫腓近侧关节 3 个关节构成。

1. 股胫关节 由股骨和胫骨相应的内、外侧髁关节面构成椭圆关节。

2. 股髌关节 由股骨的髌面和髌骨关节面构成屈戍关节。股胫关节头大，关节窝浅使两关节面不相适应，关节囊薄而松弛。

3. 胫腓近侧关节 由腓骨小头与胫骨外侧的腓关节面构成。

 知识链接

半 月 板

半月板，位于膝关节内，是半月形的纤维软骨板，在大腿骨（股骨）和小腿骨（胫骨）之间，起缓冲作用，类似机器中常见的橡胶垫。每个膝关节内有两个半月板，内侧半月板和外侧半月板。半月板上表面接触股骨，略凹陷，下表面接触胫骨，较平坦，从而加固球形的股骨端与较平坦的胫骨端的稳定性，使膝关节活动自如。半月板可随着膝关节运动而有一定的移动，腿伸直时半月板向前移动，膝盖弯曲时向后移动。正常情况下，半月板在膝关节内起着力量缓冲、维持关节稳定和润滑关节的作用。

（二）主动活动

膝关节的基本运动为屈曲–伸展。如患者坐在床边，下肢自然下垂，令患者来回摆动小腿。当膝关节完全伸直时，胫骨髁间隆起与股骨髁间窝嵌锁，侧副韧带紧张，除屈伸运动外，股胫关节不能完成其他运动。当膝关节屈曲时，股骨两侧髁后部进入关节窝，嵌锁因素解除，侧副韧带松弛，股胫关节才能绕垂直轴作轻度的旋转运动。

（三）被动活动

膝关节的被动活动经常与髋关节被动活动一同完成，具体操作请参考本节髋关节被动活动。

（四）器械活动

临床维持和改善膝部关节活动的常用的器械有屈膝牵引架。

七、踝、足部关节

（一）踝、足部解剖

踝部骨骼有胫骨、腓骨的下端与距骨构成。足骨由 7 块跗骨、5 块跖骨、14 块趾骨，共 26 块骨头构成。足部关节指足部骨与骨之间的联结而形成的人体结构。包括跗骨间关节、跗跖关节、跖骨间关节、跖趾关节和趾关节。踝部关节组成主要部分：距上关节（距小腿关节）和下胫腓关节。

1. 距上关节（距小腿关节） 也就是我们常说的踝关节，由胫骨和腓骨及距骨滑车组成，属于滑车关节。主要进行足背屈和跖屈活动。

2. 跗骨间关节 以距跟关节、距跟舟关节、跟骰关节为主：①距跟关节又名距下关节，由距骨与跟骨后关节面构成，有独立的关节腔，坚强的距跟骨间韧带位于关节前方的跗骨窦内；②距跟舟关节主要由距骨头前方的关节面接舟骨，下方的关节面接跟骨构成；③跟骰关节由跟骨与骰骨相对的关节面构成，属于平面型，关节腔有时与距跟舟关节腔相通；关节囊外有韧带跟骰部予以加强。

3. 跗跖关节 跗跖关节又名 Lisfranc 关节，由 3 个楔骨和骰骨同 5 个跖骨底构成，属于平面关节，能作小量滑动及伸屈活动。

4. 跖骨间关节 跖骨间关节由第Ⅱ～Ⅴ跖骨底毗邻面构成，属平面关节，其关节囊与跗跖关节者相连，关节腔亦相通。

5. 跖趾关节 跖趾关节由跖骨头与近节趾骨底毗邻面构成，属于椭圆关节，能做少许屈、伸、展、收活动。

6. 趾关节 趾关节介于近节与中节或中节与远节趾骨之间，属于屈戌关节，运动幅度屈大于伸。

（二）主动活动

1. 背屈 - 跖屈 踝关节的运动以伸屈（背屈、跖屈）为主，背屈时，距骨滑车宽的前分嵌入较窄的关节窝，关节稳固，无收展活动；跖屈时相反，可有少许展收运动，踝关节一般背屈约为 20°，跖屈为 45°。

2. 内翻 - 外翻 足内侧缘提高，足底面转向内侧，称为内翻；相反的运动叫做外翻。内翻约为 35°，比外翻大 10°。

（三）被动活动

1. 踝背屈 患者仰卧位，踝中立位，治疗师一手固定小腿远端，一手握住足跟，足底接触前臂掌侧，将足跟向远端牵引，同时前臂将足底向头侧运动（图 2-27），跖屈反之。

2. 内翻 - 外翻 患者仰卧位，踝中立位，治疗师一手握住患腿远端，一手握住患足足底，被动将足跟向内侧转动（内翻），向外侧转动（外翻）（图 2-28）。

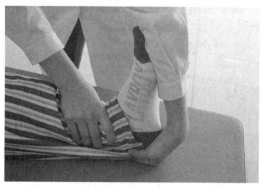 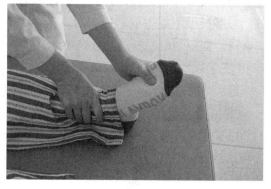

图 2-27 踝背屈　　　　　　　　　　　　　图 2-28 足外翻

3. 跗跖关节旋转 患者仰卧位，踝中立位，治疗师一手托住足跟，一手置于跗跖关节处，被动将距骨先向足底方向转动，向后足背方向转动。

4. 跖骨间关节　患者仰卧位，踝中立位，治疗师一手握住第一跖骨，一手握住第二跖骨，做上下左右转动，依次进行即可。

5. 跖趾关节屈伸　患者仰卧位，踝中立位，治疗师一手固定踝关节，一手置于近端趾骨处，将足趾向足背方向活动。

（四）器械活动

临床维持和改善踝足部关节活动的常用的器械有楔形垫、踝屈伸训练器、踝内翻–外翻训练器。

> **考点提示**　四肢关节活动度的正常范围和主动、被动训练方法。

扫码"学一学"

第三节　脊柱关节活动技术

一、颈部关节

（一）颈部解剖

颈椎位于头以下、胸椎以上的部位，是脊柱椎骨中体积最小，但灵活性最大、活动频率最高、负重较大的节段。颈椎共有 7 块颈椎骨，6 个椎间盘。

1. 寰齿关节　由寰椎后（内）面中部关节面与第二颈椎的齿状突构成。

2. 寰枕关节　由寰椎侧块上方椭圆形凹陷的关节面，朝向内、前、上方与枕骨髁构成。

3. 寰枢关节　由寰椎侧块下方较平坦的关节面，朝向前、下、稍内方与第二颈椎的上关节面构成。

4. 关节突关节　在典型的颈椎连接中，关节突关节的关节面方向自上而下逐渐由水平变为和额状面成 45°角，前屈时上关节突滑向前上方，后伸时则滑向后下方，向右侧屈时左上关节面向上，向右上关节面向下，锥体旋向右，棘突旋向左。

（二）主动活动

1. 前屈–后伸　患者坐位，头中立位，双上肢置于身体两侧，头向前弯曲（前屈），抬头向后仰（后伸）。

2. 侧屈　患者坐位，头中立位，双上肢置于身体两侧，头向左（右）侧屈。

3. 旋转　患者坐位，头中立位，双上肢置于身体两侧，进行左右旋转。

（三）被动活动

患者仰卧位，下肢伸展，上肢置于身体两侧，治疗室双手固定头部两侧，依次做颈部的基本动作，前屈–后伸、侧屈、旋转运动。

二、腰部关节

（一）腰部解剖

腰椎的锥体及椎间盘较大，整个椎体横径大于矢状径，形成肾形，椎体前缘高度由上而下递增，而后缘则递减，形成腰椎的生理前凸。椎弓根较腰椎明显粗，自第 1 腰椎开始，由上下切迹所组成的椎间孔逐渐减小，而神经根却愈往下愈粗。腰椎关节突呈矢状位，上关节面朝向后内，下关节突朝向前外，关节与水平面呈 90°，与冠状面呈 45°。故该关节伸屈活动自如，侧屈次之，而其他活动受限。腰椎椎板也较胸椎明显厚，一般 6～7mm，超过 8mm 可视为增厚。腰椎横突厚薄不一，一般以第 3 腰椎横突最大。

（二）主动活动

1. 前屈-后伸　患者站立位，双上肢置于体侧，身体向前弯曲（前屈），反之后伸。

2. 侧屈　患者站立位，双上肢置于体侧，身体向左右弯曲。

3. 旋转　患者站立位，双上肢置于体侧，身体向左右旋转。

（三）被动活动

患者侧卧位，上面下肢屈膝，下面的下肢伸直，治疗师一手固定患者的肩部，一手置于同侧骨盆，双手同时向相反方向用力旋转并停留数秒，以充分牵伸躯干（图 2-29）。

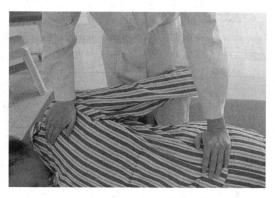

图 2-29　躯干旋转

本 章 小 结

本章主要讲述关节活动范围的定义、关节的分类及维持关节活动范围常用的方法。并对全身各部分关节活动范围的维持从主动运动、被动运动及器械运动三个角度进行详细介绍。同学们通过本章的学习，要掌握全身各部分关节活动训练常用的方法，能依据所学的知识服务于患者。

扫码"练一练"

习 题

一、单项选择题

1. 改善肩关节活动的常用器械有

　　A. 肩轮、肋木　　　　B. 吊环　　　　　　C. 肩墙梯　　　　　　D. 肩关节旋转训练器

　　E. 以上都是

2. 髋关节的主动运动技术不包括

　　A. 屈髋屈膝-患者坐在轮椅上，将大腿上抬，同时屈髋屈膝

　　B. 伸髋伸膝-患者由轮椅上站起，躯干及下肢伸直

　　C. 髋的外展内收-患者侧方站立，手扶栏杆、窗台、桌边等物体，外侧腿由外向内再由内向外来回摆动

　　D. 髋的转动-站在原地，双脚做圆周走动，一侧髋关节为内旋，另一侧髋关节为外旋

E. 后伸髋–患者侧卧位，下方下肢稍屈髋屈膝，上方下肢后伸

3. 下述哪项不属关节活动度训练疗法

 A. 被动运动   B. 平衡训练   C. 主动运动   D. 牵张运动

 E. 主动辅助运动

4. 在什么情况下采用主动辅助 ROM 训练

 A. 用于能完成主动运动的患者   B. 用于患肢不能充分完成主动运动者

 C. 不能进行主动运动者   D. 用于牵张缩短的软组织

 E. 用于纠正关节僵直患者

5. 下列影响关节被动活动的主要因素中，属于生理因素的是

 A. 拮抗肌的肌张力增高   B. 相关神经的支配

 C. 关节周围组织的弹性   D. 骨组织的限制

 E. 关节周围软组织痉挛

6. 以下肩关节哪个不是标准意义的关节

 A. 盂肱关节   B. 肩胸关节   C. 肩锁关节   D. 胸锁关节

 E. 喙锁关节

7. 在进行关节被动运动时，注意事项中错误的是

 A. 对于因伤病而暂时不能活动的关节，要尽早在不引起病情、疼痛加重的情况下进行关节的被动活动

 B. 在运动某一关节时，要给予该关节一定的牵拉力，这样可减轻关节面之间的摩擦力，防止关节挤压

 C. 对于那些活动受限的关节或长期处于内收、屈曲位的关节，要多做被动牵拉运动

 D. 固定关节的远端，被动活动近端；运动时动作要均匀、缓慢

 E. 以上都对

8. 屈曲运动是关节绕

 A. 额状轴运动，致相关关节两骨彼此接近

 B. 矢状轴运动，致相关关节两骨彼此离开

 C. 矢状轴运动，致相关关节两骨彼此接近

 D. 额状轴运动，致相关关节两骨彼此离开

 E. 以上都对

9. 下列哪项是伸张牵拉练习的适应证

 A. 关节周围组织的炎症   B. 神经损伤或神经吻合术后 1 个月

 C. 软组织挛缩   D. 严重骨质疏松

 E. 以上都不是

10. 以下哪个关节属于鞍状关节

 A. 盂肱关节   B. 膝关节   C. 指间关节   D. 近端尺桡关节

 E. 桡腕关节

二、思考题

1. 肩关节外展训练时，外展 90° 时为何要外旋？

2. 髋关节置换术患者在做被动关节活动时应注意什么？

（刘 尊）

第三章

关节松动技术

扫码"学一学"

第一节 概 述

关节松动技术（jiont mobilization）是康复治疗技术的基本技能之一，改善关节活动障碍效果显著，具有针对性强、见效快、患者痛苦小、容易接受等特点，在临床上被广泛应用。

一、基本概念

（一）定义

关节松动技术是治疗师在患者关节活动允许范围内完成的一种针对性很强的手法操作技术，主要用于治疗关节功能障碍，如疼痛、活动受限或僵硬等。

（二）松动操作时关节的基本运动

关节松动技术常采用关节的生理运动和附属运动作为手法操作的基本运动类型。

1. 生理运动 指关节在生理范围内进行的运动，如肩关节的屈、伸、内收、外展、内旋、外旋等。生理运动既可主动完成，也可被动完成，在关节松动技术中，生理运动由治疗师被动运动完成，即摆动。摆动操作时应固定关节近端，来回运动关节远端。

2. 附属运动 是在关节生理范围之外、解剖范围之内完成的被动运动，是发挥关节正常活动不可缺少的运动。一般不能主动完成，需要他人或健侧肢体帮助才能完成，如颈椎的分离牵引、掌指关节的轴向分离。关节的附属运动有滚动、滑动、旋转、挤压、牵拉和分离等。

（1）滚动　从一个骨表面转到另外一个骨表面（图3-1），两骨的表面形态可不一致，滚动的方向与骨的角运动方向相同（无论是凸面或凹面）。若单独发生滚动将产生骨骼面一端压迫而另一端分离。功能正常的关节，不产生单独的滚动，一定伴随着滑动和旋转。

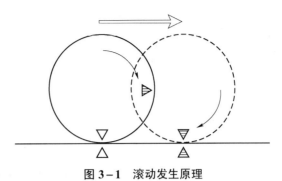

图3-1　滚动发生原理

扫码"看一看"

（2）滑动　从一个骨表面滑向另一个骨表面，两骨的表面形状应一致或两骨表面的凹凸程度相等。人体两关节面并非完全吻合，因而单纯的滑动不会发生在关节内。在骨的角运动中，滑动的方向由关节面的凹凸形状决定，运动的关节面为凸面时，滑动的方向与骨的角运动方向相反；运动的关节面为凹面时，滑动的方向与骨的角运动方向相同，即凹凸定律（图3-2）。

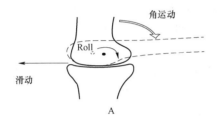
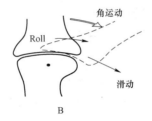

图3-2　凹凸定律

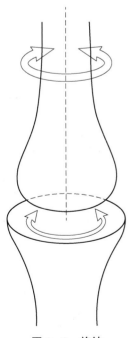

图3-3　旋转

滑动手法可以缓解疼痛，若与牵拉手法一起应用，还可松解关节囊，使关节放松，改善关节活动范围，此法应用较多。

（3）旋转　骨在另一骨骼上围绕机械轴进行的旋转运动（图3-3）。在关节内，旋转常与转动及滑动一起发生。如股骨屈伸时股骨头的旋转。

（4）挤压　使关节内骨与骨之间的间隙变小。正常的间歇性挤压负荷促进滑膜液流动，从而维持关节软骨的营养。过高强度的挤压负荷会使软骨发生退行性病变。

（5）牵拉和分离　统称为牵引。外力作用于骨长轴使关节远端移位时，称牵拉或长轴牵引。外力作用使构成关节的两骨表面呈直角相互分开时，称关节分离（图3-4）。两者区别是牵拉时两骨的关节面可不分开，分离时两骨的关节面必须分开。牵引手法可减轻或缓解疼痛。

3. 生理运动与附属运动的关系　当关节因疼痛、僵硬而限制了活动时，其关节的生理运动和附属运动可能都受到影响。若生理运动恢复后，关节仍有疼痛或僵硬，则可能附属运动尚未恢复正常。因此在改善关节的生理运动之前，应先改善关节的附属运动，而附属运动的改善，又可促进生理运动的改善。

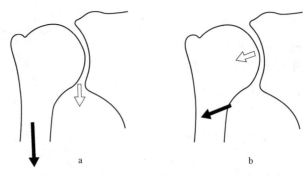

图 3-4　牵拉与分离

a. 牵拉；b. 分离

 知识链接

关节松动术与我国传统医学手法的区别

关节松动技术在手法操作上类似于我国传统医学手法治疗中的推拿或按摩，但在理论体系、手法操作中有较大区别，在我国传统医学中，推拿又称按摩，但在西方治疗技术中推拿与按摩术完全不同。

西方按摩术是指作用于皮肤、皮下组织、肌肉、肌腱、韧带等软组织的手法操作，手法较简单，主要有揉、推、叩击、震颤等，常用来治疗软组织损伤，如烧伤后的皮肤瘢痕、肌腱移植或缝合术后的组织粘连和瘢痕等。

西方推拿术是指作用于脊柱及四肢关节的一种快速、小范围的手法操作，多在关节活动的终末端，乘患者不注意而突然发力。分为快速推拿术和麻醉下推拿术两类，主要用于治疗脊柱小关节紊乱、椎间盘突出、四肢关节脱位后的复位等。

二、手法分级

关节松动技术的最大特点是操作时实施手法分级。这种分级具有一定的客观性，不仅可以用于记录治疗结果，也可用于临床研究。

1. 分级标准　手法分级是以关节活动的可动范围为标准，根据手法操作时活动（松动）关节所产生的范围大小，将关节松动技术分为 4 级（图 3-5）。手法分级可用于关节的生理运动和附属运动。

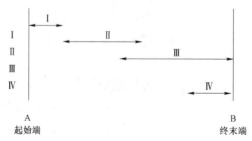

A-B 关于活动允许范围

图 3-5　手法分级

Ⅰ级：治疗师在患者关节活动允许范围内的起始端，小范围、节律性地来回推动关节。

Ⅱ级：治疗师在患者关节活动允许范围内，大范围、节律性地来回推动关节，但不接触关节活动的起始端和终末端。

Ⅲ级：治疗师在患者关节活动允许范围内，大范围、节律性地来回推动关节，每次均接触到关节活动的终末端，并能感觉到关节周围软组织的紧张。

Ⅳ级：治疗师在患者关节活动的终末端，小范围，节律性地来回推动关节，每次均接触到关节活动的终末端，并能感觉到关节周围软组织的紧张。

2. 手法等级的选择　Ⅰ、Ⅱ级手法用于治疗疼痛引起的关节活动受限；Ⅲ级手法用于治疗关节疼痛并伴有关节僵硬；Ⅳ级手法用于治疗关节因周围组织粘连、挛缩引起的关节活动受限。

应用附属运动时，Ⅰ～Ⅳ级皆可选用；而运用生理运动时，关节活动范围要达到正常的60%才可应用，因此多选用Ⅲ、Ⅳ级手法，极少用Ⅰ级手法。

三、治疗作用

1. 缓解疼痛　关节松动可促进关节液流动，改善关节软骨和软骨盘无血管区的营养；可防止因关节活动减少而引起的关节退变；同时可抑制脊髓和脑干致痛物质的释放，提高痛阈，从而缓解疼痛。

2. 改善关节活动范围　通过手法恢复关节内结构的正常位置；关节松动技术，特别是Ⅲ、Ⅳ级手法，直接牵伸了关节周围的软组织，可保持或增加软组织的伸展性，改善关节活动范围。

3. 增加本体反馈　关节松动可通过提供关节的静止位置、运动速度及其变化、关节运动方向、肌肉张力及其变化等信息来增加本体反馈。

四、临床应用

（一）操作程序

1. 患者体位　采用患者舒适、放松、无疼痛的体位，通常为卧位或坐位，暴露、放松治疗的关节。

2. 治疗师位置和固定　治疗师靠近治疗的关节。借由布带、治疗师徒手或他人来固定关节近端，松动另一端。

3. 治疗前评估　手法操作前，对拟治疗的关节进行评估，找出存在的问题（疼痛、僵硬）及其程度。根据问题的主次，选择针对性的手法。当疼痛和僵硬同时存在时，先用小级别手法（Ⅰ、Ⅱ级）缓解疼痛后，再用大级别手法（Ⅲ、Ⅳ级）改善活动。

4. 手法应用技巧

（1）手法操作的准备　关节松动操作前，应先对可疑的相关软组织进行评估及治疗；软组织治疗后，再行关节松动技术。

（2）手法操作的幅度　治疗疼痛时，手法应达到痛点，但不超过痛点；治疗僵硬时，手法应超过僵硬点。操作中手法要平稳，有节奏。

（3）手法操作的强度　不同部位的关节，手法操作的强度不同。一般来说，活动范围大的关节如髋关节和胸腰椎，手法强度要大于活动范围小的关节，如手腕部关节和颈椎关

37

节。治疗中要不断询问患者的感受，根据患者的反馈来调节手法强度。

（4）手法速度与治疗时间　Ⅰ级和Ⅳ级为快速的振动；Ⅱ级、Ⅲ级为均匀平顺的振动，持续30～60秒。低幅度高速的振动可以抑制疼痛，低速的振动可以放松防卫性肌紧张。治疗时一种手法可以重复3～5次。根据患者对治疗的反应，每天或隔天治疗一次。

（5）治疗反应　关节松动治疗时可引起疼痛，轻微的疼痛为正常的治疗反应，通常在4～6小时后应消失。如24小时后疼痛仍未消失、减轻或较前加重，提示手法强度过大，应调整强度和时间。如经3～5次的正规治疗，症状仍无缓解或加重，应重新评估，调整治疗方案。

（二）适应证和禁忌证

1. 适应证　用于任何因力学因素导致的关节功能障碍，包括：关节疼痛、肌肉紧张；可逆性关节活动降低；进行性关节活动受限；功能性关节制动；关节内组织错乱；关节损伤或退化后本体感觉反馈减弱。

2. 禁忌证　关节活动过度；急性外伤或疾病引起的关节肿胀；关节的急性炎症；关节部位的恶性肿瘤；未愈合的关节内骨折；严重骨质疏松。

考点提示　关节松动术手法等级、操作程序、适应证与禁忌证。

扫码"学一学"

第二节　四肢关节松动技术

案例讨论

【案例】

患者贾某，男，50岁，小学教师。半年前无明显诱因下突发左侧肩部疼痛，半个月左右后疼痛自行缓解。一月前患者左肩部再次出现剧烈疼痛，左肩部活动受限，自行理疗（具体仪器不详）后，疼痛以及活动受限有所好转。一周前疼痛加剧，夜间更甚，难以入眠，经介绍来康复科门诊就诊。左肩关节X线片示：左侧肩关节诸骨骨质疏松，关节间隙可，余未见异常。

专科检查：左肩周多处压痛，主被动活动均受限，主动前屈0～70°、后伸0～10°、外展0～60°，三角肌轻度萎缩。

【讨论】

1. 患者主要的功能障碍有哪些？试分析产生的原因。
2. 请为其制定关节松动治疗方案。

一、肩部关节

肩部关节生理运动包括前屈、后伸，外展、内收（包括水平内收和外展），内旋、外旋；附属运动包括分离牵引、长轴牵引、挤压、前后向滑动等。

（一）盂肱关节

1. 分离牵引

（1）作用　一般松动，缓解疼痛。

（2）患者体位　仰卧，上肢处于休息位，肩外展约50°，前臂中立位。

（3）治疗师位置及操作手法　治疗师立于患者躯干及外展上肢之间，外侧手托住上臂远端及肘部，内侧手掌心向外握住腋窝下肱骨头内侧。内侧手向外侧持续推肱骨约10秒钟，然后放松。操作时要保持牵引力与关节盂的治疗平面相垂直（图3-6）。

2. 长轴牵引

（1）作用　一般松动，缓解疼痛。

（2）患者体位　仰卧，上肢稍外展。

（3）治疗师位置及操作手法　治疗师立于患者躯干及外展上肢之间，外侧手握住肱骨远端，内侧手置于腋窝，拇指在腋前。外侧手向足的方向持续牵拉肱骨约10秒，使肱骨在关节盂内滑动，然后放松，操作时要保持牵引力与肱骨长轴平行（图3-7）。

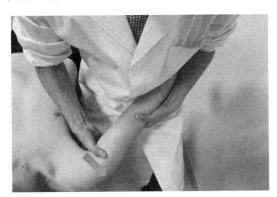

图3-6　分离牵引 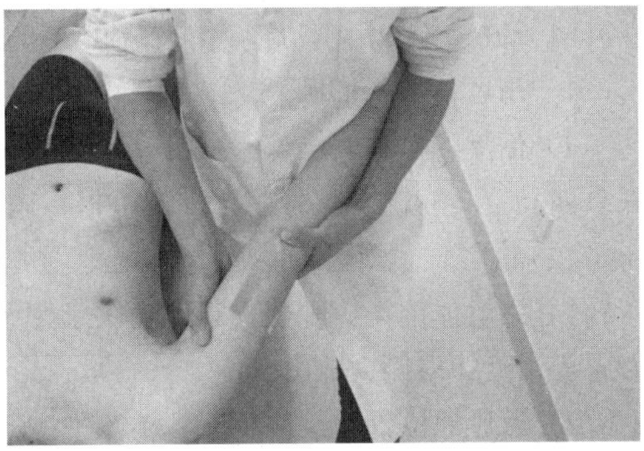　　　　　　　图3-7　长轴牵引

3. 上下滑动

（1）作用　一般松动，缓解疼痛。

（2）患者体位　仰卧，上肢稍外展。

（3）治疗师位置及操作手法　此手法是上述1和2手法的结合。治疗师立于躯干一侧，双手分别握住肱骨近端的内外侧。内侧手稍向外作分离牵引，外侧手将肱骨上下推动。（图3-8）

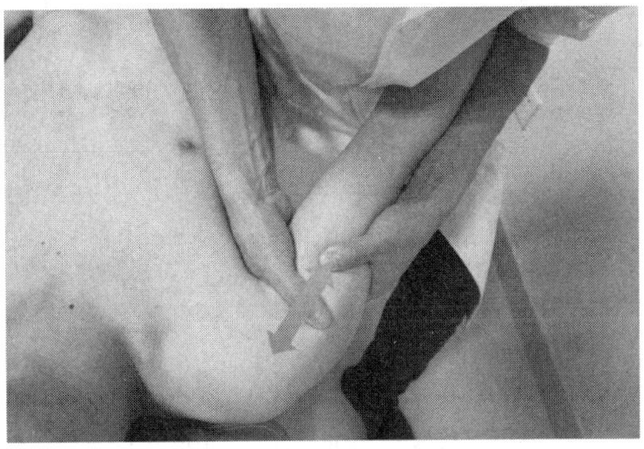

4. 前后向滑动

（1）作用　增加肩前屈和内旋活动范围。

（2）患者体位　仰卧，上肢处于休息位。

图3-8　上下滑动

（3）治疗师位置及操作手法　治疗师立于患侧肩关节的外侧，上方手的手掌置于肱骨头上，下方手置于肱骨远端，稍将肱骨托起，上方手将肱骨的近段由前向后推动（图3-9）。关节疼痛明显时，治疗师可将双手拇指置于肱骨头上，由前向后推动肱骨头。

5. 外展向足侧滑动

（1）作用　增加肩外展活动范围。

（2）患者体位　仰卧，上肢外展90°，屈肘约70°，前臂旋前置于治疗师前臂内侧。

扫码"看一看"

扫码"看一看"

扫码"看一看"

39

（3）治疗师位置及操作手法　治疗师坐在患者外展肩的外侧，外侧手握住肘关节内侧，内侧手虎口置于肱骨近端外侧，四指向下。外侧手稍向外牵引，内侧手向足的方向推动肱骨（图3-10）。

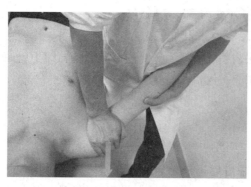
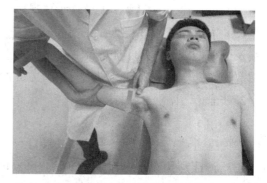

图3-9　前后向滑动　　　　　　　　　图3-10　外展向足侧滑动

6. 后前向滑动

（1）方法一　用于治疗关节明显疼痛的患者。

1）患者体位　仰卧，上肢置于体侧，屈肘，前臂旋前置于胸前。

2）治疗师位置及操作手法　治疗师立于患侧肩关节外侧，双手拇指于肱骨头后方，其余四指置于肩部及肱骨前方。双手拇指同时将肱骨头向前推动（图3-11）。

（2）方法二　用于治疗关节明显僵硬的患者。

1）患者体位　俯卧位，患侧肩关节置于治疗床边缘，肩前方垫一毛巾，上肢外展，上臂置于治疗师内侧大腿上。

2）治疗师位置及操作手法　治疗师立于外展的上肢与躯干之间，内侧手置于肱骨近端后面，外侧手握住肱骨远端。外侧手固定，内侧手将肱骨向前推动（图3-12）。

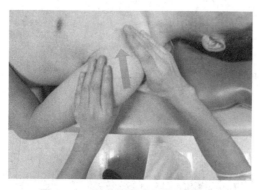
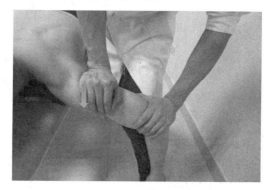

图3-11　后前向滑动（仰卧位）　　　　图3-12　后前向滑动（俯卧位）

7. 外展摆动

（1）作用　外展超过90°时，进一步增加外展的活动范围。

（2）患者体位　仰卧，肩外展至活动受限处，屈肘90°，前臂旋前。

（3）治疗师位置及操作手法　站在外展上肢与躯干之间，内侧手从肩背部后方穿过固定肩胛骨，手指置于肩上，以防耸肩的代偿作用。外侧手托住肘部，并使肩稍外旋和后伸。外侧手将肱骨在外展终点范围内摆动（图3-13）。

8. 侧方滑动

（1）作用　增加肩水平内收活动范围。

（2）患者体位 仰卧，上肢前屈90°，屈肘，前臂自然下垂。

（3）治疗师位置及操作手法 立于躯干一侧，内侧手握住肱骨近端内侧，外侧手握住肱骨远端及肘部。外侧手固定，内侧手向外侧推动肱骨（图3-14）。

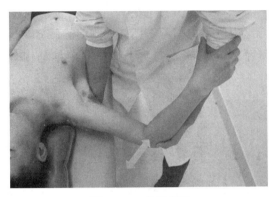

图3-13 外展摆动

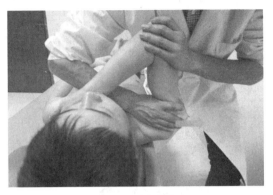

图3-14 侧方滑动

如关节僵硬明显，治疗师也可用双手握住肱骨近端，颈肩部抵住肱骨远端外侧，松动时，双手向外，肩部向内同时推动肱骨。

9. 水平内收摆动

（1）作用 增加肩水平内收活动范围。

（2）患者体位 坐位，患肩前屈90°，屈肘，前臂旋前，手搭在对侧肩上。

（3）治疗师体位及操作方法 立于患肩后方，同侧手托住患侧肘部，另一手握住搭在对侧肩的手。双手同时将患侧上肢作水平内收摆动（图3-15）。

10. 内旋摆动

（1）作用 增加肩内旋活动范围。

（2）患者体位 坐位或仰卧，肩外展90°，屈肘90°。

（3）治疗师位置及操作手法 站在患肩后外方，上方手握住肘窝处，下方手握住前臂远端及腕部。上方手固定，下方手将前臂向下来回摆动作内旋运动（图3-16）。

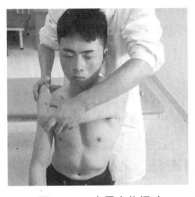

图3-15 水平内收摆动

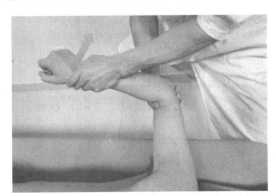

图3-16 内旋摆动

11. 外旋摆动

（1）作用 增加肩外旋活动范围。

（2）患者位置 仰卧，肩外展，屈肘90°。

（3）治疗师位置及操作手法 站在患肩外侧，上方手握住肱骨远端，下方手握住前臂远端及腕部。上方手固定，下方手将前臂向下来回摆动作外旋运动（图3-17）。

扫码"看一看"

扫码"看一看"

（二）肩锁关节

主要介绍肩锁关节后前向滑动。

（1）作用　改善关节活动范围。

（2）患者位置　坐位，患肢自然下垂。

（3）治疗师位置及操作手法　立于患肩后方，内侧手拇指置于锁骨外侧端的后方，外侧手四指和拇指分别置于肩峰的前后面。外侧手固定肩峰，内侧手拇指向前推动锁骨（图3-18）。

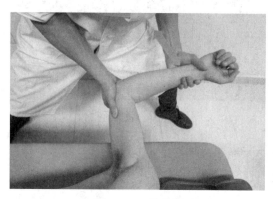

图3-17　外旋摆动

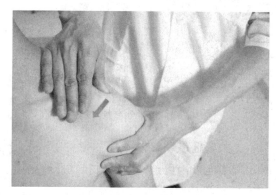

图3-18　后前向滑动

（三）胸锁关节

1. 前后向滑动

（1）作用　改善关节后缩活动范围。

（2）患者位置　仰卧。

（3）治疗师位置及操作手法　拇指置于锁骨近端前面，其余四指屈曲，拇指向后推动锁骨。

2. 上下滑动

（1）作用　改善关节下压/上举活动范围。

（2）患者位置　仰卧。

（3）治疗师位置及操作手法　立于患侧，拇指置于锁骨内侧下方，其余四指置于锁骨内侧上方，向头部或足部方向推动锁骨。

（四）肩胛胸壁关节松动

肩胛胸壁关节松动包括上举、下降、外展、回缩和旋转等。

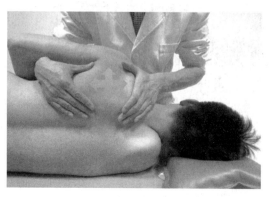

图3-19　肩胛胸壁关节松动

（1）作用　增加肩胛骨活动范围。

（2）患者位置　健侧卧位，患侧在上，屈肘，前臂置于上腹部。

（3）治疗师位置及操作手法　面向患者站立，上方手置于肩部，下方手从上臂下面穿过，拇指与四指分开，固定肩胛骨下角。双手同时向各个方面活动肩胛骨，使肩胛骨分别作上举、下降、外展（向外）、回缩（向内）运动，也可以把上述运动结合起来，做旋转运动（图3-19）。

42

知识链接

关节松动技术手法符号

F：前屈，屈曲 E：后伸，伸展 LF：侧屈 Rot：旋转

Ab：外展 Ad：内收 HF：水平屈曲 HE：水平后伸

Inv：内翻 Ev：外翻 DF：背屈 PF：掌屈

F/Ad：屈曲加内收 E/Ab：后伸加外展 Dist：牵拉 Comp：加压

PA：自后向前推 ↑AP：自前向后推 →：向侧方推，注明左右

↕↔：沿躯干或肢体纵轴推或牵，注明头或尾侧

二、肘部关节

关节生理运动包括屈曲、伸展，前臂旋前、旋后；附属运动包括分离牵引、长轴牵引、前后向滑动、后前向滑动及侧方滑动等。

（一）肱尺关节

1. 分离牵引

（1）作用　增加屈肘活动范围。

（2）患者体位　仰卧，屈肘至最大范围，前臂旋后。

（3）治疗师位置及操作手法　站在患侧，上方手掌根置于尺骨近端掌面，下方手握住前臂远端和腕部。下方手固定，上方手向背侧方向推动尺骨（图 3-20）。

2. 长轴牵引

（1）作用　增加屈肘活动范围。

（2）患者体位　仰卧，肩稍外展，肘关节伸到最大范围，前臂旋前。

（3）治疗师位置及操作手法　站在患侧，内侧手握肱骨远端内侧，外侧手握住前臂远端尺侧。内侧手固定，外侧手沿尺骨长轴牵引（图 3-21）。

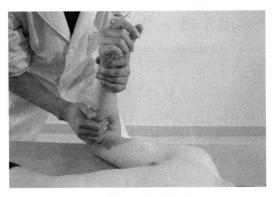

图 3-20　分离牵引

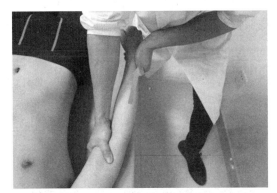

图 3-21　长轴牵引

3. 侧方滑动

（1）作用　增加肱尺关节活动范围。

（2）患者体位　仰卧或坐位，肩外展，伸肘，前臂旋后。

（3）治疗师位置及操作手法　位于患侧，一侧手握住肱骨远端，另一侧手握住前臂近端尺侧，将尺骨向桡侧推（图3-22）。

4. 屈肘摆动

（1）作用　增加屈肘活动范围。

（2）患者体位　仰卧或坐位，肩外展，屈肘，前臂旋前或旋后。

（3）治疗师位置及操作手法　位于患肢外侧，上方手置于肘窝固定，下方手握住前臂远端和腕部，将前臂稍做长轴牵引后再屈曲肘关节（图3-23）。

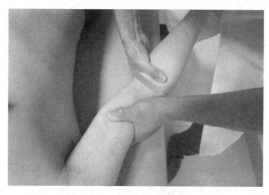

图3-22　侧方滑动

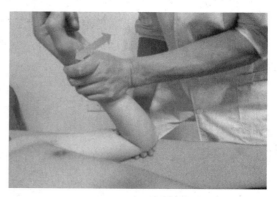

图3-23　屈肘摆动

5. 伸肘摆动

（1）作用　增加伸肘活动范围。

（2）患者体位　仰卧或坐位，肩外展，前臂旋后。

（3）治疗师位置及操作手法　位于患肢外侧，上方手置于肘窝，下方手握住前臂远端和腕部，在伸肘活动受限的终点摆动（图3-24）。

（二）肱桡关节

1. 分离牵引

（1）作用　增加屈肘和伸肘活动范围。

（2）患者体位　仰卧或坐位，肩外展，屈肘，前臂中立位。

（3）治疗师位置及操作手法　位于患侧，上方手掌根置于前臂近端的桡侧，下方手握住前臂远端和腕部。下方手固定，上方手向背侧推动桡骨（图3-25）。

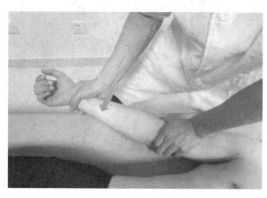

图3-24　伸肘摆动

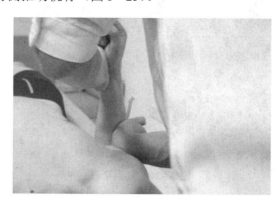

图3-25　分离牵引

2. 长轴牵引

（1）作用　增加屈肘和伸肘活动范围。

（2）患者体位　仰卧，肩外展，肘关节在伸肘活动受限处，前臂旋后。

（3）治疗师位置及操作手法　立于患侧，内侧手握住肱骨远端，外侧手握住前臂远端桡侧。内侧手固定，外侧手沿桡骨长轴向远端牵拉（图3-26）。

3. 侧方摆动

（1）作用　增加伸肘活动范围。

（2）患者体位　仰卧或坐位，肩外展，屈肘，前臂旋后。

（3）治疗师位置及操作手法　位于患侧，上方手置于上臂远端内侧，下方手握住前臂远端桡侧及腕部，上方手固定，下方手将前臂向尺侧摆动（图3-27）。

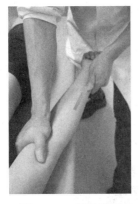
图3-26　长轴牵引

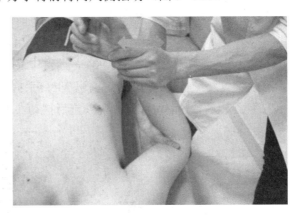
图3-27　侧方摆动

（三）桡尺近端关节

1. 长轴牵引

（1）作用　一般松动。

（2）患者体位　仰卧，伸肘，前臂旋后。

（3）治疗师位置及操作手法　位于患侧，双手分别握住桡骨和尺骨的远端。一侧手固定，另一侧手将桡骨或尺骨沿长轴牵引（图3-28）。

2. 前后向滑动

（1）作用　增加前臂旋前活动范围。

（2）患者体位　仰卧或坐位，伸肘，前臂旋后。

（3）治疗师位置及操作手法　面向患者站立，双手分别握住桡骨和尺骨的近端，拇指在上，四指在下。一侧手固定尺骨，另一侧手向背侧推动桡骨（图3-29）。

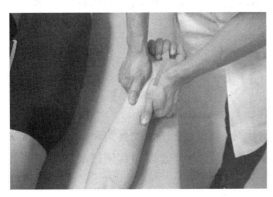
图3-28　长轴牵引

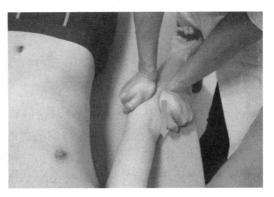
图3-29　前后向滑动

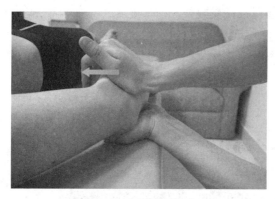

图 3-30 后前向滑动

3. 后前向滑动

（1）作用　增加前臂旋后活动范围。

（2）患者体位　仰卧或坐位，肩稍外展，屈肘，前臂中立位。

（3）治疗师位置及操作手法　面向患者站立，一侧手拇指或掌根部置于桡骨小头处，四指置于肘窝，另一侧手握住肘关节下方。上方手向掌侧推桡骨小头（图3-30）。

4. 前臂转动

（1）作用　增加前臂旋转活动范围。

（2）患者体位　仰卧或坐位，屈肘90°，前臂中立位。

（3）治疗师位置及操作手法　位于患侧，上方手握住肱骨远端，下方手握住前臂远端和腕部。上方手固定，下方手将前臂旋前或旋后摆动（图3-31，图3-32）。

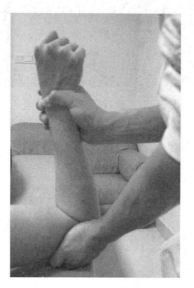

图 3-31 旋前摆动

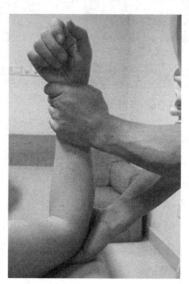

图 3-32 旋后摆动

三、腕部关节

腕部关节的生理运动包括掌屈、背伸、桡偏、尺偏和旋转；附属运动包括分离牵引、前后向滑动、后前向滑动、侧方滑动等。

（一）桡尺远端关节

1. 前后向滑动

（1）作用　增加前臂旋前活动范围。

（2）患者体位　仰卧或坐位，前臂旋后。

（3）治疗师位置及操作手法　位于患侧，双手分别握住桡骨和尺骨的远端，拇指在掌侧，其余四指在背侧。尺侧手固定，握住桡侧手的拇指将桡骨远端向背侧推动。如果关节僵硬明显，可改为用鱼际推动桡骨（图3-33）。

2. 后前向滑动

（1）作用　增加前臂旋后活动范围。

（2）患者体位　仰卧或坐位，前臂旋前。

（3）治疗师位置及操作手法　双手分别握住桡骨和尺骨远端，拇指在背侧，其余四指在掌侧。桡侧手固定，尺侧手拇指将尺骨远端推向掌侧。如果关节僵硬明显，可改为用鱼际推动尺骨（图3-34）。

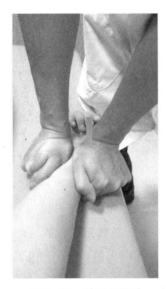 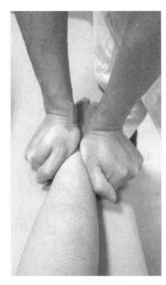

图3-33　前后向滑动　　　　　图3-34　后前向滑动

（二）桡腕关节

1. 分离牵引

（1）作用　一般松动，缓解疼痛。

（2）患者体位　坐位，前臂旋前置于治疗床面，腕关节中立位伸出床沿，前臂下可垫一毛巾卷。

（3）治疗师位置及操作手法　上方手握住前臂远端固定，下方手握住近排腕骨向远端牵拉（图3-35）。

2. 前后向滑动

（1）作用　增加屈腕活动范围。

（2）患者体位　坐位或仰卧，屈肘90°，前臂和腕关节中立位。

（3）治疗师位置及操作手法　下方手握住手背近排腕骨处固定，上方手握住前臂远端桡侧掌面，向背侧推动桡骨（图3-36）。

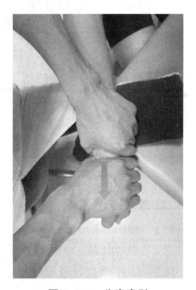

图3-35　分离牵引

3. 后前向滑动

（1）作用　增加伸腕活动范围。

（2）患者体位　坐位或仰卧，屈肘90°，前臂和腕关节中立位。

（3）治疗师位置及操作手法　下方手握住近排腕骨掌侧固定，上方手握住前臂远端桡侧背面，向掌侧推动桡骨（图3-37）。

4. 尺侧滑动

（1）作用　增加腕桡偏活动范围。

（2）患者体位　坐位或仰卧，伸肘，前臂和腕关节中立位，伸出治疗床沿。

（3）治疗师位置及操作手法　上方手固定前臂远端，下方手握住近排腕骨桡侧，向尺侧推动近排腕骨（图3-38）。

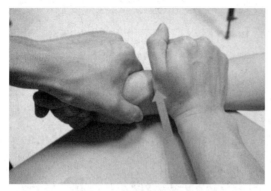

图3-36　前后向滑动

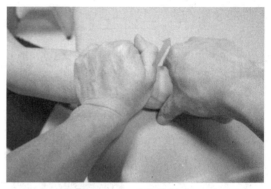

图3-37　后前向滑动

5. 桡侧滑动

（1）作用　增加腕尺偏活动范围。

（2）患者体位　坐位或仰卧，肩关节外展，伸肘，前臂旋前或旋后位，腕关节中立位。

（3）治疗师位置及操作手法　上方手固定前臂远端尺侧，下方手握住近排腕骨尺侧，向桡侧推动近排腕骨（图3-39）。

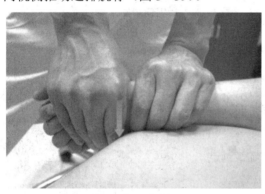

图3-38　尺侧滑动

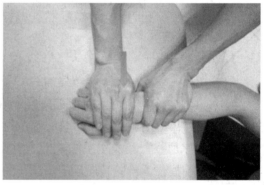

图3-39　桡侧滑动

6. 旋转摆动

（1）作用　增加腕关节旋转活动范围。

（2）患者体位　坐位或仰卧，屈肘90°，前臂和腕中立位。

（3）治疗师位置及操作手法　上方手握住前臂远端固定，下方手握住近排腕骨，将腕骨顺时针或逆时针转动。

（三）腕骨间关节

1. 前后向滑动

（1）作用　增加腕骨间关节活动范围，增加屈腕活动范围。

（2）患者体位　坐位，前臂旋后，腕中立位。

（3）治疗师位置及操作手法　面向患者，双手拇指分别置于相邻腕骨的掌面，食指置于相应腕骨的背面。一手固定，另一手向背侧推腕骨（图3-40）。

2. 后前向滑动

（1）作用　增加腕骨间关节活动范围，增加伸腕活动范围。

（2）患者体位　坐位，前臂旋前，腕中立位。

（3）治疗师位置及操作手法　面向患者，双手拇指分别置于相邻腕骨的背面，食指置于相应腕骨的掌面。一手固定，另一手向掌侧推动腕骨（图3-41）。

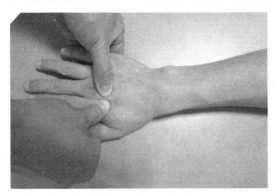 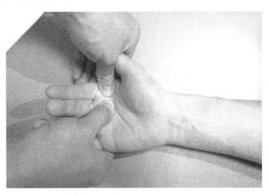

图3-40　前后向滑动　　　　　　　　　　图3-41　后前向滑动

四、手部关节

手部关节的生理运动包括屈、伸，内收、外展，拇指对掌等；附属运动包括分离牵引、长轴牵引、滑动等。

1. 腕掌关节长轴牵引

（1）作用　一般松动，缓解疼痛。

（2）患者体位　坐位，前臂旋前置于治疗床面，腕部伸出床沿或桌沿，中立位。

（3）治疗师位置及操作手法　上方手固定远排腕骨，下方手握住相对应的掌骨，向远端牵拉（图3-42）。

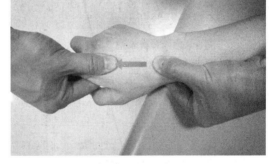

图3-42　腕掌关节长轴牵引

2. 掌骨间关节滑动

（1）作用　增加相邻掌骨间的活动范围。

（2）患者体位　坐位，前后向滑动时前臂旋后，后前向滑动时前臂旋前。

（3）治疗师位置及操作手法　面向患者，双手拇指置于相邻掌骨的远端，前后向滑动时，拇指在掌侧，四指在背侧；后前向滑动时拇指在背侧，四指在掌侧。松动时，一侧手固定，一侧手将相邻的掌骨由掌侧向背侧（前后向滑动）（图3-43），或由背侧向掌侧（后前向滑动）推动（图3-44）。

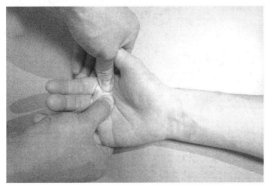 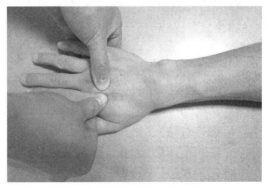

图3-43　前后向滑动　　　　　　　　　　图3-44　后前向滑动

（三）掌指关节

1. 分离牵引

（1）作用　一般松动，增加掌指关节屈曲活动范围。

（2）患者体位　坐位，前臂中立位置于治疗床上，腕关节中立位，掌指关节屈曲90°。

（3）治疗师位置及操作手法　上方手固定掌骨远端，下方手握住指骨向远端牵拉（图3-45）。

2. 长轴牵引

（1）作用　一般松动，增加掌指关节屈伸活动范围。

（2）患者体位　坐位，前臂旋前置于治疗床上，腕关节中立位，手指放松。

（3）治疗师位置及操作手法　上方手握住掌骨远端固定，下方手握住指骨沿长轴向远端牵拉（图3-46）。

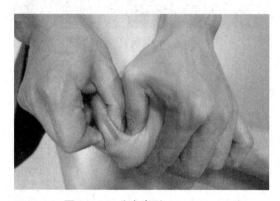
图3-45　分离牵引

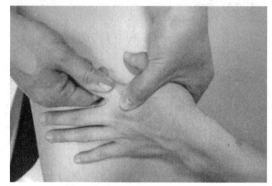
图3-46　长轴牵引

3. 前后向或后前向滑动

（1）作用　前后向滑动增加掌指关节屈曲活动范围，后前向滑动增加掌指关节伸展活动范围。

（2）患者体位　坐位，前臂旋前或中立位置于治疗床上，手指放松。

（3）治疗师位置及操作手法　上方手握住掌骨远端固定，下方手握住指骨近端，前后向滑动时将近端指骨向背侧推动（图3-47），后前向滑动时将近端指骨向掌侧推动（图3-48）。

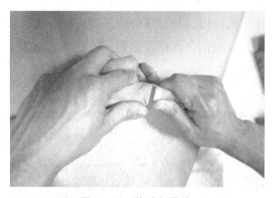
图3-47　前后向滑动

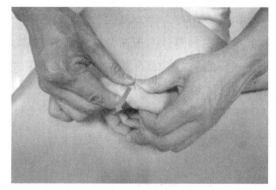
图3-48　后前向滑动

4. 侧方滑动

（1）作用　增加掌指关节内收、外展活动范围。

（2）患者体位　坐位，前臂旋前或中立位置于治疗床上，腕关节中立位，手指放松。

（3）治疗师位置及操作手法　上方手握住掌骨远端固定，下方手握住指骨近端的内外侧，将近节指骨向桡侧或尺侧推动。

5. 旋转摆动

（1）作用　一般松动，增加掌指关节活动范围。

（2）患者体位　坐位，前臂旋前置于治疗床上，手指放松。

（3）治疗师位置及操作手法　上方手握住掌骨远端固定，下方手握住指骨近端，将指骨稍作长轴牵引后向掌侧转动，或向背侧转动。

（四）拇指腕掌关节

1. 长轴牵引

（1）作用　一般松动，缓解疼痛。

（2）患者体位　坐位，前臂中立位置于治疗床上，腕关节中立位，可在前臂下垫一毛巾卷。

（3）治疗师位置及操作手法　上方手握住大多角骨固定，下方手握住第一掌骨沿长轴向远端牵引（图3-49）。

2. 前后向滑动

（1）作用　增加拇指腕掌关节屈的活动范围。

（2）患者体位　坐位，前臂旋后置于治疗床上。

（3）治疗师位置及操作手法　上方手握住大多角骨固定，下方手握住第1掌骨并向背侧推动（图3-50）。

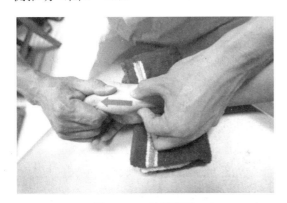

图3-49　长轴牵引

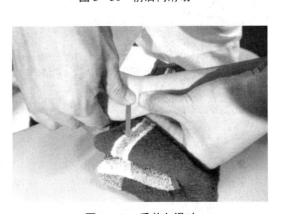

图3-50　前后向滑动

3. 后前向滑动

（1）作用　增加拇指腕掌关节伸的活动范围。

（2）患者体位　坐位，前臂旋前置于治疗床上。

（3）治疗师位置及操作手法　上方手固定大多角骨，下方手握住第1掌骨并向掌侧推动（图3-51）。

4. 尺侧滑动

（1）作用　增加拇指外展活动范围。

（2）患者体位　坐位，前臂中立位置于治疗床上，腕关节中立位，拇指掌侧内收。

（3）治疗师位置及操作手法　上方手握住舟状骨及大多角骨固定，下方手握住第1掌骨并向尺侧推动。

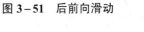

图3-51　后前向滑动

5. 桡侧滑动

（1）作用　增加拇指对掌活动范围。

（2）患者体位　坐位，前臂旋后位置于治疗床上，腕中立位，拇指掌侧内收。

（3）治疗师位置及操作手法　一侧手握住手腕背侧，手指置于舟状骨、大多角骨及第2掌骨近端固定，另一侧手置于第1掌骨处，将第1掌骨向桡侧推动。

（五）指间关节

操作手法包括分离牵引、长轴牵引、前后向滑动、后前向滑动、侧方滑动、旋转摆动。上述手法的治疗作用，操作手法与掌指关节相同。

五、髋关节

髋关节的生理运动包括屈、伸，内收、外展，内旋和外旋；附属运动包括分离牵引、长轴牵引、前后向滑动、后前向滑动以及旋转摆动等。

1. 长轴牵引

（1）作用　一般松动，缓解疼痛。

（2）患者体位　仰卧，下肢中立位，双手抓住床头，以固定身体。

（3）治疗师位置及操作手法　立于患侧，双手握住大腿远端，将小腿夹在内侧上肢与躯干之间。双手同时用力，身体后倾，将股骨沿长轴向足部方向牵拉（图3-52）。

2. 分离牵引

（1）作用　一般松动，缓解疼痛。

（2）患者体位　仰卧，患侧屈髋90°，屈膝并将小腿置于治疗师肩上，对侧下肢伸直。双手抓住床头，以固定身体。

（3）治疗师位置及操作手法　立于患侧，上身稍向前弯曲，肩部放置患侧小腿，双手五指交叉抱住大腿近端。上身后倾，双手同时用力将股骨向足部方向牵拉（图3-53）。

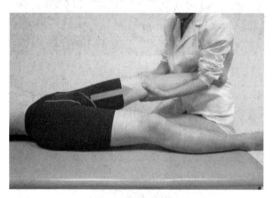 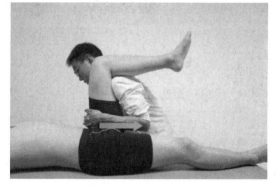

图3-52　长轴牵引　　　　　　　　图3-53　分离牵引

3. 前后向滑动

（1）作用　增加髋屈曲和外旋活动范围。

（2）患者体位　仰卧，患侧下肢稍外展。

（3）治疗师位置及操作手法　立于患侧，上方手掌置于大腿近端前外侧，下方手置于腘窝内侧。下方手将大腿稍托起，上方手不动，借助身体及上肢力量将股骨向背侧推动（图3-54）。

4. 后前向滑动

（1）作用　增加髋后伸和内旋活动范围。

（2）患者体位　俯卧，健侧下肢伸直，患侧下肢屈膝。

（3）治疗师位置及操作手法　立于患侧，上方手置于大腿近端后面，下方手托住膝部和大腿远端。下方手稍向上抬起，上方手固定，上身稍前倾，借助上肢力量将股骨向腹侧推动（图3-55）。

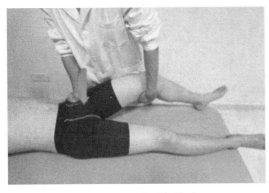
图3-54　前后向滑动

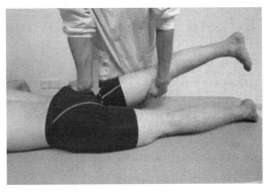
图3-55　后前向滑动

5. 屈曲摆动

（1）作用　增加髋屈曲活动范围。

（2）患者体位　仰卧，患侧下肢屈髋、屈膝，健侧下肢伸直。

（3）治疗师位置及操作手法　立于患侧，上方手置于膝关节上，下方手托住小腿。双手同时将大腿向腹侧摆动（图3-56）。

6. 旋转摆动

（1）作用　增加髋内旋或外旋活动范围。

（2）患者仰卧位操作　患侧下肢屈髋，屈膝90°，健侧下肢伸直。治疗师立于患侧，上方手置于髌骨上，下方手握住足跟，将小腿抬起。做内旋摆动时，上方手向内摆动大腿，下方手向外摆动小腿（图3-57）；做外旋摆动时，上方手向外摆动大腿，下方手向内摆动小腿（图3-58）。

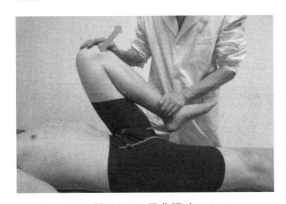
图3-56　屈曲摆动

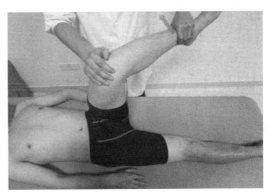
图3-57　内旋摆动

（3）患者俯卧位操作　患侧下肢屈膝90°，健侧下肢伸直。治疗师面立于患侧，上方手置于臀部固定，下方手握住小腿远端内外踝处。做内旋摆动时下方手将小腿向外摆动，做外旋摆动时下方手将小腿向内摆动。

7. 内收内旋摆动

（1）作用　增加髋内收、内旋活动范围。

（2）患者体位　仰卧，患侧下肢屈髋，屈膝，足置于治疗床上，健侧下肢伸直。

（3）治疗师位置及操作手法　立于患侧，上方手置于患侧髋部，下方手置于患膝髌骨上。上方手固定，下方手将大腿向对侧髋部方向摆动（图3-59）。

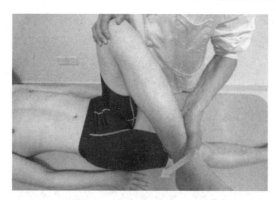

图3-58　外旋摆动

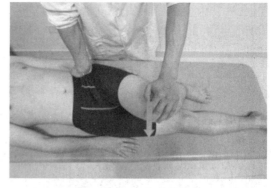

图3-59　内收内旋摆动

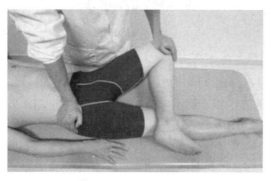

图3-60　外展外旋摆动

8. 外展外旋摆动

（1）作用　增加髋外展、外旋活动范围。

（2）患者体位　仰卧，患侧下肢屈髋，屈膝，足置于对侧膝关节上方，呈"4"字状，健侧下肢伸直。

（3）治疗师位置及操作手法　立于患侧，上方手置于对侧骨盆上，下方手置于患侧膝关节。上方手固定，下方手将膝关节向下摆动（图3-60）。

六、膝部关节

膝关节的生理运动包括屈和伸，屈膝位小腿可内旋和外旋；附属运动包括长轴牵引、前后向滑动、后前向滑动、侧方滑动等。

（一）股胫关节

1. 长轴牵引

（1）作用　一般松动，缓解疼痛。

（2）患者体位　坐在治疗床上，患侧屈膝垂于床沿，腘窝下可垫一毛巾卷，身体稍后倾，双手支撑于床上。

（3）治疗师位置及操作手法　面向患者下蹲或坐在低治疗凳上，双手握住小腿远端，将小腿向足端牵拉（图3-61）。

2. 前后向滑动

（1）作用　增加膝关节屈曲活动范围。

（2）患者体位　①患者仰卧，下肢伸直，患侧腘窝下垫一毛巾卷。②患者坐位，患侧下肢屈膝，腘窝下垫一毛巾卷。

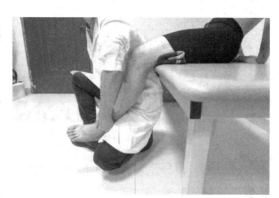

图3-61　长轴牵引

（3）治疗师位置及操作手法　①治疗师立于患侧，上方手置于大腿远端的前面，下方手置于小腿近端前面,虎口位于胫骨结节稍上方。上方手固定,上身前倾,借助身体及上肢力量将胫骨向背侧推动(图 3-62)。②治疗师面向患者坐位,下方手握住小腿远端,上方手虎口或掌根部置于小腿近端胫骨结节处,将胫骨近端向背侧推动(图 3-63)。

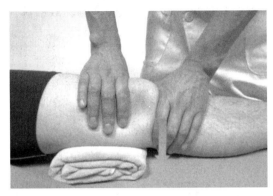

图 3-62 前后向滑动(仰卧位)

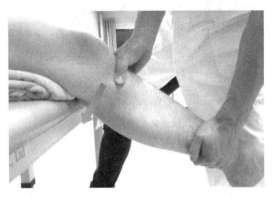

图 3-63 前后向滑动(坐位)

3. 后前向滑动

(1)作用 增加膝关节伸展活动范围。

(2)患者体位 仰卧,患侧下肢屈髋,屈膝,足平放床上,健侧下肢伸直。

(3)治疗师位置及操作手法 面向患者头部方向坐于患侧,大腿压住患者足部,双手握住小腿近端,拇指置于髌骨下缘,四指置于腘窝后方。双手固定,身体后倾,将胫骨向前拉动(图 3-64)。

4. 侧方滑动

(1)作用 增加膝关节活动范围。

(2)患者体位 仰卧,下肢伸直。

(3)治疗师位置及操作手法 立于患侧,双手将下肢托起,内侧手置于小腿近端内侧,外侧手置于大腿远端外侧,将小腿夹在内侧前臂与躯干之间。外侧手固定,内侧手将胫骨向外侧推动。

图 3-64 后前向滑动

5. 伸膝摆动

(1)作用 增加膝关节伸展活动范围。

(2)患者体位 仰卧,患侧下肢稍外展,屈膝。

(3)治疗师位置及操作手法 面向患者足的方向立于患侧,双手抬起患侧下肢,将其置于内侧上肢与躯干之间。双手握住小腿远端,稍将小腿向下牵拉,并同时将小腿向上摆动。

6. 旋转摆动

(1)作用 内旋摆动增加小腿内旋活动范围,外旋摆动增加小腿外旋活动范围。

(2)患者体位 坐位,小腿垂于治疗床沿。

(3)治疗师位置及操作手法 治疗师面向患者坐在一低凳上,双手握住小腿近端,稍向下牵引。内旋时,向内转动小腿;外旋时,向外转动小腿。

(二)髌股关节

1. 分离牵引

(1)作用 一般松动,增加髌骨活动范围。

55

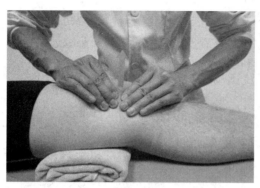

图 3-65 分离牵引

（2）患者体位　仰卧位，稍屈膝，在腘窝下垫一毛巾卷。

（3）治疗师位置及操作手法　立于患侧，双手拇指与食指分别置于髌骨两侧。双手握住髌骨，同时向上抬离（图 3-65）。

2. 侧方滑动

（1）作用　一般松动，增加髌骨活动范围。

（2）患者体位　仰卧，稍屈膝，在腘窝下垫一毛巾卷。

（3）治疗师位置及操作手法　立于患侧，双手拇指置于髌骨外侧，食指置于对侧。双手固定，同时将髌骨向内侧（图 3-66）或外侧推动（图 3-67）。

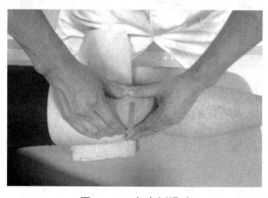

图 3-66 向内侧滑动

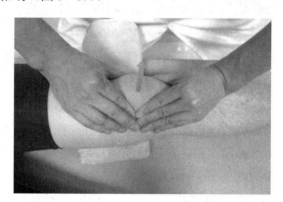

图 3-67 向外侧滑动

3. 上下滑动

（1）作用　向上滑动时，增加伸膝活动范围；向下滑动时，增加屈膝活动范围。

（2）患者体位　仰卧，稍屈膝，在腘窝下垫一毛巾卷。

（3）治疗师位置及操作手法　立于患侧。一侧手的虎口或掌根置于髌骨的上端（向下滑动）（图 3-68）或下端（向上滑动）（图 3-69），另一侧手虎口置于髌骨的下方（向下滑动）或上方（向上滑动）操作。

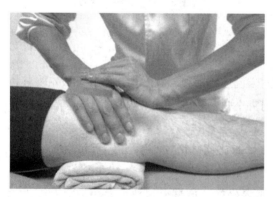

图 3-68 向下滑动

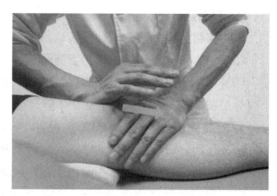

图 3-69 向上滑动

（三）上胫腓关节

1. 前后向滑动

（1）作用　一般松动，缓解疼痛。

（2）患者体位　仰卧，患侧下肢屈髋，屈膝，足平置于治疗床上，对侧下肢伸直。

（3）治疗师位置及操作手法　坐于患侧，大腿压住患者的足前部。双手拇指置于腓骨小头上，其余四指置于两侧。双上肢同时用力将腓骨小头向后推动。

2. 后前向滑动

（1）作用　一般松动，缓解疼痛。

（2）患者体位　俯卧，小腿下方垫一枕头。

（3）治疗师位置及操作手法　立于患侧，双手拇指置于腓骨小头后面，其余四指置于小腿两侧。双上肢同时用力将腓骨小头向前推动。

七、踝部关节

踝部关节生理运动包括跖屈、背屈，内翻、外翻等；附属运动包括长轴牵引、前后向滑动、后前向滑动、上下滑动等。

（一）下胫腓关节前后向或后前向滑动

（1）作用　增加踝关节活动范围。

（2）患者体位　俯卧，患侧下肢屈膝90°，踝关节放松。

（3）治疗师位置及操作手法　立于患侧。前后向滑动时，上方手固定内踝后面，下方手掌根部置于外踝前面，将外踝向后推动（图3－70）；后前向滑动时，下方手固定内踝前面，上方手掌根部置于外踝后面将外踝向前推动（图3－71）。

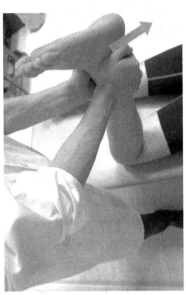

图3－70　前后向滑动

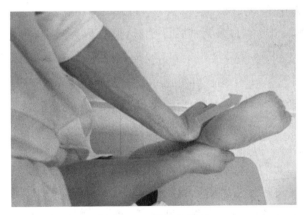

图3－71　后前向滑动

（二）胫距关节

1. 分离牵引

（1）作用　一般松动，缓解疼痛。

（2）患者体位　①俯卧，患侧下肢屈膝90°，踝关节放松。②仰卧，下肢伸直，踝关节伸出床沿外。

（3）治疗师位置及操作手法　①立于患侧，双手握住内外踝远端距骨处。用一侧下肢屈膝压住患者大腿后方固定。双手同时向上用力牵引（图3－72）。②站在床尾，双手握住足背近端，借助上肢力量将足向远端牵引（图3-73）。

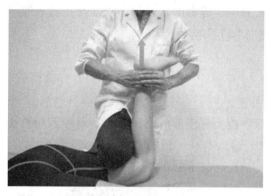

图3-72 分离牵引（俯卧）

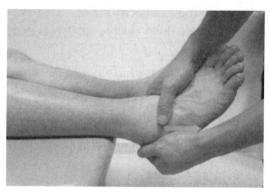

图3-73 分离牵引（仰卧）

2. 前后向滑动

（1）作用 增加踝关节背屈活动范围。

（2）患者体位 ①俯卧，患侧下肢屈膝90°，踝关节稍跖屈。②患者仰卧，下肢伸直，踝关节伸出治疗床外。

（3）治疗师位置及操作手法 ①立于患侧，下方手置于距骨前方，上方手置于内、外踝后方。上方手固定，下方手将距骨向后推动（图3-74）。②站在床尾，上方手握住内、外踝前方，下方手握住距骨前面，拇指在外侧，四指在内侧。上方手固定，下方手借助上肢力量将距骨向后推动（图3-75）。

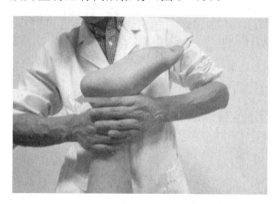

图3-74 前后向滑动（俯卧）

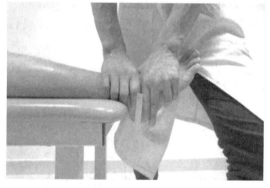

图3-75 前后向滑动（仰卧）

3. 后前向滑动

（1）作用 增加踝关节跖屈活动范围。

（2）患者体位 ①患者俯卧，患侧下肢屈膝90°，踝关节放松。②患者俯卧，踝关节伸出治疗床外，小腿前面垫一毛巾卷。

（3）治疗师位置及操作手法 ①立于患侧，上方手虎口置于距骨后方，下方手虎口置于内、外踝前面。下方手固定，上方手将距骨向前推动（图3-76）。②站在床尾，上方手握住内、外踝后方，下方手虎口置于距骨后方。上方手固定，下方手借助上肢力量将距骨向前推动（图3-77）。

4. 向内侧滑动

（1）作用 增加踝关节外翻活动范围。

（2）患者体位 俯卧，下肢伸直，踝关节伸出治疗床外，小腿前面垫一毛巾卷。

（3）治疗师位置及操作手法　立于患足外侧，上方手握住内、外踝后方，下方手握住跟骨及距骨。上方手固定，下方手借助上肢力量将跟骨及距骨向内侧推动（图3-78）。

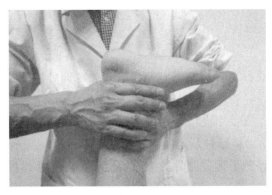

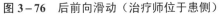

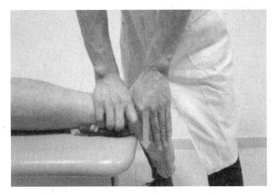

图3-76　后前向滑动（治疗师位于患侧）　　　图3-77　后前向滑动（治疗师站在床尾）

这一手法对距下关节也有一定的松动作用。

5. 向外侧滑动

（1）作用　增加踝关节内翻活动范围。

（2）患者体位　患侧卧位，患肢置于下方并伸直，踝关节伸出治疗床外。上方健侧下肢屈髋、屈膝。

（3）治疗师位置及操作手法　立于患侧，上方手握住内、外踝后方，下方手握住跟骨及距骨。上方手固定，下方手借助上肢力量将跟骨及距骨向外侧推动（图3-79）。

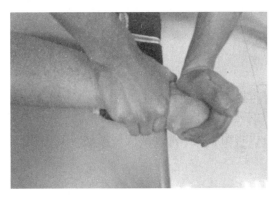

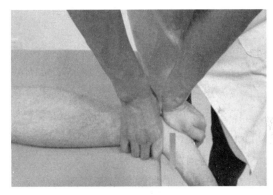

图3-78　向内侧滑动　　　　　　　　　　图3-79　向外侧滑动

6. 屈伸摆动

（1）作用　增加踝关节屈、伸活动范围。

（2）患者体位　俯卧，患侧下肢屈膝90°，健侧下肢伸直。

（3）治疗师位置及操作手法　立于患侧，上方手握住内、外踝后方，下方手握住足底。上方手固定，下方手将足做屈、伸摆动。

这一手法对距下关节也有一定的松动作用。

7. 翻转摆动

（1）作用　内翻摆动增加踝内翻活动范围，外翻摆动增加踝外翻活动范围。

（2）患者体位　俯卧，患侧下肢屈膝90°，健侧下肢伸直。

（3）治疗师位置及操作手法　立于患侧，上方手握住足跟后部，下方手握住足跟前部。内翻摆动时，双手将跟骨向内侧翻转；外翻摆动时，双手将跟骨向外翻转。如果关节比较僵硬，治疗师可用上方手握住足跟，下方手握住足的中部，双手同时摆动，以增加摆动的强度和范围。

（三）距下关节

1. 分离牵引

（1）作用　一般松动，缓解疼痛。

（2）患者体位　①患者俯卧，患侧下肢屈膝90°，健侧下肢伸直。②患者仰卧，下肢伸直，踝关节伸出治疗床外。

（3）治疗师位置及操作手法　①立于患侧，双手用虎口分别握住跟骨和楔骨，用一侧下肢屈膝压住患者大腿后方固定，双上肢同时用力将跟骨及足向上牵拉（图3-80）。②站在床尾，内侧手置于内、外踝远端距骨前面，外侧手握住跟骨。上方手固定，下方手借助上肢力量将跟骨向远端牵拉（图3-81）。

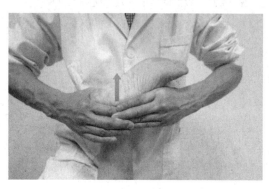
图3-80　分离牵引（俯卧）

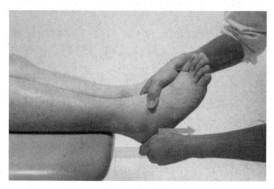
图3-81　分离牵引（仰卧）

2. 前后向滑动

（1）作用　增加踝关节背屈活动范围。

（2）患者体位　俯卧，患侧下肢屈膝90°，健侧下肢伸直。

（3）治疗师位置及操作手法　立于患侧，上方手握住内、外踝及距骨后方，下方手虎口置于距骨前下方的跖骨上。上方手固定，下方手将距下关节的远端向后推动（图3-82）。

3. 后前向滑动

（1）作用　增加踝关节跖屈活动范围。

（2）患者体位　俯卧，患侧下肢屈膝90°，健侧下肢伸直。

（3）治疗师位置及操作手法　立于患侧，上方手握住足跟，手掌置于跟骨后，下方手虎口或掌根部置于距骨前面。下方手固定，上方手借助上肢力量将跟骨向前推动（图3-83）。

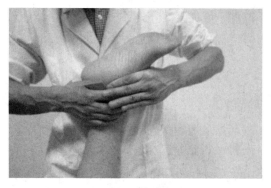
图3-82　前后向滑动

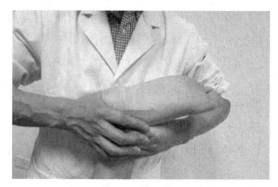
图3-83　后前向滑动

侧方滑动、屈伸摆动、翻转摆动的操作与胫距关节的手法操作基本相同，主要区别在于操作时固定手尽量靠近距骨，松动手尽量靠近跟骨，使力量真正作用于距下关节。

（四）跗骨间关节上下滑动

（1）作用　向足底滑动可以增加跗骨背屈活动范围；向足背滑动可以增加跗骨跖屈活动范围。

（2）患者体位　仰卧位，稍屈髋，屈膝；或坐位，踝关节放松，稍跖屈。

（3）治疗师位置及操作手法　站立或坐位，双手拇指分别置于相邻跗骨的背侧，食指置于足底相应跗骨的跖面。向足底滑动时，一侧手固定，另一侧手拇指向足底方向推动相邻跗骨；向足背滑动时，一侧手固定，另一侧手食指向足背方向推动相邻跗骨。

（五）跗跖关节

1. 上下滑动

（1）作用　增加跗跖间活动范围。

（2）患者体位　仰卧或坐位，踝关节放松稍跖屈。

（3）治疗师位置及操作手法　面向患者，上方手握住跗骨，下方手握住跖骨。上方手固定，下方手将跖骨上下推动。如果要松动某个单一跗跖关节，则用双手拇指分别置于相邻的跗骨和跖骨近端的背面，食指置于足底相应的跗骨和跖骨的跖面，上方手固定，下方手将跖骨近端向足背或足底方向推动。

2. 旋转摆动

（1）作用　旋前摆动增加踝关节外翻活动范围，旋后摆动增加踝关节内翻活动范围。

（2）患者体位　仰卧位或坐位，踝关节放松。

（3）治疗师位置及操作手法　面向患者，双手分别握住跗骨和跖骨近端，拇指在足背，四指在足底。上方手固定，下方手将跖骨向内转动（旋前）、或向外转动（旋后）。

八、足部关节

足部关节的生理运动有屈、伸、内收、外展、内翻、外翻；附属运动有上下滑动、侧方滑动、长轴牵引、旋转等。

1. 跖骨间关节上下滑动

（1）作用　增加相邻跖骨间活动范围。

（2）患者体位　仰卧，俯卧或坐位，踝关节放松。

（3）治疗师位置及操作手法　面向患者，双手分别握住相邻跖骨。一手固定，另一手将相邻的跖骨上下推动。

2. 跖趾关节上下滑动

（1）作用　增加跖趾关节活动范围。

（2）患者体位　俯卧，患侧下肢屈膝90°。

（3）治疗师位置及操作手法　面向患者站立，上方手置于跖骨上，拇指在足底，食指在足背，下方手置于相应的趾骨近端，拇指在足底，食指在足背。上方手固定，下方手将趾骨上下推动。

3. 趾骨间关节

分离牵引、长轴牵引、前后向滑动、后前向滑动、侧方滑动、旋转摆动手法与指骨间关节的手法操作基本相同。

扫码"学一学"

考点提示　各关节松动操作方法、作用。

第三节　脊柱松动技术

案例讨论

【案例】

患者徐某，女，52岁，自诉颈部不适，右肩臂疼痛、手指麻木1月余。近1周来颈部疼痛、手指麻木加重。检查发现，其颈部前屈、后伸、侧屈活动受限，颈部棘突及C4、C5、C6、C7棘旁压痛明显，压顶试验及右侧臂丛神经牵拉试验阳性。X片显示：颈椎生理曲度消失，C3、C4、C5、C6、C7椎体后缘骨质增生，相应的椎间隙狭窄。

【讨论】

1. 患者主要的功能障碍有哪些？分析其产生的原因。

2. 请为其制定关节松动治疗方案。

一、颈椎关节

颈椎关节的生理运动包括前屈、后伸、侧屈，旋转运动；附属运动包括相邻颈椎的分离牵引、滑动、摆动及旋转。

1. 分离牵引

（1）作用　一般松动，缓解疼痛。

（2）患者体位　仰卧，头部伸出治疗床外。

（3）治疗师位置及操作手法　面向患者头部坐或站立，一手托住患者头后部，另一手

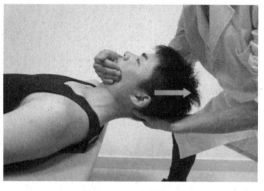

图3-84　分离牵引

置于下颌处。双手将头部沿长轴纵向牵拉，持续约15秒，然后放松还原（图3-84）。重复3次。上段颈椎病变在中立位牵引，中下段病变在颈部前屈10~15°位牵引。

治疗师每次施加的牵拉力量逐渐增加，依次为全力的1/3、2/3、3/3。

2. 旋转摆动

（1）作用　增加颈椎旋转活动范围。

（2）患者体位　仰卧，头部伸出治疗床外。

（3）治疗师位置及操作手法　治疗师面向患者头部坐或站立，向左旋转时，治疗师右手置于患者枕部托住其头部，左手置于其下颌，双手同时使头部向左缓慢转动。向右旋转时手法操作相反（图3-85）。

3. 侧屈摆动

（1）作用　增加颈椎侧屈活动范围。

（2）患者体位　仰卧，头部伸出治疗床外。

（3）治疗师位置及操作手法　治疗师位置面向患者头部坐或站立，向右侧屈时，治疗师的右手置于患者的枕后部，食指和中指置于患者颈椎左侧拟发生侧屈运动的相邻椎体横突上，左手托住患者下颌。操作时治疗师上身稍微向左转动，使颈椎向右侧屈。向左侧屈时手法操作相反。

4. 后伸摆动

（1）作用　增加颈椎屈、伸的活动范围。

（2）患者体位　仰卧，头部伸出治疗床外。

（3）治疗师位置及操作手法　坐位，大腿支撑患者头后部。双手将颈部两侧向上提，使颈椎被动后伸（图3-86）。

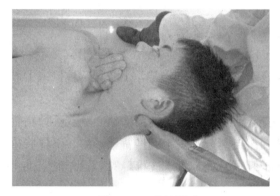

图3-85　旋转摆动

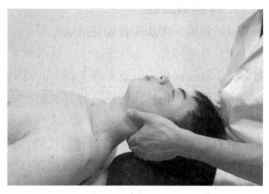

图3-86　后伸摆动

5. 垂直按压棘突

（1）作用　增加颈椎屈、伸的活动范围。

（2）患者体位　去枕俯卧，双手五指交叉，掌心向上置于前额处，下颌稍内收。

（3）治疗师位置及操作手法　位于床头，双手拇指指尖相对置于同一椎体的棘突上，将棘突向腹侧垂直推动（图3-87）。C2和C7的棘突在体表易触及，操作时可以C2或C7的棘突为标准，依次向下（从C2开始）或向上（从C7开始）移动。

6. 垂直按压横突

（1）作用　增加颈椎旋转活动范围。

（2）患者体位　去枕俯卧，双手五指交叉，掌心向上置于前额处，下颌稍内收。

（3）治疗师位置及操作手法　治疗师位于床头，双手拇指置于同一椎体的一侧横突

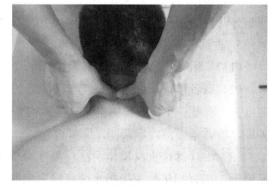

图3-87　垂直按压棘突

上，拇指指背相接触，垂直将横突向腹侧推动。可以双手拇指同时推动，或内侧手拇指固定，外侧手推动。如果局部疼痛明显，外侧手拇指可以靠近横突尖；如果关节僵硬明显，外侧手拇指可以靠近横突根部。

7. 垂直松动椎间关节

（1）作用　增加颈椎侧屈和旋转活动范围。

（2）患者体位　去枕俯卧，双手五指交叉，掌心向上置于前额处，下颌稍内收，头部向患侧转动约30°。

（3）治疗师位置及操作手法　治疗师位于床头，双手拇指置于横突与棘突之间，向腹侧

推动。如果在此体位上一时不能摸准，可先让患者头部处于中立位，治疗师一侧手拇指置于棘突上，另一侧手拇指置于同一椎体的横突，然后让患者头向患侧转动30°，治疗师双手拇指同时向中间靠拢，此处即相当于椎间关节处。如果症状偏向棘突，可以外侧手固定，内侧手偏向棘突用力；如果症状偏向横突，可以内侧手固定，外侧手偏向横突用力。

二、胸椎关节

胸椎的生理运动有屈、伸、侧屈和旋转；附属运动包括垂直按压棘突、侧方推棘突、垂直按压横突等。

1. 垂直按压棘突

（1）作用　增加胸椎屈伸活动范围。

（2）患者体位　去枕俯卧，上段胸椎（T1～4）病变时，脸向下，双手五指交叉，手掌向上置于前额；中、下段胸椎（T5～8，T9～12）病变时，头向一侧，上肢置于体侧或上肢外展，前臂垂于治疗床两侧，胸部放松。

（3）治疗师位置及操作手法　上段胸椎病变，治疗师面向患者头部站立，双手拇指置于胸椎棘突上，指尖相对或指背相接触，其余四指自然分开置于胸椎背部。中、下段胸椎病变，治疗师站在体侧，一侧手掌根部（相当于豌豆骨处）置于胸椎棘突。操作时借助上肢力量将棘突向腹侧按压。

2. 侧方推棘突

（1）作用　增加胸椎旋转活动范围。

（2）患者体位　去枕俯卧，上段胸椎（T1～4）病变时，脸向下，双手五指交叉，手掌向上置于前额；中、下段胸椎（T5～8，T9～12）病变时，头向一侧，上肢置于体侧或上肢外展，前臂垂于治疗床两侧，胸部放松。

（3）治疗师位置及操作手法　立于患侧，双手拇指重叠置于拟松动棘突的侧方，其余四指分开置于胸背部。拇指固定，双上肢同时用力将棘突向对侧推动。

3. 垂直按压横突

（1）作用　增加胸腰椎旋转及侧屈活动范围。

（2）患者体位　去枕俯卧，上段胸椎（T1～4）病变时，脸向下，双手五指交叉，手掌向上置于前额；中、下段胸椎（T5～8，T9～12）病变时，头向一侧，上肢置于体侧或上肢外展，前臂垂于治疗床两侧，胸部放松。

（3）治疗师位置及操作手法　治疗师位置立于患侧，双手拇指置于拟松动胸椎的一侧横突上，指背相接触或拇指重叠将横突向腹侧推动。如果疼痛明显，拇指移向横突尖部；如果僵硬明显，拇指移向横突根部。

4. 旋转摆动

（1）作用　增加胸椎旋转活动范围。

（2）患者体位　坐在治疗床上，双上肢胸前交叉，双手分别置于对侧肩部。

（3）治疗师位置及操作手法　向右旋转时，治疗师左手置于其右肩前方，右手置于左肩后方，双上肢同时用力，使胸椎上部向右转动，向左旋转时治疗师手法操作相反。

三、腰椎关节

腰椎的生理运动包括前屈、后伸、侧屈和旋转；附属运动包括垂直按压棘突，侧方推棘突，垂直按压横突以及旋转摆动等。

1. 垂直按压棘突

（1）作用　增加腰椎屈伸活动范围。

（2）患者体位　去枕俯卧，腹部可以垫一小枕，使腰椎生理性前屈变平，上肢置于体侧或垂于治疗床沿两侧。

（3）治疗师位置及操作手法　立于患侧，下方手掌根部（相当于豌豆骨处）置于拟松动的棘突上，五指稍屈曲，上方手置于下方手腕背部。双手固定，上身前倾，借助上肢力量将棘突垂直向腹侧按压（图3-88）。

2. 侧方推棘突

（1）作用　增加腰椎旋转活动范围。

（2）患者体位　去枕俯卧，腹部可以垫一小枕，使腰椎生理性前屈变平，上肢置于体侧或垂于治疗床沿两侧，头转向一侧。

（3）治疗师位置及操作手法　立于患侧，双手拇指分别置于相邻棘突一侧，指腹接触棘突，拇指尖相对或拇指相互重叠，其余四指自然分开置于腰部。双手固定，上身前倾，借助上肢力量将棘突向对侧推动（图3-89）。

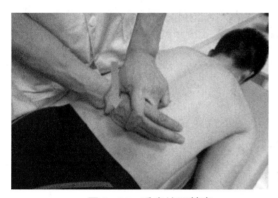
图3-88　垂直按压棘突

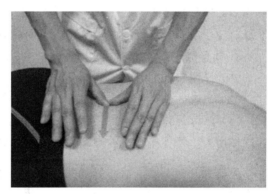
图3-89　侧方推棘突

3. 垂直按压横突

（1）作用　增加腰椎侧屈及旋转活动范围。

（2）患者体位　去枕俯卧，腹部可以垫一小枕，使腰椎生理性前屈变平，上肢置于体侧或垂于治疗床沿两侧，头转向一侧。

（3）治疗师位置及操作手法　立于患侧，双手拇指置于拟松动腰椎的一侧横突上，指背相接触或拇指重叠。双手固定，上身前倾，借助上肢力量将横突向腹侧推动。如果疼痛明显，拇指移向横突尖部；如果僵硬明显，拇指移向横突根部。

4. 旋转摆动

（1）作用　增加腰椎旋转活动范围。

（2）患者体位　健侧卧位，患侧在上，下肢屈髋、屈膝。屈髋角度根据松动的腰椎节段而定，松动上段腰椎，屈髋角度偏小，松动下段腰椎，屈髋角度偏大。

（3）治疗师位置及操作手法　治疗师面向患者站立，一侧肘部置于患肩前部，另一侧肘部置于髂嵴上，双手食指分别置于拟松动相邻椎体的棘突上，同时反方向（肩向后，髂嵴向前）来回摆动。

四、骨盆

骨盆的生理运动有旋转、前屈和后伸；附属运动有分离、挤压及滑动。

1. 骨盆分离

（1）作用　增加耻骨联合活动范围。

（2）患者体位　仰卧，下肢伸直，髋外展。

（3）治疗师位置及操作手法　治疗师立于患者身体一侧，双手交叉置于对侧的髂前上棘处。双手固定，双上肢内收，同时向外下方用力，使骨盆向外分离。

2. 骨盆挤压

（1）作用　增加骶髂关节活动范围。

（2）患者体位　仰卧，下肢伸直，髋内旋位。

（3）治疗师位置及操作手法　治疗师立于患者体侧，双手分别置于两侧髂嵴外侧。双手固定，双上肢同时向中线方向用力，向内加压骨盆。

3. 向头侧滑动

（1）作用　增加骨盆前后活动范围。

（2）患者体位　仰卧，下肢伸直。

（3）治疗师位置及操作手法　治疗师立于患者患侧，内侧手置于髂前上棘下方。借助上身前倾作用力，将骨盆向头侧，并稍向后下推动。

4. 向足侧滑动

（1）作用　增加骨盆前后活动范围。

（2）患者体位　仰卧，下肢伸直。

（3）治疗师位置及操作手法　治疗师立于患侧，内侧手置于髂前上棘上方。借助上身前倾作用力，将骨盆向足的方向，并稍向前推动。

考点提示　颈椎、腰椎松动操作方法、作用。

 知识链接

动态关节松动术

动态关节松动术（mobilization with movement, MWM）是由新西兰物理治疗师 Brian R.Mulligan 和其同事经过数年研究提出的，该技术应用了关节内的持续滑动并配合关节的生理运动，可由患者主动完成或由治疗师被动完成。

动态关节松动术的特点如下。①无痛原则，在治疗过程中尽量不引起或加重患者的疼痛。如果出现疼痛，应立即停止治疗，如果技术和治疗平面均正确，患者仍感觉疼痛，则应换用其他手法治疗。②动态关节松动术强调关节内的持续滑动配合关节的生理运动。在运动状况下治疗可使症状得以改善，并能更好地维持疗效。一般关节松动术治疗时，患者是被动治疗，而动态关节松动术强调肢体的主动运动。这种治疗方式具备主动训练和被动运动的双重优势：患者自己配合完成训练，肌肉得到了刺激；而帮助其完成训练，确保了患者在无痛的情况下使用所有的活动范围，且运动方式更容易完成。③可在一次治疗中选择多种治疗技术相结合，以取得最佳疗效。

本 章 小 结

本章主要讲述关节松动术的定义、基本运动形式、手法等级、松动术的临床应用。并对四肢、脊柱关节的生理运动、附属运动操作方法进行详细介绍。同学们通过本章的学习，要掌握四肢和脊柱关节的松动技术，并将所学的知识和技能应用到临床当中，促进患者功能的恢复。

习 题

扫码"练一练"

一、单项选择题

1. 关节松动技术Ⅲ级手法适用于
   A. 关节疼痛有僵硬　　　　　　　　B. 僵硬
   C. 疼痛引起的关节活动受限　　　　D. 周围组织粘连引起的关节活动受限
   E. 组织挛缩引起的关节活动受限

2. 关节松动技术Ⅳ级手法适用于
   A. 关节疼痛有僵硬　　　　　　　　B. 僵硬
   C. 疼痛引起的关节活动受限　　　　D. 周围组织粘连引起的关节活动受限
   E. 组织挛缩引起的关节活动受限

3. 凹凸定律出现于何种附属运动中
   A. 转动　　　　B. 滑动　　　　C. 旋转　　　　D. 分离
   E. 牵引

4. 下列关节松动技术中手法操作技巧，错误的是
   A. 治疗疼痛时，手法应超过痛点
   B. 治疗僵硬时，手法应超过僵硬点
   C. 操作中手法要平稳，有节奏
   D. 快速度的手法（如Ⅰ级）可抑制疼痛
   E. 慢速度的手法（如Ⅲ级）可缓解紧张

5. 关节松动技术的治疗作用不包括
   A. 缓解疼痛　　　　　　　　　　　B. 提高痛阈
   C. 增加关节的本体反馈　　　　　　D. 改变关节的病理过程
   E. 改善治疗关节活动范围

6. 关节的生理运动不包括
   A. 屈　　　　B. 伸　　　　C. 外展　　　　D. 内收
   E. 滑动

7. 关节的附属运动不包括
   A. 转动　　　　B. 滑动　　　　C. 屈伸　　　　D. 分离和牵引
   E. 旋转

8. 下列哪项不属于关节松动术适应证

    A. 关节疼痛   B. 可逆性关节活动降低

    C. 进行性关节活动受限   D. 功能性关节制动

    E. 关节活动过度。

9. 下列哪项不属于关节松动术禁忌证

    A. 未愈合的关节内骨折   B. 关节部位的恶性肿瘤

    C. 关节急性炎症   D. 关节疼痛

    E. 关节因外伤或疾病引起的肿胀

10. 关节松动技术Ⅰ、Ⅱ级手法适用于

    A. 关节疼痛有僵硬   B. 僵硬

    C. 疼痛引起的关节活动受限   D. 周围组织粘连引起的关节活动受限

    E. 组织挛缩引起的关节活动受限

11. 关节松动术的摆动手法要求关节的活动范围至少在正常的

    A. 60%   B. 40%   C. 70%   D. 80%

    E. 50%

二、思考题

1. 在关节松动术中如何选择生理运动与附属运动？

2. 如何处理在关节松动术治疗后出现的疼痛等问题？

（楼天晓）

第四章

牵伸技术

第一节 概 述

一、基本概念

（一）牵伸技术

牵伸技术（stretching）是指利用人体软组织生理特性，运用外力牵伸短缩或挛缩组织使其延长，以达到重新获得关节周围软组织伸展性、降低肌张力，改善或恢复关节活动范围的治疗技术。

（二）软组织的特性

软组织是指肌肉、肌腱、筋膜、滑囊、腱鞘、关节囊、韧带以及皮肤和皮下组织等连接组织。

1. 骨骼肌、肌腱与韧带解剖学特点 骨骼肌由大量的肌纤维组成，属永久性细胞，数目恒定是不能再生的。肌腱细胞内存在胶原纤维，对肌腱的修复起一定的作用；韧带的结构主要由弹力纤维构成。肌腱和韧带从组织学上属于规则的结缔组织，具有很大的抗牵拉性。

2. 软组织的柔韧性 指肌腱单位在身体节段或关节活动超过关节活动范围时可以被拉长的能力，或者是关节完成无限制、无痛关节活动范围能力。

（三）软组织挛缩及分类

1. 挛缩概念 挛缩是指肌肉、肌腱装置和通过关节周围的软组织适应性短缩，导致被动或主动牵伸明显的抵抗和限制关节活动。挛缩常见原因如下。

（1）长期制动、创伤或烫伤导致肌肉皮肤紧缩、瘢痕形成。关节损伤后制动将使胶原纤维和网硬蛋白沉淀，形成致密的网状结构，导致关节运动受限。

扫码"学一学"

扫码"看一看"

（2）长时间将肢体置于某种强制体位造成的，称为反射性挛缩。中枢神经系统原因所致的称为痉挛性挛缩。因末梢神经疾患造成的称为失神经支配性挛缩。

2. 挛缩分类 根据挛缩发生的组织及其性质，可将挛缩分为以下几种。

（1）肌静态性挛缩 又称可逆性肌肉紧绷，是指肌肉–肌腱单元有些轻微的、暂时的缩短现象，正常人如果没有规律地做一些柔韧度运动，就容易出现轻微的肌肉紧绷，关节活动范围明显受限，但没有明确的组织病理学表现，通常在较短的时间内通过牵伸治疗即可见效果。

（2）纤维性粘连 没有特定组织病变存在，由于缺少运动也会使胶原纤维间的横向联结增加而产生粘连。组织受伤，在新生毛细血管长入受损伤部位的同时胶原组织开始形成，加入受损组织内形成桥梁。但其分布是杂乱无章的，易与正常组织周围发生粘连，使软组织的延伸性受到破坏。

（3）不可逆性挛缩 正常软组织或结缔组织如果由于某些病理性原因被大量的非伸展性组织如骨、纤维组织所替代，使软组织永远失去了延长的能力，称为不可逆性挛缩。常见于关节长期慢性炎症、异位骨化、骨性关节炎。通常不能通过保守治疗来缓解，而需要手术松解。

（4）假性静力性肌挛缩 中枢神经损伤引起的肌张力增高可使肌肉处于一种不正常的持续收缩状态而引起关节活动受限，称为假性静力性肌挛缩。

二、牵伸原理及原则

（一）软组织对牵伸的反应和影响因素

牵伸技术旨在增加软组织的延伸性和改善关节活动的柔韧性。每种软组织都有各自的生理特性，影响着制动作用和延长能力。当牵拉这些软组织时，速度、强度、持续时间和温度的不同，不同组织会有不同的反应结果。可收缩性和不可收缩性的组织都具有弹性和可塑性。

对于非收缩性的软组织，如韧带、肌腱及肌肉中非收缩性组织成分都含有一定比例的胶原纤维，当受到轻微拉力时，胶原纤维就会开始延伸，波浪状纤维的前端部分会变直，张力越大或持续时间越长，胶原微纤维与分子间链接逐渐被打开，应变也会增加。但当应力过大或持续时间过长，很多连接就会断裂，纤维就会衰竭。故需根据患者的反应及疗效来掌握适宜的强度和时间。低剂量，长时间的外力较易为人所接受。

对于收缩性软组织，肌梭是种感受肌肉长度变化和牵拉刺激的特殊的梭形感受装置，属于本体感受器，肌梭囊内有梭内肌纤维、核外肌纤维。当梭外肌纤维收缩时，感受装置所受的牵拉刺激将减少，而当梭内肌纤维收缩时，则感受装置对牵拉刺激的敏感度增高。中枢有运动传出纤维支配梭外肌纤维和梭内肌纤维，前者称为 α 传出纤维，后者称为 γ 传出纤维。当 γ 传出纤维活动加强时，梭内肌纤维收缩，可提高肌梭内感受装置的敏感性。因此，γ 传出纤维的活动对调节牵张反射具有重要作用。位于肌肉–肌腱结合处的高尔基腱器是肌肉接受牵伸刺激的感受器，当肌肉受到快速牵伸时，肌梭兴奋，刺激传入神经纤维，增加肌肉张力，这一过程称为单突触牵伸反射。当肌肉受到缓慢持续牵伸时，高尔基腱器兴奋、激发抑制反应，使肌肉张力降低，肌肉放松，长度变长，从而逐步恢复肌肉的柔韧度。故牵伸时宜缓慢。另外紧绷肌肉在被牵伸前先收缩后，会形成自体性抑制而放松，紧绷肌肉的对侧肌肉收缩可使紧绷肌肉产生交互性抑制放松。故牵伸时可以结合自体性抑制及反射性抑制使肌肉放松后再进行。

 知识链接

肌　梭

　　肌梭（muscle spindle）是一种感受肌肉长度变化或牵拉刺激的特殊的梭形感受装置，长约1~7mm，外层为结缔组织囊，囊内有6~12根肌纤维，称为梭内肌纤维（intrafusal muscle fiber），两端为收缩成分，中间部分是感受装置。

（二）牵伸的治疗作用

1. 预防肌肉挛缩　由于疾病使身体某部位长期制动，肌腱单位适应性缩短，可导致肌肉紧张、挛缩，关节活动度明显缺失。通过牵伸治疗可预防肌肉的挛缩，同时恢复和保持关节的正常活动范围。

2. 调节肌张力　通过牵伸刺激肌肉内的感受器——肌梭，调节肌张力。对于中枢神经系统损伤或疾病导致的肌张力增高、肌痉挛，也可以通过牵伸技术降低肌张力，保持肌肉的初始态长度，改善或重新获得关节周围软组织的伸展性。

3. 防止结缔组织发生不可逆性挛缩　被动牵伸技术在拉长挛缩的肌纤维的同时，也能降低韧带、肌腱、关节囊这些非收缩成分挛缩的可能性，使结缔组织在牵伸应力作用下逐渐延长。

4. 提高肌肉的兴奋性　对肌肉张力低下的肌群，进行快速牵拉，刺激传入纤维，促使梭外肌纤维收缩，可以直接或间接反射性地提高肌肉的兴奋性，增强肌肉相关能力。

5. 预防软组织损伤　躯体在活动或从事某项运动之前，应预先对关节和软组织进行适当的牵伸活动，使肌肉、肌腱等软组织对应力有适应过程，以增加关节的灵活性，降低肌肉和肌腱等软组织的损伤或疼痛。

三、牵伸的手法

（一）技术分类

根据牵伸技术动力来源将牵伸分为以下几种。

1. 被动牵伸　被动牵伸是利用外界力量如治疗者、器械或病人自身健侧肢体力量来牵伸的一种方法。根据是否使用器械又分为徒手被动牵伸和机械牵伸两种。

（1）徒手被动牵伸　是指对患者肌张力增高的部位、挛缩的组织或活动受限的关节，徒手施加外力进行牵伸，并通过控制牵伸方向、速度和持续时间，来增加挛缩组织的延展性达到提高关节活动范围的目的。徒手被动牵伸是一种短时间的牵伸，一般每次牵伸持续15秒左右，重复多次。牵伸的强度与时间长短根据患者的耐受程度。在具体应用时常用以维持性牵伸为主，即缓慢、轻柔手法牵伸，持续10~40秒或更长时间。这种牵伸不容易引起肌肉的牵伸反射和增加已被拉长了的肌肉张力，有时也称为静力性牵伸。

（2）器械牵伸　是指借助机械装置，增加小强度的外部力量，较长时间作用于缩短组织的一种牵伸方法。其牵伸力量通过重量牵引、滑轮系统或系列夹板而发生作用。牵伸方式可以采用持续式或周期性断续式。持续牵伸时间至少要 15～30 分钟，甚至长达数小时。断续式可以通过机械装置进行设置，如 15 秒末，调整牵伸力量，短暂休息，如此重复多次。无论是持续式还是断续式机械牵伸，都比徒手牵伸效果好，因为牵拉力量维持一段较长的时间，而徒手牵伸是短暂的。

2. 主动牵伸 又称自我牵伸，是患者自己完成的一种肌肉伸展性训练，牵伸力量为自身重量或周围环境中的物体，牵伸强度和持续时间与被动牵伸（徒手、器械）相同。患者处于固定而舒服的体位进行牵伸训练，经过严格的指导训练后，患者自我合理调节牵伸参数，这是巩固疗效的重要措施。

3. 主动抑制 对于具有收缩性的软组织，患者可通过主动活动有意识地放松该肌肉（主动抑制），使被动牵伸阻力最小，牵伸因此更容易。紧绷肌肉在被牵伸前先收缩后会成自体性抑制而放松，另外紧绷肌肉的对侧肌肉收缩可使紧绷肌肉产生交互性抑制而放松。故牵伸时可以结合这两种主动抑制的方法使肌肉放松后再进行。这种牵伸主要用于肌肉神经支配完整，病人能自主控制的情况下，而对那些具有神经—肌肉障碍引起的肌无力、痉挛或瘫痪，以及没有很好收缩性的挛缩组织则没有作用。

临床上常用的主动抑制方法有 3 种：收缩－放松；收缩－放松－收缩；拮抗肌收缩。分述如下。

（1）收缩－放松 牵伸的肌肉处于该肌肉的末端范围或者为舒适的拉长位置。紧张或挛缩的肌肉先进行无痛性中等强度较长时间的等长抗阻收缩 5～10 秒，使肌肉感觉疲劳。让患者主动放松肌肉。治疗者被动活动肢体，并继续牵伸肌肉。休息几秒钟后重复上述过程。

（2）收缩－放松－收缩 牵伸的肌肉处于该肌肉的末端范围或者为舒适的拉长位置。紧张或挛缩的肌肉先进行无痛性中等强度较长时间的等长抗阻收缩 5～10 秒，使肌肉感觉疲劳。让患者主动放松肌肉。对治疗肌肉的拮抗肌进行向心性收缩，对抗挛缩肌，扩大关节活动度。

（3）拮抗肌收缩 先把紧张的肌肉被动拉长到一个舒适的位置，紧张肌肉的拮抗肌做等张收缩。无论向心还是离心运动，都要对收缩肌肉施加允许关节运动的轻微阻力，当关节运动时，由于交互抑制的结果，紧张的肌肉可以放松。

（二）牵伸程序

1. 治疗前评估 牵伸前必须对患者进行系统的检查和评估，了解其关节活动受限的部位、性质、原因以及功能情况，是否有炎症性疼痛，挛缩组织处于什么阶段，同时还要评估活动受限的肌肉肌力，其年龄、认知、身体状况如何，能否主动参与以及预后等。

2. 治疗交流 开始牵伸之前，应选择好最有效的牵伸方法，并向病人解释牵伸的目标和牵伸步骤以及放松的重要性，以取得配合。告知可能出现的反应，嘱其及时沟通。

3. 患者体位 将患者安置在舒适和放松的体位，一般选择卧位和坐位，尽量暴露治疗的部位，以利于治疗时关节被牵伸至最大的活动范围。上肢被动牵伸时患者也可取坐位，将前臂放置在治疗床上或者治疗台上，这样很容易固定被牵伸的近端结构。

4. 治疗师位置及操作手法 治疗时，治疗师应面向患者站在牵伸侧，双手固定在被牵伸肌肉的两端，靠近患者身体的称内侧手；远离患者身体的称外侧手；靠近患者头部的为上方手，靠近患者足部的为下方手。其他位置术语与标准解剖位相同，即靠近腹部为前，靠近背部为后，靠近头部为上，靠近足部为下。

5. 技术参数

（1）牵伸方向 牵伸用力的方向应与肌肉紧张或挛缩的方向相反。先在可控制的关节活动范围内活动缓慢移动肢体至受限的终末端，后固定近端，牵伸远端，对关节施加分离牵引力，以避免挤压关节。

（2）牵伸强度　牵伸力量要适度、缓慢、持久，必须能足够拉紧软组织的结构，但不至于导致疼痛或损伤。低强度、长时间的持续牵伸优于高强度、短时间的牵伸。

（3）牵伸时间　被动徒手牵伸持续时间为每次 10～20 秒，也可达 30～60 秒，然后重复 10～20 次，反复使被牵伸肌肉在长度上延伸、局部有紧张牵拉感。每次之间要休息 30 秒左右，并配合轻手法按摩，以利于组织修复并缓解治疗反应。机械牵伸每次 15～20 分钟。患者每天进行 1～2 次。10 次为 1 个疗程，一般 3～5 个疗程。如果规范治疗一个星期无明显疗效，应该进行重新评估，调整参数或改用其他治疗方法。

6. 治疗反应　在牵伸过程中患者感到轻微疼痛是正常的，要以患者能够耐受为原则。当患者感到明显疼痛或剧痛难忍，应视为负荷过度，容易造成被牵伸组织损伤，应及时调整强度，避免造成医源性损伤。

一般牵伸治疗后患者感到被牵伸部位关节周围软组织放松，关节活动范围改善。如果第二天被牵伸部位有肿胀和明显的疼痛，说明牵伸强度太大，应降低牵伸强度或休息一天。牵伸治疗的效果因治疗强度和时间以及损伤的部位、病情而异。

四、临床应用及注意事项

（一）适应证

1. 适用于短缩和挛缩组织的牵伸　如肩关节周围炎、各种原因引起的关节炎。

2. 预防由于固定、制动、失用造成的肌力减弱和相应组织短缩等造成的畸形发生　如制动由外周神经损伤所致的失用性肌无力造成的挛缩等。

3. 缓解软组织挛缩、粘连或瘢痕形成　如皮肤严重挫伤后所致的粘连和瘢痕。

4. 肌张力高导致的挛缩　如血管意外、小儿脑瘫、脊髓损伤、颅脑损伤所致的肌张力异常和挛缩。

5. 体育锻炼前后牵伸　预防肌肉骨骼损伤，减轻运动后肌肉疼痛。

（二）禁忌证

（1）关节内或关节周围组织有病变，如结核、感染、肿瘤，特别是在各种炎症急性期。

（2）新近发生的骨折，肌肉和韧带损伤，组织内有血肿存在的。

（3）骨性原因导致的关节活动度下降。

（4）神经损伤吻合术后 1 个月内。

（5）关节活动或肌肉被拉长时有剧烈疼痛。

（6）肌肉组织为了维持关节的稳定性或为了使肌肉保持一定的力量，增加功能活动的基础，特别是截瘫或肌肉严重无力的病人，牵伸应慎重。

（7）挛缩或软组织已经造成关节固定，形成了不可逆性挛缩。

（三）注意事项

1. 明确目标　通过评估明确需要牵伸部位，明确需要限制可能出现代偿作用的肌肉和关节。

2. 避免过度牵伸　过度牵伸是指牵拉超过正常的关节活动度。过度牵伸对患者有害无益。因长时间制动后，结缔组织失去了正常的张力，过度牵伸容易引起损伤，造成关节不稳定，又增加了骨骼肌再次损伤的风险。

3. 避免牵伸水肿组织 水肿的组织比正常组织更易受到损伤，同时牵伸后水肿加剧，可以增加疼痛和肿胀。

4. 避免过度牵伸肌力较弱的肌肉 对肌力较弱的肌肉，应与肌力训练结合起来，使患者在伸展性和力量之间保持平衡。

5. 用力方式 牵伸中避免挤压关节，对关节可先稍加分离牵引力，牵伸力量要适度、缓慢、持久，既能使软组织产生张力，又不会引起或加重疼痛。避免跳跃性牵伸，在关节活动末端应避免弹动关节，因其可刺激被牵伸肌肉的牵张反射，反射会引起收缩。

6. 了解治疗反应 牵伸后的肌肉酸胀，属于正常反应，但是不能持续超过 24 小时。

7. 其他 牵伸时保护不稳定关节；患者患有骨质疏松时，要特别小心。

8. 其他方法与牵伸技术相配合 可以帮助肌肉放松，提高牵伸效果。

（1）热疗及冷疗 在牵伸肌肉之前，局部可先进行热疗。

 知识链接

热疗的方法

目前临床常用的热疗方法有：高频电疗（超短波、微波）、传导热疗（蜡疗、水疗）红外线照射、超声波等方法。加热后的肌肉更容易放松和被牵伸，牵伸时患者的感觉较舒服，可增加组织的伸展性以及降低发生损伤的可能性；在牵伸后给予冷敷，以减少软组织牵伸后的肿痛，促进关节活动范围的改善。

（2）按摩 采用轻手法按摩，特别是深部按摩，可以增加局部的血液循环，降低肌痉挛和肌紧张。如在热疗后按摩，可使软组织放松，改善软组织的伸展性。

（3）关节松动技术 牵伸前，应用关节松动技术中轻手法如关节分离牵引，可以缓解关节疼痛和关节周围软组织的痉挛，具体操作参照有关章节。

（4）支具 牵伸治疗后，次日被牵伸的关节功能会出现反弹，可在牵伸之后应用支具或动力夹板，使肌肉保持在最大有效长度，进行长时间持续的牵伸，达到牵伸挛缩部位、增加关节活动度的目的。

10. 注意 应配合在作业疗法和日常生活活动中应用，以巩固治疗。

考点提示 牵伸技术的基本概念；牵伸技术的原则及分类。

扫码"学一学"

第二节 徒手牵伸

一、上肢肌肉

上肢的肌肉包括：上肢带肌、臂肌、前臂肌及手肌，由于解剖结构的特点，使得上肢的关节活动范围广，功能活动多，与人的日常生活活动关系密切。上肢的牵伸技术较为复杂，需要有扎实的运动解剖学基础才能掌握。

（一）肩部

肩关节的生理活动有前屈、后伸、外展、内收、内旋和外旋等，其中许多与肩关节运动有关的肌肉附着于肩胛骨，因此，许多肩带肌肉被牵伸时需要特别注意固定肩胛骨，预防肩胛骨的代偿性运动，否则，很容易引起牵伸效果不佳或肩部相关肌肉过度牵伸。

1. 牵伸肩后伸肌群 患者仰卧位，上肢尽量前屈，屈肘，前臂及手放松。治疗师站在患侧，上方手将上肢沿矢状面向上缓慢用力抬高，肱骨被动前屈到最大范围，以拉长肩后伸肌群，患者前屈受限角度不同，为了达到更好的治疗效果，治疗师可适当调整体位进行牵伸（图 4-1）。

2. 牵伸肩前屈肌群 患者俯卧位，上肢放在体侧，前臂及手放松。治疗师站在患侧，下方的手提拉起肱骨远端，将肱骨被动后伸至最大范围，以拉长肩前屈肌群，注意固定好肩胛骨。

3. 牵伸肩内收肌群 患者仰卧位，肩放松，尽量外展，屈肘 90°。治疗师坐在患侧，上方手将肱骨被动外展到最大范围，当上肢沿额状面被动移到外展 90°时，要注意将上肢稍外旋后再继续移动，以牵伸肩内收肌群（图 4-2）。

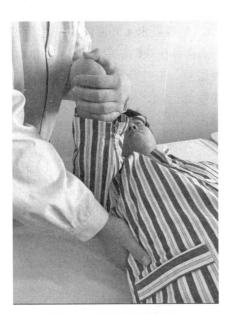 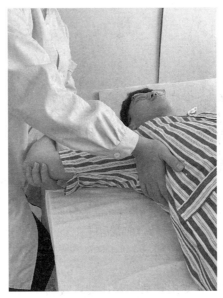

图 4-1 牵伸肩后伸肌群　　　　　　图 4-2 牵伸肩内收肌群

4. 牵伸肩外展肌群 患者仰卧位，肩放松尽量内收，屈肘 90°，前臂放松。治疗师站在患侧，下方手将肱骨被动内收到最大范围，以牵伸肩外展肌群。

5. 牵伸肩内旋肌群 患者仰卧位，肩外展 90°，屈肘 90°，如不能充分外展，可外展至舒服的位置（30°～60°）。治疗师站在患侧，内侧手移动前臂使肩关节外旋，以肘关节为原点，在确保肘关节稳定且无痛情况下。将前臂向上朝床面被动牵伸至最大范围，充分拉长肩关节内旋肌群。

6. 牵伸肩外旋肌群 治疗师站在患侧，外侧手移动前臂使肩关节内旋，以肘关节为原点，在确保肘关节稳定且无痛情况下。将前臂向下朝床面被动牵伸至最大范围，充分拉长肩关节外旋肌群（图4-3）。

7. 牵伸肩水平内收肌群 患者仰卧位，患侧肩部位于床沿，肩关节前屈 90°，肘关节可以屈曲。治疗师内侧手固定肩部，外侧手握住肱骨远端，使肩关节完全水平外展至最大范围。还可以在坐位下进行，患者双手交叉放在枕部，治疗者位于患者身后，双手分别握住肘，向后水平外展，同时让患者配合作深吸气后呼气的运动（图4-4）。

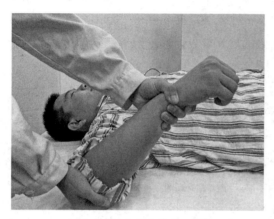

图4-3 牵伸肩外旋肌群

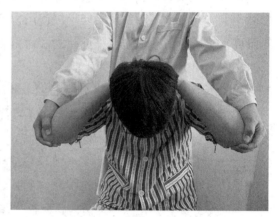

图4-4 牵伸肩水平内收肌群

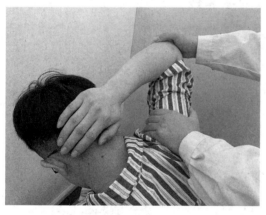

图4-5 牵伸提肩胛肌

8. 牵伸肩水平外展肌群 患者仰卧位，患侧肩部位于床沿，肩关节外展90°，肘关节可以屈曲。治疗师内侧手固定肩部，外侧手握住肱骨远端，使肩关节完全水平内收至最大范围。

9. 牵伸提肩胛肌 患者坐在椅上，头转向健侧，稍向前屈，直至颈部后外侧有酸胀感。牵伸侧上肢外展，屈肘，手放枕部。治疗师站在患者身后牵伸侧，外侧手向上抬，内侧手向下压，同时，让患者深吸气后深呼气，以牵伸提肩胛肌（图4-5）。

（二）肘部

肘部主要生理活动是屈伸，保持前臂旋后、旋前和中立位，以牵伸各个不同的屈肘肌（如肱二头肌、肱桡肌）。肘部骨骼较长，杠杆作用明显，此处肌肉相对细小，牵伸力量过大，特别是暴力牵伸，很容易引起肌肉拉伤，导致骨化性肌炎的发生。因此牵拉肘部需要格外谨慎，尤其是牵伸儿童的肘部肌群，用力应轻柔、缓慢，牵拉时间稍长，或应用主动抑制技术，以避免发生损伤。

1. 牵伸屈肘肌群 患者仰卧位，上肢外展至舒服的位置（30°～60°），前臂旋前。治疗师面向患者坐在患侧，内侧手固定上臂，限制不必要活动（图 4-6a），外侧手牵伸肘关节至最大范围，以牵拉屈肘肌群（图4-6b）。

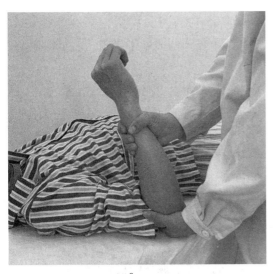
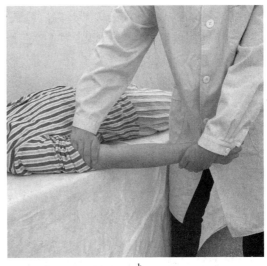

a.　　　　　　　　　　　　　　　　　　b.

图 4-6　牵伸屈肘肌群

2. 牵伸伸肘肌群　患者仰卧位，上肢外展至舒服的位置（30°～60°），前臂旋后。治疗师上方手屈曲肘关节至最大范围（图 4-7）。

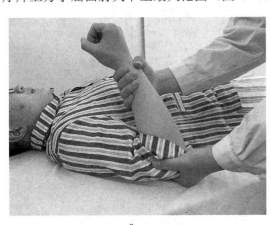
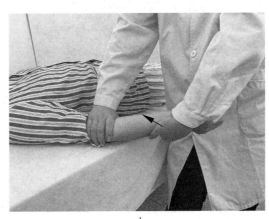

a.　　　　　　　　　　　　　　　　　　b.

图 4-7　牵伸伸肘肌群

3. 牵伸旋后肌群、旋前肌群　患者仰卧位或坐位，肩外展至舒适位置，屈肘 90°。治疗师面向患者，上方手握住前臂远端内侧或者外侧，作旋后或旋前至最大的活动范围。牵伸时，桡骨、尺骨纵轴为中心轴旋转，不要让手腕发生扭曲和旋转（图 4-8）。

（三）腕部和手部

手部肌通过腕关节，在牵伸腕部肌肉时，牵伸力应集中作用在腕掌关节近端，手指自然放松。治疗时应对腕关节、手指各关节进行充分的活动，并注重拇指功能的恢复。手指关节

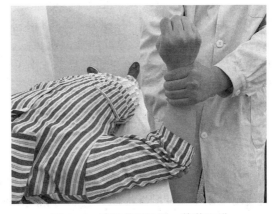

图 4-8　牵伸旋后肌群、旋前肌群

挛缩需分别进行牵伸。同时注意腕关节肌牵伸的连续性，在一个关节牵拉肌肉时稳定其相邻的关节，然后维持被拉长时的位置，越过第二个关节牵伸肌肉，直至被全部牵伸到正常

的长度。牵伸应从最远端的关节开始，以减小对小关节的应力。

1. 牵伸屈腕肌群　患者仰卧位或坐在治疗台旁。治疗师站或坐于患侧，一手握住前臂远端固定，另一手握住患者的手掌，牵拉腕屈肌。

2. 牵伸伸腕肌群　患者仰卧位或坐在治疗床旁。上臂外展放在治疗床上，屈 90°，前臂成中立位，手指放松。治疗师站或坐于患侧，一手握住前臂远端固定，另一手握住手掌背面掌骨远端。屈曲患者腕部，并允许手指自然伸直使被动屈腕至最大范围（图 4-9）。

3. 牵伸尺侧偏肌群　患者取坐位前臂放松置于治疗台上，掌心向上。治疗师面对患者坐于治疗台旁，上方手固定前臂的远端，下方手向桡侧偏，以牵伸尺侧肌群。

4. 牵伸桡侧偏肌群　患者取坐位前臂放松支持于治疗台上，手掌平放治疗面上。治疗师坐于治疗台旁，上方手固定前臂的远端，下方手向尺侧偏，以牵伸桡侧肌群（图 4-10）。

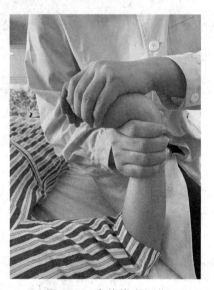
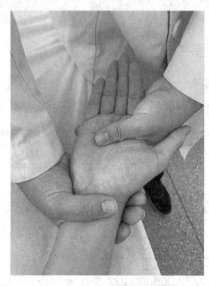

图 4-9　牵伸伸腕肌群　　　　　　　　图 4-10　牵伸桡侧偏肌群

5. 牵伸屈指肌群　患者仰卧位或坐位，牵伸侧上肢稍外展，屈肘 90°。治疗师面对患者坐于治疗台旁，上方手握住掌骨外侧，下方手放在手指掌侧，四指并拢。被动将手指完全伸直。

6. 牵伸伸指肌群　患者仰卧位或坐位，牵伸侧上肢稍外展，屈肘 90°。治疗师面对患者坐于治疗台旁，上方手握住掌骨外侧，下方手放在手指掌侧，四指并拢。被动将手指完全屈曲（图 4-11）。

二、下肢肌肉

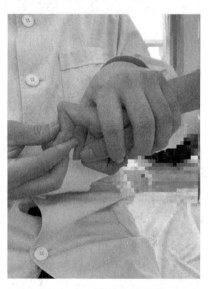

图 4-11　牵伸伸指肌群

下肢肌肉牵伸主要涉及髋关节和踝关节，其中髋部肌内附着在骨盆和腰椎椎体上。当牵伸髋部肌肉时，必须固定好骨盆以避免代偿运动，使牵伸力量真正作用在髋部。下肢肌肉丰厚，治疗师单纯用上肢力量进行牵伸不仅操作难度大，耗费体力，而且动作可控制性下降，需要利用一定力学原理，合理使用躯干的重量，才可以顺利进行治疗。

（一）髋部

1. 牵伸臀大肌　患者仰卧位，下肢屈膝。治疗师面向患者头部站在患侧，上方手扶按骨盆外侧，稳定躯干。当屈髋角度小于 90° 时，下方手从内侧托住腘窝，抬起患侧下肢，牵伸臀大肌（图 4-12）；当屈髋角度大于 90° 时，下方手向下按压髌骨处，牵伸髋关节达最大范围。

2. 牵伸腘绳肌　患者仰卧位，健侧下肢伸直。治疗师面向患者头部站在患侧，上方手扶按骨盆外侧，稳定躯干。当屈髋角度小时，治疗师用上臂与躯干夹持患者小腿，下方手从内侧托住腘窝，抬起患侧下肢，牵伸臀腘绳肌；当屈髋角度大时，患肢放在治疗师肩上。下方手向前推腘窝处，牵伸髋关节达最大范围。此时髋外旋时，屈髋的牵拉力量作用于腘绳肌中间，髋内旋时，屈髋的牵拉力量作用于腘绳肌外侧。

3. 牵伸髂腰肌　患者俯卧位，患侧下肢伸膝。治疗师面向患者头部站在患侧，上方手放在臀部外侧扶持并固定骨盆，下方手抬起大腿离开治疗床面进行牵拉，后伸髋关节至最大范围。

4. 牵伸股直肌　患者俯卧位，患侧下肢屈膝，小腿放松，置于治疗师上臂处。治疗师面向患者头部站在患侧，上方手放在臀部外侧扶持并固定骨盆，不要使髋外展或旋转，使股直肌得到最大的牵伸。下方手抬起大腿离开治疗床面进行牵拉（图 4-13）。

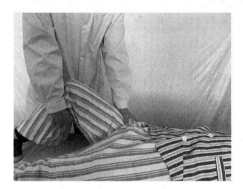

图 4-12　牵伸臀大肌

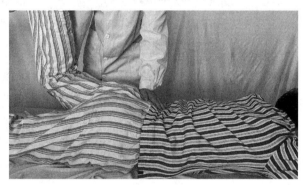

图 4-13　牵伸股直肌

5. 牵伸髋内旋、髋外旋肌群　患者仰卧，患侧下肢屈髋 90°，屈膝 90°。治疗师面向患者头部站在患侧，上方手保持体位，防止髋、膝部角度变化，下方手将小腿向外转、内转，至髋部内、外旋最大范围以牵拉髋外旋、髋内旋肌群（图 4-14）。还可以使用以下方式：患者俯卧，患侧髋部保持中立位，屈膝 90°。治疗师面向患者站在患侧，上方手固定骨盆，下方手将小腿向外转、内转，至髋部内旋、外旋最大范围，以牵拉髋外旋、髋内旋肌群。

6. 牵伸髋内收肌群　患者仰卧位，下肢伸直。治疗师面向患者坐在患侧床旁，下方手托抬患者大腿的远端，使大腿稍离开床面，以减少操作阻力，上方手推压固定骨盆。尽可能外展髋关节至最大范围，以牵拉内收肌群。如患者有较好躯干控制力，治疗师双手可分别托持腘窝和足跟处，向外侧牵伸。内收肌群相

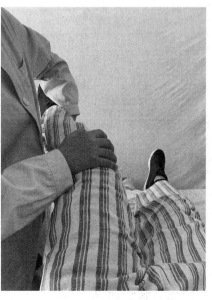

图 4-14　牵伸髋内旋、髋外旋肌群

对薄弱，容易造成肌肉拉伤，需要注意控制牵伸力度和关节角度变化（图 4-15）。

（二）膝部

1. 牵伸伸膝肌群 患者俯卧位，在大腿下垫软枕，防止牵伸时髂前上棘和髌骨被挤压。治疗师面向患者站在患侧，当膝关节屈曲角度较小时，上方手按压固定腘窝，下方手向上提拉踝处；当膝关节屈曲角度较大时，上方手固定骨盆，下方手向上推压，屈膝至最大范围，以牵拉膝部伸肌群。操作时，动作过快或用力过大，容易导致肌肉损伤和局部肿胀（图 4-16）。

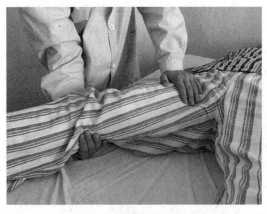
图 4-15　牵伸髋内收肌群

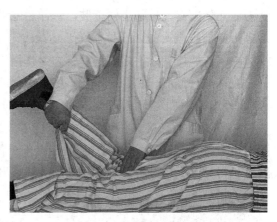
图 4-16　牵伸伸膝肌群

2. 牵伸屈膝肌群 患者仰卧位，治疗师面向患者头部站在患侧，上方手固定大腿，阻止在牵拉过程中髋关节屈曲或外展内收等代偿运动。下方手握住小腿远端踝关节后方，向足侧拉伸小腿或向上抬起小腿，治疗师双手反方向用力，以最大限度地伸展膝关节。

（三）踝与足部

1. 牵伸跖屈肌群 患者仰卧位，膝关节伸直或屈曲。治疗师面向患者坐在患侧床旁，上方手握住小腿远端，固定小腿，下方手握住患者足跟，前臂掌侧抵住足底，使足在中立位。远端牵拉足跟，前臂向近端推压足底向上运动（图 4-17）。

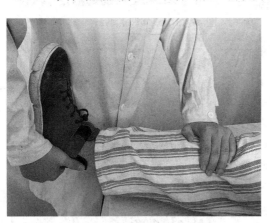
图 4-17　牵伸跖屈肌群

2. 牵伸踝背伸肌群 患者坐位或者仰卧位。治疗师面向患者坐在患侧床旁，上方手向上推压足跟部，并固定踝部，下方手用力向下活动足至最大跖屈活动范围。

3. 牵伸足内、外翻肌群 患者仰卧位，下肢伸直。治疗师面向患者坐在患侧床旁，上方手固定小腿远端，下方手握住脚掌。当牵拉外翻肌群时，将足跟向内转动；牵拉内翻肌群时，将足跟向外转动。

4. 牵伸脚趾的屈曲、伸肌群 患者仰卧位或坐位，治疗师面向患者坐在患侧床旁，上方手固定趾骨近端；下方手握住趾骨的远端，朝着需要的方向活动。

三、躯干肌肉

脊柱周围肌肉分布于脊柱的背侧和前外侧，直接或者间接作用于脊柱，控制人体头部和躯干的活动，一旦出现痉挛或挛缩，影响头颈部、躯干的活动度。可通过牵伸缓解，维持正常的关节活动度。

（一）颈部

1. 牵伸伸颈肌群　患者取端坐位。治疗师站于患者身侧，下方手固定脊柱，上方手轻柔的向下压头部，使颈部最大程度前屈，牵伸颈部后伸肌群（图4-18）。

2. 牵伸屈颈肌群　患者取端坐位。治疗师站于患者身侧，下方手固定脊柱；上方手在前额部轻柔的向后推，使颈部后伸达最大的活动范围，牵拉屈颈肌群（图4-19）。

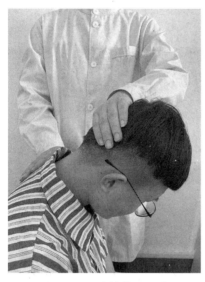

图4-18　牵伸伸颈肌群

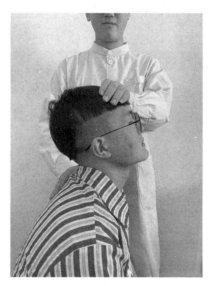

图4-19　牵伸屈颈肌群

3. 牵伸颈侧屈肌群　患者取端坐位。治疗师站于患者身后，上方手放于牵拉侧的颞颥部，下方手放于同侧的肩部，固定牵拉侧肩部，防止肩关节代偿运动（图4-20）。

（二）腰部

1. 牵伸腰部屈肌群　患者站立位。治疗师站于患者身侧，下方手固定腰骶部，防止伸髋代偿，上方手向后推，牵拉腰屈肌群。注意动作应缓慢，保持人体平衡（图4-21）。

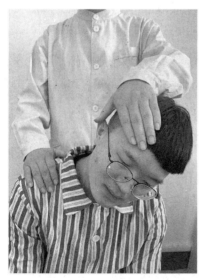

图4-20　牵伸颈侧屈肌群

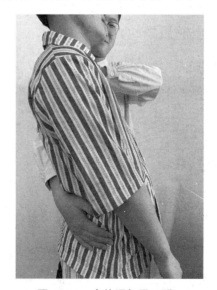

图4-21　牵伸腰部屈肌群

2. 牵伸腰背部伸肌群　患者坐位或站立位。治疗师站于患者身侧，上方手放于胸椎上部，下方手固定腰骶部，如果采取站位，应注意控制屈髋代偿。上方手在背部轻轻向下压，牵拉腰椎伸肌群（图4-22）。

3. 牵伸腰侧屈肌群　患者站立位。治疗师站于患者身后，上方手放于牵伸侧肩峰，下方手放于非牵伸拉侧髂部，固定骨盆，上方手在肩部轻轻向对侧推，牵伸侧屈肌群（图4-23）。

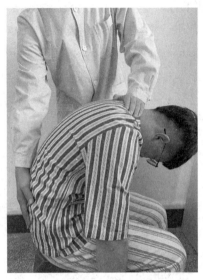　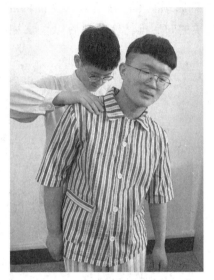

图4-22　牵伸腰背部伸肌群　　　　　　　图4-23　牵伸腰侧屈肌群

第三节　自我牵伸

扫码"学一学"

自我牵伸是患者按照治疗师的讲解，在治疗者的指导下，独自完成的一种牵伸技术。患者可应用自身肢体重量或体重作牵伸力量，也可利用主动抑制作用来进行牵伸，从而达到独立地进行保持或增加关节活动度的治疗活动。自我牵伸方法多样，患者可以因地制宜选择适合自己需要的正确方式进行。

一、上肢肌肉

（一）肩部

1. 长轴牵伸　患者侧坐，牵伸侧腋窝放在椅背或类似支持物上，肩部置于支持物外缘，患侧上肢自然下垂，可手提一适当重量物体，达到更好的牵伸效果。

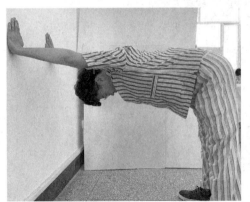

图4-24　增加肩前屈活动范围

2. 增加肩前屈活动范围　当上肢前屈不到90°时，可坐在桌旁，牵伸侧上肢放在桌上，肘伸直，前臂旋前，健侧手放在患手上面，向上提拉患肢或身体向前下方即桌面方向倾斜，以牵伸肩后伸肌。当上肢前屈大于90°时，距墙面一定距离站稳，双上肢尽量平行于地面，掌心置于墙面上，弯腰下压牵伸肩后伸肌群（图4-24）。

3. 增加肩后伸活动范围　患者背对肋木而

站。双侧上肢后伸，肘关节挎住肋木，身体向前并向下运动，以牵伸肩前屈肌群。

4. 增加肩外展活动范围　患者侧坐在桌旁，患侧上肢屈肘，前臂放在桌上，健侧手放在肱骨近端，身体向下及桌子方向倾斜（图4-25）。

5. 增加肩旋转活动范围　患者侧坐桌旁。肩外展90°，屈肘90°，前臂平放在桌上，牵伸内旋肌群时，前臂掌面离开桌面。牵伸外旋肌群时，前臂掌面向桌面运动。

（二）肘部

1. 增加屈肘活动范围　患者侧坐坐在治疗桌床边，患侧上肢屈肘置于桌面，上身向内侧前倾，借助自身重量以达到牵伸伸肘肌群。

2. 增加伸肘活动范围　患者双手握住肋木，上身后倾，借助躯干力量牵伸屈肘肌群。或双足悬空，借助身体重量牵伸肩、肘部肌群。

3. 增加旋前或旋后活动范围　牵伸侧肩前屈外展至舒适位置，屈肘90°，手握住小木棍一端，健侧手握住小木棍另一端，分别朝向桌面和离开桌面加压，对前臂进行旋前或旋后牵伸（图4-26）。

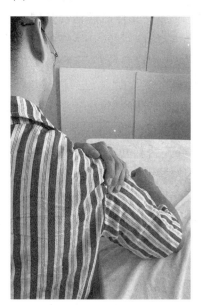

图4-25　增加肩外展活动范围

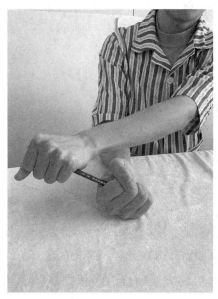

图4-26　增加旋前或旋后活动范围

（三）腕和手部

1. 增加屈腕活动范围　双肘关节屈曲、双手放于胸前，患侧手指向下，健侧手推压患侧手背，稳定住手掌，患侧肘关节做向下运动，以牵伸伸腕肌群。

2. 增加伸腕活动范围　双肘关节屈曲，双手放于胸前，患侧手指向上，健侧手推压患侧手掌，稳定住手掌，患侧肘关节做向上运动，以牵伸伸腕肌群（图4-27）。

3. 增加桡偏、尺偏活动范围　患侧前臂旋前放在桌上，手掌向下，健侧手放在手背上。增加桡偏时，将患侧手向桡侧牵拉；增加尺偏时，将患侧手向尺侧牵拉。

4. 增加掌指关节屈、伸活动范围　患侧手握拳，健侧手放在患侧掌指关节背侧，将近端指骨向手掌方向屈曲，牵

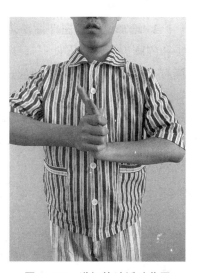

图4-27　增加伸腕活动范围

伸掌指关节伸肌群，患侧四指并拢，健侧拇指放在患侧掌指关节背侧，余四指放在手指掌侧，向背侧牵伸掌指关节屈肌群。

5. 增加指间关节屈、伸活动范围 健手握住患手指背侧，同时屈曲近端及远端指间关节，以牵伸伸指肌腱。健手拇指放在近端指骨背面，四指放在远端指骨掌面，同时牵伸近端及远端关节屈指肌腱。

二、下肢肌肉

（一）髋部

1. 增加屈髋活动范围 患者手膝跪位，腰部保持稳定，臀部向后运动至最大范围，以牵伸伸髋肌群。

2. 增加伸髋活动范围 患者俯卧位，双上肢伸直支撑躯干，上身向上抬至最大范围，以牵伸髂腰肌。或者患者立位，双足分开，双手放在腰后，上身尽量后伸。

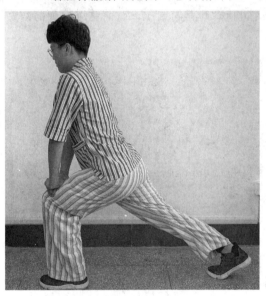

图4-28 增加交叉伸屈髋活动范围

3. 增加交叉伸屈髋活动范围 患者取前弓箭步，牵伸侧屈髋、屈膝90°，非牵伸侧下肢向后伸直，双手放在弓健步腿的髌骨上方，挺胸，身体下压，此方法可同时牵伸前侧伸髋肌群和后侧下肢的屈髋肌群（图4-28）。

4. 增加髋内收、外展活动范围 患者取双足左右分开站立位，骨盆做左右摆动，在躯干重心转移过程中以牵伸髋内收和外展肌群。

（二）膝部

1. 增加伸膝活动范围 患者坐在床沿，双手下压膝关节，上身向前弯曲向牵伸侧至最大范围，以牵伸屈膝肌群。

2. 增加屈膝活动范围 根据屈膝活动受限程度可取不同牵伸方法。屈膝明显受限（ROM＜90°），可双手扶肋木，屈髋、屈膝下蹲，借助自身重量，以牵伸伸膝肌群。

（三）踝部

1. 增加踝关节屈伸活动范围 患者坐在床上，腿伸直，缓慢、用力、最大限度地绷脚尖和勾脚尖，在极限处保持10~20秒，10次/组。如进行过韧带修补等手术，因早期练习尚有一定危险性，应由康复医师指导完成。

2. 增加踝关节内外翻活动范围 患者坐在床上，腿伸出，膝关节下垫枕头，使腿保持稍屈曲的姿势。缓慢、用力、最大限度地使脚尖向内外分别运动，一般在极限处保持10~20秒，10次/组。如进行过韧带修补等手术，因早期练习尚有一定危险性，应由康复医师指导完成。

三、躯干肌肉

（一）颈部

1. 颈椎后伸肌群牵伸 患者坐在靠背椅子上，双上肢放松于躯干的两侧，前屈颈椎牵伸颈部伸肌群，增加颈椎前屈活动范围。

2. 颈椎前屈肌群牵伸 患者体位同上，后伸颈椎牵伸颈部前屈肌群，增加颈椎后伸活动范围。

3. 颈侧屈肌群牵伸 患者体位同上，颈部向一侧做侧屈运动，牵伸对侧颈屈肌群。

（二）腰部

1. 腰椎后伸肌群牵伸 患者站立位，双上肢放松置于躯干的两侧，作腰椎前屈运动至最大的活动范围，牵伸腰部后伸肌群。

2. 腰椎前屈肌群牵伸 患者站立位，双手叉腰，作后伸腰运动至最大的活动范围，牵伸腰部后屈肌群。

3. 腰侧屈肌群牵伸 患者站立位，一手叉腰，一手上举，向对侧作腰部侧屈运动至最大的活动范围，牵伸腰部侧屈肌群。

第四节　器械牵伸

扫码"学一学"

器械牵伸是借助机械装置，使用小强度的外部力量，较长时间作用于治疗部位，利用重力、弹力结合滑轮系统或固定装置进行牵伸，目前也利用动态牵引装置来牵伸。牵伸时间可持续 20～30 分钟甚至数小时。器械牵伸节省人力，牵伸强度小，时间长，较徒手牵伸更安全、更舒适，疗效也更好。

利用沙袋、哑铃等重物直接或间接地放在患者的肢体上的方法进行牵伸，可根据患者的病情需求，逐渐加大或减少重物的重量或延长牵伸的时间。

利用滑轮系统将重力牵伸的方向进行调整，可以拉伸不同的肢体，达到牵伸更好的治疗目的。此方式可弥补手法牵引有困难或效果欠佳的不足。也可以利用弹力，结合治疗体位的固定给予准确调整，可以让患者自主调节牵引力，进行动态牵伸。

一、上肢肌肉

牵伸屈腕肌群，增加屈腕活动范围 患侧手关节屈曲，并放于胸前，手掌向下，手腕向上屈曲，将夹板固定于前臂掌侧及手掌处，以牵伸屈腕肌群（图 4-29）。

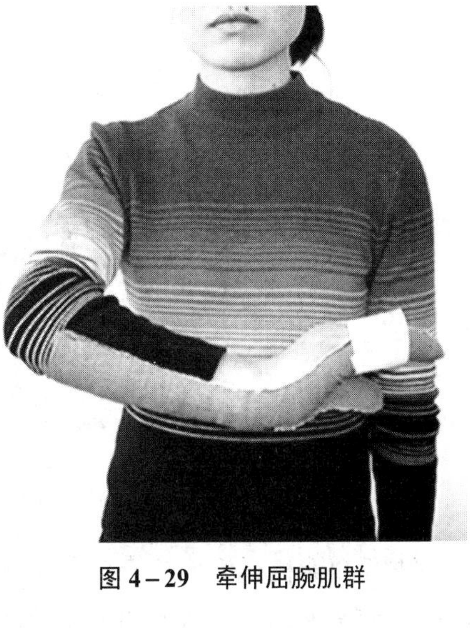

二、下肢肌肉

1. 牵伸伸膝肌群 患侧固定支具于大腿下三分之二段及小腿，做向前的伸膝运动，以牵伸伸膝肌群（图 4-30）。

图 4-29　牵伸屈腕肌群

2. 牵伸伸髋肌群 患者仰卧于床，臀部挪向床沿，腰部保持稳定，利用弹力绳牵伸髋部向后外展运动至最大范围，以牵伸髋部肌群。

三、躯干肌肉

1. 牵伸颈部肌群（牵引器或围颈矫正器） 患者取坐位，上身挺直，颈部带矫正器，向上牵拉颈部，以牵伸颈部肌群。牵引器见图4-31。

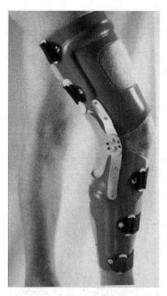

图4-30　牵伸伸膝肌群

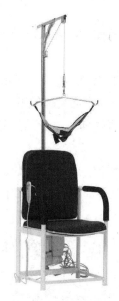

图4-31　牵引器

2. 牵伸腰背部肌群　患者平躺于牵引床（图4-32），去枕仰卧，肩部腰部及双腿固定于牵引床上，开动开关，调至合适位置，进行腰背部伸肌肌群牵伸。

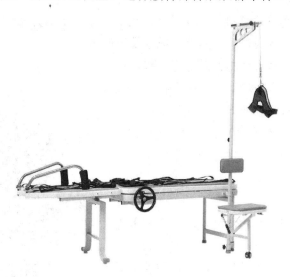

图4-32　牵引床

支具和夹板作为传统设备，一直应用于临床。可在手法牵伸之后应用，进行长时间的持续牵伸挛缩部位、以增加关节活动度。目前康复工程技术发展进步很快，很多新的牵伸设备不断研制成功，设计也越来越合理，效果越来越好，可以满足各类人群的康复需求。

本章小结

本章主要讲述牵伸技术的概念、原理、基本原则、手法、程序及临床应用的注意事项。并从徒手牵伸、自我牵伸和器械牵伸技术角度对上肢肌肉、下肢肌肉和躯干肌肉的牵伸模式进行详细介绍。同学们通过本章的学习，要掌握各牵伸技术的操作要领及临床应用，并能依据所学的知识服务于患者。

扫码"练一练"

习 题

一、单项选择题

1. 牵伸的治疗作用有
    A. 预防肌肉挛缩　　　　　　　　B. 调节肌张力
    C. 防止结缔组织发生不可逆性挛缩　D. 提高肌肉的兴奋性
    E. 以上都是

2. 下列不是肌肉牵伸禁忌证的是
    A. 新近发生的骨折、肌肉和韧带损伤
    B. 神经损伤或神经吻合术后 1 个月内
    C. 体育运动后肌肉产生的疼痛
    D. 关节活动或肌肉被拉长时疼痛剧烈
    E. 严重的骨质疏松

3. 下列不是肌肉牵伸适应证的是
    A. 软组织挛缩、粘连或瘢痕形成
    B. 肌肉、结缔组织和皮肤缩短
    C. 预防肌肉骨骼损伤
    D. 关节内或关节周围组织有炎症、感染、结核或肿瘤
    E. 以上都不对

4. 根据挛缩发生的组织及其性质，下列哪个不属于软组织挛缩
    A. 肌静力性挛缩肌　　　　　　　B. 瘢痕粘连
    C. 纤维性粘连　　　　　　　　　D. 可逆性挛缩
    E. 假性肌静力性挛缩

5. 下列牵拉技术属于跟腱牵伸训练是
    A. 面壁，离墙站立，两手撑墙身体或腹部尽量靠墙，两足不离地。患腿置于健腿后，作屈膝下蹲
    B. 两足平放两手叉腰，重心健侧移，稍屈膝
    C. 侧身向墙，离墙站立，一手撑墙，一手叉腰，作侧向推墙，使患侧尽量接触墙壁
    D. 两足平放不离地，离墙距离渐加
    E. 屈髋屈膝跪坐位，两手后撑，作挺腹伸髋训练

二、思考题

1. 徒手牵伸技术包括哪些训练方法？
2. 自我牵伸技术包括哪些训练方法？

（陈丽萍）

第五章

增强肌力和肌肉耐力的训练

学习目标 ◀━━━━━━━━━━━━━━━━━━━━━━━━━━━━━━━━━━━━

1. **掌握** 肌力训练方法的选择；四肢和躯干肌群徒手肌力训练。

2. **熟悉** 肌力训练的影响因素；肌力训练的原则；肌力训练和耐力训练的区别；徒手抗阻训练操作过程；肌力训练的适应证、禁忌证和注意事项。

3. **了解** 肌力和肌肉耐力的概念；四肢肌群的运动学概要。

4. 学会四肢及躯干各肌群徒手肌力训练方法。

5. 培养学生关心和爱护病、伤、残者的良好职业道德。

扫码"学一学"

第一节 概 述

一、基本概念

1. 肌力 肌力是肌肉在收缩时所表现出来的最大力量。肌力训练为增强肌肉力量的方法。

2. 肌肉耐力 肌肉耐力指肌肉维持一定强度的等长收缩，或多次完成一定强度的等长（速）收缩的能力。耐力训练即肌肉一段时间内进行持续收缩的训练，产生对抗疲劳的能力。

二、肌力的影响因素

1. 肌的生理横截面 一般认为肌肉的生理横截面积越大，肌肉收缩时产生的肌力也就越大。

2. 肌的初始长度 肌的初始长度为肌肉收缩之前的长度，肌力与肌肉初始长度密切相关。一般认为肌肉在收缩之前被牵拉到最适宜长度时，产生的肌力最大。肌的初始长度为肌肉静息长度的 1.2 倍时认为是最适宜初长度。例如，扔沙包时，我们会先将肘关节屈曲，然后伸直肘关节将沙包扔出。此时屈肘为拉伸肱三头肌，改变肌肉的初始长度，然后利用肱三头肌收缩产生的最大力量将沙包扔出。

3. 肌纤维的募集 神经支配肌肉的收缩，一个运动神经元及其所支配的所有肌纤维称为运动单位。当运动神经元发放的冲动频率增高，募集到的运动单位越多，肌肉收缩的力量就越强；反之，当运动神经元发放的冲动频率降低，募集到的运动单位就减少，肌肉的收缩力量就减弱。因此，肌肉收缩时被激活的运动单位的数量反映了肌纤维的募集状态。

4. 肌纤维的走向与肌腱长轴的关系 一般肌纤维的走向与肌腱长轴相一致。但在一些较大的肌肉中，部分肌纤维与肌腱形成一定的角度，呈羽状连接，如股直肌、腓肠肌、三角肌等。

5. 肌肉的收缩方式和收缩速度 肌肉的收缩方式不同，产生的力量也不相同。收缩方式产生的力量由大到小排列为：离心收缩、等长收缩、向心收缩。

6. 肌纤维的类型 人体骨骼肌可分为I型肌纤维和II型肌纤维。I型肌纤维为慢肌纤维，产生力量小而慢，但是抗疲劳能力强，主要参与低强度运动及休息时维持身体姿势；II型肌纤维为快肌纤维，产生力量大而快速，易疲劳，主要参与高强度运动。

7. 年龄和性别 男性的肌力比女性大。在 20 岁前，肌力呈增长型；在 20 岁之后，随着年龄的增长，肌力逐渐减退，尤其在 50 岁之后。

8. 心理因素 肌力易受心理的影响。例如，在有目的训练、大声下达指令时，训练者所发产生肌力比自主练习大。害怕疼痛或因受伤、疾病造成沮丧等因素可能给患者带来肌力训练的负面影响。

三、肌力训练的原则

（一）阻力训练原则

肌力训练前需进行肌力的评定。当肌力 0 级时，采用电刺激疗法、被动运动和传递神经冲动进行训练（即患者在思想上努力试图做肌肉收缩活动）；1~2 级肌力时，采用助力运动、电刺激疗法、肌电生物反馈疗法；2 级肌力时，还可采取减除重力负荷的主动训练；3 级以上时，采用主动运动训练；4~5 级时，采用抗阻运动训练。在 3 级以上肌力时，只有增加阻力才能达到增强肌力的目的。阻力可来自于自身肌肉的重量或外加的阻力等。所施加的阻力负荷需略高于现有的肌力水平，才能使肌肉力量得以增加。

（二）超量恢复原则

超量恢复指运动训练停止后，在运动中所消耗的物质恢复到原来水平后，恢复过程仍继续进行，一直持续到超过原来的水平，这种现象称为"超量恢复"。

机体恢复可以分为 4 个阶段。第 1 阶段，运动时，此阶段因为物质的消耗大于恢复，所以机体工作能力降低。第 2 阶段，运动后，此阶段消耗过程逐渐减弱，恢复占优势，此时机体的工作能力逐渐恢复到原来的水平。第 3 阶段，超量恢复阶段，此阶段在运动时消耗掉的能源物质及机体的工作能力恢复到了超过原有的水平。第 4 阶段，能源物质的补充及机体的工作能力又回到了原来的水平。在一定范围内，运动负荷越大，消耗的能源物质越多，超量恢复也就越大。

1. 训练频率的安排 从上述机体恢复的阶段可得出，两次训练的间歇时间要适宜。我们要在前次运动训练的第 3 阶段（超量恢复阶段）下，完成下一次运动训练，这样就能以前一次超量恢复阶段的生理水平为起点，产生的训练效果更佳。如果两次训练间歇的时间太长，即在前次运动训练的第 4 阶段时进行下一次运动训练，此时超量恢复已消退，运动训练的效果较小；如果两次训练间歇的时间太短，机体还没完全恢复时就进行下一次训练，容易出现过度疲劳，造成损伤。因此，得根据具体情况合理安排训练的频率。

2. 适度的疲劳 肌肉训练中，要让肌群有适度的疲劳出现，才能有超量恢复，但不能出现过度疲劳。过度疲劳时的表现：肢体出现不协调动作、运动能力下降、肌肉出现疼痛、运动时肌肉颤抖等，或患者告之很疲乏和劳累。出现上述情况时，需注意降低运动强度或停止运动，让疲劳的肌肉得以休息。

（三）肌力训练的作用

1. 增强肌肉肌力，使肌肉力量得以提高。

2. 增强肌肉耐力，使肌肉能维持较长时间的收缩。

3. 通过肌力训练，为后续的平衡训练、步行训练、转移训练等做好准备。

四、肌力训练的种类

（一）按肌力选择肌力训练方法

肌力训练的方法有不同的分类，下述为根据徒手肌力评定对肌力分级来进行的肌力训练方法。

1. 传递神经冲动训练

（1）适应证　适用于0~1级肌力的患者。

（2）训练方法　患者虽不能产生关节运动，仍要引导其通过意念的方式，努力地去引发肌肉的主动收缩。例如，屈肘肌群肌力训练时，治疗师下达指令：请把注意力集中在手肘上，努力弯曲你的手肘。

2. 助力训练

（1）适应证　在外力（他人帮助或器械等）的辅助下，通过患者主动收缩肌肉进行的训练方式，适用于1~3级肌力。在训练过程中，治疗师需根据患者的肌力情况不断地调整辅助量。

（2）训练方法

1）徒手助力训练　利用治疗师的帮助进行的肌力训练。例如：肱二头肌2级肌力训练时，治疗师一手固定肱骨远端，一手握住前臂远端，治疗师握住前臂的手可根据患者完成屈肘动作的具体情况来施加辅助量。本训练方法注意强调患者的主观用力，治疗师仅在患者无法完成全关节活动范围时给予最低限度的助力。随着肌力的提高，辅助量要随之减少，需避免出现被动运动代替助力运动。

2）悬吊训练　利用悬吊的装置（绳索、挂钩、滑轮等）将训练的肢体悬吊起来，在水平面上进行训练的方式（图5-1）。例如股四头肌肌力训练时，患者健侧卧位，利用悬吊装

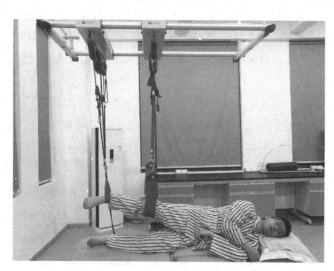

图5-1　悬吊训练

置将患侧大腿远端和小腿远端处用吊带固定悬挂，让患者完成膝关节的全范围屈曲、伸展运动。上述动作完成宜缓慢，避免出现借助惯性完成动作。

3）滑面上辅助主动训练　在光滑的面板上利用滑石粉或小滑车等方法，减少与滑板之间的摩擦力进行的辅助训练。也可通过垫毛巾或增加滑板的倾斜角度等方法，加大与滑板的摩擦力，增加训练难度。

4）滑车重锤的主动训练　指利用滑车、重锤来减轻肢体重量来进行训练的方法。此方法主要适用于髋关节、肩关节、膝关节等大关节的肌力训练，不适用于手指、肘关节和踝关节等关节的训练。

5）浮力辅助主动训练　指在水中进行的一种辅助训练，可利用水对肢体的浮力来减轻肢体重力的影响。

4. 主动训练

（1）适应证　适用于肌力大于等于 3 级的患者。训练时患者以肌肉主动收缩来完成运动，不需要助力，也不施加阻力。

（2）训练方法　将肢体放置于抗重力体位下进行训练，需防止出现代偿运动的出现。

5. 抗阻训练

（1）适应证　适用于 4 级或 5 级肌力的患者，能克服重力和外来阻力完成全范围关节活动的患者。

（2）训练方法

1）徒手抗阻主动训练　①训练前：训练前要进行肌力的评定和关节活动度的评定，以确定功能活动受限情况。根据评定的结果来设定阻力重量和训练次数。②位置：治疗师一手固定关节近端，避免出现不必要的代偿运动；一手在肢体远端施加阻力。③方向：施加阻力的方向与肢体运动方向相反；施加阻力时不可过急，宜缓慢。④力度：阻力不能过大，否则患者完不成动作；阻力不能过小，否则不能达到训练的效果。阻力大小应能让患者较顺利的完成全范围关节活动，而不产生疼痛、颤抖或代偿活动等现象。当患者不能完成全范围关节活动时，需减小阻力或可改变施加阻力的部位。例如，股四头肌 4 级肌力训练时，当肌力较强时，我们可在小腿远端施加阻力（图 5-2）；当肌力稍弱时，我们可在小腿中段施加阻力（图 5-3）。⑤次数：训练次数上，可安排训练 10 次为 1 组，患者每次完成 2 组，中间休息 1 分钟。上述训练根据肌力具体情况安排执行。⑥口令：进行肌力训练时，治疗师下达通俗易懂的口头指令，如："请慢慢地抬起你的手臂对抗我的力气"，不要用医学专用术语如"请屈曲/外展你的肩关节"。

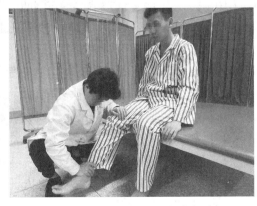

图 5-2　股四头肌训练阻力部位 a

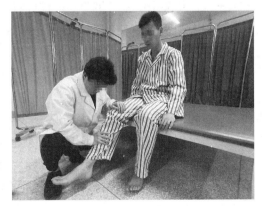

图 5-3　股四头肌训练阻力部位 b

2）加重物抗阻主动训练　指直接用手拿重物或把重物固定在肢体上进行训练的方法。例如，手握哑铃完成屈肘、伸肘肌群肌力训练（图5-4）；沙袋绑在小腿上完成股四头肌肌力训练（图5-5）。

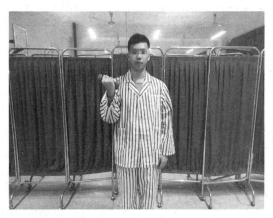
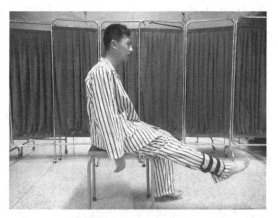

图5-4　哑铃训练　　　　　　　　　　　　图5-5　绑沙袋训练

3）重锤与滑车抗阻主动训练　指用重锤作阻力的训练方式。利用滑车改变牵引的方向，牵引方向与肢体成直角时可使肌肉产生最大力量。

4）水中抗阻主动训练　指对抗水的浮力进行的抗阻训练。例如，可在肢体的末端绑上浮子，然后向下运动，克服水对浮子的浮力进行训练。

考点提示　根据肌力评定选择肌力训练的方法。

（二）根据肌肉收缩的方式分类的肌力训练方法

肌肉的收缩方式可分为等长收缩、等张收缩和等速收缩，下述为根据肌肉收缩方式不同进行的肌力训练方法。

1. 等长训练

（1）概念　也称为静力性训练，指肌肉收缩时，肌纤维的长度不发生改变，也不产生明显的关节活动，但是肌肉能产生较大张力的训练方式。

（2）适应证　2～5级肌力的患者都可进行等长收缩训练。

（3）训练方法　①基本方法：训练肌群在最大阻力下进行等长收缩，持续6秒，重复20次，每次中间休息20秒，1次/天。②"tens"法：嘱患者集中注意力，努力进行肌肉收缩10秒，然后休息10秒，10次为一组，1次/天，3～4次/周。③多点等长训练：在关节活动全范围内，每隔10°做一组等长收缩训练，每组10秒。其中前2秒为增加张力时间，中间6秒为持续高强度等长收缩，最后2秒为降低张力的时间。④短暂最大收缩训练：在肌肉抗阻等张收缩训练后，再维持最大等长收缩5～10秒，然后放松，重复5次。

等长训练操作方便，不需要特殊器械，在家或者床上就可以完成。训练过程中没有产生关节的活动，适合关节活动受限、关节有明显疼痛或肢体固定的患者进行增强肌力的训练。在骨折和手术后早期制动的情况下，为了避免对损伤部位造成影响，采用此肌力训练方法，防治失用性肌肉萎缩，促进局部血液的循环。例如，膝关节术后，股四头肌在伸展位下进行等长收缩训练。此训练也可以利用墙壁、床、肋木架等物品进行（图5-6）；或训练的肢体不承担负荷，保持肌肉的等长收缩，例如，靠墙蹲马步进行股四头肌肌力训练（图5-7）。

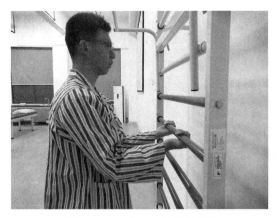

图 5-6　利用肋木架等长训练

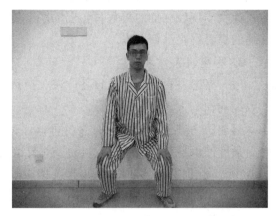

图 5-7　蹲马步练习股四头肌

注意事项：在等长训练过程中，在对抗大阻力时容易出现憋气现象，出现血压的明显升高。有心血管疾病的患者应该避免高强度的等长训练或憋气。

等长训练也有不足之处，其为静力性训练，缺乏关节的活动，只能在关节活动的某一角度达到肌力训练的效果。如果要达到各关节角度范围都肌力增强训练的话，则要各角度逐点进行，比较繁琐。

2. 等张训练

（1）概念　也称为动力性训练，指肌肉收缩时，肌纤维的张力保持不变，肌纤维的长度发生改变，并产生关节活动的一种训练方式。可分为向心性收缩训练和离心性收缩训练。

1）向心性收缩训练　指肌肉收缩时，肌肉的起止点相互靠近的一种训练方式。例如，手握重物屈曲肘关节时肱二头肌的向心收缩训练；伸直膝关节时股四头肌的向心收缩训练。

2）离心性收缩训练　指肌肉收缩时，肌肉的起止点相互远离的一种训练方式。例如，手握重物缓慢放下时肱二头肌的离心收缩训练；下蹲练习时股四头肌的离心收缩训练。

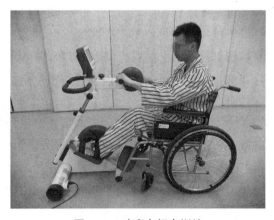

图 5-8　功率自行车训练

（2）适应证　3～5 级肌力的患者都可进行等张收缩训练。

（3）训练方法　可以通过滑轮，自由重量如沙袋、哑铃、杠铃，股四头肌训练器、功率自行车、可变阻力装置等设备进行训练（图 5-8）。

1）渐进抗阻训练方法　指逐渐增加阻力的训练方法，肌力增强时负荷也增加。先测出需训练的肌群完成 10 次等张收缩运动所能承受的最大重量，为 10RM。分 3 组训练：第 1 组，50% 10RM 重量，完成 10 次；第 2 组，75% 10RM 重量，完成 10 次；第 3 组，100% 10RM 重量，完成 10 次。每组之间休息 1 分钟。每周重新测量 10RM 值，并调整相应的阻力重量。

2）渐退抗阻训练方法　即第 1 组的训练 100% 10RM，随后为 75% 10RM、50% 10RM。

等张训练可以增强全关节活动范围内的肌力，改善肌肉的神经控制。不足之处为训练时可能会出现较强的肌群代替较弱的肌群进行收缩，且关节挛缩、关节损伤或者运动时有疼痛的患者不宜进行训练。

3. 等速训练

（1）概念 指利用等速设备，在关节活动的全范围内，骨骼肌以恒定的速度进行最大的收缩的训练方式。

等速肌力训练时，肢体保持在同一运动速度，且阻力随着肌力的变化而变化，不同的关节角度都承受着对应的最大阻力。关节运动中任何一点肌力训练都可以达到最好的效果。当肌力较弱或肌肉疲劳时，阻力也会相应下降；当停止用力时，阻力也会停止。这样就不会因为过高的负荷造成肌肉的损伤。

（2）适应证 根据肌力评定的情况，选择不同的模式。3级以下肌力的患者，可在持续被动活动模式下进行训练；3级以上肌力的患者可以选用向心性或离心性收缩训练。

等速肌力训练有较好的效果和安全性。但是等速设备较昂贵，大多医院康复科未能配备。

考点提示 根据肌肉收缩方式选择肌力训练的方法。

（三）肌力训练与耐力训练

1. 肌力训练 当以增强肌力为训练目的时，加大阻力，同时加快运动的速度和缩短训练的时间；即训练为大负荷、快速度、短时间。

2. 耐力训练 当以增强耐力为训练目的时，施加的阻力可以相对减少，重复次数增多，训练的时间延长。即训练为小负荷、多重复、长时间。肌肉的耐力训练需要力量为基础，肌力低时，耐力同样不足。

（四）临床应用

1. 适应证

（1）神经源性肌力减退 神经源性肌力减退包括中枢性和周围性。前者为中枢神经损伤引起相应支配的肌群肌力减退，例如脑血管疾病、脑瘫和颅脑外伤等。后者多为周围神经损伤引起支配区的肌力减退，例如桡神经损伤出现"垂腕"。上述可根据肌力分级情况进行训练，中枢性损伤肌力训练时，需注意加强的是软弱无力的肌群肌力训练，避开加重痉挛的肌群肌力训练。

（2）失用性肌力减退 长期制动可引起肌力减退，例如骨折或半脱位后的石膏固定，可进行等长收缩训练。

（3）肌源性肌力减退 多由肌营养不良、多发性肌炎所导致，可进行强度适宜的肌力训练。但是在肌炎发作期、严重肌病患者不宜进行高强度或抗阻训练。

（4）关节源性肌力减退 由于关节疾病或损伤引起肌力减弱，对关节周围肌群进行肌力训练。

（5）脊柱稳定性差 由于躯干肌肉力量不协调引起，例如可进行腰部、腹部肌群肌力训练，预防下腰痛的发生。

（6）尿失禁 例如分娩后产妇是压力性尿失禁的高发人群，可通过盆底肌的训练增强肌肉收缩能力，提高对尿液的控制力。

知识拓展

压力性尿失禁

压力性尿失禁是指患者在咳嗽、打喷嚏、大笑或者情绪激动等情况下引起腹部压力增高，导致的不自主的出现尿液滴漏的现象，常见于分娩后产妇和老年女性。分娩后产妇容易上述症状是因为分娩后产妇骨盆肌肉、结缔组织等过度的伸展造成牵拉损伤，导致了盆底结构发生改变。此后，患者在自身或者外界的刺激下，腹部压力增高使尿液不受控制的溢出尿道。盆底肌训练可以通过增加肌肉收缩能力，提高对尿液的控制能力，减少漏尿的发生。

2. 禁忌证　关节不稳；关节腔积液；关节脱位；骨折未愈合且无内固定；关节活动极度受限；局部严重疼痛；软组织急性损伤；严重心脏病患者；全身有不适患者，如有严重感染、高热；局部有活动性出血，不宜进行局部肌肉训练等。

3. 注意事项

（1）肌力抗阻训练过程中不要憋气，避免出现心血管问题。

（2）患者如果出现肌肉疲劳、疼痛或全身不适如头晕、胸闷等症状时，应及时报告，停止训练或降低训练强度。

（3）训练中要注意休息恢复时间，避免出现过度疲劳或过度训练。

（4）注意避免出现代偿运动。

第二节　主要肌群的肌力训练

扫码"学一学"

 案例讨论

【案例】

患者陈某，男，50岁。主诉：高处坠落双下肢感觉运动障碍50余天。患者50余天前从4米高处坠落，臀部屈曲着地。立即送至医院，查颈腰椎CT示：L3椎体骨折，遂行"腰椎骨折后路复位减压椎弓根钉内固定术"，术后病情稳定。查体：神志清楚，查体合作。脊柱生理弯曲存在。左下肢屈髋、伸膝肌力2级；右下肢屈髋、伸膝肌力3级；踝背伸不能，双下肢肌张力正常，双下肢自膝关节以下感觉减退，臀部及双踝关节周围麻木感明显。马鞍区感觉减退，会阴部痛觉、温觉减弱。

【讨论】

此时该患者可进行哪些康复治疗，请为该患者制定康复方案。

一、肩部肌群肌力训练

（一）增强肩前屈肌群肌力

1. 肌力 1～3 级

（1）患者体位　健侧卧位，患侧上肢伸肘，放在体侧。

（2）治疗师位置　站在患者身前，一手托住患者的肘部，另一手托住患者的前臂。

（3）操作方法　患者听从口令，集中注意力努力完成全范围的肩前屈动作。1 级肌力时，治疗师给予助力帮助完成前屈肩关节全范围活动；2～3 级肌力时，治疗师只托起患侧上肢，不予助力，由患者完成前屈肩关节全范围活动（图 5-9）。3 级肌力训练也可在下述 4～5 级肌力训练的体位下完成。

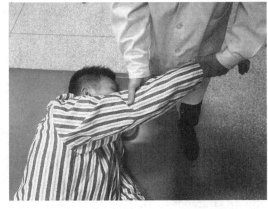
图 5-9　肩前屈肌群 1～3 级肌力训练

2. 肌力 4～5 级

（1）患者体位　仰卧位，患侧上肢伸肘，放在体侧。

（2）治疗师位置　站在患侧，一手握住前臂远端，另一手放在肱骨远端，向下施加阻力。

（3）操作方法　嘱咐患者向上对抗阻力完成前屈肩关节全范围活动（图 5-10）。

此训练也可在坐位下进行。患者坐位，治疗师站在患侧，一手固定患者肩部，另一手放在肱骨远端向下施加阻力，患者对抗阻力完成肩前屈活动。固定患者肩部为控制肩胛骨，避免出现耸肩动作（图 5-11）。

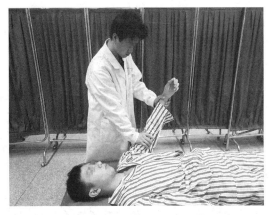
图 5-10　肩前屈肌群 4～5 级肌力训练 a

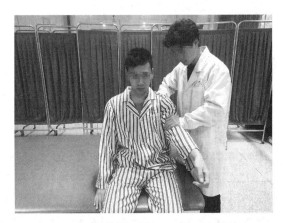
图 5-11　肩前屈肌群 4～5 级肌力训练 b

（二）增强肩后伸肌群肌力

1. 肌力 1～3 级

（1）患者体位　健侧卧位，患侧上肢伸肘，放在体侧。

（2）治疗师位置　站在患者身后，一手托住患者的肘部，另一手托住患者的前臂。

（3）操作方法　患者听从口令，集中注意力努力完成全范围的肩后伸动作。1 级肌力时，治疗师给予助力帮助完成后伸肩关节全范围活动；2～3 级肌力时，治疗师只托起患侧上肢，不予助力，由患者完成后伸肩关节全范围活动（图 5-12）。3 级肌力训练也可在下述 4～5 级肌力训练的体位下完成。

2. 肌力 4～5 级

（1）患者体位　俯卧位，患侧上肢伸肘，放在体侧。

（2）治疗师位置　站在患侧，一手放在肩后侧，固定肩胛骨，一手放在肱骨远端并向下施加阻力。

（3）操作方法　嘱咐患者对抗阻力完成后伸肩关节全范围活动（图 5-13）。

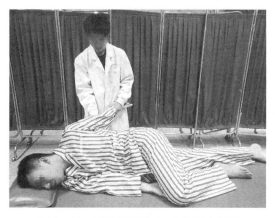

图 5-12　肩后伸肌群 1～3 级肌力训练

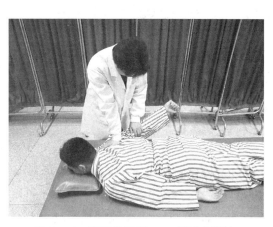

图 5-13　肩后伸肌群 4～5 级肌力训练

（三）增强肩外展肌群肌力

1. 肌力 1～3 级

（1）患者体位　仰卧位，患侧上肢伸直、前臂中立位，放于体侧。

（2）治疗师位置　站在患侧，一手托住患者的肘部，另一手托住患者的前臂。

（3）操作方法　患者听从口令，集中注意力努力完成全范围的肩外展动作。1 级肌力时，治疗师给予助力，帮助完成外展肩关节全范围活动；2～3 级肌力时，治疗师只托起患侧上肢，不予助力，由患者完成外展肩关节全范围活动（图 5-14）。

2. 肌力 4～5 级

（1）患者体位　仰卧位，患侧上肢屈肘 90°、前臂中立位，放于体侧。

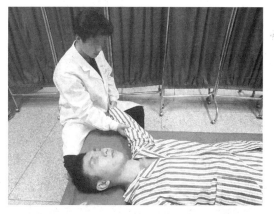

图 5-14　肩外展肌群 1～3 级肌力训练

（2）治疗师位置　位在患侧，一手握住前臂远端，另一手放在肱骨远端外侧向内施加阻力。

（3）操作方法　患者对抗阻力完成外展肩关节全范围活动（图 5-15）。

此训练也可在坐位下进行。患者坐位，治疗师站在患者身后，一手固定患者肩部，另一手放在肱骨远端外侧向内施加阻力，患者对抗阻力外展肩关节至 90°。固定患者肩部为控制肩胛骨，避免出现耸肩动作（图 5-16）。

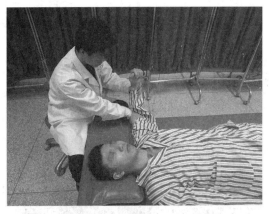

图 5-15　肩外展肌群 4～5 级肌力训练 a

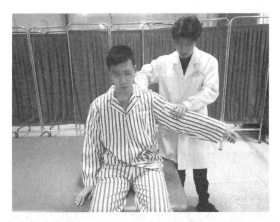

图 5-16　肩外展肌群 4～5 级肌力训练 b

（四）增强肩内收肌群肌力

1. 肌力 1～3 级

（1）患者体位　仰卧位，患侧肩关节外展 90°、前臂中立位。

（2）治疗师位置　站在患侧，一手托住患者的肘部，另一手托住患者的前臂。

（3）操作方法　患者听从口令，集中注意力努力完成全范围的肩内收动作。1 级肌力时，治疗师给予助力，帮助完成内收肩关节全范围活动；2～3 级肌力时，治疗师只托起患侧上肢，不予助力，由患者完成内收肩关节全范围活动（图 5-17）。

2. 肌力 4～5 级

（1）患者体位　仰卧位，患侧肩关节外展 90°、前臂中立位。

（2）治疗师位置　站在患侧，一手握住前臂远端，另一手放在肱骨远端内侧并向外施加阻力。

（3）操作方法　患者对抗阻力完成内收肩关节全范围活动（图 5-18）。

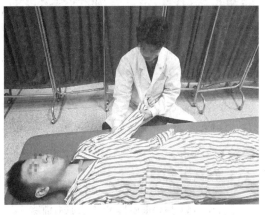

图 5-17　肩内收肌群 1～3 级肌力训练

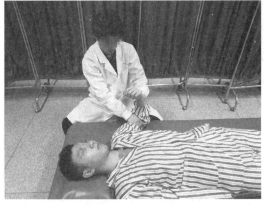

图 5-18　肩内收肌群 4～5 级肌力训练

（五）增加肩内旋肌群肌力

1. 肌力 1～3 级

（1）患者体位　仰卧位，肩关节外展 90°，屈肘 90°，前臂旋前垂直于床面。

（2）治疗师位置　站在患侧，一手握住患者的肘部，另一手握住患者的前臂，使前臂旋前垂直于床面。

（3）操作方法　患者听从口令，集中注意力努力完成全范围的肩内旋动作。1 级肌力时，

扫码"看一看"

治疗师给予助力,帮助完成内旋肩关节全范围活动;2～3级肌力时,治疗师只固定患侧上肢,不予助力,由患者完成内旋肩关节全范围活动(图5-19)。3级肌力训练也可在下述4～5级肌力训练的俯卧位下完成。

2. 肌力4～5级

(1)患者体位 仰卧位,肩关节外展90°,屈肘90°,前臂旋前垂直于床面。

(2)治疗师位置 站在患侧,一手握住患者的肘部,保持稳定,另一手握住前臂远端掌侧并向背侧施加阻力。

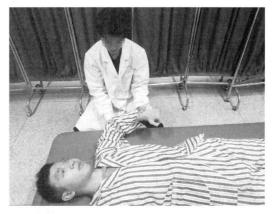

图5-19 肩内旋肌群1～3级肌力训练

(3)操作方法 患者对抗阻力完成内旋肩关节全范围活动(图5-20)。

此训练也可在俯卧位下进行。患者俯卧位,肩关节外展90°,屈肘90°,肘部放于床沿外。治疗师站在患侧,一手固定肱骨远端,另一手握住前臂远端向下施加阻力。患者对抗阻力完成内旋肩关节全范围活动(图5-21)。

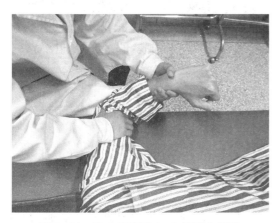

图5-20 肩内旋肌群4～5级肌力训练 a

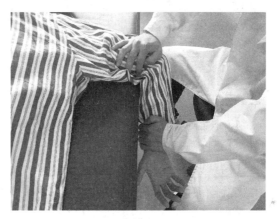

图5-21 肩内旋肌群4～5级肌力训练 b

(六)增加肩外旋肌群肌力

1. 肌力1～3级

(1)患者体位 仰卧位,肩关节外展90°,屈肘90°,前臂旋前垂直于床面。

(2)治疗师位置 站于患侧,一手握住患者的肘部,另一手握住患者的前臂,使前臂旋前垂直于床面。

(3)操作方法 患者听从口令,集中注意力努力完成全范围的肩外旋动作。1级肌力时,治疗师给予助力,帮助完成外旋肩关节全范围活动;2～3级肌力时,治疗师只固定患侧上肢,不予助力,由患者完成外旋肩关节全范围活动(图5-22)。3级肌力训练也可在下述4～5级肌力训练的俯卧位下完成。

2. 肌力4～5级

(1)患者体位 仰卧位,肩关节外展90°,

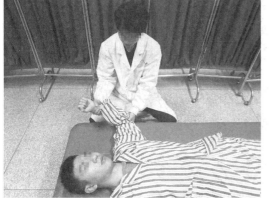

图5-22 肩外旋肌群1～3级肌力训练

屈肘90°，前臂旋前垂直于床面。

（2）治疗师位置　面向患者站立，一手握住肘部，保持稳定，另一手手握住前臂远端背侧并向掌侧施加阻力。

（3）操作方法　患者对抗阻力完成外旋肩关节全范围活动（图5-23）。

此训练也可在俯卧位下进行。患者俯卧位，肩关节外展90°，屈肘90°，肘部放于床沿外。治疗师站在患侧，一手固定肱骨远端，另一手握住前臂远端向下施加阻力。患者对抗阻力完成外旋肩关节全范围活动（图5-24）。

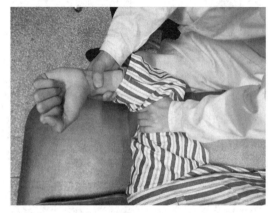 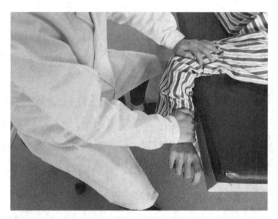

图5-23　肩外旋肌群4～5级肌力训练a　　　图5-24　肩外旋肌群4～5级肌力训练b

二、肘部及前臂肌群肌力训练

1. 增强屈肘肌群肌力

（1）肌力1～3级

（1）患者体位　坐位，肩关节外展，肘关节伸直。

（2）治疗师位置　站于患侧，一手托住患者的上臂远端，另一手握住患者的前臂远端。

（3）操作方法　患者听从口令，集中注意力努力完成全范围的屈肘动作。1级肌力时，治疗师于前臂远端给予助力，帮助完成肘关节屈曲全范围活动；2～3级肌力时，治疗师只固定患侧上肢，不予助力，由患者完成肘关节屈曲全范围活动（图5-25）。此肌力训练也可在仰卧下进行（图5-26）。3级肌力训练也可在下述4～5级肌力训练的体位下完成。

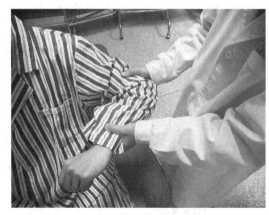 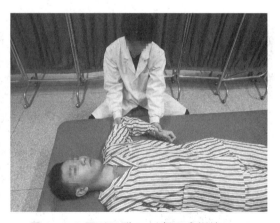

图5-25　屈肘肌群1～3级肌力训练a　　　图5-26　屈肘肌群1～3级肌力训练b

2. 肌力 4～5 级

（1）患者体位　仰卧位，上肢放于体侧，前臂旋后。

（2）治疗师位置　站在患侧，一手固定肱骨，另一手握住前臂远端并向下施加阻力。

（3）操作方法　患者对抗阻力完成肘关节屈曲全范围活动（图 5-27）。

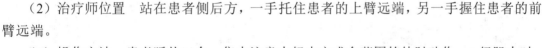

图 5-27　屈肘肌群 4～5 级肌力训练

（二）增强伸肘肌群肌力

1. 肌力 1～3 级

（1）患者体位　坐位，肩关节外展 90°，肘关节屈曲位。

（2）治疗师位置　站在患者侧后方，一手托住患者的上臂远端，另一手握住患者的前臂远端。

（3）操作方法　患者听从口令，集中注意力努力完成全范围的伸肘动作。1 级肌力时，治疗师于前臂远端给予助力，帮助完成肘关节伸直全范围活动；2～3 级肌力时，治疗师只固定患侧上肢，不予助力，由患者完成肘关节伸直全范围活动（图 5-28）。3 级肌力训练也可在下述 4～5 级肌力训练的体位下完成。

2. 肌力 4～5 级

（1）患者体位　俯卧位，上肢外展 90°，肘下垫一毛巾卷，屈肘，前臂悬于床外。

（2）治疗师位置　坐在患侧，一手固定住肱骨远端，另一手握住前臂远端背侧并向下施加阻力。

（3）操作方法　患者对抗阻力完成肘关节伸直全范围活动（图 5-29）。

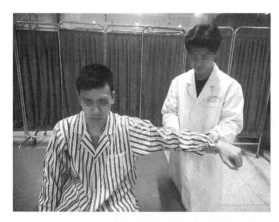

图 5-28　伸肘肌群 1～3 级肌力训练

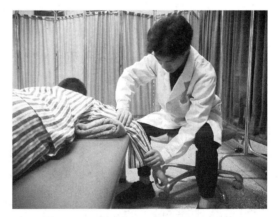

图 5-29　伸肘肌群 4～5 级肌力训练

（三）增强前臂旋前肌群肌力

1. 肌力 1～3 级

（1）患者体位　坐位，上肢放于体侧，肘关节屈曲 90°，前臂旋后。

（2）治疗师位置　站在患侧，一手固定上臂远端，一手握住前臂远端。

（3）操作方法　患者听从口令，集中注意力努力完成全范围的前臂旋前动作。1 级肌力时，治疗师在前臂远端给予助力，帮助前臂完成旋前全范围活动；2～3 级肌力时，治疗师

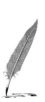

只固定患侧上肢，不予助力，由患者完成前臂旋前全范围活动（图5-30）。

2. 肌力4～5级

（1）患者体位　坐位，上肢放于体侧，肘关节屈曲90°，前臂旋后。

（2）治疗师位置　站在患侧，一手固定上臂远端，一手握住前臂远端，从前臂掌侧向背侧方向施加阻力。

（3）操作方法　患者对抗阻力完成全范围旋前活动（图5-31）。

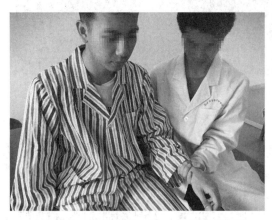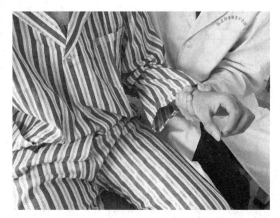

图5-30　前臂旋前肌群1～3级肌力训练　　　图5-31　前臂旋前肌群4～5级肌力训练

（四）增强前臂旋后肌群肌力

1. 肌力1～3级

（1）患者体位　坐位，上肢放于体侧，肘关节屈曲90°，前臂旋前。

（2）治疗师位置　站在患侧，一手固定上臂远端，一手握住前臂远端。

（3）操作方法　患者听从口令，集中注意力努力完成全范围的前臂旋后动作。1级肌力时，治疗师在前臂远端给予助力，帮助前臂完成旋后全范围活动；2～3级肌力时，治疗师只固定患侧上臂，不予助力，由患者完成前臂旋后全范围活动（图5-32）。

2. 肌力4～5级

（1）患者体位　坐位，上肢放于体侧，肘关节屈曲90°，前臂旋前。

（2）治疗师位置　站在患侧，一手固定上臂远端，一手握住前臂远端，从前臂背侧向掌侧方向施加阻力。

（3）操作方法　患者对抗阻力完成全范围旋后活动（图5-33）。

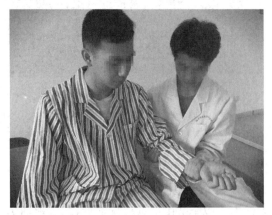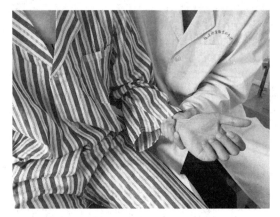

图5-32　前臂旋后肌群1～3级肌力训练　　　图5-33　前臂旋后肌群4～5级肌力训练 a

前臂旋前（旋后）肌群肌力训练也可在仰卧位进行。患者仰卧位，上肢稍外展，肘关节屈曲 90°，前臂中立位。治疗师双手交叉握住前臂远端，在前臂掌侧向背侧/背侧向掌侧方向施加阻力。患者对抗阻力完成全范围旋前/旋后活动（图 5-34、图 5-35）。

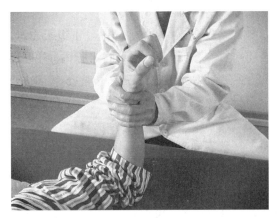

图 5-34　前臂旋前肌群 4～5 级肌力训练 b

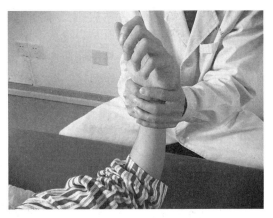

图 5-35　前臂旋后肌群 4～5 级肌力训练 c

三、腕及手部肌群肌力训练

（一）增强屈腕肌群肌力

1. 肌力 1～3 级

（1）患者体位　坐位，上肢放置于桌面上，前臂呈中立位，手放松伸直。

（2）治疗师位置　坐在患侧，一手固定前臂远端，另一手握住手掌。

（3）操作方法　患者听从口令，集中注意力努力完成全范围的屈腕动作。1 级肌力时，治疗师给予助力在手掌，帮助完成屈腕全范围活动；2～3 级肌力时，只帮助固定肢体，不予屈腕助力，由患者完成屈腕全范围活动（图 5-36）。3 级肌力训练也可在下述 4～5 级肌力训练的体位下进行。

2. 肌力 4～5 级

（1）患者体位　坐位，前臂旋后放置于桌面上（掌心向上）。

（2）治疗师位置　坐在患侧，一手放在前臂远端掌侧，固定前臂；一手握住手掌并向桌面施加阻力。

（3）操作方法　患者对抗阻力完成全范围屈腕活动（图 5-37）。

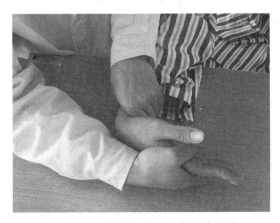

图 5-36　屈腕肌群 1～3 级肌力训练

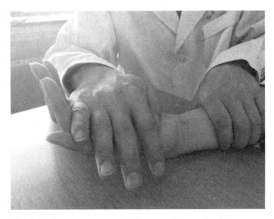

图 5-37　屈腕肌群 4～5 级肌力训练

（二）增强伸腕肌群肌力

1. 肌力 1～3 级

（1）患者体位　坐位，上肢放置于桌面上，前臂呈中立位，手放松伸直。

（2）治疗师位置　坐在患侧，一手固定前臂远端，另一手握住手掌。

（3）操作方法　患者听从口令，集中注意力努力完成全范围的伸腕动作。1 级肌力时，治疗师给予助力在手掌，帮助完成伸腕全范围活动；2～3 级肌力时，只固定肢体，不予伸腕助力，由患者完成伸腕全范围活动（图 5-38）。3 级肌力训练也可在下述 4～5 级肌力训练体位下进行。

2. 肌力 4～5 级

（1）患者体位　坐位，前臂旋前放置于桌面上（掌心向下）。

（2）治疗师位置　坐在患侧，一手放在前臂远端背侧，固定前臂；一手握住手背并向桌面施加阻力。

（3）操作方法　患者对抗阻力完成全范围伸腕活动（图 5-39）。

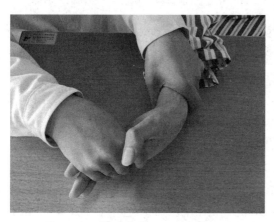 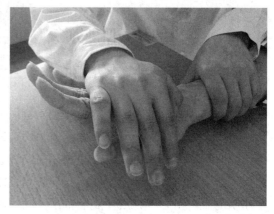

图 5-38　伸腕肌群 1～3 级肌力训练　　　　图 5-39　伸腕肌群 4～5 级肌力训练

（三）增加腕桡侧偏肌群肌力

1. 肌力 1～3 级

（1）患者体位　坐位，前臂旋前放在桌面上。

（2）治疗师位置　坐在患侧，一手放在前臂远端，固定前臂；另一手握住患侧手背。

（3）操作方法　患者听从口令，集中注意力努力完成全范围的腕桡偏动作。1 级肌力时，治疗师握住患侧的手给予助力，帮助完成腕关节桡偏全范围活动；2～3 级肌力时，治疗师只固定前臂，不予助力，由患者完成腕关节桡偏全范围活动（图 5-40）。

2. 肌力 4～5 级

（1）患者体位　坐位，前臂旋前放在桌面上。

（2）治疗师位置　坐在患侧，一手放在前臂远端，固定前臂；另一手在第 1 掌骨桡侧向尺侧方向施加阻力。

（3）操作方法　患者对抗阻力完成桡偏全范围活动（图 5-41）。

（四）增加尺侧偏肌群肌力

1. 肌力 1～3 级

（1）患者体位　坐位，前臂旋前放在桌面上。

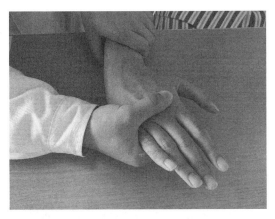

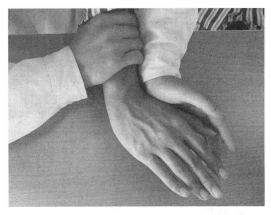

图 5-40　腕桡偏肌群 1~3 级肌力训练　　　　图 5-41　腕桡偏肌群 4~5 级肌力训练

（2）治疗师位置　坐在患侧，一手放在前臂远端，固定前臂；另一手握住患侧手背。

（3）操作方法　患者听从口令，集中注意力努力完成全范围的腕尺偏动作。1 级肌力时，治疗师握住患侧的手给予助力，帮助完成腕关节尺偏全范围活动；2~3 级肌力时，治疗师只固定前臂，不予助力，由患者完成腕关节尺偏全范围活动（图 5-42）。

2. 肌力 4~5 级

（1）患者体位　坐位，前臂旋前放在桌面上。

（2）治疗师位置　坐在患侧，一手放在前臂远端，固定前臂；另一手放在第 5 掌骨尺侧向桡侧方向施加阻力。

（3）操作方法　患者对抗阻力完成尺偏全范围活动（图 5-43）。

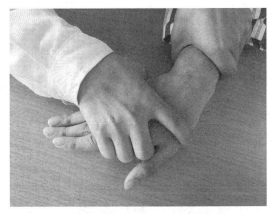

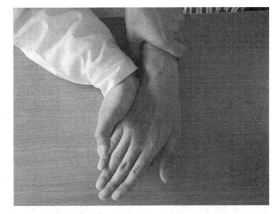

图 5-42　腕尺偏肌群 1~3 级肌力训练　　　　图 5-43　腕尺偏肌群 4~5 级肌力训练

（五）增加屈掌指关节肌群

1. 肌力 1~3 级

（1）患者体位　坐位，前臂中立位放置于桌面上。

（2）治疗师位置　坐在患侧，一手握住掌骨固定，另一手握住指骨。

（3）操作方法　患者听从口令，集中注意力努力完成全范围的屈掌指关节动作。1 级肌力时，治疗师给予助力于抓握指骨处，帮助屈曲掌指关节；2~3 级肌力时只固定掌骨，不予屈曲掌指关节的助力，由患者完成全范围的屈掌指关节动作（图 5-44）。3 级肌力训练也可在下述 4~5 级肌力训练体位下进行。

2. 肌力 4～5 级

（1）患者体位　坐位，前臂旋后放置于桌面上，手指伸展。

（2）治疗师位置　坐在患侧，一手握住掌骨固定，一手放在近端指骨掌面并向下施加阻力。

（3）操作方法　患者抗阻力全范围屈曲掌指关节（图 5-45）。

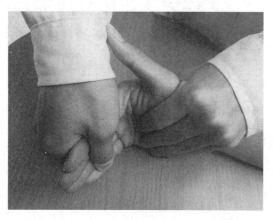
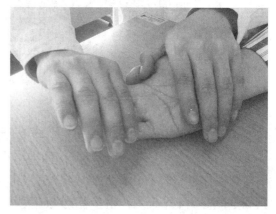

图 5-44　屈掌指关节肌群 1-3 级肌力　　　图 5-45　屈掌指关节肌群 4～5 级肌力训练

（六）增强屈指肌群肌力

1. 肌力 1～3 级

（1）患者体位　坐位，前臂旋后放置于桌面上，腕关节呈中立位。

（2）治疗师位置　坐在患侧，一手握住指间关节近端，固定近端指骨，另一手握住指间关节的远端。

（3）操作方法　患者听从口令，集中注意力努力完成全范围的屈指动作。1 级肌力时，治疗师给予助力于指间关节的远端帮助屈曲指间关节；2～3 级肌力时只固定近端指骨，不予屈曲指间关节的助力，由患者完成全范围的屈指动作（图 5-46）。

2. 肌力 4～5 级

（1）患者体位　坐位，前臂旋后放置于桌面上，腕关节呈中立位。

（2）治疗师位置　立于患侧，一手握住指间关节近端，固定近端指骨，另一手握住指间关节的远端并向指背施加阻力。

（3）操作方法　患者抗阻力全范围屈曲指间关节（图 5-47）。

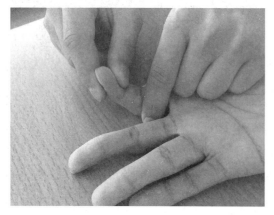
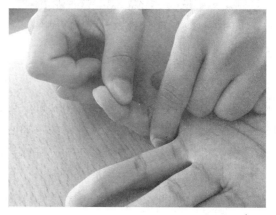

图 5-46　屈指肌群 1～3 级肌力训练　　　图 5-47　屈指肌群 4～5 级肌力训练

（七）增加对掌肌群肌力

1. 肌力 1～3 级

（1）患者体位　坐位，前臂旋后放在桌上，拇指伸直。

（2）治疗师位置　坐在患者对面，一手握住腕关节，另一手拇指和食指握住患者拇指与小指掌骨。

（3）操作方法　患者听从口令，集中注意力努力完成全范围的对掌动作。1 级肌力时，治疗师给予助力于拇指或小指帮助对指；2～3 级肌力时只帮助固定，不予拇指或小指对指的助力，由患者完成全范围的对掌动作（图 5-48）。

2. 肌力 4～5 级

（1）患者体位　坐位，前臂旋后放在桌上，拇指伸直。

（2）治疗师位置　坐在患者对面，一手握住拇指掌骨掌面，另一手握住小指掌骨掌面，向外侧施加阻力。

（3）操作方法　患者抗阻力做拇指与小指对指动作（图 5-49）。

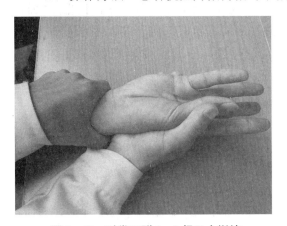 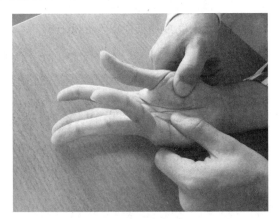

图 5-48　对掌肌群 1～3 级肌力训练　　　　图 5-49　对掌肌群 4～5 肌力训练

 知识链接

上肢肌群运动学概要

1. 肩部肌群

（1）前屈　主动肌为三角肌前束。

（2）后伸　主动肌为三角肌后束 。

（3）外展　主动肌为三角肌中束、冈上肌。

（4）内收　主动肌为胸大肌、背阔肌、大圆肌。

（5）内旋　主动肌为肩胛下肌、胸大肌、大圆肌、背阔肌。

（6）外旋　主动肌为冈下肌、小圆肌。

2. 肘部和前臂肌群

（1）屈肘　主动肌为肱二头肌、肱肌、肱桡肌。

（2）伸肘　主动肌为肱三头肌、肘肌。

（3）前臂旋前　主动肌为旋前圆肌、旋前方肌。

（4）前臂旋后　主动肌为旋后肌、肱二头肌。

3. 腕部肌群

（1）背伸　主动肌为桡侧腕长伸肌、桡侧腕短伸肌、尺侧腕伸肌。

（2）掌屈　主动肌为桡侧腕屈肌、尺侧腕屈肌、掌长肌。

（3）桡偏　主动肌为桡侧腕长伸肌、桡侧腕短伸肌、桡侧腕屈肌。

（4）尺偏　主动肌为尺侧腕伸肌、尺侧腕屈肌。

四、髋部肌群肌力训练

（一）增强屈髋肌群肌力

1. 肌力 1～3 级

（1）患者体位　健侧卧位，患侧伸髋、屈膝。

（2）治疗师位置　面向患者站立，一手托住小腿远端，一手托住膝关节。

（3）操作方法　患者听从口令，集中注意力努力完成全范围的屈髋动作。1 级肌力时，给予助力帮助完成屈曲髋关节全范围；2～3 级肌力时只托起训练侧下肢，不予屈曲髋关节助力，由患者完成屈曲髋关节全范围活动（图 5-50）。3 级肌力训练也可在下述 4～5 级肌力训练体位下进行。

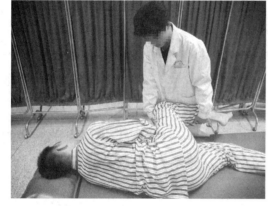

图 5-50　屈髋肌群 1～3 级肌力训练

2. 肌力 4～5 级

（1）患者体位　仰卧位，下肢屈髋 90°，屈膝。

（2）治疗师位置　面向患者站立，一手握住踝关节，前臂托住足跟，一手放在大腿远端，双手将下肢抬起，屈髋 90°，膝关节自然屈曲。放置于大腿远端的手向足的方向施加阻力。

（3）操作方法　患者抗阻力完成全范围屈髋动作（图 5-51）。

此肌力训练也可在坐位下进行。患者坐位，屈髋、屈膝 90°，足放置于地面。治疗师位于患侧，一手放在髂前上棘固定骨盆，一手放置于大腿远端向地面方向施加阻力。患者抗阻力完成屈髋全范围动作（图 5-52）。

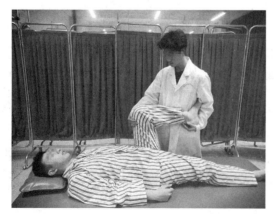

图 5-51　屈髋肌群 4～5 级肌力训练 a

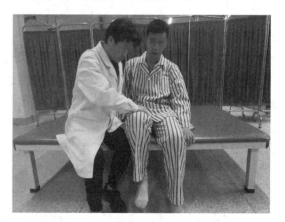

图 5-52　屈髋肌群 4～5 级肌力训练 b

扫码"看一看"

（二）增强髋后伸肌群肌力

1. 肌力 1～3 级

（1）患者体位 健侧卧位，屈髋 90°，屈膝 90°。

（2）治疗师位置 站在患者身后，一手托住小腿远端，一手托住大腿远端。

（3）操作方法 患者听从口令，集中注意力努力完成全范围的伸髋动作。1 级肌力时，给予助力帮助完成伸髋全范围动作；2～3 级肌力时，只托起患侧下肢，不予助力，由患者完成伸髋全范围动作（图 5-53）。3 级肌力训练也可在下述 4～5 级肌力训练体位下进行。

2. 肌力 4～5 级

（1）患者体位 俯卧位，下肢伸直。

（2）治疗师位置 站在患侧，一手放在臀部，固定骨盆，另一手放在大腿远端向下施加阻力。

（3）操作方法 患者抗阻力完成伸髋全范围动作（图 5-54）。

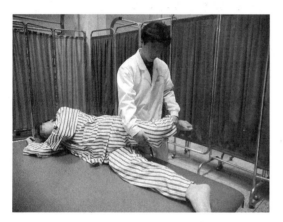

图 5-53 伸髋肌群 1～3 级肌力训练

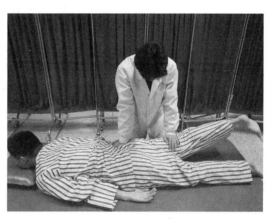

图 5-54 伸髋肌群 4～5 级肌力训练

（三）增强髋外展肌群肌力

1. 肌力 1～3 级

（1）患者体位 仰卧位，下肢伸直。

（2）治疗师位置 站在患侧，一手放在大腿远端后侧，一手放在小腿远端后侧，双手托起下肢。

（3）操作方法 患者听从口令，集中注意力努力完成全范围的外展髋关节动作。1 级肌力时，治疗师给予助力帮助外展髋关节全范围活动；2～3 级肌力时，只托起患侧下肢，不予外展关节助力，由患者完成外展髋关节全范围活动（图 5-55）。

2. 肌力 4～5 级

（1）患者体位 仰卧位，下肢伸直。

治疗者位置：站在患侧，一手放在髂前上棘处固定骨盆，另一只手放在大腿远端外侧并向内侧施加阻力。如果膝关节无疼痛，也可在小腿远端外侧向内施加阻力，此时完成难度较前稍增加。

（3）操作方法 患者抗阻力完成外展髋关节全范围动作（图 5-56）。

扫码"看一看"

扫码"看一看"

扫码"看一看"

扫码"看一看"

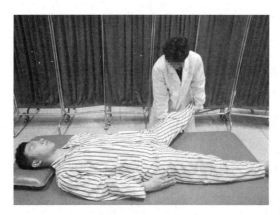 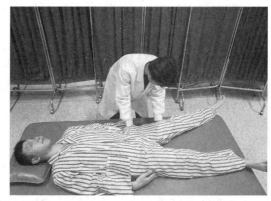

图 5-55　髋外展肌群 1～3 级肌力训练　　　　图 5-56　髋外展肌群 4～5 级肌力训练

（四）增强髋内收肌群肌力

1. 肌力 1～3 级

（1）患者体位　仰卧位，健侧下肢髋关节稍外展，患侧下肢外展 30° 左右。

（2）治疗师位置　站在患侧，一手放在膝后侧，一手放在足跟后侧，双手托起下肢。

（3）操作方法　患者听从口令，集中注意力努力完成全范围的髋内收动作（由外展位经中立位到内收位）。1 级肌力时，给予助力帮助完成全范围的髋关节内收动作；2～3 级肌力时，只托起患侧下肢，不予助力，由患者完成全范围的髋关节内收动作（图 5-57）。

2. 肌力 4～5 级

（1）患者体位　仰卧位，健侧下肢髋关节稍外展，患侧下肢外展 30° 左右。

（2）治疗师位置　站在患侧，一手放在髂前上棘处固定骨盆，另一手放在大腿远端内侧并向外施加阻力。如果膝关节无疼痛，也可在小腿远端内侧向外施加阻力，此时完成难度较前稍增加。

（3）操作方法　患者抗阻力完成内收髋全范围动作（由外展位经中立位到内收位）（图 5-58）。

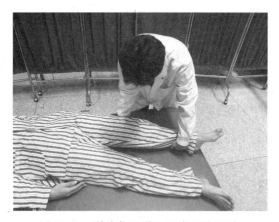 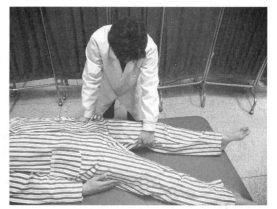

图 5-57　髋内收肌群 1～3 级肌力训练　　　　图 5-58　髋内收肌群 4～5 级肌力训练

（五）增强髋内旋肌群肌力

1. 肌力 1～3 级

（1）患者体位　仰卧位，膝关节伸直，髋关节外旋。

（2）治疗师位置　站在患侧，一手握住膝关节，一手握住踝关节。

（3）操作方法　患者听从口令，集中注意力努力完成全范围的髋内旋动作。1 级肌力时，给予助力帮助完成全范围髋关节内旋动作；2～3级肌力时，不予助力，由患者完成全范围髋关节内旋动作（图5-59）。3级肌力训练也可在下述4～5级肌力训练体位下进行。

2. 肌力4～5级

（1）患者体位　坐位，小腿垂于治疗床外，患侧大腿下方垫一毛巾卷。

（2）治疗师位置　站在患侧，一手放在大腿远端固定，另一手握住外踝处并向内侧施加阻力。

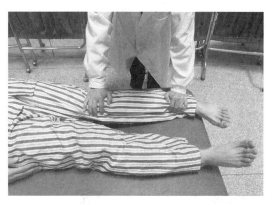

图5-59　髋内旋肌群1～3级肌力训练

（3）操作方法　患者抗阻力完成全范围内旋髋关节动作（小腿向外）（图5-60）。

此肌力训练也可在仰卧位进行。患者仰卧位，屈髋90°、屈膝90°。治疗师一手放在大腿远端固定，一手握住外侧踝关节向内施加阻力。患者抗阻力完成全范围髋内旋动作（小腿向外）（图5-61）。

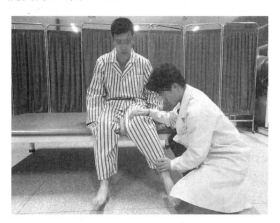

图5-60　髋内旋肌群4～5级肌力训练a

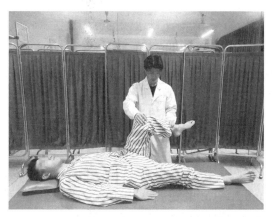

图5-61　髋内旋肌群4～5级肌力训练b

（六）增强髋外旋肌群肌力

1. 肌力1～3级

（1）患者体位　仰卧位，膝关节伸直，髋关节内旋。

（2）治疗师位置　站在患侧，一手握住膝关节，一手握住踝关节。

（3）操作方法　患者听从口令，集中注意力努力完成全范围的髋外旋动作。1级肌力时，给予助力帮助完成全范围髋关节外旋动作；2～3级肌力时，不予助力，由患者完成全范围髋关节外旋动作（图5-62）。3级肌力训练也可在下述4～5级肌力训练体位下进行。

2. 肌力4～5级

（1）患者体位　坐位，小腿垂于治疗床外，患侧大腿下方垫一毛巾卷。

（2）治疗师位置　站在患侧，一手放在大腿远端固定，另一手握住内踝处并向外侧施加阻力。

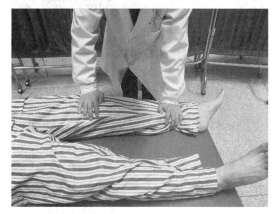

图5-62　髋外旋肌群1～3级肌力训练

（3）操作方法　患者抗阻力完成全范围外旋髋关节动作（小腿向内）（图5-63）。

此肌力训练也可在仰卧位进行。患者仰卧位，屈髋90°、屈膝90°。治疗师一手放在大腿远端固定，一手握住内侧踝关节向外施加阻力。患者抗阻力完成全范围髋外旋动作（小腿向内）（图5-64）。

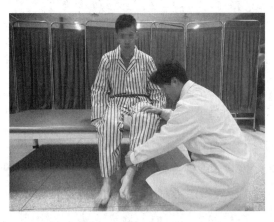 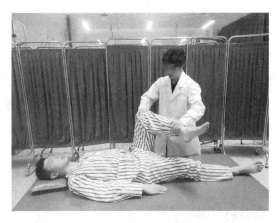

图5-63　髋外旋肌群4～5级肌力训练a　　图5-64　髋外旋肌群4～5级肌力训练b

五、膝部肌群肌力训练

（一）增强屈膝肌群肌力

1. 肌力1～3级

（1）患者体位　健侧卧位，双下肢伸直。

（2）治疗师位置　站在治疗床一侧，一手托住大腿远端固定，另一手托住小腿远端。

（3）操作方法　患者听从口令，集中注意力努力完成全范围的屈膝动作。1级肌力时，给予助力帮助完成全范围屈膝动作；2～3级肌力时，只托起下肢，不予助力，由患者完成全范围屈膝动作（图5-65）。3级肌力训练可在下述4～5级肌力训练体位下进行。

2. 肌力4～5级

（1）患者体位　俯卧位，下肢伸直。

（2）治疗师位置　站在患侧，一手放在臀部固定骨盆，另一手放在小腿远端后侧并向下施加阻力。

（3）操作方法　患者对抗阻力完成全范围屈膝动作（图5-66）。

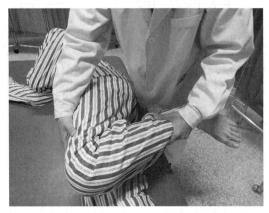 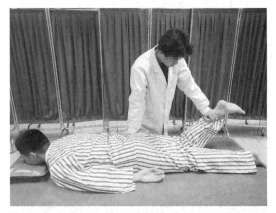

图5-65　屈膝肌群1～3级肌力训练　　图5-66　屈膝肌群4～5级肌力训练

（二）增强伸膝肌群肌力

1. 肌力 1～3 级

（1）患者体位　健侧卧位，患侧膝关节屈曲。

（2）治疗师位置　站在患者身后，一手托住大腿远端，另一手托住小腿远端。

（3）操作方法　患者听从口令，集中注意力努力完成全范围的伸膝动作。1 级肌力时，治疗师给予助力帮助完成全范围伸膝动作；2～3 级肌力时，只托起下肢，不予助力，患者完成全范围伸膝动作（图 5–67）。3 级肌力训练可在下述 4～5 级肌力训练体位下进行。

2. 肌力 4～5 级

（1）患者体位　坐位，小腿垂于治疗床外，大腿下方放一毛巾卷。

（2）治疗师位置　面向患者站立，一手放在大腿远端固定，另一手握住小腿远端并向后施加阻力。

（3）操作方法　患者对抗阻力完成全范围伸膝动作（图 5–68）。

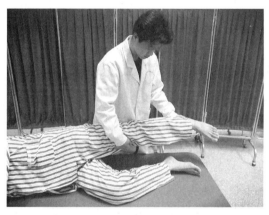

图 5–67　伸膝肌群 1～3 级肌力训练

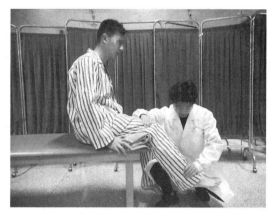

图 5–68　伸膝肌群 4～5 级肌力训练

六、踝部肌群肌力训练

（一）增强踝背伸肌群肌力

1. 肌力 1～3 级

（1）患者体位　健侧卧位，踝关节中立位。

（2）治疗师位置　面向患者站立，一手固定小腿远端，另一手握住足底。

（3）操作方法　患者听从口令，集中注意力努力完成全范围的踝背伸动作。1 级肌力时，治疗师给予助力帮助完成全范围踝关节背伸动作；2～3 级肌力时，只固定小腿远端，不予踝背伸助力，患者完成全范围踝关节背伸动作（图 5–69）。3 级肌力训练可在下述 4～5 级肌力训练体位下进行。

2. 肌力 4～5 级

（1）患者体位　仰卧位，膝关节稍屈曲（膝下垫一枕头），踝中立位。

（2）治疗师位置　站在患侧，一手放在小腿远端固定，一手放在足背上向足底方向施加阻力。

（3）操作方法　患者对抗阻力完成全范围背伸踝动作（图 5–70）。

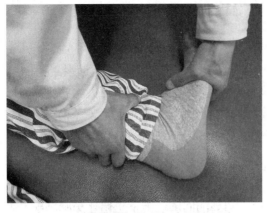 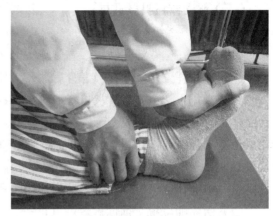

图 5-69 踝背伸肌群 1~3 级肌力训练   图 5-70 踝背伸肌群 4~5 级肌力训练

（二）增强踝跖屈肌群肌力

1. 肌力 1~3 级

（1）患者体位 健侧卧位，踝关节中立位。

（2）治疗师位置 站在患侧，一手固定小腿远端，另一手握住足背。

（3）操作方法 患者听从口令，集中注意力努力完成全范围的踝关节跖屈动作。1 级肌力时，治疗师给予助力帮助完成全范围踝跖屈动作；2~3 级肌力时，只固定小腿远端，不予踝跖屈助力，患者完成全范围跖屈踝关节动作（图 5-71）。3 级肌力训练可在下述 4~5级肌力训练体位下进行。

2. 肌力 4~5 级

（1）患者体位 仰卧位，膝关节稍屈曲（膝下垫一枕头），踝中立位。

（2）治疗师位置 站在患侧，一手握住小腿远端固定，另一手握住足跟、前臂掌侧抵住足底并向足背方向施加阻力。

抗阻力方法：患者对抗阻力完成全范围踝跖屈动作（图 5-72）。

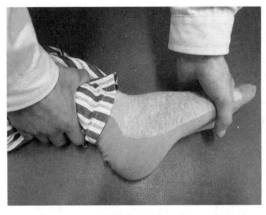 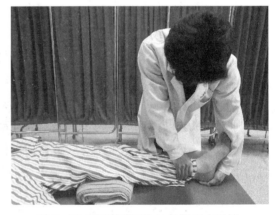

图 5-71 踝跖屈肌群 1~3 级肌力训练   图 5-72 踝跖屈肌群 4~5 级肌力训练

（三）增强踝内翻肌群肌力

1. 肌力 1~3 级

（1）患者体位 仰卧位，踝关节中立位。

（2）治疗师位置 站在患侧，一手握住小腿远端固定，另一手握住足内侧缘。

（3）操作方法　患者听从口令,集中注意力努力完成全范围的踝内翻动作。1级肌力时,给予助力帮助踝完成全范围内翻动作或踝外翻;2～3级肌力时,只固定小腿远端,不予踝助力,由患者完成全范围踝内翻动作（图5-73）。3级肌力训练可在下述4～5级肌力训练体位下进行。

2. 肌力 4～5 级

（1）患者体位　坐位,小腿垂于治疗床外。

（2）治疗师位置　面向患者坐位,一手握住小腿远端固定,另一手握住足的内侧缘并向下施加阻力。

（3）操作方法　患者对抗阻力完成全范围踝内翻动作（图5-74）。

此项肌力训练也可在侧卧位下进行。患侧卧位,踝关节中立位。治疗师一手固定小腿远端,另一手放在足内侧向下施加阻力。患者对抗阻力完成全范围踝内翻动作。

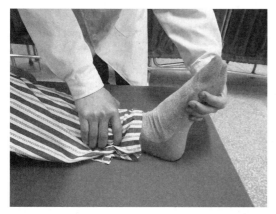

图5-73　踝内翻肌群1～3级肌力训练

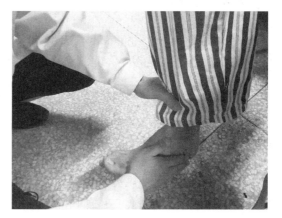

图5-74　踝内翻肌群4～5级肌力训练

（四）增强踝外翻肌群肌力

1. 肌力 1～3 级

（1）患者体位　仰卧位,踝关节中立位。

（2）治疗师位置　站在患侧,一手握住小腿远端固定,另一手握住足外侧缘。

（3）操作方法　患者听从口令,集中注意力努力完成全范围的踝外翻动作。1级肌力时,给予助力帮助踝完成全范围外翻动作;2～3级肌力时,只固定小腿远端,不予踝助力,由患者完成全范围踝外翻动作（图5-75）。3级肌力训练可在下述4～5级肌力训练体位下进行。

2. 肌力 4～5 级

（1）患者体位　坐位,小腿垂于治疗床外。

（2）治疗师位置　面向患者坐位,一手握住小腿远端固定,另一手握住足的外侧缘向下施加阻力。

（3）操作方法　患者对抗阻力完成全范围踝外翻动作（图5-76）。

此项肌力训练也可在侧卧位下进行。健侧卧位,踝关节中立位。治疗师一手握住小腿远端,另一手放在足外侧向下施加阻力。患者对抗阻力完成全范围踝外翻动作。

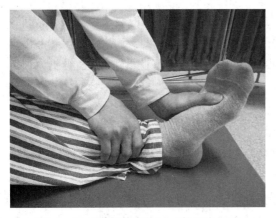
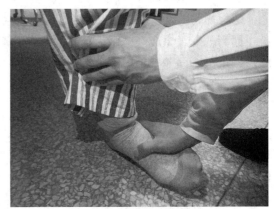

图 5-75　踝外翻肌群 1～3 级肌力训练　　　　图 5-76　踝外翻肌群 4～5 级肌力训练

 知识链接

下肢肌群运动学概要

1. 髋部肌群

（1）前屈　主动肌为髂腰肌、股直肌、缝匠肌、阔筋膜张肌。

（2）后伸　主动肌为臀大肌、股二头肌、半腱肌、半膜肌。

（3）外展　主动肌为臀中肌、臀小肌。

（4）内收　主动肌为股薄肌、长收肌、短收肌、大收肌、耻骨肌。

（5）内旋　主动肌为阔筋膜张肌、臀小肌、臀中肌前部纤维。

（6）外旋　主动肌为梨状肌、上孖肌、下孖肌、闭孔内肌、闭孔外肌、股方肌。

2. 膝部肌群

（1）屈膝　主动肌为股二头肌、半腱肌、半膜肌。

（2）伸膝　主动肌为股四头肌（股直肌、股内侧肌、股外侧肌、股中间肌）。

3. 踝部肌群

（1）背伸　主动肌为胫骨前肌、踇长伸肌、趾长伸肌。

（2）跖屈　主动肌为腓肠肌、比目鱼肌、胫骨后肌、踇长屈肌、趾长屈肌。

（3）内翻　主动肌为胫骨前肌、胫骨后肌。

（4）外翻　主动肌为腓骨长肌、腓骨短肌。

七、躯干肌群肌力训练

（一）增强颈前屈肌群肌力

1. 肌力 1～3 级

（1）患者体位　侧卧位，头下垫一枕头让头保持水平，肩放松。

（2）治疗师位置　面向患者坐在床头侧，一手托住患者侧头部，另一手扶住头后部。

（3）操作方法　患者听从口令，集中注意力努力完成全范围的颈前屈动作。1 级肌力时，给予助力帮助完成全范围颈前屈动作；2～3 级肌力时，双手托住头部，不予颈前屈动作助力，由患者完成全范围颈前屈动作（图 5-77）。3 级肌力训练可在下述 4～5 级肌力训练体位下进行。

2. 肌力 4～5 级

（1）患者体位 仰卧位，头下垫一枕头使头部保持水平，肩放松。

（2）治疗师位置 面向患者坐在床头侧，一手放置于胸骨处固定，另一手放置于患者头前额部。

（3）操作方法 患者对抗阻力完成全范围颈前屈动作（图 5-78）。

（二）增强颈后伸肌群肌力

1. 肌力 1～3 级

（1）患者体位 侧卧位，头下垫一枕头让头保持水平，肩放松。

（2）治疗师位置 面向患者坐在床头侧，一手托住患者侧头部，另一手扶住头后部。

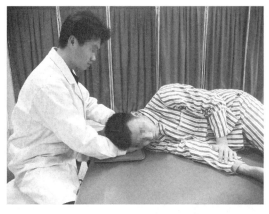 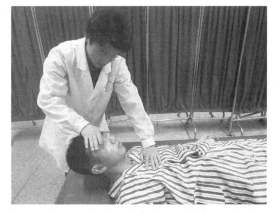

图 5-77 颈前屈肌群 1～3 级肌力训练 　　　图 5-78 颈前屈肌群 4～5 级肌力训练

（3）操作方法 患者听从口令，集中注意力努力完成全范围的颈后伸动作。1 级肌力时，给予助力帮助完成全范围颈后伸动作；2～3 级肌力时，双手托住头部，不予颈后伸动作助力，由患者完成全范围颈后伸动作（图 5-79）。3 级肌力训练可在下述 4～5 级肌力训练体位下进行。

2. 肌力 4～5 级

（1）患者体位 俯卧位，头伸出治疗床外悬空，肩部放松。

（2）治疗师位置 站在治疗床一侧，一手固定患者背部，一手放在患者头枕部向下施加阻力。

（3）操作方法 患者对抗阻力完成全范围颈后伸动作（图 5-80）。

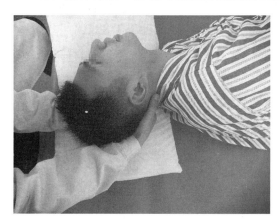 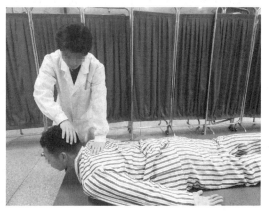

图 5-79 颈后伸肌群 1～3 级肌力训练 　　　图 5-80 颈后伸肌群 4～5 级肌力训练

（三）增强躯干前屈肌群肌力

1. 肌力 1～3 级

（1）患者体位　仰卧位，双上肢放置于体侧两侧。

（2）治疗师位置　站于治疗床一侧，一手托住患者头部，一手固定患者骨盆。

（3）操作方法　患者听从口令，集中注意力努力完成全范围的躯干前屈动作。1 级肌力时，给予助力帮助完成头、肩离开床面的躯干前屈动作；2～3 级肌力时，只帮助固定骨盆，不予助力，患者完成头、肩抬离床面的躯干前屈动作。

2. 肌力 4～5 级

（1）患者体位　仰卧位，屈髋、屈膝，肩部放松。

（2）治疗师位置　面向患者站立于治疗床一侧，双手固定患者两侧大腿。

（3）操作方法　4 级肌力时，患者双手向前平举作坐起动作（图 5-81）；5 级肌力时，患者双手抱头作坐起动作（图 5-82）。

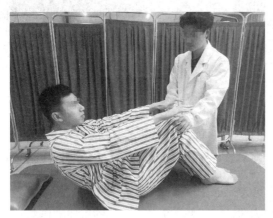 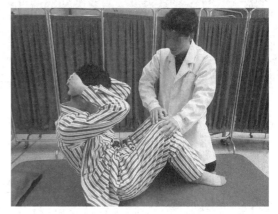

图 5-81　躯干前屈肌群 4 级肌力训练　　　图 5-82　躯干前屈肌群 5 级肌力训练

（四）增强躯干后伸肌群肌力

1. 肌力 1～3 级

（1）患者体位　俯卧位，下肢被固定，双上肢置于体侧。

（2）治疗师位置　站在床边，一手压在臀部固定，一手托在患者的上胸部。

（3）操作方法　患者听从口令，集中注意力努力完成全范围的躯干后伸动作。1 级肌力时，给予助力帮助作头、胸抬离床面动作，2～3 级肌力时，只帮助固定住臀部，不予头、胸抬离床面动作的助力（图 5-83）。

2. 肌力 4～5 级

（1）患者体位　俯卧位，双上肢置于体侧，胸部以上在桌缘外。

（2）治疗师位置　站在床边，一手压在臀部固定，一手放在患者的上背部施加阻力。

（3）操作方法　患者对抗阻力抬起上身（图 5-84）。

（五）增强躯干旋转肌群肌力

1. 肌力 1～3 级

（1）患者体位　坐位，固定骨盆。

（2）治疗师位置　站在患者身后，双手扶在患者的双肩上。

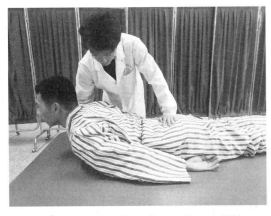

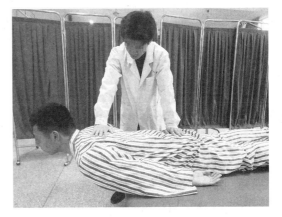

图 5-83 躯干后伸肌群 1~3 级肌力训练 图 5-84 躯干后伸肌群 4~5 级肌力训练

（3）操作方法 患者听从口令，集中注意力努力完成全范围的躯干旋转动作。1 级肌力时，给予助力帮助作上身向左右旋转；2~3 级肌力时，只提供保护，防止失去平衡，不予上身旋转的助力（图 5-85）。

2. 肌力 4~5 级

（1）患者体位 患者仰卧位，双下肢屈曲固定，双上肢放置于体侧。

（2）治疗师位置 坐在患者身体一侧，双手固定患者的双下肢。

（3）操作方法 患者努力双手抱头坐起，并向一侧转体（图 5-86）。

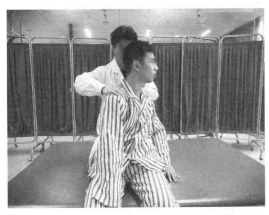

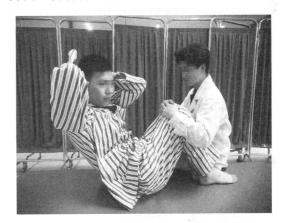

图 5-85 躯干旋转肌群 1~3 级肌力训练 图 5-86 躯干旋转肌群 4~5 级肌力训练

考点提示 四肢及躯干肌力的训练方法。

本 章 小 结

增强肌力和耐力的训练是现代康复治疗技术专业必须掌握的基本技能之一。本章讲述了影响肌力的因素、肌力训练的原则和种类，并对四肢和躯干的徒手肌力训练进行了详细的介绍。同学们需要根据患者的具体功能障碍情况，在评定的基础上，结合肌力训练的基本原则，选择适合的训练方法。训练过程中，要注意患者体位的选择和阻力施加的要求，以熟练的肌力训练操作手法服务于患者，提高患者的功能水平。

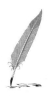

扫码"练一练"

习 题

一、单项选择题

1. 肌力是指
   A. 肌放松时所产生的力量
   B. 肌收缩时所产生的力量
   C. 肌肉收缩时所产生的最大力量
   D. 肌肉收缩时所产生的最小力量
   E. 肌肉放松时所产生的最大力量

2. 肌力训练基本原则中错误的是
   A. 施加适当阻力
   B. 超量恢复阶段进行下一次训练
   C. 重复次数、反复训练
   D. 需达到过度疲劳
   E. 选择适当运动强度

3. 在抗阻训练操作中错误的是
   A. 患者尽最大努力完成关节全范围动作
   B. 阻力施加于肢体近端
   C. 阻力施加方向与运动方向相反
   D. 无疼痛的完成训练
   E. 动力性收缩时没有颤动

4. 周围神经损伤后肌力评定为 0 级，患者预防肌萎缩的可采用的主要方法为
   A. 阻力运动
   B. 肌电生物反馈疗法
   C. 传递神经冲动训练
   D. 助力运动
   E. 主动运动

5. 当阻力等于肌肉产生的力量，关节不产生运动时，此项训练为
   A. 徒手抗阻训练
   B. 有氧训练
   C. 被动训练
   D. 等长训练
   E. 等张训练

6. 下列哪项不是肌力减退的原因
   A. 神经系统疾病
   B. 超量训练
   C. 进行性肌营养性不良
   D. 失用性肌肉萎缩
   E. 年龄增加

7. 当以增强肌力为目的时采用的肌力训练方式为
   A. 加大负荷，增加重复次数
   B. 加大负荷，加快运动速度及缩短训练时间
   C. 加大负荷，减慢运动速度及缩短训练时间
   D. 负荷减少，增加重复次数，训练的时间延长
   E. 负荷减少，减少重复次数，训练的时间缩短

8. 当以增强耐力为目的时采用的肌力训练方式为
   A. 加大负荷，增加重复次数
   B. 加大负荷，加快运动速度及缩短训练时间
   C. 加大负荷，减慢运动速度及缩短训练时间

    D. 负荷减少，增加重复次数，训练的时间延长

    E. 负荷减少，减少重复次数，训练的时间缩短

9. 肢体在石膏固定时应用的肌力训练方式为

    A. 等张训练   B. 等长训练

    C. 等速训练   D. 向心收缩训练

    E. 离心收缩训练

10. 渐进性抗阻训练，患者 10 次等张收缩运动所能承受的最大重量为 5kg，那患者第一组练习的负荷量为

    A. 2.5kg   B. 5.0kg   C. 7.5kg   D. 10kg

    E. 15kg

11. 短暂最大收缩训练的肌力训练方法是

    A. 等速训练   B. 等长训练

    C. 等张训练   D. 等张训练和等速训练相结合

    E. 等张训练与等长训练相结合

12. 为增强肱三头肌肌力，徒手肌力抗阻训练的阻力应施加于

    A. 上臂近端   B. 上臂远端

    C. 肘关节   D. 前臂近端

    E. 前臂远端

13. 患者，男，40 岁，因外伤致右髋股骨颈骨折，经手术切开复位螺钉固定，石膏固定 2 个月，拆除石膏后至康复科训练。请问以下除哪项外，均有益于提高股四头肌肌力

    A. 神经肌肉电刺激   B. 按摩、被动运动

    C. 等长训练   D. 等张训练

    E. 等速训练

14. 下列哪项不适合做肌力训练

    A. 桡神经损伤"垂腕"   B. 长期制动患者

    C. 腕关节骨折石膏固定拆除后 2 周   D. 踝关节扭伤急性期

    E. 跟腱术后 2 月

15. 徒手抗阻肌力训练的注意事项中，错误的是

    A. 对心血管疾病患者运动量适当减少

    B. 注意避免出现代偿运动

    C. 若全身出现不适时应及时汇报

    D. 训练中要注意休息恢复

    E. 训练过程中可使用短时间的憋气的运动

16. 2 级肌力时，提高肌力的最适宜方法为

    A. 电刺激疗法   B. 被动运动

    C. 主动运动   D. 抗阻运动

    E. 助力运动

17. 影响肌力的大小因素不包括

    A. 肌的生理横截面   B. 肌的初长度

  C. 肌的募集   D. 肌收缩时环境温度

  E. 肌纤维走向与肌腱长轴的关系

18. 能协助三角肌使肩关节外展的肌肉是

  A. 冈下肌   B. 冈上肌   C. 肩胛下肌   D. 小圆肌

  E. 背阔肌

二、思考题

1. 如何选择肌力训练的方法？

2. 如何进行肩部肌群肌力的训练？

（徐丽莺）

第六章

平衡能力训练

学习目标

1. **掌握** 平衡的基本概念、平衡训练的原则、适应证和禁忌证。
2. **熟悉** 平衡训练的常用方法及注意事项。
3. **了解** 特殊的平衡训练方法及新技术在平衡能力训练中的应用。
4. 学会平衡能力训练的分类方法。
5. 具有尊重和保护病人权利的意识。

第一节 概 述

扫码"学一学"

一、基本概念

（一）定义

1. 平衡（balance equilibrium） 是指物体所受到来自各个方向的作用力与反作用力大小相等，使物体处于一种稳定的状态。人体平衡比自然界物体的平衡更加复杂，它是指身体所处的一种姿势或稳定状态，并能在运动或受到外力作用时自动调整并维持所需姿势的一种能力。

2. 平衡功能 是指当人体重心垂线偏离稳定的支撑面时，能立即通过主动的或反射性的活动，使重心垂线返回到稳定的支撑面内的能力。

（二）平衡功能的分类

人体平衡功能一般可以分为静态平衡和动态平衡两大类。

1. 静态平衡 指的是人体在无外力作用下维持某种固定姿势的能力，即人体或人体某一部位处于某种特定姿势，如坐或站等姿势时保持稳定状态的能力。

2. 动态平衡 又包括自动动态平衡和他动动态平衡两个方面。

（1）自动动态平衡 指的是人体在无外力作用下从一种姿势调整到另一种姿势的过程，即人体在进行各种自主运动如由坐到站或由站到坐等各种姿势间的转换运动时，能够重新获得稳定状态的能力。

（2）他动动态平衡 指的是人体在外力推动作用下调整姿势的过程，即人体对外界干扰如推、拉等产生反应时恢复稳定状态的能力。

考点提示 ▷ 平衡功能的分类。

123

二、影响平衡的因素

（一）支撑面积

支撑面积是指人坐位时与接触物之间的面积或站立时两足之间的面积，此面积越大，越有利于平衡。此外，接触面的平整以及良好的接触都有利于平衡。

（二）平衡的条件

经过人体重心所做的垂线，必须落在支撑面之上才有可能保持平衡，否则将不利于平衡。平衡状态的优劣，可用重心与支撑面中心的连线同经过支撑面中心所做的垂线所形成的夹角的大小来评定，此夹角越小，平衡越佳，反之则越差。

（三）稳定极限

稳定极限是指在不失衡的条件下，重心在支撑点上方摆动时所允许的最大角度，其大小取决于支撑面的大小和性质，大、硬、平整时稳定极限大，小、软、不平整时稳定极限则小。

（四）摆动的频率

摆动的频率越低，平衡越好，反之摆动的频率越高，则越容易失去平衡。

（五）与平衡有关的感觉的作用

视觉、本体感觉、前庭感觉与平衡有重要关系。正常情况下在睁眼时控制平衡以本体感觉和视觉为主，反应灵敏，而在闭目时则需依靠前庭感觉，但反应不如本体感觉、视觉灵敏。

（六）与平衡有关的运动控制系统

主要有牵张反射、不随意运动和随意运动三个系统。

三、平衡训练的原则

（一）安全性

训练平衡功能的原则是在监护下，先将患者被动地向各个方向移动到失衡或接近失衡的点上，然后让它自行返回中位或平衡的位置上。训练中要密切监控以防出现意外，一定要让患者有安全感。

（二）循序渐进

1. 支撑面积由大到小　训练时支撑面积逐渐由大变小，即从最稳定的体位逐步过渡到最不稳定的体位。开始时可在支撑面积较大或使用辅助器具较多的体位进行训练，当患者的稳定性提高后，则减少支撑面积或减少辅助器具的使用。

2. 稳定极限由大变小　支撑面越大、越硬、越平整，则稳定极限越大，越容易保持平衡因此开始训练时除了支撑面由大变小外，还应由硬而平整的支撑面逐步过渡到软而不平整的支撑面下进行。

3. 从静态平衡到动态平衡　从静态平衡（Ⅰ级平衡）训练开始，过渡到自动动态平衡（Ⅱ级平衡），再过渡到他动动态平衡（Ⅲ级平衡）。

4. 逐渐增加训练的复杂性　平衡反应的训练可以在床、椅、地面等稳定的支撑面上，也可在摇板、摇椅、滚筒、大体操球等活动的支撑面上。一般先在稳定的支撑面上，后在活动的支撑面上。为增加难度，可在训练中增加上肢、下肢和躯干的活动。

5. 从睁眼到闭眼　视觉对平衡功能有补偿作用，因而开始训练时可在睁眼状态下进行，当平衡功能改善后，再进一步增加训练难度，在闭眼状态下进行。

（三）个体化原则

因人而异，制订个体化的训练方案。每个患者的病情不同，平衡功能障碍的类型及其严重程度亦不相同，因此应该坚持个体化原则。

（四）综合性训练

平衡功能障碍一般情况下不是独立存在的，患者可能同时有其他功能障碍，如肌力下降、肌张力异常或言语、认知功能障碍等，需同时进行治疗，综合全面康复。

考点提示 ▶ 平衡训练的原则。

四、适应证和禁忌证

（一）适应证

主要适用于因神经系统或前庭器官病变引起的平衡功能障碍患者。

（二）禁忌证

中枢性瘫痪伴有重度痉挛者；精神紧张导致痉挛加重者；对伴有高血压、冠心病的患者要在治疗师的监督下进行。

第二节　平衡训练的方法

一、仰卧位平衡训练

该体位下的平衡训练主要适合于偏瘫患者。平衡训练的主要内容是躯干的平衡训练，可采用以桥式运动为主的训练方法。

（一）桥式运动的目的

可训练腰背肌和提高骨盆的控制能力，诱发下肢分离运动，缓解躯干及下肢的痉挛，提高躯干肌肌力和平衡能力。因此应鼓励患者在病情稳定后尽早进行桥式运动。

（二）桥式运动的训练方法

1. 双桥运动　患者取仰卧位，双手置于体侧，或双手指交叉相握，胸前上举过头，注意患手拇指在上，下肢屈曲支撑于床面，辅助者位于患者的足侧，用双手并拢患者双下肢，嘱患者将臀部抬离床面并保持（图6-1）。

2. 单桥运动

（1）方法一　患者取仰卧位，双手指交叉相握过头，辅助者位于患者足侧，也可位于其侧方，用双手并拢患者双下肢，屈膝，将健侧下肢搭在患侧膝关节上，令病人抬起臀部并保持。

（2）方法二　患者取仰卧位，双手指交叉相握过头，辅助者位于患者足侧，也可位于

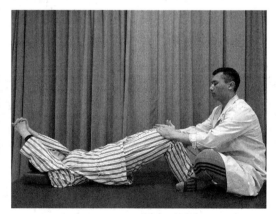

图6-1　双桥运动训练

扫码"学一学"

扫码"看一看"

其侧方，用双手并拢患者双下肢，屈膝，嘱患者将健侧下肢伸展开，并保持在空中，再让患者抬起臀部并保持。

二、前臂支撑下俯卧位平衡训练

该体位主要适用于截瘫患者，是上肢和肩部的强化训练以及持拐步行前的准备训练。

（一）静态平衡训练

患者取俯卧位，前臂支撑上肢体重，保持静态平衡。开始时保持的时间较短，随着平衡功能的逐渐改善，保持时间达到 30 分钟后，则可以在此基础上再进行动态平衡训练。

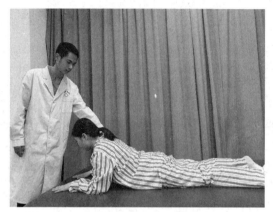

图 6-2　前臂支撑下俯卧位他动态平衡训练

（二）他动态平衡训练

患者取俯卧位，前臂支撑上肢体重，治疗师向各个方向推动患者的肩部。训练开始时推动的力较小，使患者失去静态平衡的状态，又能够在受到干扰后恢复到平衡的状态，然后逐渐增加推动的力度和范围（图 6-2）。

（三）自动态平衡训练

患者取俯卧位，前臂支撑上肢体重，自己向各个方向移动重心并保持平衡。

三、手膝跪位训练

该体位适用于偏瘫患者、运动失调症和帕金森病等具有运动功能障碍的患者。

（一）静态平衡训练

患者取手膝跪位，以手和膝部作为体重支撑点，在该体位下保持平衡。保持时间如果能够达到 30 分钟，再进行动态平衡训练。

（二）他动态平衡训练

患者取手膝跪位，治疗师向各个方向推动患者，推动的力度和幅度逐渐由小到大。

（三）自动态平衡训练（患者取手膝跪位）

1. 整体活动　患者自己向前、后、左、右各个方向活动身体并保持平衡，也可上、下活动躯干并保持平衡。

2. 肢体活动　可指示患者将一侧上肢或下肢抬起并保持平衡，随着稳定性的提高，再将一侧上肢与位于对角线的另一侧下肢同时抬起并保持平衡，如此逐渐增加训练的难度和复杂性。

四、双膝跪位和半跪位训练

这两种训练体位主要适用于截瘫患者，当双膝跪位平衡掌握后，再进行半跪位平衡训练。

（一）静态平衡训练

患者取双膝跪位或半跪位，保持平衡。静态平衡保持达到 30 分钟后，可进行动态平衡训练。

（二）他动态平衡训练（患者取双膝跪位或半跪位）

1. 治疗床上训练　患者跪于治疗床上，治疗师向各个方向推动患者。

2. 平衡板上训练　患者跪于平衡板上，治疗师向各个方向推动患者。由于平衡板会随着患者身体的倾斜而出现摆动，可视为为患者提供了一个活动的支持面，以此增加训练难度。

（三）自动态平衡训练（患者取双膝跪位或半跪位）

1. 向各个方向活动　患者自己向各个方向活动身体，保持平衡。

2. 抛接球训练　治疗师从不同方向向患者抛球，患者接球后再抛还给治疗师，反复进行。抛球的距离和力度可逐渐加大，以增加训练难度。

五、坐位训练

（一）长坐位平衡训练

临床中患者会根据自身的功能障碍程度选择最舒适的坐姿。一般来说截瘫患者多采用长坐位进行平衡功能训练。

1. 静态平衡训练　患者取长坐位，前方放一面镜子，治疗师位于患者后方，首先辅助患者保持静态平衡，逐渐减少辅助量，待患者能够独立保持静态平衡30分钟后，再进行动态平衡训练。

2. 他动态平衡训练　患者取长坐位，患者坐于治疗床上，治疗师向侧方或前、后方推动患者，使患者离开原来的起始位，开始时推动的幅度宜小，待患者能够恢复平衡，再加大推动的幅度。患者也可坐于平衡板上，治疗师向各个方向推动患者。

3. 自动态平衡训练　患者取长坐位。可指示患者向左右或前后等各个方向倾斜，躯干向左右侧屈或旋转，或双上肢从前方或侧方抬起至水平位，或抬起举至头顶，并保持长坐位平衡。当患者能够保持一定时间的平衡，就可以进行下面的训练。

（1）触碰物体训练　治疗师位于患者的对面，手拿物体放于患者的正前方、侧前方、正上方、侧上方、正下方、侧下方等不同的方向，让患者来触碰治疗师手中的物体。

（2）抛球、接球训练　可进一步增加患者的平衡能力，也可增加患者双上肢和腹背肌的肌力和耐力。在进

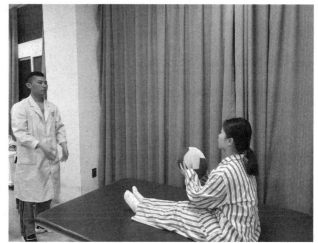

图6-3　长坐位抛接球训练

行抛接球训练时要注意从不同的角度向患者抛球，同时可逐渐增加抛球的距离和力度来增加训练的难度（图6-3）。

（二）端坐位平衡训练

偏瘫患者多采用端坐位平衡训练。能很好地保持端坐位平衡，才能进行站的平衡训练，为步行做好准备。

由于脑卒中的偏瘫患者多年老体弱，突然从卧位坐起，很容易发生体位性低血压，患者出现头晕、恶心、血压下降、面色苍白、出冷汗、心动过速、脉搏变弱等，严重的甚至休克。为预防突然体位变化造成的反应，可先进行坐起适应性训练，先将床头摇起30°，

开始坐起训练，并维持15～30分钟，观察患者的反应，2～3天未有明显异常反应者即可增加摇起的角度，一般每次增加15°，如此反复，逐渐将床摇至90°。如患者在坐起时感觉头晕、心率加快、面色苍白等应立即将床摇平，以防止体位性低血压。对一般情况良好的患者，可直接利用直立床，调整起立的角度，帮助患者达到站立状态。当患者经过坐起适应性训练后，则可以进行下面的训练。

1. 静态平衡训练 患者取端坐位，开始时可辅助患者保持静态平衡，待患者能够独立保持静态平衡一定时间后，再进行动态平衡训练。

2. 他动态平衡训练 患者取端坐位。患者坐于治疗床上，治疗师向各个方向推动患者，推动的力度逐渐加大，患者能够恢复平衡和维持坐位，然后患者可坐于治疗板上及训练球上，治疗师向各个方向推动患者。这样提供的是一个活动的或活动而软的支撑面，更难保持平衡，从而增加了训练的难度（图6-4）。

3. 自动态平衡训练 患者取端坐位，治疗师可指示患者向各个方向活动，侧屈或旋转躯干，或活动上肢的同时保持端坐位平衡。治疗师位于患者的对面，手拿物体放于患者的各个方向，让患者来触碰。治疗师从不同的角度向患者抛球，

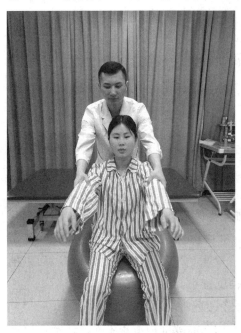

图6-4 端坐位治疗球上他动态平衡训练

并逐渐增加抛球的距离和力度。

六、站立位训练

患者的坐位平衡改善后，就可以进行站立位平衡训练。无论是偏瘫、截瘫还是其他情况引起的平衡功能障碍，进行站立位的平衡训练，都是为步行做好准备，并最终达到步行的目的。

（一）静态平衡训练

先进行辅助站立训练，然后进行独立站立训练。

1. 辅助站立训练 在患者尚不能独立站立时，需首先进行辅助站立训练。可以由治疗师扶助患者，也可以由患者自己扶助肋木、助行架、手杖或腋杖等，或者患者站于平行杠内扶助步行。当患者的静态平衡稍微改善后，则可以减少辅助的程度，如由两位治疗师扶助减少为一位治疗师扶助，或由扶助助行架改为扶助四脚拐，由四脚拐再改为三脚拐，再改为单脚拐。当平衡功能进一步改善，不需要辅助站立后，则开始进行独立站立平衡训练。

2. 独立站立训练 患者面对镜子保持独立站立位，这样在训练时可以提供视觉反馈，协助调整不正确的姿势。独立站立并可保持平衡达到一定的时间，就可以进行他动态站立平衡训练。

（二）他动态平衡训练（患者面对镜子保持独立站立位）

1. 硬而大的支撑面上训练 患者站在平地上，双足分开较大的距离，有较大的支撑面，利于保持平衡。治疗师站于患者旁边，向不同方向推动患者，可以逐渐增加推动的力度和

幅度，增加训练的难度。

2. 软而小的支撑面上训练　随着平衡功能的改善，可以由硬的支撑面改为小而软的支撑面，例如站在气垫上或软的床垫上等，也可以缩小支撑面，并足站立，或单足站立。然后治疗师向各个方向推动患者，使其失衡后再恢复平衡。

3. 活动的支撑面上训练　可以提供活动的支撑面给患者站立，如平衡板，进一步增加训练的难度，然后治疗师向各个方向推动患者。

（三）自动态平衡训练

患者仍需要面对镜子站立，治疗师站于患者旁边。自动态平衡的训练方法较多，具体如下。

1. 向各个方向活动　站立时足保持不动，身体交替向侧方、前方或后方倾斜并保持平衡；身体交替向左右转动并保持平衡。

2. 左右侧下肢交替负重　左右侧下肢交替支撑体重，每次保持 5～10 秒，治疗师需特别注意监护患者，以免发生跌倒，也需注意矫正不正确的姿势。

3. 太极拳云手式训练　可以采用太极拳的云手式进行平衡训练。云手式是身体重心一个连续的前后左右的转移过程，同时又伴随上肢的运动，因而是一个训练平衡的实用方法。

4. 触碰物体　治疗师手拿物体，放于患者的正前方、侧前方、正上方、侧上方、正下方、侧下方等各个方向，让患者来触碰物体。

5. 抛接球训练　在进行抛接球训练时可以从不同的角度向患者抛球，同时可逐渐增加抛球的距离和力度来增加训练的难度。

6. 伸手拿物　拿一物体放于地面上距离患者不同的地方，鼓励患者弯腰伸手去拿物体（图6-5）。

7. 平衡测试仪训练　平衡测试仪除了可以用来客观地评定平衡功能，还可以用于平衡功能的训练。训练时，患者双足放在测试仪的测力平台上，

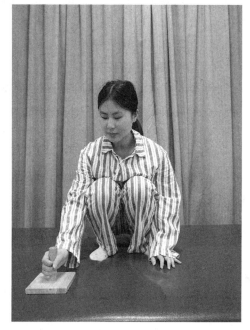

图 6-5　伸手拿物训练

在仪器的显示屏上通过不同的图标来显示双足所承担的体重。正常人每侧足承受体重的50%，通过有意识地将体重转移到一侧下肢，可以提高对自动态平衡能力的训练。

第三节　特殊平衡训练

一、前庭功能训练

对于前庭功能障碍的患者，其平衡功能的训练方法有其独特性。双侧前庭功能完全丧失的患者或前庭功能障碍合并视觉或本体感觉障碍时，疗效较差。但对部分功能损伤的患者则可以通过训练得到改善。

扫码"学一学"

（一）具体方法

1992 年 Susan 等设计了一套提高前庭适应性和在平衡中诱发视觉和本体感觉参与的提高平衡功能的训练，具体方法如下。

1. 患者双足尽可能靠拢，必要时双手或单手扶墙保持平衡，然后左右转头，再单手或双手不扶墙站立，时间逐渐延长并仍保持平衡，双足再靠拢些。

2. 患者步行，必要时他人给予帮助。

3. 患者练习在行走中转头。

4. 患者双足与肩同宽站立，直视前方目标，逐渐使支撑面变窄，即双足间距离缩短至1/2 足长，在进行训练时，双眼先断续闭拢，然后闭眼时间逐渐延长，同时，前臂先伸展，然后放置体侧，再交叉于胸前，在进行下一个难度训练之前，每一体位至少保持 15 秒，训练时间总共为 5～15 分钟。

5. 患者站立于软垫上，可从站立于硬地板开始，逐渐过渡到在薄地毯、薄枕头或沙发垫上站立。

6. 患者在行走中转圈练习，从转大圈开始，逐渐变得越来越小，两个方向均应练习。

（二）平衡训练的注意事项

在进行平衡功能训练时，治疗师要明确的注意事项如下。

1. 平衡功能训练适用于具有平衡功能障碍的患者。

2. 当患者具有严重的心肺等疾患，生命体征不稳定时，暂不宜训练。

3. 训练时，治疗师要在患者旁边注意监护，以免发生跌倒。

4. 训练前、训练中或出院前要注意平衡功能评定，以制订或修改训练方案。

5. 当患者同时存在其他功能障碍时，要注意综合康复。

二、结合新技术的平衡训练

（一）虚拟现实下平衡训练

虚拟现实技术是一种可以创建和体验虚拟世界的计算机仿真系统，它利用计算机和传感技术生成一个具有多种感官刺激的虚拟境界，使人通过适当装置，与虚拟世界进行体验和交流。利用虚拟现实技术可以设计针对性的平衡训练游戏或其他任务性训练，使患者在做这些游戏的过程中进行平衡训练。

（二）康复机器人辅助下平衡功能训练

康复机器人是医用机器人范畴，目前已广泛应用于康复治疗领域，其中外骨骼康复机器人可以辅助患者进行平衡和步行训练。

本 章 小 结

本章主要讲述平衡的基本概念、平衡训练的原则、适应证和禁忌证、平衡训练的常用方法及注意事项。同学们通过本章的学习，要掌握平衡能力训练常用的方法，能依据所学的知识为广大患者服务。

习　题

一、单项选择题

1. 闭目时控制平衡最主要为

　　A. 躯体感觉　　　　　B. 视觉　　　　　　C. 前庭感觉　　　　D. 深感觉

　　E. 以上都不是

2. 进行站立位平衡反应检查时，患者的脚快速向侧方、前方、后方跨出一步，头部和躯干出现调整属于

　　A. 阳性反应　　　　　B. 阴性反应　　　　C. 中性反应　　　　D. 异常反应

　　E. 以上都不对

3. 人体重心支持面不稳定时

　　A. 身体的稳定极限上升　　　　　　　　B. 身体的稳定极限下降

　　C. 身体的稳定极限不变　　　　　　　　D. 接触面变大

　　E. 接触面变小

4. 与人体平衡功能无关的是

　　A. 视觉　　　　　　　B. 本体感觉　　　　C. 听觉　　　　　　D. 中枢神经系统

　　E. 运动系统

5. 关于人体重心正确的是

　　A. 人体重心位于第二腰椎前缘

　　B. 人体重心位于两髋关节中央

　　C. 直线运动时该中心是身体上下摆动度最大和左右摆动度最小的部位

　　D. 人体重心位于髂前上棘连线中点

　　E. 步行时减少重心摆动并不能减少耗能

6. 以下关于平衡训练的顺序描述正确的是

　　A. 坐位平衡、双膝跪位平衡、爬行位平衡、立位平衡

　　B. 坐位平衡、爬行位平衡、双膝跪位平衡、立位平衡

　　C. 爬行位平衡、双膝跪位平衡、坐位平衡、立位平衡

　　D. 坐位平衡、爬行位平衡、立位平衡、双膝跪位平衡

　　E. 爬行位平衡、坐位平衡、双膝跪位平衡、立位平衡

7. 一般下列哪个体位在平衡训练时最容易控制平衡

　　A. 长坐位　　　　　　B. 端坐位　　　　　C. 跪位　　　　　　D. 手膝位

　　E. 站立位

8. 下列有关平衡训练的原则有误的是

　　A. 支撑面由大到小　　　　　　　　　　B. 重心由高到低

　　C. 由静态到动态平衡　　　　　　　　　D. 由睁眼状态到闭眼状态

　　E. 从自我保持平衡到破坏平衡时维持平衡

9. 下列哪种情况属于他动态平衡

　　A. 保持坐姿　　　　　B. 保持站立姿势　　C. 站起　　　　　　D. 坐下

　　E. 步行时被人撞了一下仍能保持平衡，继续行走

10. 以下哪个部位是调节平衡功能最重要的中枢

    A. 大脑　　　　　　　B. 小脑　　　　　　　C. 丘脑　　　　　　　D. 脑干

    E. 脊髓

二、思考题

1. 平衡训练的原则是什么？

2. 如何指导患者进行仰卧位平衡功能训练？

（赵　彬）

第七章

协调性功能训练

学习目标

1. **掌握** 协调的基本概念、影响协调训练效果的因素。
2. **熟悉** 协调功能障碍的分类和表现、协调功能训练的常用方法及注意事项。
3. **了解** 运动控制的神经生理学基础。
4. 学会协调能力训练的分类方法。
5. 具有尊重和保护病人权利的意识。

第一节 概 述

扫码"学一学"

一、运动控制的神经生理学基础

（一）神经网络理论

过去认为神经系统对运动的控制是自上而下呈阶梯状控制，而目前的神经网络理论则认为，神经系统是由大量的、同时也是很简单的神经元通过广泛地相互连接而形成的复杂网络系统。神经网络系统是一个高度复杂的非线性动力学系统，虽然每个神经元的结构和功能十分简单，但由大量神经元构成的网络系统的行为是十分复杂的，它具有高维性、神经元之间的广泛互连性或自组织性等。人类在学习的过程中，神经元之间的连接强度将根据环境信息发生变化，将环境信息逐步存储于神经网络中，通过与外界环境的相互作用，从外界环境获取知识，并通过反复实践、成功与失败的经验，在中枢神经系统逐渐形成优化的神经网络，对运动进行控制。

（二）多系统理论

该理论认为运动的控制并不是中枢神经系统直接发出指令，而是多系统间相互作用、系统地进行整合的综合效应。它强调人类的运动和行动是处在执行某种"任务"的状态，为了完成"任务"相应的几个系统被动员和组织起来，其结果是产生了某种行动模式。人类的运动和行动不是运动系统或中枢神经系统单方面的作用，而是个体、"任务"和环境三者相互结合对运动进行控制，它包括了神经系统的认知、记忆、支配能力；运动系统的关节活动范围、软组织的延展性；循环系统的运动耐受能力；心理行为状况以及环境等其他外源性因素，这些因素协同作用决定运动的质量。

二、运动神经系统和中枢神经系统的训练效果

不论是有意识还是无意识进行的运动，都是与环境相适应而且被巧妙地控制着的。以步行为例，意识控制着步行动作的开始、结束以及要到达的目的地，但步行这一动作本身基本上是在无意识之中进行的。步行中，周围环境多种多样，但不论是在平整地面，还是凹凸不平的山路或是容易滑倒的冰雪路面，正常人都能在其上较好地控制步态行走。这需要由感觉器官将每时每刻都在变化的环境信息输送到中枢神经系统，由其将这些感觉信息加以处理，随时修正运动指令，才能够完成有目的、有意义的运动。这个复杂过程的处理由大脑在瞬间完成，通过反复练习可达到学习和记忆运动的目的，使运动可以在无意识下顺畅地完成。但如果疾病和功能障碍影响了运动控制系统的正常工作，造成随意运动难以顺利完成时，就必须要通过康复训练达到功能恢复和提高运动控制能力的目的。

三、运动控制功能的障碍

运动控制障碍是指具有一定的肌力和运动条件，但是无法控制动作的精确性和靶向性的临床现象。上运动神经元病变往往导致下运动神经元失控（过度兴奋或易化），由于肌肉痉挛或过度活跃、关节挛缩、肌肉无力或麻痹、骨关节畸形，致使运动功能失衡或运动控制障碍，从而影响患者活动。

四、协调功能障碍的分类

协调功能障碍临床常见的主要有以下三种类型。

（一）前庭性共济失调

空间的调节暂时紊乱，伴发眩晕。

（二）感觉性共济失调

深感觉障碍破坏运动的反馈机制。睁眼时减轻，闭目时加剧。

（三）小脑性共济失调

与视觉无关，常表现为辨距不良、意向性震颤、酩酊步态。

五、协调功能障碍的表现

协调功能障碍的主要表现为辨距不良、动作分解、轮替动作失常、言语与书写异常以及 ADL 障碍。

六、影响协调训练效果的因素

（一）与协调有关的感觉的作用

视觉、本体感觉与协调有重要关系。视觉对协调功能有补偿作用，本体感觉同样有利于协调的维持。

（二）动作的频率

协调动作的频率越低，越易保持协调，反之，协调动作的频率越高，则越易失去协调性。

（三）与协调有关的运动控制系统

中枢神经系统和肌肉骨骼系统的功能越接近正常，则协调功能越接近正常。

（四）其他因素

如精神、心理、认知和患者的主动性等。患者有抑郁或焦虑情绪会影响协调训练的效果，认知功能差则训练效果可能不明显，主动性差也会影响训练效果。

考点提示 影响协调训练的因素。

第二节 协调训练方法

扫码"学一学"

案例讨论

【案例】

患者××，男，23岁，脑外伤致四肢活动不利五月余入院。查体：一般状态尚可，意识清楚，生命体征平稳，心肺未见明显异常。专科检查：左侧上下肢各肌群肌力正常，右侧上肢、髂腰肌、腘绳肌肌力4级，右臀中肌肌力3-级，臀大肌肌力3级。右侧伸膝肌、髋内收肌、小腿三头肌肌张力1级，其余正常。坐位平衡3级、立位平衡2级。单人扶持下步态呈"一字步"，双膝过伸。左侧指鼻试验（＋），跟-膝-胫试验（＋）。

【讨论】

此时该患者可进行哪些康复治疗？请为其制定康复方案。

一、与平衡功能训练的区别

扫码"看一看"

协调功能训练的方法与平衡功能训练方法基本相同，二者的区别在于侧重点不同。平衡功能的训练侧重于身体重心的控制，以粗大动作、整体动作训练为主；协调功能训练侧重于动作的灵活性、稳定性和准确性，以肢体远端关节的精细动作、多关节共同运动的控制为主，同时强调动作完成过程的质量，例如动作的完成是否正确、准确、在完成过程中有没有出现肢体的震颤等。协调功能评定的方法如指鼻试验、轮替试验等，这些动作既可以用来进行评定，同时也可以用来进行协调训练。具体的训练方法主要包括轮替动作的练习和定位的方向性动作练习两个方面。

二、上肢协调训练

上肢协调训练包括轮替动作的练习和定位的方向性动作练习。

（一）轮替动作练习

主要根据关节的活动方向而进行。

1. 双上肢交替上举 左、右侧上肢交替举过头顶高度，手尽量保持伸直，并逐渐加快练习的速度（图7-1）。

2. 双上肢交替摸肩上举 左、右侧上肢交替屈肘、摸同侧肩，然后上举。

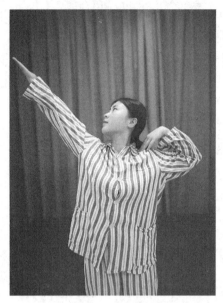

图 7-1 双上肢交替上举训练

3. 双上肢交替前伸 上肢要前伸至水平位，并逐渐加快速度。

4. 交替屈肘 双上肢起始位为解剖位，然后左、右侧交替屈肘，手拍同侧肩部。逐渐加快速度。

5. 前臂旋前、旋后 肩关节前屈 90°，肘伸直，左右侧同时进行前臂旋前、旋后的练习。或一侧练习一定时间，再换另一侧练习。

6. 腕屈伸 双侧同时进行腕屈伸练习，或一侧练习一定时间，再换另一侧练习。

7. 双手交替掌心拍掌背 双手放于胸前，左手掌心拍右手掌背，然后右手掌心拍左手掌背，如此交替进行，逐渐加快速度。

（二）方向性动作练习包括以下方面。

1. 指鼻练习 左、右侧交替以示指指鼻，或一侧以示指指鼻，反复练习一定时间，再换另一侧练习。

2. 对指练习 双手相应的手指互相触碰，由拇指到小指交替进行；或左手的拇指分别与其余四个手指进行对指，练习一定时间，再换右手，或双手同时练习。以上练习同样要逐渐加快速度。

3. 指敲桌面 双手同时以 5 个手指交替敲击桌面，或一侧练习一定时间，再换另一侧练习。

4. 其他 画画、下跳棋等，或使用套圈板、木插板进行作业治疗。

三、下肢协调训练

下肢协调训练包括轮替动作的练习和定位的方向性动作练习。

（一）轮替动作

1. 交替屈髋 仰卧于床上，膝关节伸直，左右侧交替屈髋至 90°，逐渐加快速度（图 7-2）。

2. 交替伸膝 坐于床边，小腿自然下垂，左右侧交替伸膝。

3. 坐位交替踏步 坐位时左右侧交替踏步，并逐渐加快速度。

4. 拍地练习 足跟触地，脚尖抬起做拍地运动可以双脚同时或分别做。

（二）整体动作

1. 原地踏步走 踏步的同时双上肢交替摆臂，逐渐加快速度。

2. 原地高抬腿跑 高抬腿跑的同时双上肢交替摆臂，逐渐加快速度。

3. 其他 跳绳、踢毽子等。

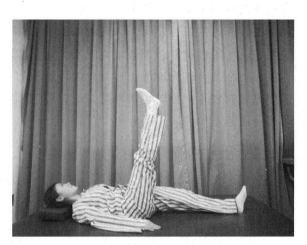

图 7-2 双下肢交替屈髋训练

协调训练开始时均在睁眼的状态下进行，当功能改善后，可根据具体情况，将有些训练项目改为闭眼状态下进行，以增加训练的难度，如：指鼻练习、对指练习等。

四、协调训练的注意事项

在进行协调功能训练时，治疗师要明确的注意事项如下。

（1）协调功能训练适用于具有协调功能障碍的患者。

（2）当患者具有严重的心律失常、心力衰竭、严重感染或严重的痉挛等，则暂不宜训练

（3）训练前、训练中要注意协调功能评定，以了解问题所在，制订或修改训练方案。

（4）协调功能训练不是孤立进行的，要同时进行相应的肌力、平衡功能训练等其他训练。

本章小结

本章主要讲述协调的基本概念、影响协调训练效果的因素、协调功能障碍的分类和表现、协调功能训练的常用方法及注意事项。同学们通过本章的学习，要掌握协调功能训练常用的方法，能够灵活运用所学知识为病、伤、残者服务。

习　题

扫码"练一练"

一、单项选择题

1. 以下属于小脑损伤后的步态的是

A. 剪刀步　　　　B. 慌张步态　　　　C. 鸭步　　　　D. 跨栏步

E. 酩酊步态

2. 以下选项中哪个部位是调节协调功能最重要的中枢

A. 大脑　　　　B. 小脑　　　　C. 丘脑　　　　D. 脑干

E. 脊髓

3. 影响协调训练的因素不包括

A. 支撑面积　　　B. 视觉　　　C. 本体感觉　　　D. 运动控制系统

E. 患者的认知功能

4. 以下不属于协调运动特征的是

A. 适当的速度　　B. 适当的方向　　C. 适当的节奏　　D. 适当的力量

E. 可随意的运动

5. 以下不属于协调训练的具体方法的是

A. 患者站立位，治疗师从各个方向推动患者

B. 对指练习

C. 拍地练习

D. 左右侧下肢交替负重

E. 原地踏步走

6. 以下关于小脑性共济失调的描述正确的是

A. 可产生辨距不良

B. 可产生静止性震颤

C. 可出现轮替运动异常

D. 在上肢可表现为字愈写愈大（大写症）

E. 在下肢可表现为慌张步态

7. 以下疾病中会出现协调功能障碍的是

A. 硬膜外血肿　　　　B. 小脑半球梗死　　　　C. 帕金森病　　　　D. 胫骨骨折

E. 小儿脑瘫

8. 以下关于协调训练描述正确的是

A. 协调训练侧重身体重心的控制

B. 协调训练侧重动作的灵活性、稳定性和准确性

C. 协调训练以粗大动作、整体动作训练为主

D. 协调训练以肢体远端关节的精细动作、多关节共同运动的控制为主

E. 协调训练强调动作完成过程的质量

9. 协调指人体产生平滑、准确、有控制的运动的能力。所完成运动的质量应包括

A. 按照一定的方向　　　　　　　　B. 按照一定的节奏

C. 采用适当的力量　　　　　　　　D. 采用适当的速度

E. 达到准确的目标

10. 以下关于感觉性共济失调的描述正确的是

A. 病变在脊髓后索

B. 是由于深感觉障碍而导致的共济失调

C. 是由于浅感觉障碍而导致的共济失调

D. 行走时迈步不知远近，落脚不知深浅

E. 常目视地面行走

二、思考题

1. 影响协调训练效果的因素有哪些？

2. 如何指导患者进行上肢协调功能练习？

（赵　彬）

第八章

体位摆放与移乘训练

学习目标

1. **掌握** 体位摆放的方法；轮椅与床之间的移乘训练；体位转移的主要方法和分类。
2. **熟悉** 体位转移的基本原则。
3. **了解** 人工搬运和机械搬运的方法。
4. 学生具备根据患者的病情，有针对性的指导患者完成转移、移乘活动的能力。
5. 在训练过程中具有保护患者安全的意识。

第一节 概 述

一、体位摆放

各种原因所致肢体瘫痪的急性期，因生命体征不稳定，瘫痪肢体制动或不能活动等原因，患者被迫卧床。此时，为了减轻疼痛，防止发生压疮，预防肢体挛缩，维持良好血液循环，应注意正确摆放患者的体位，每隔1～2小时为患者翻身一次。

体位摆放的目的：保护肩关节、防止肩关节半脱位；防止骨盆后倾和髋关节外展、外旋；预防肢体挛缩、缓解痉挛；早期诱发分离运动。

二、移乘训练

移乘训练是指患者进行轮椅与床之间转换的一种技术，这是患者生活能够自理的一种关键动作，要求患者能从轮椅转移到各种不同的地方。患者对移乘动作的掌握程度决定其日常生活活动（ADL）的自理程度和活动范围。

为了患者早日能够生活自理，回归家庭和社会，减少家人、社会负担，就要尽早进行ADL训练，体位摆放、移乘训练是ADL的重要训练内容。

训练的原则：当患者能够自主运动时尽量自主运动，患者不能自主运动时，应采取辅助和被动的方法。随着患者日常生活能力的提高，逐渐减少辅助量，最终达到患者完全自理的目标。

三、转移训练

（一）定义与分类

1. 定义 体位转移是指人体从一种姿势转移到另一种姿势的过程，包括卧→坐→站→

扫码"学一学"

139

扫码"看一看"

行走。

正常人每天在日常生活和工作中要完成的各种体位转移活动有上千次之多，并在潜意识状况下轻松地完成。但对瘫痪患者而言轻者不能顺利完成，重者则完全不能完成。因此，为了使瘫痪患者能够独立地完成各项日常生活活动，必须教会他们各种转移方法。当患者不能独立完成转移活动时，则必须教会患者、家属或护理人员辅助的转移方法。如果辅助转移活动也不能完成，还可以借助人工徒手和升降器械被动完成转移活动。

2. 分类 转移的方法很多，但没有一种"正确"的方法适合任何一位患者，只要这种方法适合家属及其护理人员就可以。转移的方法越安全、简单、有效越好。体位转移方法一般分为三大类：独立转移、辅助转移和被动转移。

（1）独立转移 是指患者独自完成、不需他人帮助的转移方法。

（2）辅助转移 是指由治疗师或护理人员协助的转移方法。

（3）被动转移 即搬运，是指患者因瘫痪程度较重而不能对抗重力完成独立转移和辅助转移时，完全依靠外力将患者整个从一个地方转移到另一个地方。一般分为机械搬运和人工搬运。机械搬运即需要借助各种器械（如升降机）进行转移，人工搬运至少需要两个人，无论机械还是人工搬运，都要被帮者配合，也需要帮助者主动参与。

（二）基本原则

1. 独立转移的基本原则

（1）水平转移时，相互转移的两个平面之间的高度应尽可能相等，尤其是四肢瘫痪的患者。

（2）相互转移的两个平面的物体应固定。轮椅转移时先制动，活动床转移时先锁住脚轮，椅子转移时应将其置于最稳定的位置。

（3）相互转移的两个平面应尽可能靠近。若两者之间有距离，可使用转移滑板。

（4）床垫和椅面应有一定的硬度。一般越硬越有利于患者转移。

（5）教会患者利用体重转移，如利用倾斜力、翻滚力、摆动惯性等以增加起身的动量。

（6）转移时应注意安全。患者应尽量避免被家具或轮椅大轮、脚踏板碰伤肢体或臀部。如轮椅和床之间转移时，靠床侧的轮椅扶手要卸下，轮椅脚踏板要向旁边移开，否则会碰到患者脚踝，导致皮肤擦伤。

（7）患者学习独立转移时机要适当。太早容易失败会使患者失去信心，太晚则因依赖而失去兴趣。

（8）有多种转移方法可供选择时，最安全、最容易的方法为首选。

2. 辅助转移的基本原则

（1）转移前治疗师或护理人员必须做好转移前的准备工作，使转移能够安全、有效地进行。比如由床移向轮椅，要先轮椅放在适当的位置，以缩短距离减少转换方向。轮椅或活动床要制动，拆去阻碍转移的扶手和脚踏板。让患者尽量排空大小便等。

（2）治疗师或护理人员与患者之间应互相信任。在进行转移前，治疗师或护理人员应作自我介绍，并解释清楚转移的目的、方向、方法和程序。

（3）治疗师或护理人员应熟知患者病情。知道患者身高、体重、瘫痪程度和认知能力功能。如果患者具备一定的转移能力，那么转移的速度必须按患者的能力而定。

（4）治疗师或护理人员需要一定的技巧而不能单独依靠体力。给予帮助时主要依靠下肢力量，站立时治疗师或护理人员应双腿分开与肩同宽，髋、膝关节可以微屈但腰背部及头颈部必须伸直，旋转时不用腰力而通过足的转动来实现，同时身体要顺着转移方向移动。

同时，治疗师或护理人员必须清楚自己的体力和技能，没有把握时不要单独转移患者。

（5）治疗师或护理人员必须穿合适的鞋子或赤足。为防止打滑，不可只穿袜子进行转移。

（6）治疗师或护理人员的指令应简单、明确。转移过程中治疗师或护理人员与患者应当相互支持，共同用力。

（7）转移过程中，治疗师或护理人员应留意患者突然或不正常的动作。

（8）随着患者功能的恢复，应逐渐减少帮助。

3. 被动转移的基本原则

（1）患者应当消除紧张、对抗的情绪，让身心得到放松，对帮助者要有信心。

（2）搬运时患者应当向前看。

（3）搬运过程中患者应当保持转移开始的姿势，以后不再改变。

（4）若搬运过程需要两个以上人员，则每一位都必须清楚地了解整个转移程序。开始转移时，由其中一位负责喊口号，如"一、二、三，起"，然后同时把患者搬起。

（5）利用机械搬运时，转移前应检查器械是否完好。

（6）无论是何种搬运形式，转移时都不能增加患者的痛苦，不能加重病情。

（三）体位转移方法的选择

体位转移方法的选择没有绝对的原则。患者能够独立转移时尽量不要帮助，能提供少量帮助时不要提供大量帮助，而被动转移是最后的选择。患者残疾较重或存在认知障碍时不要勉强训练其独立转移活动。

考点提示　主动转移、辅助转移的基本原则。

第二节　体位摆放

 案例讨论

【案例】

患者，××，男，45 岁，2018 年 5 月 13 日患者晨起拾物时突然倒地，被家人扶起后送当地医院就诊，头颅 CT 提示"左侧脑梗死"，给予"奥扎格雷"治疗，患者病情稳定。2018 年 5 月 19 日患者家属发现其右上肢瘫痪，嘴角歪斜，遂送深圳市某医院就诊，以"脑梗死"收入院。入院后给予改善血液循环、营养神经、抗血小板聚集、控制血压、血糖、改善电解质紊乱等治疗，第 5 日后病情平稳转康复医学科行康复治疗。入院时生命体征平稳，可交流，声音嘶哑，偶有饮水呛咳，右侧肢体运动功能欠佳，上肢运动功能 Brunnstrom 分级为Ⅰ级，下肢运动功能为 Brunnstrom 分级为Ⅰ级，不能坐起。患者无发热、咳嗽、气促，也无头痛、头晕、呕吐，精神差，大小便可自控。

【讨论】

1. 患者目前存在哪些功能障碍？

2. 针对这些功能障碍患者可进行哪些康复治疗？请为患者制定康复治疗计划和方案。

扫码"学一学"

一、偏瘫患者的肢体位置摆放

（一）仰卧位

将患者头部放在枕头上，枕头高度要适中。患侧肩关节下方垫一软枕，使肩胛骨向前突，防止肩胛骨下沉和后撤。上肢下垫一软枕，肘关节伸直，腕关节背伸，手指伸展，平放在枕头上。下肢大腿外侧放一软枕或大浴巾，防止髋关节外展、外旋。膝关节下方垫一毛巾卷，防止膝关节出现膝过伸（图8-1）。

（二）健侧卧位

患侧肩关节前屈约90°，下垫一软枕，上肢保持伸展位，患侧下肢轻度屈曲位，下垫一软枕，健侧上、下肢可以自由摆放。背后放一软枕，使躯干呈放松状态（图8-2）。

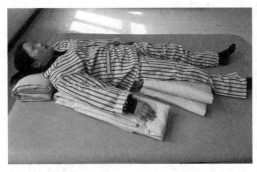

图8-1 偏瘫患者仰卧位良肢位摆放

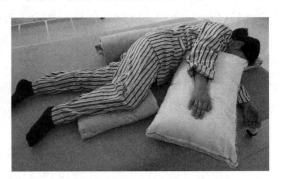

图8-2 偏瘫患者健侧卧位良肢位摆放

（三）患侧卧位

患侧肩胛带前伸，肩关节屈曲约90°，肘关节伸展，前臂旋后，腕关节背伸，手指伸展。患侧下肢髋关节伸展，膝关节轻度屈曲。健侧下肢髋关节、膝关节屈曲，下垫软枕，防止挤压患侧下肢。背后可放一软枕，躯干依靠软枕，使躯干放松（图8-3）。

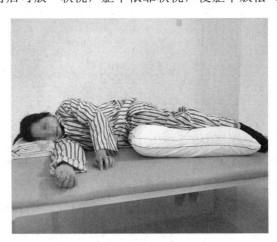

图8-3 偏瘫患者患侧卧位良肢位摆放

二、截瘫或四肢瘫患者的肢体位置摆放

（一）仰卧位

头部放在枕头上，枕头高度适中，将头两侧固定（需要保持颈部过伸展位时，在颈部垫上软枕）。肩胛、上肢、下肢各垫一软枕（图8-4）。

（二）侧卧位

上侧的上肢保持伸展位、下肢屈曲位，肢体下均垫软枕。背后可放一软枕，躯干依靠软枕，使躯干放松（图8-5）。

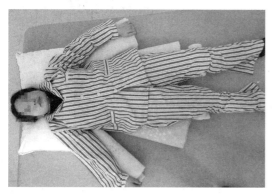

图8-4 截瘫患者仰卧位良肢位摆放

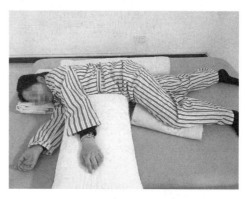

图8-5 截瘫患者侧卧位良肢位摆放

第三节 移乘训练

一、偏瘫患者的移乘训练

（一）床到轮椅的移乘训练

1. 独立转移

（1）患者坐在床边，双足平放在地面上。

（2）将轮椅放在患者的健侧，与床成30°～45°夹角，关闭轮椅手闸，移开靠近床那侧的脚踏板（图8-6a）。

（3）患者健手支撑于轮椅远侧扶手（图8-6b）。

（4）患者躯干向前倾斜，健手用力支撑，抬起臀部，以双足为支点旋转身体直至背靠轮椅（图8-6c）。

（5）确定双腿后侧贴近轮椅后正对轮椅坐下（图8-6d）。

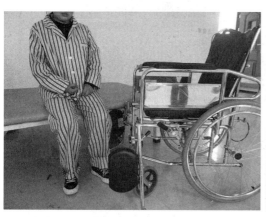

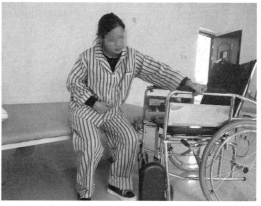

a

b

图8-6 偏瘫患者床到轮椅的独立转移

扫码"学一学"

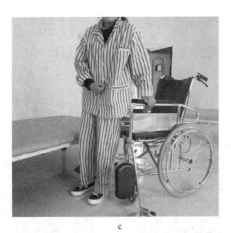
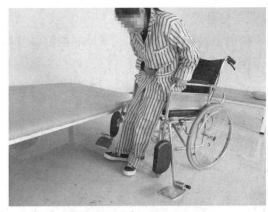

图 8-6 偏瘫患者床到轮椅的独立转移（续）

2. 辅助转移

（1）患者坐在床边，双足平放在地面上。

（2）将轮椅放在患者的健侧，与床成 30°～45° 夹角，关闭轮椅手闸，移开靠近床那侧的脚踏板。

（3）治疗师面向患者站立，双膝微屈，腰背挺直，双足放在患足两边，用自己的膝关节在前面抵住患者的患膝（图 8-7a）。

（4）治疗师一手从患者腋下穿过置于患者患侧肩胛骨上，抓住肩胛骨的内缘，另一手托住患者健侧上肢，使其躯干前倾。将患者的重心转移到脚上，直到患者的臀部离开床面。如果在转移过程中患者抬头，有助于重心转移（图 8-7b）。

（5）治疗师引导患者转身。患者不能环抱治疗师颈部，易诱发下肢全伸模式。

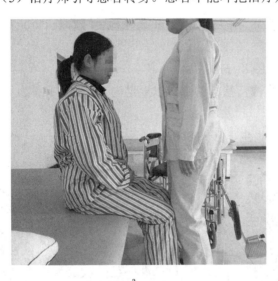
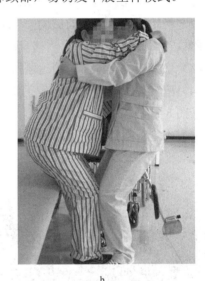

图 8-7 偏瘫患者床到轮椅的辅助转移

（二）轮椅到床的移乘训练

1. 独立转移

（1）将轮椅放在健侧，与床成 30°～45° 夹角，拉下轮椅手闸，移开靠近床那侧的脚踏板，双足平放在地面（图 8-8a）。

（2）健手放在床面上，支撑身体抬起臀部，以双足为支点旋转身体（图8-8b）。

（3）边转身边坐下。

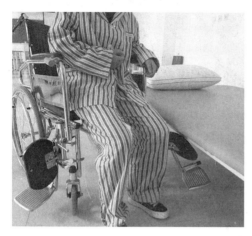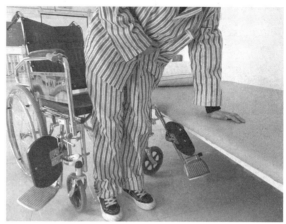

图8-8　偏瘫患者轮椅到床的独立转移

2. 辅助转移　与从床到轮椅的辅助转移方法基本一样，只不过顺序相反。

二、截瘫患者的移乘训练

（一）轮椅到床的移乘训练

1. 独立转移-前方转移

（1）患者驱动轮椅正面靠近床，其间距离约为30cm，以供抬腿之用，然后关闭手闸（图8-9a）。

（2）将双手置于右膝下，通过屈肘动作，将右下肢抬起，放到床上。用同样方法将左下肢抬起放到床上（图8-9b）。

（3）打开轮椅手闸，向前推动轮椅紧贴床缘，再次关闭手闸（图8-9c）。

（4）双手扶住轮椅扶手向上撑起，同时向前移动坐于床上，用上肢帮助摆正下肢的位置（图8-9d）。双腿要在床上滑动，故床垫不宜太软。

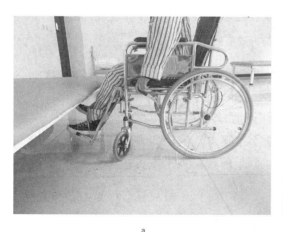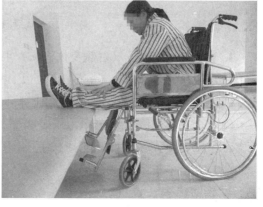

图8-9　截瘫患者前方独立转移

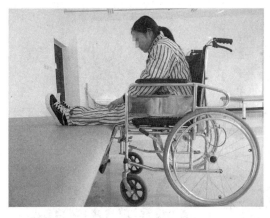
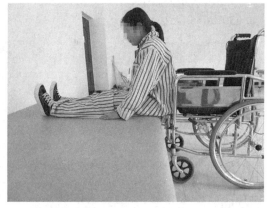

图 8-9　截瘫患者前方独立转移（续）

2. 独立转移-侧方成角转移（从右侧转移）

（1）患者驱动轮椅从右侧尽量靠近床，与床成 20°～30° 夹角，关闭手闸，移开右侧脚踏板（图 8-10a）。

（2）患者在轮椅上先将臀部向前移动，右手支撑床面，左手支撑轮椅扶手，同时撑起臀部并向前、向右侧方移到床上（图 8-10b）。

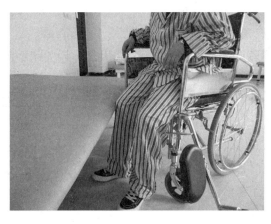
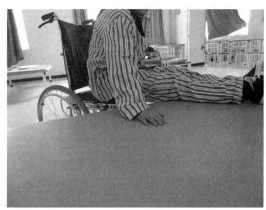

图 8-10　截瘫患者侧方成角独立转移

3. 独立转移-侧方（右侧身体靠床）平行转移

（1）患者驱动轮椅与床平行放置，关闭手闸（图 8-11a）。

（2）卸下近床侧扶手，将双腿抬上床（方法同前方转移）。

（3）躯干向床缘方向前倾，将右腿交叉置于左腿上，应用侧方支撑移动的方法，右手支撑于床上，左手支撑于轮椅扶手上，头和躯干前屈，双手支撑抬起臀部并向床移动（图 8-11b）。

4. 辅助转移

（1）患者坐在轮椅上，移去脚踏板，双足平放在地面。

（2）治疗师面向患者，用自己的双足和双膝抵住患者的双足和双膝外侧，屈髋屈膝，腰背伸直，双手抱住患者的臀部，让患者躯干前倾，将下颏抵在治疗师的一侧肩部。

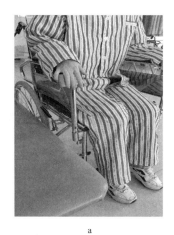
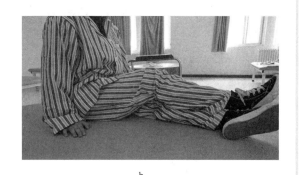

a　　　　　　　　　　　　　　　　b

图 8-11　截瘫患者侧方平行独立转移

（3）患者双臂环抱住治疗师的颈部，或将两臂悬置于膝前。

（4）如果患者不能用下颌抵住治疗师的肩部或超重，治疗师必须抓住患者的裤腰带。

（5）治疗师的头转向一侧，用力将患者向上抬起，必要时治疗师一侧脚可向后迈一步以保持平衡。

（6）将患者向床转动。

（二）床到轮椅的移乘训练

与从轮椅到床的顺序相反。

第四节　转移训练

扫码"学一学"

一、偏瘫患者的转移活动

（一）床上转移活动

1. 床上翻身

（1）从仰卧位到患侧卧位　头转向患侧，患者健手将患侧上肢外展防止受压，健侧下肢屈髋屈膝（图 8-12）；健侧肩上抬，健侧下肢用力蹬床，抬起健侧骨盆，身体完成转向患侧，最后调整卧姿，治疗师可站在患者的患侧，以消除患者害怕摔下的顾虑。

（2）从仰卧位到健侧卧位　患者仰卧位，健足从患侧腘窝处插入，沿患侧小腿下滑至跟腱处，使健足置于患足下方（图 8-13a）。Bobath 握手（双手十指交叉，患侧拇指在上）（图 8-13b），健侧上肢带动患侧上肢上举 90°，向左、右两侧摆动，摆动的幅度逐渐加大，利用躯干旋转和上肢摆动的惯性向健侧翻身。

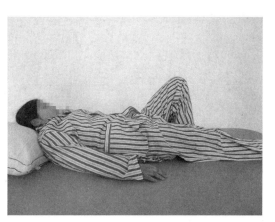

图 8-12　偏瘫患者从仰卧位到患侧卧位

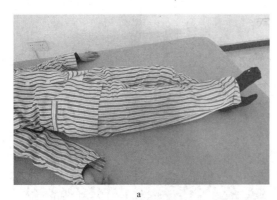
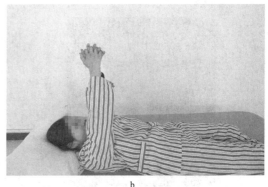

图 8-13　偏瘫患者从仰卧位到健侧卧位

（3）辅助下完成向健侧翻身　患者仰卧位，健足从患侧腘窝处插入，沿患侧小腿下滑至跟腱处，使健足置于患足下方，由健手将患手拉向健侧。治疗师位于患侧帮助患者抬起肩胛和骨盆，翻身至健侧（图 8-14）。

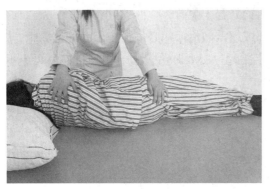

图 8-14　偏瘫患者辅助下向健侧翻身

2. 床上卧位平移

（1）左右平移（向左移）　患者仰卧位，健足置于患足下方。双手 Bobath 握手置于胸前，利用健侧下肢将患侧下肢抬起向左移，用健足和肩支起臀部，同时将下半身向左移，臀部左移完成后再将头慢慢向左移。右移动作相同，方向相反。

（2）上下平移（向上移）　患者仰卧位，健侧下肢屈髋屈膝，健肘稍屈曲，用足、肘支撑，健足蹬床，抬起臀部同时向上移动身体。下移动作类似，但不如上移动作容易完成。

3. 由卧位到床边坐起

（1）独立从健侧坐起　健手握住患手，健腿插到患腿下面，健腿将患腿移到床边并垂下，身体转向健侧（图 8-15a）；健手松开患手，颈部前屈，躯干向健侧旋转；从健肘支撑到健手支撑，坐起（图 8-15b）。

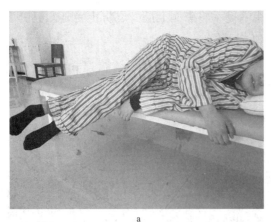
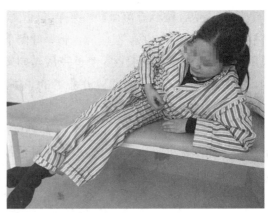

图 8-15　偏瘫患者独立从健侧坐起

（2）独立从患侧坐起　患侧卧位，双腿远端垂于床边，健侧上肢向前横过身体，同时旋转躯干，健手在患侧用力推床支撑上身，摆动双腿，完成床边坐起（图8-16）。患者坐直，调整好姿势。

（3）辅助下从健侧坐起 患者仰卧位，将健腿插到患腿下面，患者双腿放于床边；治疗师一手托住患者下方的肩部或腋下，另一只手按着患者上方的骨盆，让患者向上侧屈头部（图8-17）；以骨盆为枢纽完成坐位。

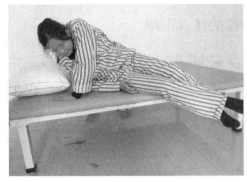 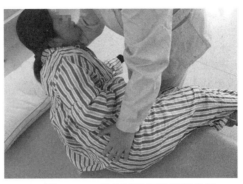

图8-16 偏瘫患者独立从患侧坐起   图8-17 偏瘫辅助下从健侧坐起

（二）坐位与立位之间的转移

1. 独立由坐位到站起 患者床边端坐位，双足平放在地面，双足分开与肩同宽，两足稍后于两膝（图8-18a）；患者双手Bobath握手，抬头，双上肢充分前伸（图8-18b）。躯干前倾，使重心前移，双下肢充分负重，当鼻尖超过足尖位置时，臀部离开床面，伸髋伸膝，慢慢站起（图8-18c）。

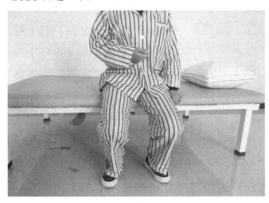 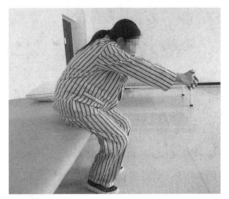

a   b

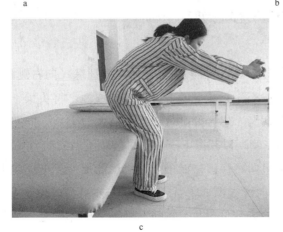

c

图8-18 偏瘫患者独立由坐位到站起

2. 独立由站位到坐下　与由坐位到站起动作一样，顺序相反。偏瘫患者由立位到坐位时，主要是因为股四头肌的离心性收缩的控制较差，臀部往往重重地落下，对偏瘫患者而言，更难于完成，此动作需要在治疗师的帮助下反复练习。

📋 知识拓展

坐位与立位之间转移的注意事项

1. 椅子应结实、牢固、椅面具有一定的硬度，同时具备一定的高度。高椅子比低椅子易于站起。

2. 有扶手的椅子更理想。

3. 患者在站起时，左右腿负重要均匀，如果姿势不对称，就会强化伸肌痉挛模式。

3. 辅助下由坐位站起

（1）方法一　患者坐在床或轮椅上，双足平放地面，患足略在前；治疗师用膝顶住患膝；手抓住患者腰带（或手从腋窝下伸出环抱患者）；患者躯干充分前倾，重心前移；在治

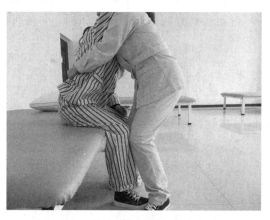

图 8-19　偏瘫患者辅助下由坐位站起

疗师帮助下伸髋、伸膝慢慢站起（图 8-19）。

（2）方法二　①患者椅子或床上端坐位。双足平放地面，分开与肩同宽，两足稍后于两膝。②双手 Bobath 握手，抬头，双上肢充分前伸。治疗师坐在患侧，引导患者躯干充分前倾，髋关节尽量屈曲，并注意引导患者体重向患腿移动。③重心充分前移，当鼻尖超过脚尖时，治疗师一手放在患膝上，另一手放在对侧大转子部位。④抬臀离开床面，伸髋、伸膝，躯干伸直。站起后患者双下肢应均匀负重，治疗师可用膝夹住患膝以防"打软"。

二、截瘫或四肢瘫转移活动

（一）床上翻身

1. C₆ 完全性损伤患者从仰卧位到俯卧位的翻身训练（向右侧翻身）　患者缺乏伸肘的能力，躯干和下肢完全瘫痪，只能借助上肢摆臂的惯性，将头颈、肩胛带的旋转力通过躯干、骨盆传到下肢完成翻身。患者仰卧位，双上肢伸展上举，向左右两侧甩动；向左侧甩动，使右上肢越过身体左侧，以获得下一步向右翻转所需的动力（图 8-20a）；再屈曲头、肩，双上肢迅速从左侧甩向右侧；借助于上肢甩动的惯性，带动躯干和下肢旋转，翻成俯卧位（图 8-20b）；将左前臂支撑于床面，右肩进一步后拉，使左右前臂同等负重。顺序相反。C₇-C₈ 完全性损伤患者从仰卧位到俯卧位的翻身动作同上，但具备伸肘功能，故较容易完成。

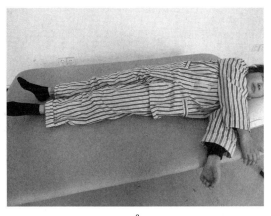
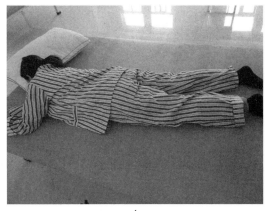

a   b

图 8-20 C_6 完全性损伤患者从仰卧位到俯卧位翻身

2. C_6 完全性损伤患者利用布带进行翻身（向右侧翻身） C_6 以下完全性损伤，患者利用腕关节残存肌力翻身。患者仰卧位，治疗师将布带系于床架或床栏上，让患者右侧肘关节屈曲，肘部用力勾住布带，通过屈肘动作带动身体旋转。将左上肢摆向右侧。松开布袋，左上肢前伸，完成翻身动作。

3. 胸、腰段脊髓损伤的截瘫患者的翻身 可以利用上肢摆臂的惯性，或直接利用肘和手的支撑向一侧翻身。

4. 四肢瘫患者辅助下从仰卧位到侧卧位的翻身训练（向右侧翻身） 患者床上仰卧位，治疗师位于患者的左侧，帮助患者将左上肢横过胸前，将左下肢置于右下肢上方；治疗师一只手置于患者左腰下方，另一只手置于患者左髋部下方，腹部抵住床沿，用力推动患者髋部向上，使患者右侧卧位；治疗师辅助患者调整好姿势。

（二）卧位到床边坐起

1. C_6 完全性损伤患者独立从卧位坐起 患者先从仰卧位翻身成侧卧位或俯卧位（图 8-21a）；先用左肘支撑床面，然后变成双肘支撑，抬起上身，保持平衡（图 8-21b）；将重心移到右肘上，然后用左肘移近躯干；保持头、肩前屈，将右上肢撤回身体右侧，并用双肘支撑保持平衡；将身体转向左肘支撑，同时外旋右上肢，右手支撑床面（图 8-21c），调整身体重心转移到右上肢，同样外旋左上肢，用左手支撑床面（图 8-21d）；慢慢交替将双手向前移动，直至重心移到双下肢上，完成坐起。

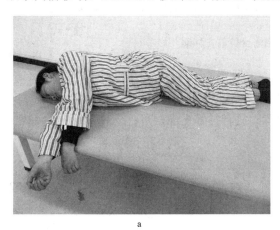
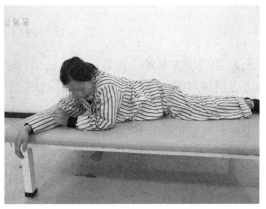

a   b

图 8-21 C_6 完全性损伤患者独立从卧位坐起

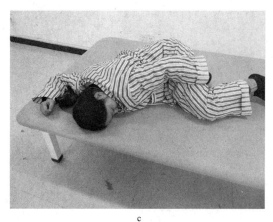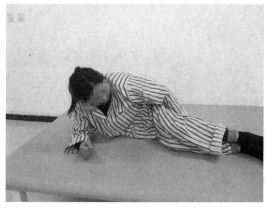

c   d

图 8-21 C_6 完全性损伤患者独立从卧位坐起（续）

（三）床上坐位移动训练

长坐位（床上直腿坐位）是脊髓损伤患者在床上完成各项活动的基础。截瘫患者双上肢功能正常，较易完成床上长坐位移动，而 C_6 完全性脊髓损伤患者，伸肘功能不良，长坐位转移较为困难。

1. 坐位前方移动 患者长坐位，双下肢外旋，膝关节放松；双手置于髋关节稍前一点的位置支撑（图 8-22a）；躯干前倾，头超过膝关节，使重力线落在髋关节前方，以维持平衡（图 8-22b）；双手用力支撑上抬臀部，保持头、躯干向前屈曲，使臀部向前移动，屈肘坐下，反复进行完成移动。

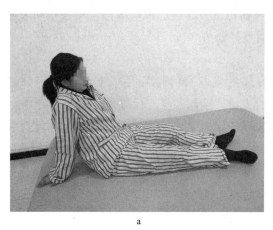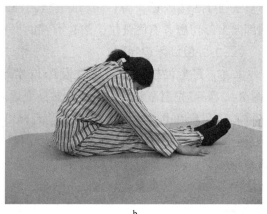

a   b

图 8-22 脊髓损伤患者坐位前方移动

2. 坐位侧方移动 患者长坐位，双手紧靠髋关节置于床面，双手离髋关节约 30cm 的地方，肘伸展，前臂旋后或中立位；躯干前倾使头超过膝部，上抬臀部，同时头和肩转向左侧，带动右肩向前移动、左肩向后移动；因背阔肌有神经支配，可拉动骨盆移向右手处。用上肢将双腿位置摆正。

（四）脊髓损伤患者站起与坐下

1. 截瘫佩戴矫形器站起与坐下 患者坐于轮椅前部，髋关节屈曲，躯干尽量前倾，双手紧握平行杠，同时用力，将身体拉起，臀部向前，将髋关节处于过伸位，站起。坐下的顺序与站起的顺序相反。

2. 四肢瘫患者辅助站起与坐下 患者在床边或轮椅上取端坐位。双上肢勾住治疗师的脖子，治疗师双手抓住患者腰部。治疗师用双膝固定患者的双膝，患者臀部向前、向上运动，帮助患者站起。坐下的顺序与站起的相反。

三、被动转移

被动转移即搬运，是指患者因瘫痪程度较重而不能对抗重力完成独立转移及辅助转移时，完全由外力将患者整个从一个地方转移到另一个地方。一般分为人工搬运和机械搬运。人工搬运至少需要两人，机械搬运即借助各种器械（如升降机）进行转移。

（一）人工搬运

1. 标准式或椅式搬运法

（1）治疗师握腕法　有单腕握、双腕握、指握、双手握等方法。具体搬运时由参与的两个人商定用何种握腕方法（图8-23）。

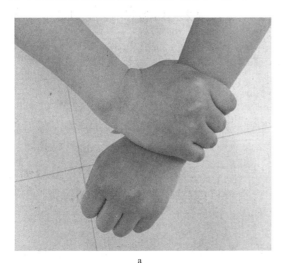
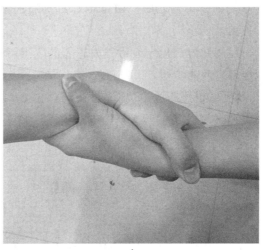

a

b

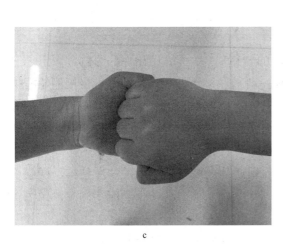
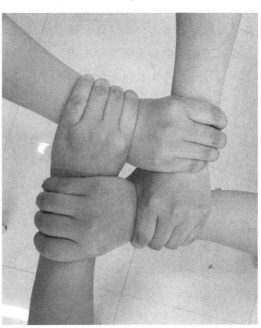

c

d

图 8-23　治疗师人工搬运握腕法

a. 单腕握；b. 双腕握；c. 指握；d. 双手握。

（2）操作方法　患者尽量坐直，双臂向前外侧伸展；两位治疗师面向患者背侧，面对面站立，尽量靠近患者，双脚前后分开，前脚向着预定方向移动，髋、膝微屈，头与腰背伸直，靠近患者一侧的肩降低，抵住患者一侧胸壁；患者上肢绕着治疗师的肩部或落在治疗师后背上，两治疗师的一手通过患者颈后部互相握腕，承载着大腿靠近臀部重量。另一手置于患者背部，使搬运时患者的躯干正直；其中一名治疗师喊出口令，两人同时用下肢的力量站起将患者抬起。循着预定的方向把患者的重量由后脚移到前脚，到达目的地后缓缓放下。

2. 穿臂搬运法　此法要求患者的双臂或至少一只手臂或手掌较为强壮，适用于偏瘫、截瘫、脑瘫患者。

患者坐直；一名治疗师站在患者后面，尽量靠近患者背部，治疗师两手穿过患者腋窝伸至患者胸前，分别握住患者双前臂，另一治疗师站在患者的侧面，双手分别放在患者双侧大、小腿之后；由位于患者身后的治疗师下令，两人同时将患者抬起并搬到需要的位置。

使用此方法，一人可完成患者的床上转移，两人可完成患者床与椅、椅与坐厕、椅与地板等之间的转移。

（二）机械搬运

1. 定义　机械搬运是指借助器械，搬运患者的一种方法。

 知识链接

升 降 机

升降机是转移患者用的一种设备，有移动式、落地式固定、上方固定式之分，除动力装置以外，还有配套的吊带和坐套。这种机械装置多用于有严重残疾而无法用人力进行长期转移的患者，如高位截瘫、重度颅脑损伤患者。移动式升降机由圆形或方形钢管构成，通过吊带和坐套提起患者。落地式固定升降机有两种类型，一种是永久性固定于地面，另一种是底盘固定于地面适当位置。上方固定式升降机可以永久性固定于一个位置，也可以装在天花板的滑轮上。

（1）利用上方固定式升降机由轮椅到坐厕的转移　上方固定式升降机的轨道固定于卫生间坐厕上方；治疗师将轮椅从侧面接近坐厕，刹闸，移开脚踏板，卸下近坐厕侧轮椅扶手；治疗师帮助患者脱下裤子，将坐套套于患者大腿下方，将吊带固定于升降机；治疗师操纵升降机，升起患者，沿着轨道使患者从侧方滑向坐厕正上方；治疗师操纵升降机降低患者，使其正好坐于坐厕上。

使用这种升降机安全是第一位的，安装滑轨前必须仔细评估患者的房屋结构，横梁承重量、滑轮大小、滑轨与地面的距离等必须详细计划好，加固天花板，牢牢固定滑轮运行的滑轨。此外，电动升降机在潮湿环境中使用应注意用电安全。

（2）利用移动式升降机将患者转移到浴盆　治疗师将患者固定于升降机；治疗师操纵升降机，升起患者，然后移动升降机直至患者到达浴盆正上方；治疗师操纵升降机降低患者，使其进入浴盆内。

本 章 小 结

本章主要讲述体位摆放的定义、目的；移乘训练的定义和原则；体位转移训练的定义、分类和基本原则。并对各种转移训练方法进行详细介绍。同学们通过本章的学习，要掌握体位摆放、移乘训练和体位转移常用的方法，能依据所学的知识服务于患者。

习 题

扫码"练一练"

一、单项选择题

1. 有关独立转移的原则，正确的是

    A. 相互转移的两个平面要稳定   B. 床垫越软越好

    C. 两个平面之间要有距离   D. 转移的时间越早越好

    E. 以上都是

2. 有关体位摆放的目的不正确的是

    A. 保护肩关节、防止肩关节半脱位   B. 缓解痉挛

    C. 早期诱发分离运动   D. 防止髋关节内收、内旋

    E. 防止骨盆后倾

3. 下列关于偏瘫患者仰卧位的肢体位置摆放错误的是

    A. 患侧肩胛骨向前突出   B. 肘关节伸直

    C. 防止髋关节外展、外旋   D. 手指伸展

    E. 膝关节尽可能地伸直

4. 下列关于偏瘫患者的床与轮椅之间的主动转移说法错误的是

    A. 轮椅放在患者的健侧   B. 健手支撑于轮椅近侧扶手

    C. 患足位于健足稍后方   D. 双足为支点旋转身体

    E. 轮椅与床成 30°～45°夹角

5. 下列关于截瘫患者轮椅与床之间的主动转移说法正确的是

    A. 前方转移适用于双下肢痉挛严重的患者

    B. 在向前移动的过程中要保持头和躯干的伸直

    C. 双腿要在床上运动，床垫不宜太硬

    D. C_7 脊髓损伤患者不能完成独立转移

    E. 在前方转移过程中患者可一次完成转移动作

6. 下列关于偏瘫患者床上翻身动作的描述错误的是

    A. 从仰卧位到患侧卧位，患者健手将患侧上肢外展防止受压

    B. 从仰卧位到患侧卧位，健侧下肢屈髋屈膝

    C. 治疗师可站在患者的健侧

    D. Bobath 握手，双手交叉患侧大拇指在上方

    E. 患者通过身体左右的摆动，利用躯干的旋转和上肢摆动的惯性向健侧翻身

7. 关于偏瘫患者独立从健侧坐起的描述，错误的是

    A. 患者健侧卧位，患腿跨过健腿

    B. 用健侧前臂支撑自己的体重，头、颈和躯干向上方侧屈

    C. 用健腿将患腿移到床沿下

    D. 将双足平放在地面上

    E. 用健手支撑，使躯干直立

8. 偏瘫患者在辅助下从坐位到立位的转移，错误的是

    A. 患者躯干向前倾斜，脊柱伸直

    B. 患者两侧臀部和下肢平均承重

    C. 转移过程中鼓励患者两腿充分负重

    D. 患者在完全伸膝前重心充分前移

    E. 患者从轮椅上站起时，轮椅可不制动

9. 偏瘫患者独立从椅子上站起时，正确的是

    A. 椅子应放在稳定的地方

    B. 椅面应足够柔软

    C. 刚开始训练时，要选择矮椅子

    D. 患者站起之前重心充分的后移

    E. 轮椅的脚踏板可以不必移开

10. 偏瘫患者独立由坐位站起时，错误的是

    A. 患者双足平放在地面

    B. Bobath 握手，抬头，双上肢向前充分伸展

    C. 当双肩超过双膝位置时，臀部离开床面，伸髋伸膝

    D. 两足稍前于两膝

    E. 重心前移，双下肢充分负重

二、思考题

1. 独立转移的基本原则是什么？

2. 辅助转移的基本原则是什么？

3. 截瘫患者从轮椅到床的正面转移方法是什么？

（闫秀丽）

156

第九章

步行功能训练

扫码"学一学"

学习目标

1. **掌握** 步行的基本概念、异常步态分类及分析、步行训练方法、适应证及注意事项。
2. **熟悉** 步态的基本要素、步行周期及肌肉活动、骨盆和下肢运动情况。
3. **了解** 步态异常的原因。
4. 学会临床常见异常步态的训练方法。
5. 具备在临床工作中运用步行训练操作的能力，以及尊重和保护病人权利的意识。

第一节 概 述

步行是人完成正常社会活动的基础条件之一，故步行能力的恢复是残疾者最迫切需要恢复的功能之一。步行（walking）是指通过双脚的交互移动来安全、有效的转移人体的一种活动，是躯干、骨盆、下肢各关节及肌群的一种规律、协调的周期性运动。正常步行是高度自动化的协调、均匀、稳定的运动，也是高度节能的运动。

步行训练是针对疾病的特点，在步态评定的基础上，利用各种康复手段，最大限度提高步行能力，矫正异常步态，促进患者独立转移，提高生活质量，早日回归家庭和社会的训练方法之一。

一、自然步态

步态（gait）是一个人行走时的行为表现形式。自然步态是人在正常自然的条件下移动身体，交替迈出脚步的定型的姿态。正常人步行的控制十分复杂，包括中枢命令、身体平衡和协调控制，涉及多关节和肌肉的协同运动，也与上肢和躯干的姿态有关，任何环节的失调都可能影响步态。

步态分析（gait analysis）是利用力学概念和已掌握的人体解剖、生理学知识对人体行走功能的状态进行客观的定性分析和（或）定量分析，并为临床康复治疗和疗效评价提供有益的指导。

1. 步态分析常用参数

（1）步长 是指行走时一足跟着地至对侧足跟着地的平均距离，可分为左侧步长和右侧步长，正常人约50～80cm，在异常步态中，两者可能差距很大。

（2）步幅 是指一足着地至同一足再次着地之间的距离。正常为步长2倍，约为100～

160cm。

（3）步速　行走时单位时间内在行进的方向上整体移动的直线距离称为步速，即行走速度，通常用 m/min 表示。一般健全人通常行走的速度约为 65～95m/min。步速=步幅÷步行时间。

（4）步频　行走中每分钟迈出的步数称为步频，通常用 steps/min 表示。健全人通常步频大约是 95～125steps/min，双人并肩行走时，一般是短腿者步频大于长腿者。

（5）步宽　在行走中左、右两足间的距离称为步宽，通常以足跟中点为测量参考点，通常用 cm 表示，健康人约为 8cm±3.5cm。

（6）足偏角　在行走中前进的方向与足的长轴所形成的夹角称为足角，通常用°表示，左右足分别计算，健全人约为 6.75°。

（7）步行周期　步幅时间，相当于支撑相与摆动相之和。

2. 步态分析方法　常用的步态分析方法有临床分析法和三维步态分析法。前者经济实用，后者价格较贵但精确性好。

（1）临床分析　包括观察法和测量法。观察法为定性分析，一般采用目测的方法获得第一手资料，然后根据经验进行分析（表 9-1）；测量法是一简单定量分析方法，常用足印法测定时间参数、距离参数和频率参数等。

表 9-1　临床步态观察要点

步态内容	观察要点		
步行周期	时相是否合理	左右是否对称	行进是否稳定和流畅
步行节律	节奏是否匀称	速率是否合理	时相是否流畅
疼痛	是否干扰步行	部位、性质与程度与步行障碍的关系	发作时间与步行障碍的关系
肩、臂	塌陷或抬高	前后退缩	各关节活动过度或不足
躯干	前屈或侧屈	扭转	摆动过度或不足
骨盆	前、后倾斜	左、右抬高	旋转或扭转
膝关节	摆动相是否可屈曲	支撑相是否可伸直	关节是否稳定
踝关节	摆动相是否可背屈和距屈	是否足下垂、足内翻或足外翻	关节是否稳定
足	是否为足跟着地	是否为足趾离地	是否稳定
足接触面	足是否全部着地	两足间距是否合理	是否稳定

（2）三维步态分析　采用的数字化的、高科技的步态分析系统，适时收集包括时间/空间参数、压力、表面肌电、气体代谢等数据，进行运动学和动力学分析，它能准确反映步态的运动学、动力学、相关肌肉活动及能量消耗的情况，是目前最为精确的步态分析方法。目前国际上较先进的步态分析系统由以下部分组成。

1）摄相机　一般配备 4～6 台，带有红外线发射源，固定于实验室不同位置。

2）反光标记点　小球状，粘贴在关节部位，利于定位采集步行中运动参数的信息并做出分析。

3）测力台　用来测量行走时地面的支撑反应力。

4）表面肌电图　电极固定在待检肌肉的表面，动态观察步行过程中的肌电变化。

5）计算机分析系统：将摄相机、测力台和表面肌电图所采集到的数据进行三维分析，提供各种参数和图形。

二、步行周期

（一）概念

概念（gait cycle）是指完成一个完整步行过程所需要的时间，一侧腿向前迈步该足跟着地时起，至该足跟再次着地时止所用的时间为一个步行周期。在每个步行周期中，每一侧下肢都要经历了两个阶段：即地面支撑阶段和空中摆动阶段。因此，一个步态周期又分为支撑期（站立期）和摆动期，也称支撑相（站立相）和摆动相。

1. 支撑相（stance phase） 指下肢接触地面和承受重力的时间，即从足跟着地到足趾离地的过程，正常支撑相约占整个步行周期的 60%。在此时间内，足完成了从跟着地到趾离地整个动作，经历了跟着地、足平放（地面）、跟离地、趾离地几个时间点。

根据这几个时间点，支撑相又可细分为以下几个时期。

（1）站立早期 跟着地到全足放平时期，在此时期，足底吸收地面的冲击，并开始承重，也称缓冲期。

（2）站立中期 全足放平到跟离地时期。在此时期，身体全部体重转移到支撑足。

（3）站立末期（蹬离期） 跟离地到趾离地时期。此间，身体重量逐步向对侧转移，并产生蹬地动作，推动身体向前。

2. 摆动相（swing phase） 指足趾离地向前迈步到该足跟再次落地之间的时间，正常摆动相约占整个步行周期的 40%。摆动期内，下肢在空中摆动，不与地面接触，而腿在空中的摆动运动，经历一个从加速运动到减速运动的过程。因此，摆动期又细分为摆动前期（加速期）、摆动中期、摆动后期（减速期）。

（1）摆动前期 足趾离地后，整个下肢立即加速向前摆动的时期。故此又称为加速期。

（2）摆动中期 下肢加速摆动后，经过身体下方之时。

（3）摆动后期 摆到身体前方的下肢，在足跟着地前逐渐减缓其摆动速度，该时期又称为减速期。

3. 双支撑相 在步行过程中，有一个时期，两侧足都与地面接触，一侧足处于站立前期，一侧足处于站立末期，双足同时都处于支撑期，双支撑相是步行周期中最稳定的时期。双支撑相不是步态周期中除站立相和摆动相外又一个特定时期，而是在观察双侧足的步态周期时，两侧足各自站立相的相互重叠的一个时期。在一个步态周期中，有两个双足支撑期。双支撑相的时间与步行速度成反比，即双支撑相时间越长，步行速度越慢，但步行越稳定；双支撑相就越短，速度越快，当由走变为跑时，双支撑相变为零。

（二）正常步行周期关联的肌肉活动

步行的动力主要来源于下肢及躯干的肌肉作用，在一个步行周期中，肌肉活动具有协调保持平衡、吸收震荡、加速、减速和推动肢体运动的功能。动态肌电图对于各期参与肌群功能鉴别起关键作用。

1. 竖脊肌 为背部深层肌，纵列于脊柱两侧，下起骶骨、髂骨，上止椎骨、肋骨、枕骨，作用为使脊柱后伸、头后仰和维持人体于直立姿势。在步行周期支撑相初期和末期，竖脊肌活动达到高峰，以确保行走时躯干正直。

2. 臀大肌 为髋关节伸肌，收缩活动始于摆动相末期，止于支撑相末期，即足底全面与地面接触时达高峰。在摆动相后期臀大肌收缩，其目的在于使向前摆动的大腿减速，大腿的运动方向改变为向后，成为下一个步行周期的准备。在支撑相，臀大肌起稳定骨盆、控制躯干向前维持髋关节于伸展位的作用。

3. 髂腰肌 为髋关节屈肌，髋关节于足跟离地至足趾离地期间伸展角度达到峰值。为对抗髋关节伸展，从支撑相中期开始至足趾离地前，髂腰肌呈离心性收缩，最终使髋关节从支撑相末期由伸展转为屈曲。摆动相初期，髂腰肌向心收缩使髋关节屈曲，以保证下肢向前摆动。

4. 股四头肌 为膝关节强有力的伸肌，股直肌还可屈髋关节。股四头肌收缩活动始于摆动相末期，至支撑相负重期达最大值，此时作为膝关节伸肌，摆动相末期和支撑相早期，向心性收缩使膝关节伸直开始着地负重，支撑相中期产生离心性收缩以控制膝关节屈曲度，从而避免出现因膝关节过度屈曲而跌倒的情况。步行周期中，股四头肌的第二个较小的收缩活动见于足跟离地后，足趾离地后达峰值。此时具有双重作用：作为髋关节屈肌，提拉起下肢进入摆动相；作为膝关节伸肌，通过离心性收缩来限制和控制小腿在摆动相初、中期向后的摆动。

5. 缝匠肌 起于髂前上棘，经大腿的前面，斜向下内，止于胫骨上端的内侧面，作用为屈髋和屈膝关节，并使已屈的膝关节旋内。在支撑相末期和摆动相初期，作用为屈膝、屈髋。

6. 腘绳肌 为伸髋屈膝肌。主要收缩活动始于摆动相末期，足跟着地时达到活动高峰并持续到支撑相。在摆动相末期，作为屈膝肌，腘绳肌离心性收缩使小腿向前的摆动减速，以配合臀大肌收缩活动（使大腿向前摆动减速），为足跟着地做准备。足跟着地时及着地后，腘绳肌又作为伸髋肌，协助臀大肌伸髋，同时通过稳定骨盆，防止躯干前倾。

7. 胫前肌 为背屈踝肌，也可使足内翻。足跟着地时，胫前肌离心性收缩以控制踝关节跖屈度，防止在足放平时出现足前部拍击地面的情况。足趾离地时，胫前肌收缩，再次控制或减少此时踝关节的跖屈度，保证足趾在摆动相能够离开地面，使足离地动作顺利完成。

8. 小腿三头肌 作用为屈踝关节和屈膝关节。腓肠肌在行走、跑、跳中提供推动力，而比目鱼肌富含慢性、抗疲劳的红肌纤维，主要与站立时小腿与足之间的稳定有关。在站立相，能固定踝关节和膝关节，以防止身体向前倾斜。

（三）正常步行周期中骨盆及下肢各关节运动时的角度变化（见表 9-2）

表 9-2　正常步行周期中骨盆和下肢各关节的角度变化

步行周期	关节运动角度			
	骨盆	髋关节	膝关节	踝关节
首次着地	5°旋前	30°屈曲	0°	0°
承重反应	5°旋前	30°屈曲	0°～15°屈曲	0°～15°跖屈
支撑相中期	中立位	30°屈曲～0°	15°～5°屈曲	15°跖屈～10°背屈
足跟离地	5°旋后	0°～10°过伸展	5°屈曲	10°背屈～0°
足趾离地	5°旋后	10°过伸展～0°	5°～35°屈曲	0°～20°跖屈
迈步初期	5°旋后	0°～20°屈曲	35°～60°屈曲	20°～10°跖屈
迈步中期	中立位	20°～30°屈曲	60°～30°屈曲	10°跖屈～0°
迈步末期	5°旋前	30°屈曲	30°屈曲～0°	0°

三、常见异常步态

（一）异常步态分类

1. 基础分类 分为支撑相障碍和摆动相障碍。

（1）支撑相障碍

1）支撑面异常　足、踝、足趾异常均可导致支撑相异常，远端承重轴（踝关节）对整体姿态的影响最大。

2）肢体不稳　踝、膝、髋疾患均可使肢体不稳。

3）躯干不稳　一般为髋、膝、踝关节异常导致的代偿性改变。

（2）摆动相障碍

1）肢体廓清障碍　垂足、膝僵硬、髋关节屈曲受限、髋关节内收受限。如脊髓损伤、小儿麻痹和外周神经损伤引起的足下垂，摆动相出现同侧屈髋、屈膝增加，下肢划圈行进，躯干向对侧倾斜。

2）肢体行进障碍　膝僵硬、髋关节屈曲受限或对侧髋关节后伸受限、髋关节内收。

2. 按疾病原因分类　包括中枢性疾病、末梢性疾病、运动系统疾病。

（1）中枢性疾病　失用性步态、失调性步态、偏瘫步态、脑瘫步态、帕金森病步态、截瘫步态等。

（2）末梢性疾病　小儿麻痹症步态、末梢性麻痹步态等。

（3）运动系统疾病　长短腿步态、假肢步态、助行器辅助步态、关节疾病步态等。

3. 按肌张力异常分类　分为肌张力增高、肌张力低下。

（1）肌张力增高　痉挛性步态、僵硬步态等。

（2）肌张力低下　迟缓性步态等。

4. 按步行异常类型分类　分为中枢型异常、末梢型异常。

（1）中枢型异常　画圈步态、尖足步态、剪刀步态、慌张步态。

（2）末梢型异常　足下垂步态、跛行步态等。

5. 按畸形类型分类　通常需借助诊断性阻滞来鉴别。诊断性阻滞指为了鉴别步态异常，而对靶肌肉进行的诊断性注射麻醉剂，以鉴别动态畸形和静态畸形。通过诊断性阻滞，可以明确步态异常的肌肉因素，从而确定治疗方针，指导康复训练。

（1）动态畸形　指肌肉痉挛或张力过高导致肌肉控制失衡，使关节活动受限，诊断性阻滞可明显改善关节活动功能。

（2）静态畸形　指骨骼畸形以及关节或肌肉挛缩导致的关节活动受限，诊断性阻滞后关节活动度没有增加。

（二）常见异常步态及分析

1. 中枢性损伤或病变　常见的异常步态有足内翻、足外翻、足趾卷曲、拇趾背伸、膝僵直等。

（1）足内翻　步行时足触地部位主要是足前外侧缘，特别是第五跖骨基底部，踝关节不稳，进而影响全身平衡。支撑相早期和中期由于踝背屈障碍，造成支撑相末期膝关节过伸。

（2）足外翻　表现为步行时足向外侧倾斜，重心主要落在踝前内侧，支撑相足内侧触地，严重影响支撑相负重能力。支撑相早期可有膝关节过伸，足蹬离力量减弱。摆动相踝关节跖屈导致肢体廓清障碍（膝和髋关节可有代偿性屈曲）。骨骼发育尚未成熟的儿童或年轻患者多见（例如脑瘫）。

（3）足趾卷曲　支撑相足趾保持屈曲，常合并足下垂和内翻，穿鞋步行时足趾尖和跖趾关节背面伴有胼胝生成，常有疼痛，表现为疼痛步态。患者患肢步长和支撑时间缩短，导致支撑相末期或摆动相前期的足蹬离力减弱。多见于中枢神经损伤、反射性交感神经营养障碍、长期制动和挛缩等。

（4）拇趾背伸　支撑相和摆动相拇趾均背屈，常伴有足下垂和足内翻，支撑相早期和中期拇趾和足底第一跖趾关节处疼痛，负重困难，因此常缩短受累侧支撑相，使摆动相时间超过支撑相，从而影响支撑相末期或摆动前期的足蹬离力。多见于中枢神经损伤患者。

（5）膝僵直　支撑相晚期和摆动相初期的关节屈曲角度<40°（正常为 60°），同时髋关节屈曲程度及时相均延迟。摆动相膝关节屈曲是由髋关节屈曲带动，髋关节屈曲减少将减少膝关节屈曲度，从而减少其摆动相力矩，导致拖足。患者往往在摆动相采用划圈步态、尽量抬髋或对侧下肢踮足（过早提踵）来代偿。常见于上运动神经元病变患者，及踝关节跖屈或髋关节屈曲畸形患者。固定膝关节矫形器和假肢也导致同样的步态。

2. 拮抗肌协调障碍　中枢、外周神经病变或其他原因引起肌力改变导致各肌群协调功能障碍，常见的异常步态有：足下垂、踇趾背伸、膝僵直、膝过伸、髋过屈、髋内收过分、髋屈曲不足等。

（1）足下垂　指摆动相踝关节背屈肌力不足，可导致廓清障碍。摆动相增加同侧屈髋、屈膝，下肢划圈行进，躯干向对侧倾斜。常见于胫前肌无活动或活动时相异常，单纯的足下垂主要见于脊髓损伤、小儿麻痹后遗症和外周神经损伤。

（2）膝塌陷　指膝关节突然呈现屈曲状态。比目鱼肌起自胫骨后上方，腓肠肌起自股骨内外侧髁，均止于跟骨结节，二者共同功能是足跖屈，后者还能屈膝关节。比目鱼肌无力，则胫骨在支撑相中期和后期向前移，导致踝关节不稳或膝塌陷步态，即支撑相中期和后期膝关节过早屈曲，同时伴有对侧步长缩短，同侧足推进延迟，如果患者采用增加股四头肌向心收缩的方式避免膝关节过早屈曲，将导致同侧膝关节在支撑相末期屈曲延迟，最终导致伸膝肌过用综合症。

（3）膝过伸　膝关节在支撑相出现过度伸展，膝过伸很常见，多见于支撑相早期。跖屈肌痉挛或挛缩导致膝过伸；膝塌陷步态时采用膝过伸代偿；支撑相伸膝肌痉挛；躯干前屈时重力线落在膝关节中心前方，促使膝关节后伸以保持平衡。一侧股四头肌无力也可导致对侧代偿膝过伸。

（4）髋过屈　表现为支撑相髋关节屈曲，特别在支撑相中后期。如果发生在单侧，则对侧下肢呈现功能性过长，步长缩短，同时采用抬髋行进或躯干倾斜以代偿摆动相的廓清功能。常见于伸髋肌无力、伸膝肌无力及踝关节跖屈畸形的继发障碍等。

（5）髋内收过分　表现为剪刀步态。患者在步行的摆动相，由于髋关节内收肌痉挛，行走时摆动相下肢向前内侧迈出，与对侧下肢交叉，双膝内侧常相互摩擦碰撞，呈剪刀步或交叉步，交叉严重时步行困难。交叉时步宽或足支撑面缩小，致使平衡困难，同时影响摆动相地面廓清和肢体向前运动。此外还干扰患者的个人日常生活活动，包括穿衣、卫生、如厕和性生活。最常见于脑瘫及脑外伤患者。

（6）髋屈曲不足　屈髋肌无力或伸髋肌痉挛、挛缩可造成髋关节屈曲不足，摆动相肢体在不能有效地抬高，引起廓清障碍。患者可通过髋关节外旋，采用内收肌收缩来代偿。对侧鞋垫高亦可以适当代偿。

3. 骨关节病变、发育障碍或畸形　包括膝屈曲、短腿步态、减痛步态等。

（1）短腿步态　一般患下肢缩短达 2.5cm 以上者，该侧着地时同侧骨盆下降导致同侧躯干、肩倾斜下降，对侧迈步腿髋膝关节过度屈曲、踝关节过度背屈。如果缩短超过 4cm，则缩短侧下肢以足尖着地行走，其步态统称短腿步态。

（2）减痛步态 一侧下肢出现疼痛时，常呈现出逃避疼痛的减痛步态，患侧支撑相时间缩短，步幅变短，以尽量减少患肢负重。此外，患者常一手按住疼痛部位，另一上肢伸展。

4. 单纯肌无力步态 单纯外周神经损伤可导致对应的肌无力步态。

（1）臀大肌步态 臀大肌是主要的伸髋及脊柱稳定肌，在足触地时控制重力中心向前。如臀下神经损伤时，导致臀大肌无力，髋关节伸和外旋受限。行走时，由于臀大肌无力，其作用改由韧带支持及棘旁肌代偿，导致在支撑相早期臀部突然后退过度伸髋，中期腰部前凸挺胸凸腹，以保持重力线在髋关节之后。腘绳肌可以部分代偿臀大肌，但是外周神经损伤时，腘绳肌与臀大肌的神经支配往往同时损害。

（2）臀中肌步态 臀中肌是主要的大腿外展肌，前部使大腿屈和内旋，后部使大腿伸和外旋，如臀上神经损伤，髋关节外展、内旋外旋均受限，行走时由于臀中肌无力，患者在支撑相早期和中期骨盆向患侧下移超过5°，髋关节向患侧凸，患者肩和腰出现代偿性侧弯，以增加骨盆稳定度；摆动相患侧下肢相对过长，故膝关节和踝关节屈曲增加以保证地面廓清。典型特征双侧同时受累表现为鸭步。

（3）屈髋肌无力步态 屈髋肌是摆动相主要的加速肌，其肌力降低造成摆动相肢体行进缺乏动力，只有通过躯干在支撑相末期向后，摆动相早期突然向前摆动来进行代偿，患侧步长明显缩短。

（4）股四头肌无力步态 股四头肌是控制膝关节稳定的主要肌肉，如股神经损伤股四头肌无力时，支撑相早期为维持膝关节过伸位，用臀大肌保持股骨近端位置致躯干前倾，用比目鱼肌保持股骨远端位置致膝后伸，此时膝关节较稳定，但重力线落在膝前致躯干呈前屈状。

（5）踝背屈肌无力步态 又称跨阈步态，足下垂患者为使足尖离地，将患肢抬得很高，犹如跨越旧式门槛的姿势。如腓总神经麻痹患者足背屈、内翻受限，在支撑相早期足触地后，由于踝背屈肌不能进行有效的离心性收缩控制踝跖屈，所以由全脚掌或前脚掌先接触地面的"拍地"样，也导致支撑相早期缩短。摆动相出现足下垂，导致下肢过长，往往呈现过度屈髋屈膝代偿（上台阶步态）。

（6）腓肠肌、比目鱼肌无力步态 表现为踝关节背屈控制障碍，支撑相末期延长和下肢推进力降低，导致非受累侧骨盆前向运动延迟，步长缩短，同时患侧膝关节屈曲力矩增加，导致膝关节屈曲和膝塌陷步态。

5. 病变特征性步态 有帕金森步态、偏瘫步态、小脑共济失调步态等。

（1）帕金森步态 帕金森步态是一种极为刻板的步态。表现为步行启动困难、启动后为了保持平衡，患者以小步幅快速向前行走，行走时身体前倾，不能随意骤停或转向，呈现出前冲或慌张步态。行走时双下肢典型交替迈步动作消失、躯干前倾、髋膝关节轻度屈曲、踝关节于摆动相时无跖屈，足擦地而行。

（2）偏瘫步态 偏瘫步态指一侧肢体正常，而另一侧肢体因各种疾病造成瘫痪所形成的步态。患侧膝关节因僵硬于摆动相活动范围减小、患侧足下垂内翻；为了将瘫痪侧下肢向前迈步，摆动相时患侧肩关节下降、骨盆代偿性抬高、髋关节外展、外旋，使患侧下肢经外侧划一个半圆弧将患侧下肢向前迈出，故又称为划圈步态。偏瘫步态行走速度缓慢、费力、稳定性差。

（3）小脑共济失调步态　为小脑功能障碍所致。行走时努力用两上肢外展维持身体平衡，步宽大，抬高腿，足重落地；不能走直线，而呈曲线或呈"Z"形前进；因重心不稳，故步行摇晃，故又称酩酊或醉汉步态。肌张力随病变进展可由降低转为痉挛状态，共济失调步态也转为痉挛性共济失调步态。站立不稳，身体前倾或左右摇晃，当以足尖站立或以足跟站立时，摇晃不稳更为突出，易摔倒。

四、临床应用

下面介绍几种常见异常步态的矫治方法。

（一）足下垂步态矫治方法

1. 踝背屈肌（胫前肌）肌力训练。根据患者肌力情况，采取等长收缩、等长抗阻收缩训练等。

2. 对足下垂严重的患者有条件的可给以踝足矫形器（AFO）。

3. 对中枢性损伤所致的足下垂及合并有足内翻的患者，除上述训练外，可采用抑制踝跖屈肌（如小腿三头肌）肌张力，可通过站斜板牵伸小腿三头肌及胫后肌、功能性电刺激（FES）或肌电触发功能性电刺激等，对因局部小腿三头肌张力过高的患者，有条件的可行局部肌肉神经阻滞，以帮助缓解痉挛。

（二）膝塌陷矫治方法

1. 强化小腿三头肌肌力训练如踮脚步行、前脚掌踏楼梯上下训练等。

2. 对腘绳肌痉挛导致的伸膝障碍，为抑制腘绳肌肌张力，可行站立和手法牵伸训练、功能性电刺激（FES）或肌电触发功能性电刺激等。

3. 对痉挛严重的，可借助伸膝矫形器以辅助治疗，也可行局部肌肉神经阻滞。

4. 加强拮抗肌股四头肌肌力训练如靠墙马步蹲、功率自行车训练、登山器踏踩训练、直腿抬高训练、上下楼梯训练等。

（三）膝过伸矫治方法

1. 股四头肌痉挛予牵伸训练。

2. 股四头肌肌力训练。

3. 臀大肌肌力训练，如伸膝后踢腿、抗阻后踢腿；俯卧背飞；靠墙伸髋踏步倒退步行等。

4. 膝关节控制训练。

5. 步行分解训练。

（四）臀中肌步态矫治方法

1. 外展肌（如臀中肌）肌力训练。如侧踢腿、抗阻侧踢腿等；侧方上下楼梯训练，如为一侧肌无力，训练时采用患侧腿先上楼梯，健侧腿先下楼梯的方法。

2. 提降骨盆训练等。

3. 站立位姿势调整训练，应在矫正镜前训练调整姿势，包括单腿站立时，躯干保持稳定不动。

4. 侧方迈步（横行）步行训练，开始横行训练时，可让患者背靠墙走，以增加安全性，随患者能力的提高，可上活动平板上训练横行，并可逐步增加坡度和速度。

（五）臀大肌步态矫治方法

1. 臀大肌肌力训练。

2. 伸膝后踢腿和抗阻后踢腿。

3. 俯卧背飞。

4. 靠墙伸髋踏步。

5. 倒退步行，随患者能力的提高。

（六）剪刀步态矫治方法

内收肌痉挛或过度活动即内收和外展肌群不平衡是主要的原因，患者在步行的摆动相下肢向前内侧迈出，与对侧下肢交叉，双膝内侧常相互摩擦碰撞，交叉严重时步行困难。交叉时步宽或足支撑面缩小，致使平衡困难，同时影响摆动相地面廓清和肢体向前运动，最常见于脑瘫患者。矫治方法如下。

1. 降低内收肌群张力方法如下。

（1）患儿仰卧位，髋关节被动屈伸伴随摇髋、分髋进行牵伸，保持片刻，反复操作。

（2）保持双下肢静态外展位约60°，以牵拉痉挛的内收肌肉。

（3）双下肢做外展—内收—外展的训练，以牵拉痉挛的内收肌肉，活动髋关节。

（4）"骑马"训练，（用滚筒、木马、木椅等均可）牵拉痉挛的肌肉，降低张力。

（5）休息时双腿间放一枕头或其他柔软的物体，双脚尖尽量朝向外侧，双腿分开。

（6）对顽固性痉挛，局部可考虑神经肌肉阻滞治疗；全身性可给以口服中枢性解痉药。

2. 拮抗肌外展肌群肌力增强训练。

3. 温热敷或冷敷。

考点提示 自然步态的定义，步行周期，步态分析。

第二节　步行训练方法

步行训练是以矫治异常步态，促进步行转移能力的恢复，提高患者的生活质量为目的的训练方法之一。异常步态的矫治是一个较为复杂而困难的问题，所以训练前，首先要进行全面的步态分析，找出步态异常的原因和机制，采取有针对性的措施，来帮助改善步态。

一、常用措施

主要采取综合性措施：包括步行基础训练、辅助具使用、手术治疗、药物、理疗、减重步行、机器人训练等。

1. 基础训练　主要针对关节挛缩、肌肉软弱无力、关节活动度受限、平衡协调障碍等进行训练。而对于中枢性损伤引起的偏瘫步态、共济失调步态等，则应以步态矫治即矫治异常步行模式为主。

2. 辅助具使用　对两腿长度不一，可用垫高鞋矫正；而对于关节挛缩畸形或肌肉软弱无力造成下肢支撑障碍的患者，可配以适当的矫形器或辅助具如：AFO、KAFO、ARGO、WAIKABOUT 等及各种拐杖、助行推车等。

3. 手术矫治　对严重的关节挛缩、关节畸形的患者，可进行关节松解、肌腱延长、截骨矫形等手术；对某些肌性异常还可进行肌肉移位术或重建手术，对某些严重的内收肌痉挛者，可行选择性脊神经根切断等手术。

4. 药物 主要是对症用药，针对患者存在的痉挛、疼痛、认知功能障碍，配合给以中枢性解痉药、止痛药和促进脑代谢，改善脑循环及认知类药物等；对疼痛步态、帕金森步态，应先控制基础病，再结合步态训练方可有效。

5. 理疗 功能性电刺激，针对各种软弱肌肉或痉挛肌的拮抗肌所进行的训练，通过刺激达到解痉和提高肌力的目的。

二、步行前准备训练

步行基础训练包括体位适应性训练、躯干和下肢肌力训练、耐力训练、平衡协调性训练、步态训练、过障碍物步行训练、辅助具步行训练等。因此，在进行步行训练时，首先应进行必要的评估，掌握患者的一般情况，再进行有针对性的适应性训练，包括心肺功能、关节、肌肉等适应性训练。

（一）体位适应性训练

对有步行障碍的患者来说，不管是因疾病或是外伤，大多经历了较长的卧床期，特别是年老体弱的患者，如突然从卧位站起，很容易发生体位性低血压反应，轻者出现头晕、恶心、血压下降、面色苍白、出冷汗、心动过速、脉搏变弱等，严重的导致休克。为预防突然体位变化造成的反应，应先进行站起适应性训练。开始先将床头摇起 30°，进行靠坐训练，并维持 15~30 分钟，观察患者的反应，2~3 天未有明显异常反应者即可增加摇起的角度，一般每次增加 15°，如此反复，逐渐将床摇至 90°。如病人在坐起时感觉头晕、心率加快、面色苍白等应立即将床摇平，以防止体位性低血压。对一般情况良好的患者，可直接利用直立床，调整起立的角度，帮助患者达到站立状态。

（二）肌力训练

患者因病长期卧床，致使身体软弱无力；因此，在下床活动接受行走训练之前，首先要对上肢、躯干、下肢的肌肉力量及关节活动范围进行评定，在此基础上，进行肌力训练。

1. "桥式运动"和垫上训练 目的是训练腰背肌和提高骨盆的控制能力，诱发下肢分离运动，缓解躯干及下肢的痉挛，提高病人卧床时的生活自理能力。故应鼓励病人于病情稳定后尽早进行桥式运动。一旦患者能较轻松地完成特别是患侧单腿桥式运动，就能有效地促进行走中膝关节的稳定性，为步行训练打下良好的基础。垫上训练包括床上翻身和床上移动及独立坐起。应鼓励并指导病人主动变换体位和进行床上移动。

2. 上肢主要肌群力量的训练 主要用于截瘫等需用拐杖或轮椅转移的患者，重点是肩带肌、肘伸肌、腕伸肌的肌力训练。可借助沙袋、哑铃、弹力带等训练。

3. 下肢主要肌群力量的训练 如跪位起立训练、侧踢腿、后踢腿训练、屈伸膝训练等。对于需要借助于助行器或拐杖行走的患者，应重点训练上肢的伸展肘、腕关节的肌群和使肩部产生向下运动的肌群。下肢主要是伸髋肌、髋外展肌和膝关节伸展肌群。若患者下肢截肢，则可指导其进行残端肌群和腹部肌肉力量的训练。

（三）关节活动度训练

主要是预防关节挛缩和肌肉萎缩，对病情稳定，神志清醒的患者，应鼓励患者自己在床上进行各种运动，如健手带患手进行助力上举运动、呼吸练习、下肢屈伸训练等。对不能主动完成运动的病人，适当给以被动运动，包括肩、肘、腕、指关节，髋、膝、踝关节与足趾关节等，各关节所有轴位均应进行全范围活动，并注意在无痛的前提下进行各关节全范围的活动，每个动作重复 3~5 次为宜。对中枢性损伤造成的肢体痉挛，在关节活动度训练中，应结合神经生理学技术，抑制痉挛，重点对下肢的内收肌、腘绳肌、小腿三头肌和大腿内收肌群等进行牵伸训练。关节活动度的训练和肌力训练，两者相辅相成，相互影响，因此在进行关节活动度训练时，一定要注意结合上下肢肌力的训练，如哑铃操、踏车等。

 知识链接

悬吊运动疗法

悬吊运动疗法（sling exercise therapy，SET）以神经肌肉反馈重建技术为基础，通过悬吊辅助系统，使人体处于悬吊状态，起到刺激神经肌肉、加强躯干控制、提高核心肌群稳定性的作用。核心肌群在人体的运动链中起到桥梁和枢纽的作用，表现为传递力量、协调上下肢功能、整合动作等方面。核心肌群的训练可以提高身体的平衡能力、协调能力、姿势控制能力等。Anderson 等的研究表明，人体的核心肌群在稳定平面和不稳定状态下相比较，在不稳定平面下的核心肌群活动强度更大，所以为了强调核心肌群的肌力训练，必须强化在不稳定支撑状态下的训练。悬吊动作正是在不稳定状态下激活核心肌群，增强关键肌群的神经肌肉控制能力，使脊柱的稳定性得到增强，在患者下肢运动时提供支点，避免患者出现躯干及骨盆的代偿性动作，增强患者的平衡能力及下肢功能。

（四）平衡训练

平衡训练是在患者躯干控制训练的基础上进行的，平衡训练实际上就是帮助患者重新找回重心位置，并保持身体稳定的训练方法。包括坐位平衡（详见本书第八章）和站位平衡。

1. 基础站位平衡训练方法 分为三级平衡训练。

（1）Ⅰ级平衡训练 指不受外力和无身体动作的前提下保持独立站立姿势的训练，患者用下肢支撑体重保持站立位，必要时治疗者可用双膝控制患者下肢，或使用支架帮助固定膝关节。开始时两足间距较大，以扩大支撑面提高稳定性；在能够独立站立后逐步缩小两足间距，以减小支撑面，增加难度。

（2）Ⅱ级平衡训练 指患者可以在站立姿势下，独立完成身体重心转移、躯干屈曲、伸展、左右倾斜及旋转运动，并保持平衡的训练。

开始时由治疗者双手固定患者髋部，协助完成重心转移和躯体活动，逐步过渡到由患者独立完成在平行杠内保持站立姿势和双下肢的重心转移训练。平衡板上的自动态平衡训练：患者可在肋木或双杠内立于平衡板上，治疗人员双手置于患者的骨盆上，调整患者的站立姿势，然后用双足缓慢地摇动平衡板破坏身体的平衡，诱发患者头部及躯干的调整反应。患者与平行杠呈垂直位（即旋转90°），站立于平衡板上，治疗人员双手协助控制患者骨盆，缓慢摇动平衡板，诱发患者头部及躯干向中线调整及一侧上肢外展的调整反应。注意将平衡板置于平行杠内；平衡板摇摆的速度要缓慢，减少患者精神紧张。大球或滚筒上的训练：患者双手分开，与肩同宽，抓握体操棒，治疗人员与患者手重叠协助握棒动作，并使腕关节保持背伸位。患者用患侧下肢单腿站立，健侧足轻踏于大球球体，治疗人员用脚将大球前后滚动，患者下肢随之运动，但不得出现阻碍大球滚动的动作。健侧下肢支撑体重，患足置于大球上，随大球的滚动完成屈伸运动。注意患者膝关节不应出现过伸；健侧下肢支撑时，要防止患侧髋关节出现内收和骨盆向健侧偏歪的代偿动作；治疗人员应始终给予协助，固定患者双手及体操棒。

（3）Ⅲ级平衡训练　指在站立姿势下抵抗外力保持身体平衡的训练。患者可以采用抛接球包括转体抛接球、踢球、突然向不同的方向推患者的训练等。训练中要特别注意安全保护。

2. 针对运动系统疾患的平衡训练方法

（1）躯干平衡训练　主要是针对下腰痛等脊柱疾患。下腰痛患者的平衡问题为姿势摆动过多、平衡反应差、平衡调整策略发生改变（在平衡活动中常以髋和下腰为支点保持直立姿势而非正常人以踝为支点）。躯干的平衡训练以本体感觉训练为主要内容。

开始时可在坐位进行，通过上肢在矢状面的运动稳定其屈、伸肌力量，改变运动至对角线方向增加水平面上的稳定；以后可坐于治疗球上，进一步增加训练难度，要求患者在上、下肢发生运动前更多地采用躯干活动的策略控制平衡；逐渐可进展至站立位，包括站在滚筒上（双足或单足），在稳定站立练习时，通过躯干直立位下髋的运动完成侧向及物，在控制性活动时，应用髋的运动结合脊柱的旋转（其中主要是利用胸椎旋转而非腰椎旋转）。

（2）髋的平衡训练　主要针对预防老年人失衡跌倒所导致的髋部骨折。训练不采用跨步和保护性伸展反应，而以预防跌倒为主要内容。

具体训练为：单腿站立平衡；单腿站立同时头部旋转；单腿站立同时上肢完成矢状面、额面和水平面运动；单腿站立，上肢、头部和眼同时运动；单腿站立，躯干向对侧屈曲和旋转（同侧手够及同侧内踝）；单腿站立，躯干向同侧伸展和旋转（同侧手向前方、侧方及头后部及物）等。同时从稳定支持面渐进至不稳定支持面，以增加练习难度。

（3）踝的平衡训练　主要针对踝关节扭伤及其邻近肌肉的拉伤。以恢复本体感觉为主要内容。

具体训练为：睁眼，患侧下肢单腿平地站立，30 秒；闭眼，患侧下肢单腿平地站立，30 秒；睁眼，患侧下肢单腿站立于枕头上；闭眼，患侧下肢单腿站立于枕头上。此外，也可采用患侧下肢单腿站立时健侧下肢晃动的方法（先屈曲、伸展，后外展、内收；逐渐增加晃动的速度和范围）。

3. 针对平衡反应的训练　即建立相对于支持面变化而控制重心的平衡调节反应的训练，如：站立时的踝调节反应和髋调节反应、在支撑面变化时诱发平衡调节反应、重心移至支撑面之外的跨步反应和保护性伸展反应等。

（1）感觉反馈（即力线调整）训练　目的是通过皮肤及本体感觉的训练，帮助患者建立最基础的姿势位置，以适应各种活动的完成；以最少的肌肉活动保持良好姿势，最大程度地建立稳定。治疗人员用言语和徒手提示患者发现和保持恰当的直立位置。患者可以睁眼或闭眼。

具体训练方法如下。

1）患者站立于镜子前，利用镜子的视觉反馈，尽量让患者保持垂直站立的状态；也可在此基础上完成各种拿起物件等动作，使身体重心移动，然后再回到直立位置。

2）患者背墙站立（或坐位），由墙提供躯体感觉反馈，墙上与墙面垂直的木钉和木棒可进一步增加反馈程度，以使患者保持直立位置。

3）利用运动和力量反馈装置进行姿势力线和承重分布状态的训练，一般采用静态平衡仪训练，也可简单地利用两个体重秤进行。

（2）姿势反射训练　目的是帮助患者建立多关节协调运动，有效地应答坐位和站立位时的姿势要求；其中包括恢复平衡稳定和建立平衡反应两个方面。常用方法：建立踝平衡反应、髋平衡反应、建立跨步反应。

1）建立踝平衡反应方法　在患者具有充分的踝关节活动度和力量的基础上进行。患者在自我进行小范围向前、向后、向侧方的摆动中保持身体直立，且不屈髋、屈膝。这一训练也可在静态平衡仪上训练。若患者稳定性差或恐惧跌倒，可在平行杠内或靠墙、墙角（前置桌椅）等增加安全性的条件下进行。若患者平衡功能有所增强，可通过双髋或双肩小范围的干扰活动进一步促进踝的调节。

2）建立髋平衡反应方法　通过应用较踝策略更大的、但又不发生跨步的移动方式进行。此时可应用可脱卸的蚌壳式石膏或踝矫形器限制踝的运动；加大难度的训练如窄条上站立、足跟或足趾站立或改良的单腿站立等应用髋策略稳定的各种平衡训练练习。

3）建立跨步反应的方法　告诉患者该训练的目的是通过跨步预防跌倒。通过跨步避免跌倒时需要瞬间单腿保持上体重量而不倾倒的能力。训练时，治疗人员一手扶握患者足趾部（另一手扶持对侧髋部），抬起患者足趾，将患者身体重量转移到对侧，然后快速地将重心移至非承重侧；进一步可徒手将其足抬起，然后放下并令其快速转移重心。

4）加强前庭功能的平衡训练方法　双足尽可能并拢，必要时双手或单手扶墙保持平衡，然后左右转头；单手或双手不扶墙站立，时间逐渐延长并仍保持平衡，双足尽可能再并拢；患者练习在行走过程中转头，必要时他人给予帮助。

5）患者双足分立，与肩同宽，直视前方目标，通过逐渐缩短双足间距离至 1/2 足长使支持面基底变窄。在进行这一训练时，双眼先断续闭目，然后闭目时间逐渐延长；与此同时，上肢位置变化顺序为前臂先伸展，然后放置体侧，再交叉于胸前，以此增加训练难度；在进行下一个难度训练前，每一体位至少保持 15 秒。训练时间共为 5～15 分钟。

6）患者站立于软垫上　可从站立于硬地板开始，逐渐过渡到在薄地毯、薄枕头或沙发垫上站立。

7）患者在行走中转圈训练　从转大圈开始，逐渐缩小转圈半径，顺时针、逆时针两个方向均应训练。

8）前庭损害时，平衡训练可采用诱发眩晕的体位或运动的方法进行，5 次一组，2～3 组/天，练习自然渐增；从相对简单的训练（如坐位水平的头部运动等）逐渐过渡到相对复杂、困难的训练（如行走过程中的水平转头运动等）。

4. 注意事项

（1）平衡训练前　要求患者学会放松，减少紧张或恐惧心理；若存在肌肉痉挛问题，应先设法缓解。应选择与患者平衡功能水平相当的训练，一般初始时应选择相对较低水平的训练，逐渐从简单向复杂过渡。训练环境中应去除障碍物和提供附加稳定的措施（保护腰带、治疗人员的辅助、平行杠等）。加强患者安全教育，特别注意患者要穿软底、平跟、合脚的鞋。

（2）训练中　平衡训练首先应保持头和躯干的稳定。动态平衡训练时，他人施加的外力不应过强，仅需诱发姿势反射即可。若训练中发生头晕、头痛或恶心症状时，应减少运动量或暂停训练。

（3）有认知损害的患者　应对平衡训练方法进行改良。方法有：使训练目的变为患者可以理解的；训练方法更符合患者现状，治疗更具目的性；鼓励患者完成连续的训练；应用简洁的、清晰的指导提示；改善患者注意力，减少周围环境的非相关刺激，尽量使患者注意力集中；加强训练中的安全防护和监督，尤其在训练的早期；训练难度的进展宜慢，并在进展过程中逐渐增强患者解决问题的能力。

（4）综合训练　肌肉骨骼损害应采用温热疗法、超声波、按摩、生物反馈、被动关节活动度训练等方法改善关节活动度和肌肉柔韧性。神经肌肉损害应采用渐进抗阻训练、等速训练、PNF 技术等增强肌力；感觉刺激技术、按摩震颤器、神经生理学治疗技术等改善肌张力。结合这些治疗，才可能获得真正的平衡功能效果。

（五）协调训练

协调训练是指恢复平稳、准确、高效的运动能力的锻炼方法，即利用残存部分的感觉系统以及利用视觉、听觉和触觉来促进随意运动的控制能力。上肢、下肢、躯干分别在卧位、坐位、站立位、步行中和增加负荷的步行中训练。

1. 方法

（1）从卧位训练开始，待熟练后再在坐位、站立位、步行中进行训练。

（2）从简单的单侧动作开始，逐步过渡到比较复杂的动作。最初几天的简单运动为上肢、下肢和头部单一轴心方向的运动，然后逐渐过渡到多轴心方向；复杂的动作包括：双侧上肢（或下肢）同时动作、上下肢同时动作、上下肢交替动作、两侧肢体做互不相关的动作等。

（3）从容易完成的大范围、快速的动作开始，熟练后再做小范围、缓慢动作的训练。

（4）上肢和手的协调训练应从动作的正确性、反应速度快慢、动作节律性等方面进行；下肢协调训练主要采用下肢各方向的运动和各种正确的行走步态训练。

（5）先睁眼练习后闭眼训练。

（6）两侧轻重不等的残疾者，先从轻侧开始；两侧残疾程度相同者，原则上先从右侧开始。

（7）动作重复 3～4 次。

2. 注意事项

（1）练习完成后要用与训练相等的时间进行休息。

（2）所有训练要在可动范围内进行，并应注意保护。

（六）感觉训练

感觉功能直接影响步行功能的恢复，应重视感觉功能的训练。常用的方法有：各种皮肤感觉的刺激，脚踏踩不同质地的物品，如踏踩鹅卵石地面；冷热水交替浸泡、垂直叩击足底；脚底震动等增加本体感觉。

（七）疼痛处理

疼痛不仅影响功能，同时也影响人的情绪，因此要重视对疼痛的处理，可根据患者的具体情况给以温热疗法、冷疗法、必要时配合药物控制。

（八）步行分解训练

为了使患者不仅能通过步行训练提高步行能力，还要能走出较好的步态，就必须按步行周期的支撑相和摆动相的条件和要求进行训练。下面以偏瘫为例，按照由易到难，由简单到复杂的原则，将步行过程分解为 6 个基本步骤。

1. 单腿负重　负重是指肢体能够承受身体的重量而受力的状态，当患者的下肢关节、骨骼及肌肉足以承受身体的重量时，即可进行负重训练。负重按负重程度分为：零负重、部分负重和全负重。

单腿负重主要是提高下肢的支撑能力，促进机体平衡稳定。方法：令患者立于肋木前，一腿置于肋木上，另一腿站立负重，并根据患者情况，选择负重程度（图 9-1）。一般单腿站立可从持续 1 分钟开始，逐渐延长单腿站立的时间，且站立时最好不要用手扶持。

2. 靠墙伸髋→离墙站立　主要是提高伸髋肌力，促进髋部和躯干控制，打破下肢步行时的连带运动，建立随意控制的步行模式。方法：令患者背靠墙站立，脚跟离开墙 20cm 以上，然后向前挺髋，使背及臀部离开墙，仅以头肩撑墙（图 9-2），保持 10 秒，最后头肩用力向前，使身体全部离开墙而站稳。一般重复 10 次。

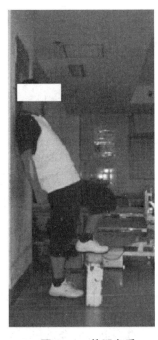

图 9-1　单腿负重

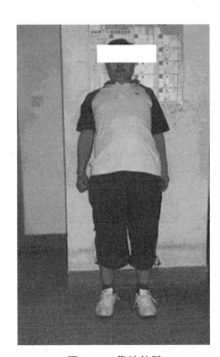

图 9-2　靠墙伸髋

3. 患腿上下台阶　主要目的是强化下肢肌力，促进下肢拮抗肌协调收缩，利于摆动相顺利完成屈髋、屈膝、迈步。方法：肌力较差的腿先上楼梯，另一腿先下楼梯，或将肌力较差的腿直接置于台阶上，让另一腿连续上下台阶，最好在靠墙伸髋的条件下，练习患腿上下台阶（图 9-3）。一般 10～20 次/组，重复 3～5 组。

4. 患腿支撑伸髋站立，健腿跨越障碍　主要目的是强化髋部和膝部控制，提高下肢支撑能力，抑制痉挛，打破协同运动模式，促进正确的步行模式的建立。方法：背靠墙站立，脚跟离墙 20cm，使髋向前挺出，同时健腿跨越障碍（图 9-4）。一般 10～20 次/组，重复 3～5 组。注意健腿跨越障碍时，患髋必须保持充分伸展状态，不可后缩。

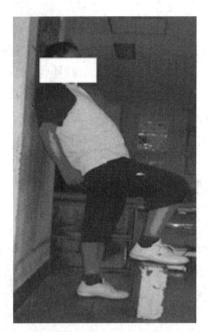 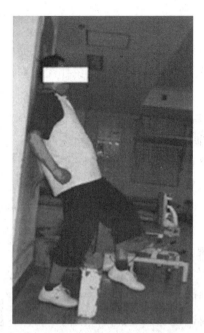

图9-3　患腿上下台阶　　　　　　　图9-4　患腿支撑伸髋站立，健腿跨越障碍

5. 靠墙伸髋踏步　主要目的是在强化髋部控制的基础上，强化双下肢的协调运动，促进下肢精细运动的分离，提高步行能力。方法：背靠墙站立，脚跟离墙20cm，向前挺髋，同时做交替踏步的动作。

6. 侧方迈步、原地迈步

目的是使患者学会正确的重心转换，建立正常的步行模式，为独立步行做好准备。方法：选择在平行杠内或靠墙进行训练，其一端放置一面矫正镜，使患者能够看到自己的姿势、步态，以便及时矫正。现以左侧步行训练为例，令患者背靠墙或肋木，先将身体重心移至右腿，左脚提起向左侧方迈一步，再将身体重心移至左腿，右脚跟上放置于左脚内侧，如此往复，左右侧向交替进行转移重心和迈步训练。当患者能够顺利完成左右重心转移后，即可进行前后原地迈步训练。

三、常用步行训练方法

（一）室内步行训练

患者通过步行基础训练后，髋、膝、踝关节控制能力增强，对控制以上关节活动的关键肌的肌力仍达不到3级以上水平者，为了保证步行的稳定、安全，患者可选择合适的支具辅助，首先在平行杠内练习站立和行走，包括三点步、四点步、两点步，并逐渐过渡到在室内使用助行器或拐杖行走。注意耐力训练，待耐力增强以后可以练习跨越障碍、上下台阶、摔倒及摔倒后起立训练等。

1. 训练目标　包括治疗性步行和家庭性步行。

（1）治疗性步行　是指训练时用膝-踝-足（KAFO）矫形器或肘拐等辅助器具，能在治疗室内行走。此方法耗能大，速度慢，距离短，无功能价值，但有预防压疮、血液循环障碍、骨质疏松等治疗意义。

（2）家庭性步行　是指用踝-足矫形器、手杖等可在家行走自如，但不能在室外长时间行走。

2. 训练内容

（1）平行杠内训练　行走训练自平行杠内训练开始。由于平行杠结构稳固，扶手的高度和平行杠的宽窄度均可调整，给患者一种安全感，因此很适于患者进行站立训练、平衡训练及负重训练等。

站立训练以每次10～20分钟开始，依患者体能状况改善而逐渐增加。平衡训练是使患者通过学习重新找回身体保持稳定的重心位置。

（2）助行器步行训练　助行器适用于初期的行走训练，为准备使用拐杖或手杖前的训练；也适用于下肢无力但无双腿瘫痪者、股骨颈骨折或股骨头无菌性坏死者、一侧偏瘫或截肢患者；对于行动迟缓的老年人或有平衡问题的患者，助行器亦可作为永久性的依靠。助行器仅适宜在平地使用。

助行器辅助行走的操作方法为：用双手分别握住助行器两侧的扶手，提起助行器使之向前移动20～30cm后，迈出患侧下肢，再移动健侧下肢跟进，如此反复前进。

（3）腋拐步行训练　包括拖地步行（又称蹭步）、摆至步、摆过步、四点步态、两点步态、三点步态。

1）拖地步行　将左拐向前方伸出，再伸右拐，或双拐同时向前方伸出，身体前倾，重量由腋拐支撑，双足同时向前拖移至拐脚附近（图9-5）。

2）摆至步　移动速度较快，采用此种步行方式可减少腰部及髋部肌群的用力。双侧拐杖同时向前方伸出，患者身体重心前移，利用上肢支撑力使双足离地，下肢同时摆动，双足在拐脚附近着地（图9-6）。此种步行方式适用于双下肢完全瘫痪而使下肢无法交替移动的患者。

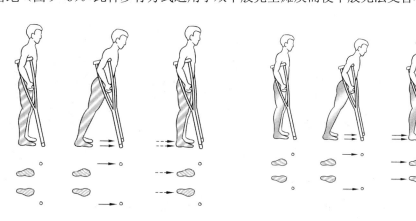

图9-5　拖地步　　　　　　　　　图9-6　摆至步

3）摆过步　拄拐步行中最快速的移动方式。双侧拐同时向前方伸出，患者用手支撑，使身体重心前移，利用上肢支撑力使双足离地，下肢向前摆动，双足落在拐杖着地点连线的前方位置（图9-7）。开始训练时容易出现膝关节屈曲，躯干前屈而跌倒，应加强保护。适用于路面宽阔，行人较少的场合，也适用于双下肢完全瘫痪，上肢肌力强壮的患者。

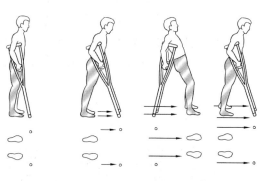

图9-7　摆过步

4）四点步行　是一种稳定性好、安全而缓慢的步行方式。每次仅移动一个点，始终保持四个点在地面，即左拐→右足→右拐→左足，如此反复进行（图9-8）。步行环境与摆至步相同，步行方式适用于骨盆上提肌肌力较好的双下肢运动障碍者，老人或下肢无力者。

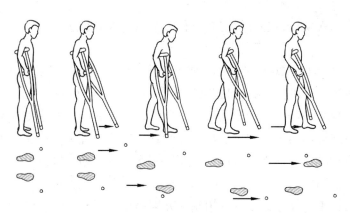

图 9-8　四点步

5）两点步行　与正常步态基本接近、步行速度较快。一侧拐杖与对侧足同时伸出为第一着地点，然后另一侧拐杖与相对的另一侧足再向前伸出作为第二着地点（图 9-9）。步行环境与摆过步相同。步行方式适用于一侧下肢疼痛需要借助于拐杖减轻其负重，以减少疼痛的刺激；或是在掌握四点步行后练习。

6）三点步行　是一种快速移动、稳定性良好的步态；患侧下肢和双拐同时伸出，双拐先落地，健侧待三个点支撑后再向前迈出；适用于一侧下肢功能正常，能够负重，另一侧不能负重的患者，如一侧下肢骨折，小儿麻痹后一侧下肢麻痹等患者（图 9-10）。

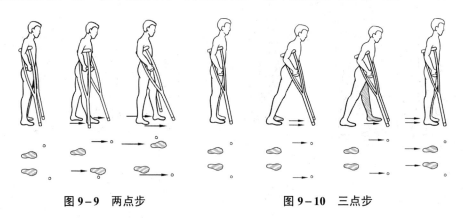

图 9-9　两点步　　　　　　　　　　图 9-10　三点步

（4）手杖步行训练　包括三点步行、两点步行。

1）三点步行　患者使用手杖时先伸出手杖，再迈患侧足，最后迈健侧足的步行方式（图 9-11）。此种步行方式因迈健侧足时有手杖和患足两点起支撑作用，因此稳定性较好，除一些下肢运动障碍的患者常采用外，大部分偏瘫患者习惯采用此种步态。

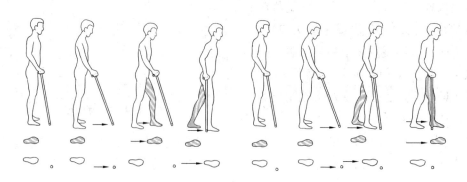

图 9-11　手杖三点步行

2）两点步行　手杖和患足同时伸出并支撑体重，再迈出健足。手杖与患足作为一点，健侧足作为一点，交替支撑体重，称为两点步行（图 9-12）。此种步行速度快，有较好的实用价值，当患者具有一定的平衡功能或是较好地掌握三点步行后，可进行两点步行练习。

（5）驱动轮椅训练　轮椅对于步行功能丧失者来说是一种重要的代步工具，使他们借助轮椅仍然能够参加各种社会活动及娱乐活动，真正地参与社会。普通轮椅的使用训练主要包括平地前进驱动训练、方向转换和旋转训练、抬前轮训练。

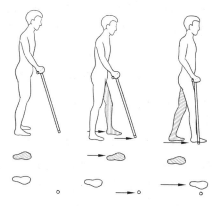

图 9-12　手杖两点步行

3. 注意事项

（1）注意安全　行走训练时，要提供安全、无障碍的环境及减少不必要的困扰；衣着长度不可及地，以防绊倒；穿着合适的鞋及袜，鞋带须系牢，不可赤足练习行走。

（2）合理选择辅助具

1）结合个体选择　要根据患者的身高和手臂长度，帮助患者选择高度和长度适合的助行架、腋拐或手杖。腋拐的腋托高度是从患者的腋前襞到足外侧 15cm 处地面的距离或腋前襞垂直到地面的距离再加 5cm，把手高度为伸腕握住把手时，肘部呈 30°屈曲，或手柄与股骨大转子持平。手杖的手柄高度与腋拐的手柄高度相同，平股骨大转子。

2）结合下肢功能选择　当患侧下肢支撑力<体重的 50%时，不宜使用单腋拐；患侧下肢支撑力<体重的 90%时，不宜使用手杖；双下肢支撑力总和<体重的 100%时，不宜使用助行架。

3）常见辅助具的使用技巧　如使用腋拐，嘱患者通过把手负重而不是靠腋托，以防伤及臂丛神经，腋托应抵在侧胸壁上；使用手杖时，把手的开口应向后；使用四脚拐时，与手支撑杆垂直间距大的两脚在外，间距小的两脚靠近身体，以利于稳定支撑。

（二）社区步行训练

当患者具有室内安全步行能力后，为提高耐力和步行的实际应用能力，做好患者出院前的准备，使患者能早日回归家庭和社会，提高患者的生活质量，应鼓励患者进行社区步行训练。

1. 训练目标　借助 AFO、手杖等，独立地完成在社区内步行，包括过马路、超市购物（上下自动扶梯）、乘坐交通工具等。

2. 训练内容

（1）环境适应性训练　又称脱敏步行训练。患者在刚进入社区步行时，往往较紧张，越紧张越抬不了步，可采用下列脱敏训练。

1）在治疗师的指导和专人保护下，先从室外或小区内开始步行训练，逐渐延长步行距离。

2）当患者一次独立稳定的步行距离达到 100m 以上，治疗师应指导患者学习听口令随时停止步行，再听口令开始迈步行走。还可以学习边走路，边说话，逐渐指导患者学习边行走边与别人打招呼，从而消除患者步行时的紧张状态。

3）应考虑带患者到院外或小区外去进行步行训练，以提高患者实际步行的应用能力。步行时应有一人在患者的外侧伴行，以控制和减少危险因素的影响。

（2）过马路　当患者能够独立安全进行一般的路面步行即通常城市的马路两边的人行道上步行时，治疗师应指导患者学习正确的过马路的方法，通常要让患者在步行时先加强步行速度的训练，可在跑步机上进行步行速度的训练，学会快速行走后，一般来说当患者的步行速度能达到3.6km/h时，则可带患者开始过马路训练。开始时由两人分别站于患者两侧，保护患者完成过街，必要时要持特制的交通指示牌，以提醒过往车辆和行人避让，确保安全。

（3）超市购物　患者具有一定的步行能力以后，为适应和满足日常生活的需要，患者要学会独立地购物，所以患者要学会独立地上下自动扶梯。

1）不用手杖的患者上下自动扶梯方法　首次带患者上扶梯时，应有两人保护，一人先退上扶梯，一手拉住患者的腰带；患者一手扶住自动扶梯的扶手，健腿先上楼梯，患腿再跟上；另一人双手稳住患者的骨盆，帮助患者顺利地上楼梯。如此多次训练，使患者逐渐适应并掌握上下自动扶梯的方法。

2）使用手杖的患者上下自动扶梯方法　在上下扶梯时应先将手杖固定好，应指导患者将手杖的手柄处加一带，利于挂在手臂上，或指导患者将手杖插入腰间皮带上，余步骤同1。

（4）乘坐交通工具　患者要能真正回归社会，还要学会正确使用交通工具。

1）上下出租车　患者坐出租车以后排座为宜。进入出租车时，应以健手拉开车门，然后背对车门，臀部先入坐车座上，调整坐稳后，再将双腿移入车内；下车时，先将脚移出车外，落地踏实，然后头部再移出车外，最后手扶车身站起，关门站稳安全离开快车道，走上人行道。

2）乘坐中巴车或公共汽车　开始应由治疗师指导下完成，要有家属陪同。上车时家属先上车，一手拉住患者的腰带，帮助将患者往车上拉；患者一手拉住车门把手，健腿先上车，患腿再跟上；治疗师双手固定患者的骨盆，同时用力将患者往上推，帮助患者完成上车。下车时家属先下，一手拉住腰带以保护患者；治疗师同样固定骨盆，帮助控制患者的重心，以防失控摔倒；患者应患腿先下，落地踏实站稳，然后健腿再下车，注意站稳；最后是治疗师下车。

3. 注意事项

（1）专人保护，注意安全，治疗师应站在患者的患侧，提高患者的安全感，利于消除紧张情绪。

（2）患者必须具有他动态平衡能力。

（3）遵循循序渐进的原则，逐步延长步行的距离和速度。

（4）所有实用技术的应用，应先在治疗室内进行模拟训练，待熟练后再到实际环境中训练，以逐步适应。

第三节　减重步行训练

减重步行训练（body weight support gait trainer）又称部分重量支撑步行训练，是指通过器械悬吊的方式将患者身体向上吊起，使患者步行时下肢的承重减轻，以帮助患者进行步行训练、平衡训练，提高患者日常生活活动能力，早日回归家庭和社会。如果配合运动平板进行训练，效果更好。

176

一、原理研究

近来研究发现，步行是由大脑和脊髓的很多区域和水平综合控制：最高控制层次是大脑的边缘前叶，这一区域储藏了步行程序的记忆与相关的情感。中层的控制包括丘脑，它接受和传递信息，脑干控制，将大脑中枢和脊髓连接起来。低位中枢是脊髓，以前曾认为它不过是一个传递中心，猫的研究发现它能产生相对简单的步行运动模式，存在一个中枢模式中心型发生器（central pattern generator，CPG）。

（一）动物实验

1960 年动物实验研究：脊髓横断性损伤的猫在几周的减重步行训练后，能够产生步行模式，即猫的身体重量被悬挂，身体重量部分抵消，用前肢辅助其后肢行走。有人认为，猫的这一能力得益于所谓的中枢模式发生器即 CPG，它存在于损伤平面下的腰段脊髓中，能控制感觉相关的运动环路。

（二）人体研究

1986 年 Finch 和 Barbeau 根据 Rossignal 和 Barbeau 的动物实验结果将悬吊治疗和活动平板结合起来应用于人体的步行训练，随后的许多学者，对不完全性颈或胸髓损伤患者进行减重步行训练，结果发现行走功能也有恢复的可能性，并可见无自主活动的下肢有 EMG 活动出现，它们并不是由机械性肌肉、肌腱牵拉而引起。减重步行训练系统在人行走功能训练上能够取得疗效，说明在人的腰骶部脊髓中也可能存在一个类似的中心型发生器。

二、治疗作用

（一）稳定重心

减重使患者步行中身体重心的分布趋于对称，提高步行稳定性；减少步行中下肢相关肌群的收缩负荷，使下肢肌力不到 3 级的患者能提早下床活动。患者在减重支撑装置的保护下步行，增加了平衡稳定性，提高了安全性，能有效消除患者的紧张和恐惧心理，更好地配合治疗师的治疗，治疗师也可以把精力主要放在对下肢异常步态矫治上。

（二）纠正病理性步态

减重状态下肢肌肉张力得到减轻，可有效缓解由于早期负重行走带来的不必要的下肢伸肌协同运动模式和由这种异常模式导致的足下垂、内翻等病理性步态，及早进入正常人的生理步行模式，促进正常步态恢复，提高步行能力。下肢关节负荷的减轻可以改善和加大下肢关节的活动范围。

三、适用范围

（一）适应证

1. 神经系统疾病　脑血管意外、脑外伤、脑肿瘤、脑部炎症引起的肢体瘫痪，脑瘫，帕金森综合征，由于各种原因引起脊髓损伤后的截瘫，多发性硬化症、外周神经损伤引起下肢肌无力。

2. 骨关节疾病和运动创伤恢复期　下肢关节置换术后的早期下肢负重训练，骨关节病变手术后功能恢复训练，骨关节病变缓解疼痛促进功能恢复的训练；肌腱、韧带断裂等运动创伤的早期恢复训练。

3. 假肢、矫形器穿戴前后的下肢步态训练　宜于年老、体弱、久病卧床患者早期小运

177

动量安全性有氧训练；适于体重过重、有严重关节退行性病变患者的有氧训练；腰腿痛患者恢复步行的训练。

4. 其他 从功能训练的角度可以用于控制和协调姿势障碍的训练、步行训练、直立位作业训练、平衡训练、转移训练等。由于患者身体有减重吊带的保护，可以降低患者对跌倒的恐惧心理，从而有利于各种直立训练活动的早期进行。

（二）禁忌证

脊柱不稳定；下肢骨折未充分愈合或关节损伤处于不稳定阶段；患者不能主动配合；运动时诱发过分肌肉痉挛；体位性低血压；严重骨质疏松症；慎用于下肢主动收缩肌力小于 2 级，没有配置矫形器者，以免发生关节损伤。

四、组成

减重步行训练系统由减重悬吊系统和步行系统两部分组成。

（一）部分减重支撑训练系统

减重控制台，控制电动升降杆的升降；减重范围为体重的 0～100%调整下肢负重的情况；身体固定带紧缚于患者腰臀部；固定带的两端对称固定在悬吊支撑架上。

（二）步行系统

主要是指电动活动平板即步行器系统，以利于进行步行及耐力训练。训练时可以根据患者的需要，采用地面行走或活动平板行走。悬吊带通常固定在患者的腰部和大腿部，着力点一般在腰部和大腿，不宜在腋下或会阴部。

五、操作程序

（一）操作流程

1. 解释 向患者说明悬挂减重训练的目的、过程和患者配合事项。

2. 检查 确认悬挂减重机电动或手动升降装置处于正常状态；确认悬吊带无损伤，各个连接部件无松动或损伤；确认患者佩带悬吊带所有连接部位牢靠。

3. 放置患者 将患者送到减重悬臂下，连接悬吊带；采用电动或手动方式，通过减重悬臂将患者的悬吊带上拉。

4. 设置参数 如果使用活动平板训练，必须使平板速度处于最慢（最好为静止状态）；根据患者能够主动或在协助下向前迈步的情况，确定减重程度。

5. 开始治疗 保持患者身体稳定 2～3 分钟，使患者适应直立体位；开启平板活动开关或从患者站立的地面，由患者主动或辅助的方式向前迈步；活动平板的速度逐步加快到患者可以适应的最快节奏。

6. 停止治疗 达到训练时间后逐步减速，最后停止；准备好座椅或轮椅，逐步降低悬吊带，让患者坐下；解除悬吊带；关机，让患者休息 3～5 分钟，完成治疗过程。

（二）常用治疗参数

1. 减重程度 一般为体重的 0～30%左右，此时的步态参数最接近于完全负重下的步态参数。如果减重过大，患者就将失去足够的地面反作用力，不利于推进他们的步行。每次步行所减的重量可根据患者情况来调节。

2. 步行速度 因平板的起始速度不同，目前没有统一的规定，可根据患者的具体情况设定。近年的一些研究建议，只有以接近正常的步速训练中枢性损伤患者，才能最大程度的增加患者的活动能力。

3. 训练时间　30~60 分钟/次，可分为 3~4 节，每节时间不超过 15 分钟，各节之间适当休息。严重患者每节时间可以缩短到 3~5 分钟，休息 5 分钟，对每次减重较多的患者，训练的时间可<15 分钟。门诊治疗不低于 3~5 次/周，住院 3~5 次/周。

4. 其他训练　如减重坐位作业活动训练、减重坐位平衡训练、减重站位平衡训练、减重转移训练等的基本方式同上。

六、注意事项

（一）悬吊固定带要适当

不能诱发患者痉挛。也要避免局部压力过大而导致压疮。男性患者特别注意吊带不能压迫阴部。悬吊重量不能落在腋下，以免造成臂丛神经损伤。吊带一般也不宜固定在大腿，以免影响步态。悬吊装置必须可靠，避免吊带松动或滑脱而导致患者跌倒。

（二）减重程度要适当

一般减重不超过体重的 30%~40%，过分减重将导致身体摆动幅度过大，下肢本体感觉反馈传入减少。而减重不足将导致患者步行困难。

（三）全程监督

训练过程中必须有医务人员在场进行指导和保护，避免活动平板起始速度过快或加速过快，造成危险。必要时，患者步行时可以佩带矫形器。

第四节　机器人步行

康复机器人是目前国际上研究的大热点。目的旨在利用机器人的原理，辅助或者替代患者的功能运动，或者进行远程康复训练。这是康复工程与康复医疗结合最紧密的部分之一。可穿戴式机器人的研制和模拟生物反馈环境在脑卒中患者康复中的应用，已进入临床使用。目前可穿戴式机器人一般分为上肢外置装置和下肢外置装置。

一、可穿戴式上肢外置助力运动装置　该装置有四个活动自由度：肩前屈、肘伸展、前臂旋前、腕屈伸，用于辅助上运动神经元综合征患者的上肢功能训练和日常生活的伸肘及握持活动，以保持患者上肢的感觉输入，辅助和促进脑功能重塑。装置的肩、肘、腕部装有关节位置感应器和压力传感器，根据患者肢体运动时的应力，由计算机控制，调节 RUPERT 施加给患者的助力，从而最有效地辅助患者的上肢运动。

二、可穿戴式下肢外置助力运动装置　该装置有三个自由度：髋、膝、踝均可完成屈伸运动。

本 章 小 结

本章主要讲述了步行训练的定义、自然步态、步行周期，列举了常见异常步态的评定、分析和步行训练的常用措施和方法，并对步行功能障碍者实施训练进行了举例说明。同学们通过本章的学习，要掌握步行训练方法，能依据所学的知识服务于患者。

扫码"练一练"

习 题

一、单项选择题

1. 治疗性步行
   A. 可用 KAFO 或拐杖   B. 可在室外行走
   C. 有功能价值   D. 能预防并发症
   E. 耗能小

2. 步长
   A. 即跨步长   B. 与身高成反比
   C. 与步行速度成反比   D. 反应步态的稳定性
   E. 反应步态的对称性

3. 正常人的步幅
   A. 等于步长   B. 是步长的 3 倍
   C. 又称跨步长   D. 相当于支撑相与摆动相之和
   E. 两足心之间的水平距离

4. 造成"鸭步"的因素是
   A. 单侧臀大肌无力   B. 单侧臀中肌无力
   C. 双侧臀大肌无力   D. 双侧臀中肌无力
   E. 以上都不对

5. 挺胸凸肚步态是因为
   A. 双侧臀大肌无力   B. 双侧臀中肌痉挛
   C. 双侧臀中肌无力   D. 双侧髂腰肌无力
   E. 双侧臀大肌痉挛

6. 慌张步态常见于
   A. 小脑性共济失调   B. 帕金森步态
   C. 醉酒后   D. 脑卒中
   E. 脑瘫

7. 膝塌陷步态是由于
   A. 股四头肌无力   B. 腘绳肌无力
   C. 胫前肌无力   D. 胫后肌无力
   E. 小腿三头肌无力

8. 足下垂步态是由于
   A. 小腿三头肌无力   B. 胫前肌无力
   C. 胫后肌无力   D. 腓骨长短肌无力
   E. 趾长伸肌

9. 腋拐的高度是从患者的
   A. 腋前襞到足外侧 15cm 处地面的距离
   B. 腋前襞到足外侧 15cm 处地面的垂直距离
   C. 腋窝垂直到地面的距离再加 5cm

D. 腋前襞垂直到地面的距离再减 5cm

E. 腋前襞垂直到地面的距离再加 10cm

10. 腋拐把手柄的高度是从患者的伸腕握住把手时

    A. 肘部呈屈曲 40°   B. 肘部呈屈曲 50°

    C. 肘部呈屈曲 60°   D. 手柄与股骨大转子持平

    E. 手柄在股骨大转子下方 5cm

二、思考题

1. 简述步行训练的基本步骤。

2. 简述步态分析的基本参数有哪些？

（胡国兵）

第十章

心脏功能训练

学习目标

1. **掌握** 常见心脏功能的评定方法；常用心功能训练的基本方法。
2. **熟悉** 影响心脏功能的主要因素。
3. **了解** 心脏功能训练在临床各期的应用。
4. 学会制定心脏功能障碍者的运动处方。
5. 具有尊重患者，保护患者隐私，关心、关爱患者的意识。

现代医疗水平的提高，日常生活方式及饮食习惯的变化，高血压、糖尿病、冠心病等疾病的发病率常年居高，导致人们的有氧运动能力受到很大影响，心血管系统疾病的发病也逐年上升，如肺心病、缺血性心脏病、冠脉搭桥术后、高血压性心脏病、心肌病等疾病引起的心功能下降等严重并发症，使得心脏功能康复变得尤为重要。

第一节 概 述

扫码"学一学"

心功能训练是指对心血管疾病患者综合采用主动积极的身体、心理、行为和社会活动的训练与再训练，帮助缓解症状，改善心肌供血，使其在生理、心理、社会、职业和娱乐等方面达到理想状态，提高生活质量的康复医疗过程。在拟定康复训练计划前，应首先对心血管疾病患者进行客观的监测和评估，明确心肌缺血变化程度，正确设计适合患者个体特点的康复训练项目和训练强度，增加血液循环，改善心肌缺氧状态，降低心血管疾病的危险因素，增加药物治疗效果，从而安全有效地开展心血管疾病康复工作。

一、运动对心血管系统的影响

（一）运动对心泵功能的影响

健康人有一定的心脏泵血功能储备，能随机体运动需要成倍增长。心力储备的大小主要取决于每搏输出量和心率有效提高的程度。心力储备的大小可反映心脏泵血功能对机体代谢需求的适应能力。

心脏每分钟能够搏出的最大血量称最大输出量，它可以反映心脏的健康程度。训练有素的运动员，心脏的最大输出量可达 35L/min 以上，为静息时的 7~8 倍，能比普通正常人更好地耐受剧烈运动。长期运动锻炼，能增加心泵功能的储备，主要表现如下。

1. 搏出量储备　是心室舒张末期容积和收缩末期容积之差。正常静息时，心室舒张末期容积约 125ml，搏出量约 70ml，由于心室不能过分扩大，心室舒张末期容积最大限度只能达到 140ml 左右，因此，舒张期储备只有 15ml。而心肌作最大收缩时，心室收缩末期容积可小至 15～20ml，使搏出量增加 35～40ml，因此，收缩期储备比舒张期储备要多得多，构成了搏出量储备的主要部分。由此可见，只有增强心肌收缩力才能使心泵功能得到提高。

长期运动训练后，心室腔扩大，心室容积增加；同时，心肌增厚，心肌收缩力增加，心室舒张末期容积和收缩末期容积的差变大，从而使每搏输出量明显增加。力量性运动项目（如举重、摔跤与投掷等）中，心脏运动性增大是以心肌增厚为主，而在耐力性运动项目（如游泳和长跑等）中是以心室腔增大为主。运动性心脏增大是对长时间运动负荷的良好适应。

一些心功能不全患者，静息时，心排血量虽然与健康人没有明显差别，基本能满足静息状态下代谢的需要，但其最大输出量低于正常人。因此，他们在运动时，心排血量不能随运动强度增加而相应增加，出现心悸和气急等症状，反映出心力储备明显降低，也是造成有氧运动能力降低的主要因素。

2. 心率储备　是指在一定范围内心率增快，心排血量也随之增加。但心率过快反而会因每搏输出量减少而使心排血量降低。健康成人能够使心排血量随心率加快而增多的最高心率为 160～180 次/分。

在一定范围内，运动时的心率变化与运动强度具有线性关系，即运动强度增强，心率也会随之增加。因此，常用心率变化来衡量运动强度。

长期运动训练的运动员，由于心肌纤维增粗，心肌收缩能力增强，射血充分，安静时的心率反而减慢，可低于一般健康人。而任何长期缺乏运动或卧床休息的情况都会不可避免地使心泵储备下降，出现运动状态时每搏输出量的减少，并通过心率加快来代偿。

（二）运动时各器官血液的重新分配

人体在安静状态下，骨骼肌血流量约占心排血量的 20%，运动时，提高到占心排血量的 80%左右，这说明机体需要通过调节，重新分配各器官的血流量，使骨骼肌血量明显增加，保证心肌和骨骼肌可以得到更多的血量，满足其对氧和营养物质的需要，并及时带走代谢产物。

运动状态下的各器官血流量重新分配主要通过减少某些器官的血流量，保证有足够的血液分配给骨骼肌。骨骼肌的血流量比安静时要增加 4～20 倍，心肌的血流量增加 3～5 倍；与之相反，内脏器官与皮肤等部位的血管收缩，血流量要比安静时减少 2～5 倍。但如果持续运动，骨骼肌产热增加，体温升高，可反射性地使皮肤血管舒张，使血流增加，对散热有利。另外，由于骨骼肌阻力血管舒张，肌中开放的毛细血管数目增加，血液和肌组织之间进行物质交换的面积也增大，从而满足骨骼肌运动时的需氧量。

（三）运动对血压的影响

运动时的动脉血压变化是许多因素综合作用的结果。动脉血压水平取决于心排血量和外周阻力两者之间的关系。

1. 心排血量　剧烈运动会使心排血量显著增加，故收缩压会升高。

2. 外周阻力　由于血流的重新分配，骨骼肌血管舒张使外周阻力下降，而其他一些器官血管收缩使外周阻力增加，两方面的变化，对总外周阻力变化不大。

3. 局部代谢产物　运动使机体代谢增强，组织代谢产物大量增加，特别是局部的舒血管物质（如组胺、腺苷等）使骨骼肌血管舒张，故总的外周阻力仍有降低，平均动脉压则可能比安静时稍低。

4. 动力性与静力性运动 动力性运动可以使心排血量明显增加，而外周阻力变化却不明显，故血压变化主要表现为收缩压升高，舒张压变化不大或略下降；静力性运动对心排出血量增加不明显，但由于骨骼肌持续收缩压迫血管可以使外周阻力增加，故血压变化主要表现为舒张压升高。

5. 运动与高血压 高血压患者长期坚持有氧运动对血压降低（尤其是舒张压）有较大意义。采用安全性较高的中低强度的耐力性运动（以动力性运动、技巧性活动为宜），既可提高力量，又能改善心功能。避免静力性运动，特别是闭气的力量运动，因其可使血压明显升高。较重高血压患者运动量宜小，如散步、慢跑或慢速游泳等。对于重度的高血压患者而言，在药物治疗的基础上结合运动将会有更好的降压效果。

（四）运动对血量变化的影响

运动时，骨骼肌毛细血管舒张，使毛细血管前、后阻力比值下降，导致毛细血管压增加，滤出增加，组织液生成增加，血浆总量减少。同时，其他不活动器官血管收缩，毛细血管前、后阻力比值增加，组织液回流增加，两者抵消，使血浆总量变化不大。

运动过程中由于储存的血液被动员，循环血量的增加比不运动时大得多，尤其以耐力运动增加更为显著。一般人约增加 10%，运动员可增加 25%～30%以上。同时，由于各部位血管口径发生了变化，使血液大部分流向骨骼肌。

短时间运动，总血容量的增加主要是由于储血库里的血液被动员，增加了循环血量。同时短时间运动还会使血液相对浓缩，其原因是储血库的血浆量相对较少，血细胞容量较大，进入循环后使血细胞浓度相对增高。

长时间的耐力运动，体内产热明显增加，通常以出汗的方式散热。汗液中水分占 99%以上，环境温度在 35℃时每蒸发 1g 汗，散放 2.42kJ 的热量。温度越高，运动强度越大或运动时间越长，血浆的水分损失也越多。一次性长时间运动可使血浆容量减少 10%左右。高温环境运动脱水时，体重可下降 3%～8%，血浆容量可减少 6%～25%。脱水使心排血量及有氧能力下降，代谢产物堆积增多，疲劳加剧，运动能力也因此下降。

二、常见导致心功能减退的因素

（一）原发性心肌损害

可能是缺血性心肌损害引起的，冠心病心肌缺血和（或）心肌梗死是引起心脏功能衰退的最常见的原因之一。或者是心肌炎和心肌病，即各种类型的心肌炎及心肌病均可导致心功能衰退，以病毒性心肌炎及原发性扩张型心肌病最为常见。还可能是心肌代谢障碍性疾病：以糖尿病心肌病最为常见，其他如继发于甲状腺功能亢进或减低的心肌病，心肌淀粉样变性等。

（二）心脏负荷过重

1. 压力负荷（后负荷）过量 见于高血压、主动脉瓣狭窄、肺动脉高压、肺动脉瓣狭窄等左、右心室收缩期射血阻力增加的疾病。为克服增高的阻力，心室肌代偿性肥厚以保证射血量。持久的负荷过重，心肌必然发生结构和功能改变而终至失代偿，心脏排血量下降。

2. 容量负荷（前负荷）过重 见于以下两种情况。

（1）心脏瓣膜关闭不全，血液反流，如主动脉瓣关闭不全、二尖瓣关闭不全等。

（2）左、右心或动静脉分流性先天性心血管病如间隔缺损、动脉导管未闭等。

考点提示 运动对心泵功能的影响；导致心功能异常常见的原因。

扫码"学一学"

第二节 心脏功能评定

运动试验可以协助临床诊断，如冠心病的诊断、心律失常的鉴别、呼吸困难和胸闷性质的鉴别；确定心血管功能状态，评定冠状动脉病变严重程度及预后，评定心功能，体力活动能力和残疾程度；指导康复治疗，评定患者运动的安全性，为制订运动处方提供定量依据，协助患者选择必要的临床治疗，使患者感受实际获得活动能力，去除顾虑，增强参加日常活动的信心；判定疗效。

一、心脏功能评定的目的

1. 辅助临床诊断。

2. 确定功能状态。

3. 指导康复治疗。

4. 评价康复效果。

二、心脏功能评定的适应证、禁忌证和注意事项

（一）适应证

1. 原发性高血压。

2. 高脂血症。

3. 冠心病（心肌梗死、稳定性心绞痛、PTCA 术后、冠状动脉搭桥术后）。

4. 自主神经功能紊乱。

5. 各种心脏病术后（心瓣膜置换、心脏移植）。

6. 左心功能不全（各种心脏病的临床稳定期）。

（二）禁忌证

1. 严重高血压 如收缩压≥200mmHg（26.7kPa）或舒张压≥120mmHg（16.0kPa）。

2. 肺动脉高压。

3. 中度瓣膜病变，心肌病，明显心动过速或过缓，中至重度主动脉瓣狭窄或严重梗阻性心肌病。

4. 重度房室传导阻滞及重度窦房阻滞，重度冠状动脉左主干狭窄或类似病变。

5. 严重肝肾疾病、贫血，未能控制的糖尿病。

6. 运动可导致恶化的神经肌肉疾病。

7. 晚期妊娠或妊娠有并发症。

8. 明显骨关节功能障碍，运动受限或可能由于运动而使病变恶化。

（三）注意事项

1. 有相关医务人员的咨询与指导，必要时在心电监护下进行。

2. 对患者进行再教育，理解个人的运动限制。

3. 从小剂量开始，逐渐增加运动量（循序渐进）。

4. 选择适当的运动，避免竞技性运动。

5. 只在感觉良好时运动，如有不适，立即停止。

6. 警惕症状：上身不适（包括胸、臂、颈或下颌）、无力、气短、骨关节不适。

📋 知识拓展

心脏康复

心脏康复是通过综合的康复医疗，包括采用主动积极的身体、心理、行为和社会活动的训练与再训练，改善心血管功能，在生理、心理、社会、职业和娱乐等方面达到较佳功能状态，使患者在身体、精神、职业和社会活动等方面恢复正常和接近正常。同时强调积极干预心脏病危险因素，阻止或延缓疾病的发展过程，减轻残疾和减少再次发作的危险。心脏康复是广义的二级预防的一部分，心脏康复学是近年的新兴交叉学科，它需要心理、运动康复、营养、理疗、临床药学及社会学等多学科合作和整合，形成以团队为基础，对心血管患者进行全程关爱。

三、纽约心脏病学会心功能分级

纽约心脏病学会心功能分级（NYHA）是目前最常用的分级方法，此心功能程度分级主要根据症状，参考呼吸困难和乏力等症状。最大的缺点是依赖主观表现分级，评估者判断变异较大，同时受患者表达能力的影响，但由于已经应用多年，评估方法已被广泛接受，所以目前仍然有较大的价值，具体功能分级如下。

Ⅰ级：体力活动不受限，一般的体力活动不引起过度的乏力、心悸、气促和心绞痛。

Ⅱ级：轻度体力活动稍受限，一般的体力活动即可引起心悸、气促等症状。

Ⅲ级：体力活动明显受限，休息时尚正常，但低于日常活动量即可引起心悸、气促。

Ⅳ级：体力活动完全丧失，休息时仍有心悸，气促。

四、运动试验

（一）心电运动试验

1. 心电运动试验的目的

（1）评定心功能、体力活动能力，为制定运动处方提供依据。

（2）冠心病的早期诊断。

（3）判定冠状动脉病变的严重程度及预后。

（4）发现潜在的心律失常和鉴别良性及器质性心律失常。

（5）确定患者进行运动的危险性。

（6）评定运动锻炼和康复治疗的效果。

（7）其他。

2. 心电运动试验的种类

（1）按所用设备分类　①活动平板试验；②踏车试验；③便携式运动负荷仪；④台阶试验。

（2）按终止试验的运动强度分类

1）极量运动试验　运动强度逐级递增直至受试者感到筋疲力尽，或心率、摄氧量继续运动时不再增加为止，即达到生理极限。适用于运动员及健康的青年人。极量运动试验可按性别和年龄推算的预计最大心率（220－年龄）作为终止试验的标准。

2）亚（次）极量运动试验　运动至心率达到亚极量心率，即按年龄预计最大心率（220－年龄）的 85%或达到（195－年龄）时结束试验。用于测定非心脏病患者的心功能和体力活动能力。

3）症状限制运动试验　运动进行至出现必须停止运动的指征（症状、体征、心率、血压或心电图改变等）为止。停止运动的指征包括：①出现呼吸急促或困难、胸闷、胸痛、心绞痛、极度疲劳、下肢痉挛、严重跛行、身体摇晃、步态不稳、头晕、耳鸣、恶心、意识不清、面部有痛苦表情、面色苍白、发绀、出冷汗等症状和体征；②运动负荷增加时收缩压不升高反而下降，低于安静时收缩压 1.33kPa 以上（＞10mmHg）；运动负荷增加时收缩压上升，超过 29.33～33.33kPa（＞220～250mmHg）；运动负荷增加时舒张压上升，超过 14.7～16.0kPa（＞110～120mmHg）；或舒张压上升，超过安静时 2.00～2.67kPa（＞15～20mmHg）；③运动负荷不变或增加时，心率不增加，甚至下降超过 10 次/分；④心电图显示 S-T 段下降或上升≥1mm；出现严重心律失常，如异位心动过速、频发、多源或成对出现的期前收缩，R-ON-T，房颤，房扑，室扑，室颤，Ⅱ度以上房室传导阻滞或窦房阻滞，完全性束支传导阻滞等；⑤患者要求停止运动。

症状限制性运动试验是临床上最常用的方法，用于冠心病诊断，评定正常人和病情稳定的心脏病患者的心功能和体力活动能力，为制定运动处方提供依据。

4）低水平运动试验　运动至特定的、低水平的靶心率、血压和运动强度为止。即运动中最高心率达到 130～140 次/分，或与安静时比增加 20 次/分；最高血压达 160mmHg，或与安静时比增加 20～40mmHg；运功强度达 3～4METs 作为终止试验的标准。低水平运动试验是临床上常用的方法，适用于急性心肌梗死后或心脏手术后早期康复病例，以及其他病情较重者，作为出院评价、决定运动处方、预告危险及用药的参考。

（二）运动试验的禁忌证

1. 绝对禁忌证

（1）急性心肌梗死（2 天内）。

（2）药物未控制的不稳定型心绞痛。

（3）引起症状和血流动力学障碍的未控制心律失常。

（4）严重主动脉狭窄。

（5）未控制的症状明显的心力衰竭。

（6）急性肺动脉栓塞和肺梗死。

（7）急性心肌炎或心包炎。

（8）急性主动脉夹层。

2. 相对禁忌证

（1）左右冠状动脉主干狭窄和同等病变。

（2）中度瓣膜狭窄性心脏病。

（3）明显的心动过速或过缓。

（4）肥厚型心肌病或其他原因所致的流出道梗阻性病变。

（5）电解质紊乱。

（6）高度房室传导阻滞及高度窦房传导阻滞。

（7）严重动脉压升高。

（8）精神障碍或肢体活动障碍，不能配合进行运动。

（三）运动试验方案

根据受试者的个体情况及实验目的不同，选择不同的方案。运动试验的起始负荷必须低于受试者的最大承受能力，方案难易适度，每级运动负荷最好持续2～3分钟，运动试验总时间在8～12分钟为宜。国内最常用的是Bruce方案（活动平板试验方案）（图10-1）和WHO推荐方案（踏车试验方案）。

扫码"看一看"

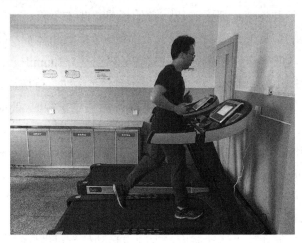

图10-1　活动平板试验

（四）运动试验操作的具体要求

运动试验前应禁食和禁烟3小时，12小时内需避免剧烈体力活动等。尽可能地在试验前停用可能影响试验结果的药物，但应注意β受体阻滞剂骤停后的反弹现象。

1. 试验开始前　测基础心率和血压，并检查12导联心电图和3通道监测导联心电图。应配备除颤器和必要的抢救药品，以便出现严重问题时能给予及时的处理。

2. 试验过程中　在试验中应密切观察和详细记录心率、血压、心电图及受试者的各种症状及体征。如果没有终止试验的指征，在被试者同意继续增加运动强度的前提下，将负荷加大至下一级，直至到达运动终点。如出现终止运动的指征，应及时终止试验，并密切观察和处置。

3. 试验终止后　达到预定的运动终点或出现终止试验的指征时，应逐渐降低跑台或功率自行车速度，被试者继续行走或蹬车。异常情况常常会发生在运动终止后的恢复过程中，因此，终止运动后，要于坐位或卧位描记即刻（30秒以内）、2分钟、4分钟、6分钟的心电图并同时测量血压。以后每5分钟测定一次，直至各项指标接近试验前的水平或患者的症状或其他严重异常表现消失为止。

（五）运动试验的终点

极量运动试验的终点为达到生理极限或预计最大心率；亚极量运动试验的终点为达到

亚极量心率；症状限制运动试验的终点为出现必须停止运动的指征；低水平运动试验的终点为达到特定的靶心率、血压和运动强度。

（六）运动试验的结果及其意义

1. 心电图 ST 段改变　ST 段下移出现在胸前导联最有意义，尤其 V5 导联是诊断冠心病的可靠导联。ST 段改变阳性诊断标准：下斜型、水平型和上斜型 ST 段阳性标准分别为 J 点后 60mm 处下移≥1mm、≥1.5mm 及≥2mm。

2. 运动中发作典型心绞痛　运动中发作典型心绞痛也是运动试验阳性的标准之一。

3. 运动试验中血压未能相应升高　运动负荷逐渐加大的过程中收缩压不升高（收缩压峰值<120mmHg 或收缩压上升<20mmHg），或较运动前或前一级运动时持续降低≥10mmHg，或低于静息水平提示冠状动脉多支病变。

4. 运动诱发心律失常　运动试验可出现频发、多源、连发性期前收缩或阵发性室速伴缺血型 ST 段改变者则提示有多支冠脉病变。

5. 心率收缩压乘积　是反应心肌耗氧量和运动强度的重要指标。心绞痛发病就是因为心肌耗氧量超过了冠状动脉的供血、供氧量，故可以用心肌耗氧量的大小来评价心脏功能。

6. 自我劳累程度分级　自我劳累程度分级（RPE）是利用运动中的自我感觉来判断运动强度。RPE 与心率和耗氧量具有高度相关性。

> **考点提示**　心电运动试验的基本原理、适应证、禁忌证。

第三节　心脏功能训练的基本方法

 案例讨论

【案例】

患者，男，48 岁，因"突发胸痛 2 小时"就诊。2 小时前无明显诱因出现胸痛，疼痛位于心前区，性质为压榨性，向左肩放射，持续约 3 分钟自行缓解。初步诊断：冠状动脉粥样硬化性心脏病，心绞痛。

【讨论】

1. 就该患者目前情况，我们可以为他做哪些心功能评定？

2. 在制订运动处方时，我们应该注意些什么，才能在保证患者安全的前提下恢复患者的健康及有氧运动能力？

一、心功能训练的基本方法

1. 运动疗法

（1）有氧耐力训练　各种步行、慢速爬山、慢跑、跳绳、游泳、走跑交替、自行车、有氧舞蹈、健美操、不剧烈的球类活动等。

有氧运动是心功能训练最主要的方法，可以改善、提高心血管功能水平、预防心血管疾病及有利于心血管疾病的康复。

扫码"学一学"

1）步行和慢跑 日常生活中的步行一般为 4km/h，漫步为 1～2km/h，散步 3km/h，快步 5km/h，疾步 6km/h，慢跑（健身跑）一般 8km/h，缓慢者只 4～5km/h，快速者达 10km/h。每分钟步行 100 步以上者，可以使心率达 100～110 次/分，慢跑虽然容易取得锻炼效果，但体育外伤较多，也曾有猝死的报道，因此对心功能有明显损害、老年人、体质较差者，不宜贸然从事。慢跑者不应随意加快速度形成跑步，以免发生意外。在康复医疗机构因场地有限，可以利用活动平板进行步行锻炼。

2）骑自行车 应用家用自行车进行有氧训练在我国容易推广，因我国几乎家家有车，人人会骑，可以结合上下班进行锻炼，但以一般速度骑车，摄氧量很低，如 3km/h 仅相当于 2～3MET，10km/h 也只有相当于 3～4MET，运动强度偏低。骑车锻炼的缺点是因交通拥挤，快速骑车可能会造成交通事故，且容易精神紧张，也很难保持较快车速，因此可在晨间或运动场内进行，可以在健身会所、医院康复机构或居室内应用功率自行车在室内进行有氧训练。

3）跳绳 虽然简便易行，但由于运动强度过大，相当于心脏功能容量 9.5～12.5MET，一般认为不适于心功能异常患者。

4）游泳 是一项非常好的有氧运动，对全身关节无损伤，同时可以起到肌肤按摩作用，但对于心功能异常患者来说强度偏高，据报告为 6.5～8.5MET 不等，并且水温过低时容易引起不舒通的冷感甚或寒战，因此除体力好、原来会游泳、能在室内游泳池长期坚持的患者外，进行这项运动应进行充分的心功能评定，可以选择在恒温游泳池进行低速、短距离游泳运动。游泳前应好准备运动，早期可以做水中步行，逐渐增加运动时间，但不宜时间过久，以防止肌肉痉挛，甚至心绞痛发作。

（2）伸展柔韧性运动 太极拳、太极扇、瑜伽、八段锦、五禽戏、韵律操、慢节奏健美操、医疗体操、各种养生气功等，适于心血管疾病的心功能康复训练。

（3）力量、抗阻运动训练 抗阻运动主要适用于心功能临床稳定的患者。对要恢复正常工作和体育活动的人，康复运动训练除要改善心血管功能外，增强肌力和局部肌肉耐力也是必要的。力量训练虽然对提高 VO_{2max} 价值较小，但可增加肌力、提高运动能力，只要指导得当，对增强体质有重要意义。尽管动力性有氧训练是改善心血管耐力的重要步骤，但抗阻训练已逐渐成为动态运动程序的辅助手段。心血管功能训练中的抗阻训练特点为对抗阻力较小（多为轻～中度），运动次数较多。

1）抗阻训练原则 抗阻或力量运动训练应是低水平的抗阻训练；抗阻或力量运动训练的禁忌证患者应禁止运动。靶心率是力量运动训练强度的限制指标；力量训练处方包括 3 组运动，每组重复 12～15 次，每组运动形式间 30 秒运动和 30 秒休息；冠心病患者应保持正确呼吸节奏，应避免用力屏气；急性发作至少 7～8 周后才能进行。

2）训练方法 最常用的抗阻训练方法为循环抗阻训练，其运动处方如下。

①运动方式 上举、屈肘、伸肘、握拳、抬膝、侧举、提举、下按等动作，抗重负荷可采用弹簧、橡皮条、哑铃、沙袋、实心球和多功能肌力训练器等。

②运动量 强度一般为一次最大抗阻重量的 40%～50%；每组重复 12～15 次，每组运动形式间 30 秒运动和 30 秒休息，3 组为一循环，一次训练重复 2 个循环。每周训练 3 次。

③进度 训练开始的运动强度应偏低，适应后，重量每次可增加 5%左右。

④注意事项 除了有氧训练的注意事项外，还应注意以下几点：应强调缓慢的全关节活动范围的抗阻运动；训练应以大肌群为主，如腿、躯干和上臂；应强调在抗阻运动时使

用正确的姿势和呼吸，上举时呼气，下降时吸气，不要屏住呼吸，以免使血压过度升高；为了减少过强的心血管反应，训练时应避免双侧肢体同时运动，提拳不能太紧。

2. 作业治疗　可以用模拟性作业活动以及 ADL 活动来达到心功能训练的目的，其实这是一种非常有效、经济的方法。

研究证明要使作业治疗达到维持或改善心肺功能水平，相当于每天每小时至少要搬起多于 10kg 重量的物体一次或整天连续搬运物体。由于当今 ADL 活动和社会活动自动化程度提高，很少有作业活动可达上述运动量，因此还需要进行额外的有氧训练。作业运动或作业治疗时确定运动强度主要根据心电运动试验的结果得出的 MET 值来确定。

3. 娱乐活动　包括各种棋牌类活动和球类活动，可以提高患者参加活动的积极性，提高训练效果；但应避免任何竞技性活动，以免产生过强的心血管应激，活动强度不应大于有氧训练的强度。

4. 心理康复及康复宣传教育　患者发病后，往往有显著的焦虑和恐惧感。医务人员必须基于患者医学常识教育，使其理解冠心病的发病特点、注意事项和预防再次发作的方法。特别强调戒烟、低脂低盐饮食、规律的生活、个性修养等。

康复宣传教育是二级预防的重要内容和康复程序的重要组成部分。通过向患者及其家属进行宣传教育，使患者保持健康的生活行为和方式，达到心脏康复的预定目标。根据不同种类的心脏疾患进行针对性的宣传教育，主要内容应包括：心脏正常解剖与心功能、疾病的性质过程、冠心病急性发作的预防措施；药物的作用、剂量及副作用；认识什么是健康生活方式，如何纠正饮食习惯、戒烟等；如何参加适当的文娱和体育活动等。

二、临床各期冠心病患者康复训练方案

1. 住院患者运动方案（Ⅰ期）　住院患者的运动方案适用于心肌梗死后、心血管手术后、肺部疾病、周围血管疾病和其他心血管疾病的住院患者。住院患者的运动方案的执行应严格选择适应证，康复治疗师与患者应该一对一进行，并应具备心电监测和抢救的条件。Ⅰ期运动方案的目的是消除由于卧床引起的生理和心理不良反应，恢复日常生活活动能力，改善心肺功能，增加关节灵活性、肌力和耐力，从而提高体能。

2. 出院患者或家庭运动方案（Ⅱ期）

（1）Ⅱ期运动方案应从出院后 1 周开始，每周定时到就近的康复机构进行，持续 8～12周。它是Ⅰ期运动方案的延续，多在患者出院后立即进入Ⅱ期运动方案。应当具备必要的心电监测和抢救的条件，康复治疗师和患者的比例由 1:1 到 1:5，这取决于患者的心脏功能的状况。如果患者参加Ⅱ期运动方案不方便，也可在家中进行，但应定期参加Ⅱ期运动方案的评定。Ⅱ期运动方案的目的是恢复体力、指导作业活动和恢复正常 ADL 能力。

Ⅱ期运动处方要根据患者的功能来制订。如＞5MET，应当用心率和自觉疲劳分级来规定运动强度，运动时间从 10～15 分钟逐渐增加到 30～60 分钟，每周 3～4 次。

（2）完成Ⅱ期运动方案的条件　①患者的功能达 5MET 时，才能安全地进行 3MET 的活动。②病情稳定。表现在：a. 对运动有正常的血液动力学反应，适当的血压上升，心电图无明显变化，如缺血、传导阻滞或心律失常；b. 心绞痛稳定或无心绞痛；c. 安静心率＜90 次/分，血压＜140/90mmHg。③具备完成日常生活活动或作业活动所具有的体能，如肌力、耐力和心脏功能等。④有能力维持运动处方规定的内容。

3. 社区运动方案（Ⅲ期）　参加者来自住院患者、出院后患者或从未参加过运动方案者。

一般在出院后 6～12 周进行。

（1）Ⅲ期运动方案应具备的条件　临床稳定或心绞痛减轻；心律失常已得到控制；了解运动中症状反应；有自我调节能力。Ⅲ期运动方案应提供急救措施和急救队伍，工作人员和患者的比例为 1:10，逐渐减少监测。运动试验和医学评定应持续 3～6 个月，以后每年一次或根据需要进行。

（2）Ⅲ期运动处方　患者的运动能力＞5MET。开始的 3～6 个月，运动强度为最大功能的 50%～80%，运动时间逐渐增加到 45 分钟，每周 3～4 次。体能达 8MET 或大于 8MET 时，维持Ⅲ期运动方案，目的是终生坚持运动。

（3）完成Ⅲ期运动方案的条件　Ⅲ期运动方案持续 6～12 个月，并能达到：体能达到职业活动和娱乐活动预期的目标，体能至少超过 5MET 才能安全进行日常活动；医学状态同完成Ⅲ期运动方案的条件；参加者有较大的功能储备能力，有能力参加要较高代谢的活动。如职业活动和文体活动。

考点提示　心功能常见的训练方法。

本 章 小 结

心脏康复是近年提出来的主要针对各种心功能障碍的一种训练技术。本章主要从运动对心功能的影响、心功能训练的适应证、禁忌证及注意事项、心功能的评定方法及相应的治疗技术等方面进行详细讲解，并结合运动处方的内容对临床上常见的冠心病患者进行康复方案的设计，帮助各期患者进行功能训练，逐渐恢复心功能，最终回归家庭、回归社会。目前临床上将心功能早期训练开展到床旁，尽早介入心功能训练，帮助患者缩短住院周期、早日离床，提高患者日常生活活动能力。

习 题

扫码"练一练"

一、单项选择题

1. 冠心病Ⅱ期康复方案运动能力达到

　　A. 1～2METs　　　　B. 3～4METs　　　　C. 4～6METs　　　　D. 6～8METs

　　E. 8～10METs

2. 急性心梗患者，Ⅲ期康复方案最重要的核心是

　　A. 有氧训练　　　　B. 作业训练　　　　C. 放松性训练　　　　D. 行为治疗

　　E. 心理治疗

3. 国际上将冠心病的康复治疗分为三期，其中Ⅱ期康复的时间约为

　　A. 3～7 天　　　　B. 1～2 周　　　　C. 3～4 周　　　　D. 5～6 周

　　E. 8～12 周

4. 活动平板试验中 Bruce 方案是

　　A. 同时增加速度和坡度来增加运动强度

　　B. 运动起始负荷低，每级负荷增量均为安静代谢量的 2 倍

C. 依靠增加坡度来增加运动负荷，速度固定

D. 通过增加速度或坡度来实现，不同时增加速度和坡度

E. 只增加速度，不增加坡度来增加运动强度

5. 心功能训练的基本方法不包括

A. 有氧运动　　　　B. 耐力运动　　　　C. 作业疗法　　　　D. 抗阻训练

E. 爆发力训练

6. NYHA 心功能分级中"轻度体力活动稍受限，一般的体力活动即可引起心悸、气促等症状"是描述的

A. 第Ⅰ级　　　　　B. 第Ⅱ级　　　　　C. 第Ⅲ级　　　　　D. 第Ⅳ级

E. 第Ⅴ级

7. 下列哪项不是心功能评定的目的

A. 提高患者的有氧运动能力　　　　　B. 逆转心脏结构改变

C. 早日重返社会　　　　　　　　　　D. 降低心脏病的再发率和病死率

E. 提高生存质量

8. 下列关于运动试验的说法，哪项是错误的

A. 运动试验前应禁食和禁烟 3 小时，12 小时内需避免剧烈体力活动

B. 在试验中应密切观察和详细记录心率、血压、心电图及受试者的各种症状及体征

C. 达到预定的运动终点或出现终止试验的指征时，应立即停止运动尽快休息

D. 运动试验开始前，应配备除颤器和必要的抢救药品，以便出现严重问题时能给予及时的处理

E. 如出现终止运动的指征，应及时终止试验，并密切观察和处置

9. 运动心脏负荷试验，一般采用

A. 台阶训练　　　　　　　　　　　　B. 功率自行车训练

C. 折返跑训练　　　　　　　　　　　D. 固定功率跑台训练

E. 平板支撑训练

10. 当心率与 RPE 发生矛盾时，应当根据下列哪项指标调整运动强度

A. 心率　　　　　B. RPE　　　　　C. HRmax　　　　　D. MET

E. AT

二、思考题

如何给心功能障碍患者制定一份完整的治疗计划？

（牟　杨）

193

第十一章

肺功能训练

近年来，随着人们生活方式及饮食习惯的改变，高血压、糖尿病、冠心病、肥胖等疾病的发病率居高不下，导致人们的有氧运动能力受损，从而使心肺系统疾病的发病率逐年上升，如慢性阻塞性肺疾病（COPD）、肺心病、慢性器官衰竭等。肺癌、器官移植、气管切开术、哮喘、胸部外伤等疾病引起的呼吸困难等并发症，使得肺功能康复训练变得更加重要。

扫码"学一学"

第一节 概 述

肺的主要生理功能是呼吸，所以我们将肺的呼吸训练称之为呼吸功能训练。呼吸功能训练是指通过各种训练增强肺通气功能，提高呼吸肌功能，纠正病理性呼吸模式，促进痰液排出，改善肺换气功能，促进肺与毛细血管气体交换，促进血液循环和组织换气，提高日常生活活动能力和社会交往能力。根据不同患者的病理学机制，有针对性地拟订和实施肺功能康复训练计划，不仅要考虑呼吸肌训练，还要考虑心功能的训练，以及消除精神心理因素影响等相关的放松性训练。

一、呼吸训练的基本原理

通过肺泡将氧气从空气中吸入体内，而后又将二氧化碳呼出体外的过程称为呼吸。通气能使肺泡里的气体和静脉血之间保持一定的压力梯度，从而通过弥散维持气体交换，循环系统提供肺和组织间的这种运输功能。

正常而完整的呼吸必须具备：①完整而扩张良好的胸廓；②畅通的气道；③健全的呼吸肌；④富有弹性的肺组织及与之相匹配的肺血循环；⑤调节灵敏的呼吸中枢与神经传导系统。

（一）呼吸运动

气体交换是呼吸器官通过呼吸运动来实现的，呼吸运动通过对胸廓形状和大小的改变，包括胸廓的顺应性和肺组织的弹性，产生胸腔内压力的改变来使近 3 亿个肺泡的肺组织膨大和缩小来进行的。呼吸运动受多种因素的调节，既有意识性随意控制，如唱歌时音韵的长短，但这种调节有一定的限度，意识性停止呼吸很少超过一分钟以上。同时又有节律调节，即在"不注意"的情况下控制着安静状态下的呼吸节律。呼吸中枢在延髓，节律调节是呼吸运动的基础。无论意识性随意控制，还是下意识的节律控制，又都受外环境和个体代谢需要的影响，通过神经、化学感受器和反射的综合调节。

（二）呼吸肌

呼吸运动的完成主要靠呼吸肌的作用。呼吸肌主要包括横膈肌、肋间外肌、肋间内肌和辅助呼吸肌。呼吸肌舒缩形成的呼吸运动是肺通气的原动力，呼吸运动通过改变胸腔容积时胸腔内压产生相应的变化，从而导致肺泡的扩张和回缩，驱动气体出入；由呼吸运动引起的肺的被动扩张和回缩所形成的肺内压与大气压之间的气压差是肺通气的直接动力；肺通气的动力受呼吸时肺内压和胸膜腔内压的变化而影响。具体的呼吸肌根据其功能可分为四组。

第一组，吸气主动肌——横膈肌、肋提肌、肋间外肌。平静呼吸中吸气 2/3 由横膈肌活动完成，其余通过胸廓活动完成，即通过肋提肌、肋间外肌收缩提升肋骨来完成。横膈肌呼吸不是单纯通过提高分钟通气量来增加通气的，而还通过增大横膈肌的活动范围以及提高肺的伸缩性来增加通气的。横膈肌活动增加 1cm，可增加肺通气量 250～300ml。此外，横膈肌较薄，活动时耗氧少，因而呼吸效率较高，是呼吸训练的重要内容。

第二组，吸气辅助肌——胸锁乳突肌、斜角肌。在安静呼吸时不参与作用，在通气增强时，可通过升高胸骨和锁骨抬高胸腔起作用。

第三组，呼气主动肌——肋间内肌。平静呼吸时，呼气肌不参与活动，只是呼气肌的张力略微增高，即当吸气肌转入抑制、呼气肌张力增高时，呼气动作即已完成。但在做中等量运动或深长快速呼吸时，肋间内肌主动参与呼气。

第四组，呼气辅助肌——腹直肌、腹内斜肌、腹外斜肌、腹横肌等。收缩时压迫腹腔，腹内压增高，间接加大胸内压，促进呼气。

（三）肺通气障碍的病理生理学基础

呼吸系统疾病导致呼吸功能障碍是由肺通气、肺换气功能下降导致缺氧伴或不伴二氧化碳潴留。肺通气障碍的常见原因有：肌肉无力或其弹性减退，或肌肉错误使用；空气流经气管、支气管时阻力增加。据此可将呼吸系统疾病分为限制性疾病和阻塞性疾病两类。

1. 限制性疾病　在任何通气量的条件下，以增加能量消耗去克服肺和胸部结构的回缩，任何会使肋–椎和胸–肋连接部僵硬，包括胸外科手术术后或引起呼吸肌、腹肌或肩带肌和肺本身纤维化改变的疾病，都可以导致肺功能的限制性障碍。

呼吸肌或支配呼吸肌的神经失去作用也将产生同样的影响。在此情况下，所谓的限制就是说它将没有力量去承受和抗衡肺和胸部结构的弹性回缩。

2. 阻塞性疾病　当肺扩张时，肺内的通气也随之进行。肺的大小和对气流的阻力两者之间呈一定的相互作用关系。哮喘和肺气肿的特征之一，就是由于气道狭窄使气流受到的阻力增大，即肺内压力很高使气道内阻力增高，以致在气体排空之前气流就停止了。肺气肿时气流阻塞现象主要表现在呼气时，哮喘则发生均匀的气流阻塞，而且在吸气时较为明显。无论是限制性疾病还是阻塞性疾病，由于上述病理原因引起了一系列通气功能障碍，诱发呼吸功能障碍，其中横膈肌疲劳又是引起呼吸衰竭的原因之一。因此在采用呼吸训练时，应注意针对病变特点进行。

（四）呼吸训练的理论基础

1. 呼吸运动在一定程度内可随意调节，因此可进行主动训练。

2. 肌肉无力可通过适度的运动练习得以改善。呼吸运动中吸气是主动的，呼气是因胸廓和肺的弹性回缩被动完成的，因此宜重点训练吸气肌，适当训练呼气肌，并注意胸腹运动的协调性。

3. 肺容量在增强呼吸肌的随意运动时可明显增加，从而改善了气体代谢。同时，通过呼吸运动可改善胸腹腔的血液循环，利于肺部及支气管炎症的吸收及肺组织的修复。

4. 胸廓的顺应性在主动训练下可有所改善，因此也可能改善肺组织的顺应性和弹性。并随着血液循环的改善，有利于肺、支气管及肺组织炎症的吸收和恢复。

5. 辅助呼吸肌在一定程度上可增加呼吸运动深度，但当使用不当时，作用反而相互抵消，增加无效耗氧量，加重呼吸困难症状，因此，训练辅助呼吸肌的正确使用也很必要。

综上所述，通过有效的呼吸训练来改善呼吸功能，提高患者肺功能和全身体能是有积极作用的。

二、呼吸训练的目标

1. 改善肺部通气。

2. 增加咳嗽机制的效率。

3. 改善呼吸肌的肌力、耐力及协调性。

4. 保持或改善胸廓的活动度。

5. 建立有效的呼吸方式。

6. 促进放松。

7. 教育患者处理呼吸急促。

8. 增强患者整体功能。

三、适应证、禁忌证与注意事项

（一）适应证

1. 慢性阻塞性肺疾病，主要为慢性支气管炎、肺气肿等。

2. 慢性限制性肺疾病，包括胸膜炎后和胸部手术后。

3. 慢性肺实质病变，包括肺结核、尘肺等。

4. 哮喘及其他慢性呼吸系统疾病伴呼吸功能障碍。

5. 因手术、外伤所造成的胸部或肺部疼痛。

6. 支气管痉挛或分泌物滞留造成的继发性气道阻塞。

7. 中枢神经系统损伤后肌无力，如高位脊柱损伤，急性、慢性、进行性的肌肉病变或神经病变。

8. 严重骨骼畸形，如脊柱侧弯等。

196

（二）禁忌证

1. 临床病情不稳、感染未控制。

2. 合并严重肺动脉高压或充血性心力衰竭、呼吸衰竭。

3. 训练时可导致病情恶化的其他临床情况，如不稳定心绞痛及近期心梗，认知功能障碍，明显肝功能异常，癌转移，近期脊柱损伤、肋骨骨折、咯血等。

（三）注意事项

1. 训练方案应个体化。训练过程应循序渐进，持之以恒，终身锻炼。

2. 选择适宜环境训练。避免在风沙、粉尘、寒冷、炎热、嘈杂的环境中锻炼。呼吸时最好经鼻呼吸，以增加空气温度和湿度，减少粉尘和异物的刺激。

3. 锻炼时或锻炼后不应该有任何症状，如出现疲劳、乏力、头晕等，应该及时就诊。

4. 临床病情变化时务必及时调整方案。避免治疗过程诱发呼吸性酸中毒和呼吸衰竭。

5. 训练应适度，避免过度换气综合征或呼吸困难。

6. 酌情适当吸氧。严重者可以边吸氧边活动，以增强患者活动的信心。

考点提示 ▷ 参与呼吸运动的肌肉组织；呼吸运动的适应证和禁忌证。

第二节 呼吸系统检查和功能评定

扫码"学一学"

在进行任何康复治疗前，都要先进行康复评定，呼吸功能评定也不例外，而呼吸评定的目的在于了解限制呼吸或呼吸共损伤的原因；为患者拟定个性化的治疗计划；建立初始评定，以评估治疗效果；决定停止治疗的时机。康复评定通常包括主观评定和客观评定。

一、主观评定

1. 了解患者目前状况，包括与呼吸系统相关的重要实验室检查数值，例如肺功能检查、影像学检查、动脉血气分析数值、支气管镜检查、痰液或细菌培养等。

2. 通过与患者本人或家属面谈，了解患者的主诉及就诊原因，获得职业及社会史方面的信息，例如工作环境、工作需求、影响患者健康状态的社会习惯（如吸烟、喝酒等）。同时，也可评估患者居住环境与家庭照顾支持等。

 知识拓展

肺功能测定

肺功能测定被广泛应用于呼吸系统疾病的呼吸功能评定。评价肺功能损害的常用指标有肺活量（VC）、残气量（RV）、功能残气量（FRC）、肺总量（TLC）、时间肺活量（FVC）、最大通气量（MVV）、分钟通气量（MV），以及血气分析、动脉血氧分压、二氧化碳分压等。根据肺功能的测定结果，可以判断疾病对肺的损害类型、损害程度，帮助医生做出正确的诊断和制订治疗方案。

呼吸训练在改善慢性呼吸疾病（如慢性阻塞性肺疾病）的时间肺活量（FVC）等功能方面效果不佳，其主要目的是恢复患者的活动功能与生活质量，而对于呼吸系统疾病病理状态的逆转是无效的。

二、客观评定

（一）主观呼吸功能障碍程度评定

主观呼吸功能障碍程度评定量表见表 11-1 所示。

表 11-1　主观呼吸功能障碍程度评定量表（六级制）

等级	标准
0 级	有不同程度肺气肿，但日常生活无影响
1 级	较剧烈劳动或运动时出现气短
2 级	速度较快或登楼、上坡时出现气短
3 级	慢走即有气短
4 级	讲话或穿衣等轻微动作时气短
5 级	安静时气短，无法平卧

（二）体格检查

在全面检查的基础上重点对呼吸系统进行检查。

1. 视诊　呼吸的频率（成人高于 24 次/分或低于 10 次/分为异常）、节律、呼吸困难与否，如有呼吸困难，还应辨别是吸气性还是呼气性呼吸困难；辅助呼吸肌是否参与呼吸；胸廓有无畸形；口唇或指甲床是否有发绀等症状。常见的异常呼吸模式如下。

（1）呼吸困难　患者感到呼吸短促、需费力呼吸，可用改良 Borg 量表评估。

（2）呼吸急促　呼吸频率增加，超过 24 次/分，通常是浅快呼吸，潮气量减少。这经常与限制性或阻塞性肺疾病有关，且吸气时常会用到辅助肌。

（3）呼吸徐缓　慢速呼吸，呼吸频率低于 10 次/分，呼吸深度可能稍浅或正常，这可能和药物剂量过多有关。

（4）过度换气　深而快速的呼吸；潮气量及呼吸频率增加。

（5）端坐呼吸　患者仰卧时呼吸困难，需端坐保持呼吸。

（6）间停呼吸　表现为有规律呼吸几次后，突然停止一段时间，又开始呼吸。

（7）长吸式呼吸　呼吸运动深慢，吸气运动延长，偶尔为短暂的呼气运动所中断。

（8）潮式呼吸　一种特殊的呼吸模式，潮气量逐渐增加，接着是逐渐减少，之后有一段时间呼吸暂停，并循环此呼吸模式。可见于严重头部受伤患者。

2. 触诊　评估胸廓运动对称性时，治疗师可用双手置于患者胸廓上以评估吸气及呼气时胸廓的扩张度。检查上叶扩张度时，治疗师面向患者，将拇指尖端置于胸骨颈静脉切迹，其余手指在锁骨上张开，请患者完全呼气后深吸气。检查中叶时，则将拇指尖端置于剑突，其余手指向侧方环绕肋骨，再一次请患者深呼吸。检查下叶扩张度时，拇指尖端放在患者下胸椎棘突上，手指环绕肋骨，请患者深呼吸。

3. 叩诊　通过肺部叩诊，判断各叩诊部位是清音、过清音，还是实音、浊音、鼓音。还可通过肺下界的叩诊判断肺的活动度。

4. 听诊　听诊时要求患者从鼻吸气，然后慢慢吐出。正常呼吸音可依位置、音调及强度不同分为：气管音、支气管音、支气管肺泡音、肺泡音。这些呼吸音可能因气道完全阻塞缺乏进气而完全消失，也可能因支气管痉挛、气道塌陷或气道被分泌物塞住而变弱。常见异常呼吸音包括湿啰音、干啰音等。

（三）痰液及咳嗽

呼吸系统疾病患者经常分泌过多痰液，因此必须仔细评估痰液状态。比如，患者是否有足够能力自己咳嗽，以及痰液的颜色、黏稠度和量。正常的痰液是清澈无色的，若呈现黄或绿色则表示感染，若痰中带血则称为咯血。临床上咳嗽评估主要了解患者的咳嗽力量，如果患者无法有效咳嗽，则必须吸痰。

（四）呼吸肌评估

呼吸系统疾病患者由于不活动或长期使用类固醇，可能导致呼吸肌无力，这些肌肉无力将造成日常生活活动功能受限。呼吸肌的评估可用徒手肌力检查法检查辅助呼吸肌，而整体呼吸肌肌力则以最大吸气压代表，呼吸肌耐力可用简单的最大自主通气量（MVV）代表。

（五）活动能力评估

除了呼吸相关评估外，患者可能因为长期不活动，出现关节活动度受限、疼痛、肌力和耐力下降，需要使用辅助性呼吸设备，导致功能独立性下降等现象。因此除了呼吸系统功能检查外，也必须检查活动能力。其中6分钟步行试验（6MWT）被认为是评估功能能力的良好指标。6分钟步行试验，要求患者在走廊里尽可能行走，测定6分钟内步行的距离，从而根据患者的步行距离判断患者的呼吸功能状况。

考点提示 常见异常呼吸模式。

第三节 肺功能训练方法

扫码"看一看"

 案例讨论

【案例】

患者，男，72岁，因"慢性咳嗽10年，加重3个月"入院，主诉咳嗽、咳痰，近两年偶有劳累后胸闷憋气，感冒后明显加重。3个月前无明显诱因出现气短，咳嗽、咳痰，伴胸闷憋气。查体：双肺呼吸音轻度减弱，双肺可闻及哮鸣音，无明显湿啰音。

【讨论】

针对该患者症状，作为康复治疗师的你打算如何来帮助该患者？

呼吸训练的目标是改善通气；提高咳嗽机制的效率；改善呼吸肌的肌力、耐力及协调性；保持或改善胸廓的活动度；建立有效的呼吸方式；促进放松；教育患者处理呼吸急促；提高患者的整体功能。指导患者掌握正确的呼吸方法，必须在开始运动锻炼之前进行，并融入日常生活活动中去。而呼吸训练的要点主要有：建立横膈肌呼吸；减少呼吸频率；协调呼吸运动；调整吸气与呼气的时间比例。

一、呼吸训练

（一）横膈肌呼吸训练，重建腹式呼吸模式

膈肌呼吸又称腹式呼吸，是呼吸训练的最重要内容。一旦发生呼吸系统疾病，如肺气肿后，肺泡的肿大使胸腔扩张、横膈肌下压，并使横膈肌的活动范围受限，转用胸式呼吸

扫码"看一看"

代偿。因此，为了改善呼吸困难症状，就需要重建腹式呼吸。其具体方法如下。

1. 放松训练 用以放松紧张的辅助呼吸肌群，减少呼吸肌耗氧量，缓解呼吸困难。

（1）前倾依靠位 患者坐于桌前或床前，桌上或床上置两床叠好的棉被或四个枕头，患者两前臂置于棉被或枕头下以固定肩胛带并放松肩胛带肌群，头靠于被子上或枕头上放松颈部肌群，前倾位还可以降低腹肌张力，使腹肌在吸气时容易隆起，增加了胃内压，使横膈肌更好收缩，从而有助于腹式呼吸模式的建立（图11-1）。

（2）后靠坐位 患者坐于柔软舒适的有扶手的椅子或沙发上，头和躯干稍靠后于椅背或沙发靠背上，完全放松坐5～10分钟（图11-2）。

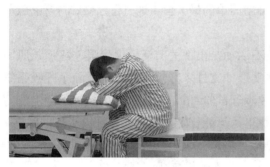

图 11-1 前倾依靠位

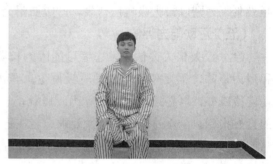

图 11-2 后靠坐位

（3）前倾站位 自由站立、两手指互握置于身后并向下拉以固定肩胛带，同时身体稍向前倾以放松腹肌。也可前倾站立、两手支撑于前方的低桌子上以固定肩胛带。此体位不仅放松了肩部和腹肌，而且是腹式呼吸的有利体位（图11-3）。

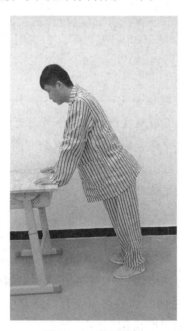

图 11-3 前倾站位

2. 暗示呼吸法 即以触觉诱导腹式呼吸。

（1）手加压法 将一只手按在上腹部，呼气时腹部凹陷下沉，此时该手再稍稍加压用力，以使腹压进一步增高，迫使横膈肌上抬；吸气时，上腹部对抗该手的压力，将腹部徐徐隆起，该压力既可吸引患者的注意力，又可诱导呼吸的方向和部位（图11-4a，图11-4b）。

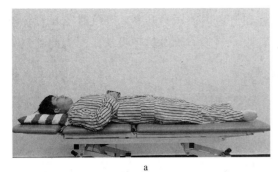
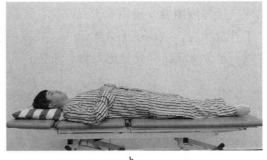

a　　　　　　　　　　　　　　　　b

图 11 - 4　手加压法

（2）下胸带呼吸法　是指患者坐于椅子上，将长 150cm、宽 10cm 左右的布带或毛巾缠在胸季肋部，两手握住带子或毛巾两端，吸气时放松带子或毛巾，呼气时拉紧带子或毛巾。然后于坐位或站位进行训练，习惯后可不用带子或毛巾，使腹式呼吸能够无意识进行。最后边走边做呼吸训练，此时步调要配合好呼吸，吸气时两步，呼气时四步，同时随着呼吸将布带或毛巾放松或拉紧，直到做到一边步行一边腹式呼吸为止（图 11-5a，图 11-5b）。

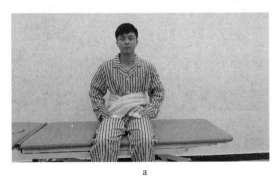
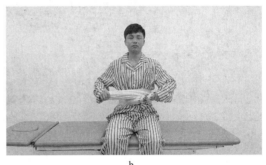

a　　　　　　　　　　　　　　　　b

图 11 - 5　下胸带呼吸法

（3）抬臀呼气法　有膈肌粘连的老人可采用臀高位呼吸法，用以增加膈肌的活动范围。呼气时抬高臀部（图 11-6a，图 11-6b），利用内脏的重量来推动膈肌向上。也可将床尾抬高 30cm，在腹部放置沙袋再进行腹式呼吸。沙袋重量可从 0.25kg 增加到 2.25kg（图 11-6c，图 11-6d），每次 20～30 分钟。

3. 吞咽呼吸法　对呼吸肌显著无力者可采用吞咽呼吸法，张口将气体吸入口腔，紧闭口唇，用舌将气体推送到咽喉部，然后进行轻轻吸气，该气体通过打开的会厌进入肺部（注意不是吞咽入胃内），可增加潮气量，从而增加肺活量。

4. 膈肌体外反搏呼吸法　使用低频通电装置或体外膈肌反搏仪。刺激电极位于颈部胸锁乳突肌外侧，锁骨上 2～3cm 处（膈神经体表投影位置），先用短时间低强度刺激，当确定刺激部位正确时（有呼吸运动出现），即可用脉冲波进行刺激治疗。每天 1～2 次，每次 30～60 分钟。

（二）吹笛式呼吸

1. 作用　正常情况下吸气，由吸气肌收缩导致肺的扩张，呼吸道内径增加，肺通气阻力减少；呼气时，胸廓被动回位与肺组织的弹性回缩将肺泡气压入呼吸道，从而保证了管道内的一定压力，防止气道塌陷闭合。如果肺回缩弹性降低，呼吸道阻力就会增加，此时呼气时呼气肌就要主动收缩，最终导致胸膜腔内压力增加，气道压力小于胸膜腔压力，而出现气道塌陷闭合。运用吹笛式呼吸，可使口腔和气道内的压力升高，呼气时支气管仍然处于开放状态，减少了无效腔通气，并减少了克服呼气阻力所做的呼吸功。因为此呼气方法嘴唇呈收缩状，因此又称为缩唇呼吸。

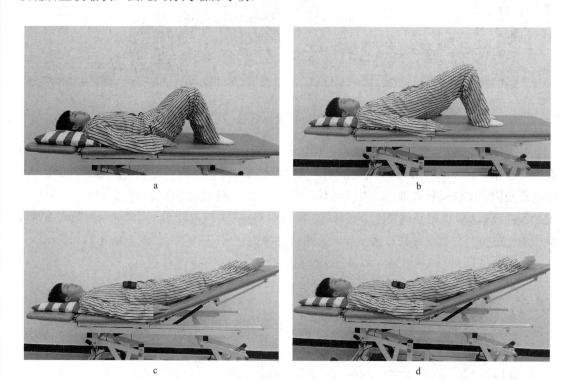

图 11-6 抬臀呼气法

a、b. 抬臀呼气法；c.、d. 沙袋加压呼气法

2. 操作方法 指导患者尽量放松，吸气时用鼻子，呼气时用嘴唇呈缩唇状缓慢呼气。刚开始练习时，吸气和呼气的时间比例在 1:2 进行，慢慢地以吸气和呼吸比例达到 1:4 作为训练目标（图 11-7a，图 11-7b）。

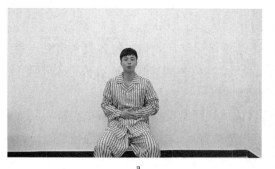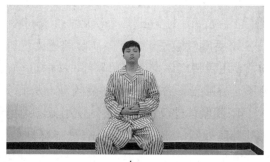

图 11-7 吹笛式呼吸

（三）局部呼吸

由于手术后疼痛容易诱发防卫性肌肉收缩，导致肺扩张不全，从而出现特定肺部区域换气不足的现象。因此，局部呼吸运动可改善受限的肺叶及胸壁再度扩张，进而增加通气量。具体部位操作程序如下。

1. 单侧或双侧肋骨扩张 患者坐位或屈膝仰卧位，治疗师双手置于患者下肋骨侧方，让患者呼气，可感到肋骨向内下移动。治疗师置于肋骨上的手掌向下施压，恰好在吸气前，快速地向内下牵张胸廓，从而诱发肋间外肌的收缩；患者吸气时抵抗治疗师手掌的阻力，以扩张下肋，治疗师可给予下肋区轻微阻力以增强患者抗阻意识。当患者再次呼气时，治疗师重复之前操作协助呼吸运动。辅助加压（图11−8a，图11−8b）、自我加压（图11−8c）、布带加压。

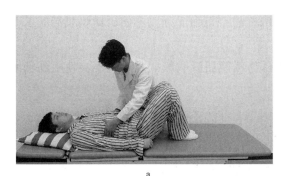
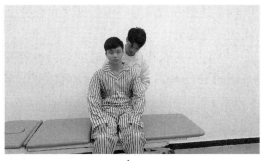

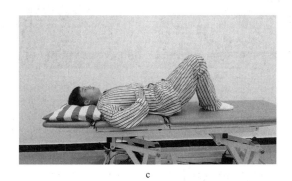

图 11−8　单侧或双侧肋骨扩张

a、b. 辅助加压；c. 自我加压

2. 后侧底部扩张　患者坐位，身体前倾，髋关节屈曲。治疗师在患者身后，双手置于患者下肋骨侧方，按照"单侧或双侧肋骨扩张"的操作手法进行协助呼吸运动。适用于手术后需长期在床上保持半卧位的患者，因为这类患者的肺内分泌物由于重力的作用易堆积在肺下叶的后侧部分（图11−9）。

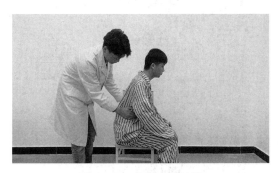

图 11−9　后侧底部扩张

（四）呼吸肌训练

缓解呼吸困难症状，改善呼吸肌的肌力和耐力过程称为呼吸肌训练。重点强调吸气肌训练，并以建立膈肌呼吸方式为呼吸肌肌力训练的前提。用于治疗各种急性或慢性肺疾病，主要针对吸气肌无力、萎缩，特别是横膈肌及肋间外肌。

1. 横膈肌阻力训练（图11-10）

（1）患者仰卧位，头部稍抬高。

（2）确认患者能够进行横膈肌吸气。

（3）在患者上腹部放置1～2kg的沙袋。

（4）让患者做深慢呼吸，并尽量保持上胸廓平静。阻力必须以不妨碍横膈肌活动、并有上腹部隆起为宜。

（5）逐渐延长患者呼吸时间，当患者可以保持横膈肌呼吸模式且呼气不会使用到辅助呼气肌约15分钟时，则可以增加沙袋的重量。

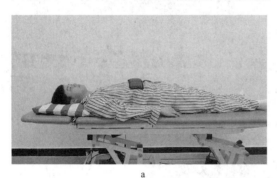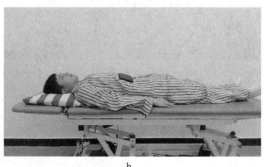

a　　　　　　　　　　　　　　　　b

图11-10　横膈肌阻力训练

2. 吸气肌阻力训练　患者经手握式阻力训练器吸气，可以改善吸气肌的肌力及耐力，减少吸气肌的疲劳。吸气阻力训练器有各种不同直径的管子提供吸气时气流的阻力，气道管径越窄则阻力越大。在患者可接受的前提下，通过调节呼气管口径，将吸气阻力增大，吸气阻力每周逐步递增2～4cm水柱。开始训练3～5分钟/次，3～5次/天，以后训练时间可增加至20～30分钟/次，以增加吸气肌耐力。

3. 呼气肌肌力训练

（1）吹蜡烛法　将点燃的蜡烛放在口前10cm处，吸气后用力吹蜡烛，使蜡烛火苗飘动。每次训练3～5分钟，休息数分钟，再反复进行。每1～2天将蜡烛与口的距离加大，直到距离增加到80～90cm（图11-11）。

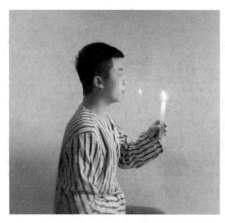

图11-11　吹蜡烛法

（2）吹瓶法 用两个有刻度的玻璃瓶，瓶的容积为 2000ml，各装入 1000ml 水。将两个瓶用胶管或玻璃管连接，管的两端均插入水中，在其中一个瓶插入吹气用的玻璃管或胶管，另一个瓶再插入一个排气管。训练时用吹气管吹气，使另一个瓶的水面高度上升一定距离，并做好记录。休息片刻后可反复进行吹气练习。通过液面上升的程度作为呼气阻力的标准。每天可以逐渐增加训练时的呼气阻力，也就是增加水面上升的高度，直到达到满意程度为止。

二、胸腔松动训练

胸腔松动练习是躯干或肢体结合深呼吸所完成的主动运动。其主要作用是维持或改善胸壁、躯干及肩关节的活动度，增强吸气深度或呼气控制，还可将胸腔松动练习配合音乐变成体操，达到增强体力、提高肺功能的目的。一种松动练习可重复 5～10 次，一日多次进行练习。常用的胸廓松动练习包括

1. 松动一侧胸腔 患者坐位，向紧绷侧侧屈并呼气，将握拳的手用力推紧绷侧胸壁，接着上举胸腔紧绷侧的上肢过头，并向对侧弯曲，同时吸气，使紧绷侧组织做额外的牵张。重复 3～5 次，休息片刻再训练，每日可多次训练（图 11－12）。

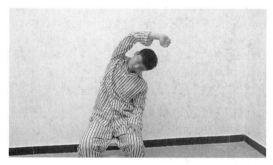
a

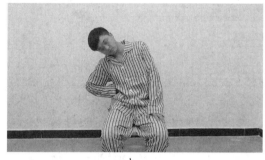
b

图 11－12 松动一侧胸腔

2. 松动上胸腔及牵张胸肌 患者坐位，两手在头后方交叉相握，深吸气时挺胸，做手臂打开的动作；呼气时将手、肘并拢，低头含胸，且身体向前弯。亦可用于仰卧位训练（图 11－13）。

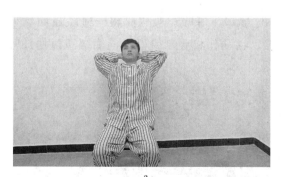
a

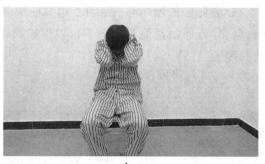
b

图 11－13 松动上胸腔及牵张胸肌

3. 松动上胸部及肩关节 患者坐位或站立位，吸气时上肢伸直，两臂上举，掌心向前高举过头；呼气时弯腰屈髋，同时两手尽量下伸。每个呼吸周期为一次。重复训练（图 11－14）。

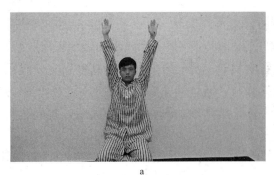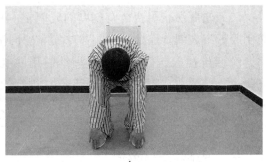

a　　　　　　　　　　　　　　b

图 11-14　松动上胸部及肩关节

4. 纠正头前倾和驼背姿势　站于墙角，面向墙，两臂外展 90°，手扶两侧墙（牵张锁骨部和胸大肌）或两臂外上举扶墙（牵张胸大肌和胸小肌），同时再向前倾，做扩胸运动。也可两手握体操棒置于后颈部以牵张胸大肌和做挺胸训练。每次 2～3 分钟，每日多次（图 11-15）。

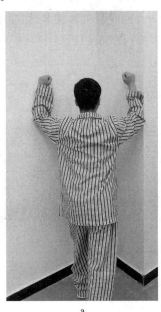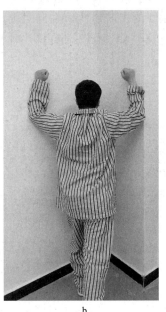

a　　　　　　　　　　　　　　b

图 11-15　纠正头前倾和驼背姿势

5. 深呼吸时增加呼气练习　患者屈膝仰卧位姿势下呼吸。吸气时将一侧膝屈曲靠近胸部，轮流屈曲两侧的膝关节，以保护腰背部，该动作将腹部脏器推向横膈肌以协助呼气（图 11-16）。

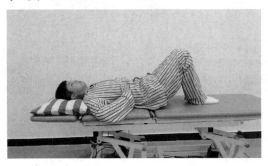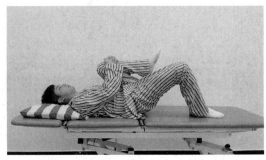

a　　　　　　　　　　　　　　b

图 11-16　深呼吸时增加呼气练习

三、咳嗽训练

有效的咳嗽可以排出呼吸道阻塞物并保持肺部清洁，是呼吸功能训练的重要组成部分。无效的咳嗽会增加患者的痛苦和体力的消耗，并不能维持呼吸道通畅。因此应当教会患者正确的咳嗽方法，以促进分泌物排出，减少反复感染的机会。

1. 正常咳嗽的运动过程

（1）深吸气，以达到必要的吸气容量。

（2）吸气后要有短暂的闭气，以使气体在肺内得到最大的分布。同时，气管至肺泡的驱动压尽可能保持持久。这样一个最大的空气容量才有可能超过气流阻力，这是有效咳嗽的前提。

（3）关闭声门。当气体分布达到最大范围后，再紧闭声门，以进一步增加气道中的压力。

（4）腹肌收缩且横膈肌上升，使腹内压增加，从而增加胸膜腔内压，这是在呼气时产生高速气流的重要措施。肺泡内压和大气压之间的差距越大，在呼气时所产生的气流速度越快。

（5）声门开放。当肺泡内压力明显增高时，突然将声门打开，即可形成由肺内冲出的高速气流。这样高速的气流可使支气管内的分泌物移动，分泌物越稀，纤毛移动程度越大，痰液越容易随咳嗽排出体外。其中任何一个环节出现困难，都可能使咳嗽效率降低。

2. 有效的咳嗽训练

（1）评估患者能否进行自发性或反射性的咳嗽。

（2）让患者处于舒适放松的姿势，坐位或身体前倾，颈部稍微屈曲。

（3）指导患者进行膈肌呼吸，强调深吸气。

（4）治疗师示范双重咳嗽及腹肌收缩。

（5）让患者双手置于腹部，且在呼气时做 3 次哈气，以感觉腹肌收缩。

（6）患者练习发"K"声音以感觉声带绷紧，声门关闭及腹肌收缩。

（7）当患者将这些动作结合时，指导患者做深而放松的吸气，接着做急剧的双重咳嗽。单独呼吸时的第 2 个咳嗽比较有效。

（8）注意训练中不要让患者使用喘气吸进空气，因为这样会使呼吸功增加，患者更容易疲劳，有增加气道阻力及乱流的倾向，导致支气管痉挛。同时，会将分泌物或外来物向气道深处推进，难以排出体外。

3. 诱发咳嗽训练

（1）手法协助咳嗽　手法协助咳嗽适用于腹肌无力者（如脊髓损伤患者）。手法压迫腹部可协助产生较大的腹内压，进行强有力的咳嗽。

患者仰卧位，治疗师一只手掌部置于患者剑突远端的上腹区，另一只手压在前一只手上，手指张开或交叉；患者尽可能深吸气后，治疗师在患者要咳嗽时给予手法帮助，向背侧、向上压迫腹部，将横膈肌往上推。或者患者坐在椅子上，治疗师站在患者身后，在患者呼气时给予手法压迫（图 11-17a，图 11-17b）。

患者自我操作时，手臂交叉放置于腹部或者手指交叉置于剑突下方。深吸气后，双手将腹部向背侧、向上推，且在想要咳嗽时身体前倾（图 11-17c）。

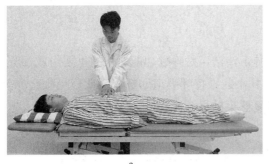
a

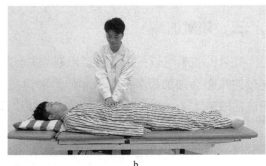
b

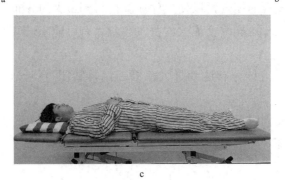
c

图 11-17　手法协助咳嗽

（2）伤口固定法　适用于手术后因伤口疼痛而咳嗽受限者。咳嗽时，患者将双手紧紧地压住伤口，以固定疼痛部位。如果患者不能触及伤口部位，治疗师给予协助（图 11-18）。

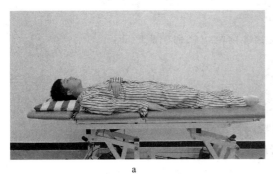
a

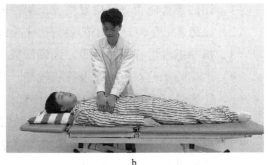
b

图 11-18　伤口固定法

（3）气雾剂吸入法　适用于分泌物浓稠者。气雾剂有黏液溶解剂、支气管扩张剂，也可用抗生素类，使水分充分达到气道并降低痰的黏滞性，使痰易咳出。临床上使用乙酰半胱氨酸或 2% 碳酸氢钠 1～2ml，沙丁胺醇或氯丙那林 0.2～0.5ml，每天 2～4 次，至少在起床或入睡时吸入。气雾剂吸入后鼓励患者咳嗽。治疗后立即进行体位引流排痰效果更好。

注意事项：避免阵发性咳嗽，有脑血管破裂、栓塞或血管瘤病史者应避免用力咳嗽，最好使用多次的哈气来排出分泌物。

四、体位引流

痰量较多的患者，有时需进行体位引流。体位引流是指通过采用各种体位，将病变部位置于高处，应用重力使液体流向低处的原理，达到消耗较少的能量就能高效地将痰液排出的目的。呼吸道疾病时，呼吸道内黏液分泌量明显增多，由于重力的影响，使分泌物多积聚于下肺部位，因此，改变患者的体位既有利于分泌物的排出，又有利于改善肺通气/血流比值（V_A/Q）。

知识拓展

通气/血流比值

肺的换气是通过氧与二氧化碳交换来实现的。肺泡内气体与血液交换效率不但取决于呼吸膜的扩散面积、厚度和通透性，还取决于肺泡通气量和肺血流量之间的匹配。通气/血流比值（V_A/Q）是指每分钟肺泡通气量与肺血流量之间的比值，它可反映通气效率。正常人安静时的每分钟肺泡通气量约为 4.2L，每分钟肺血流量约为 5L，则 V_A/Q 约为 0.84。如果比值大于 0.84，意味着肺泡通气量过剩，而血流量不足，有部分肺泡气未能与血液充分交换，增加了肺泡无效腔，使气体交换效率下降；反之，比值小于 0.84，则意味着肺泡通气量不足，部分血液得不到充分的气体交换，出现功能性的动-静脉短路，造成机体缺氧。

1. 体位引流适应证和禁忌证

（1）适应证

1）痰量每天多于 30ml 或痰量中等，不能咳出者。

2）由于身体虚弱（特别是老年患者）、高度疲乏、麻痹或有术后并发症而不能咳出肺内分泌物者。

3）慢性阻塞性肺疾病、急性呼吸道感染以及急性肺脓肿。

4）长期不能清除肺内分泌物，如支气管扩张、囊性纤维化等。

（2）禁忌证

1）内科或外科急症。

2）疼痛明显或不合作者。

3）有明显呼吸困难及患有严重心脏病者，年老体弱者慎用。

2. 体位引流方法 病变部位位于高处，以利于痰液从高处向低处引流。

（1）通过听诊、阅读胸片来评估患者，以决定肺部哪一段需引流。引流的体位主要取决于病变的部位，从某一肺段向主支气管垂直引流。

（2）将患者置于正确的引流姿势，随时观察患者脸色及表情。

1）左肺上叶肺尖段的引流，采取腿上放垫被，两臂抱靠弓背的坐位（图 11-19a）。

2）左肺上叶下段的引流，采取头低脚高右半侧仰卧位（图 11-19b）。

3）左肺下叶后底段的引流，采取头低脚高右半侧俯卧位（图 11-19c）。

4）右肺中叶外侧段的引流，采取右侧背侧俯卧位（图 11-19d）。

5）右肺中叶中段的引流，采取头低脚高左半侧仰卧位（图 11-19e）。

（3）餐前进行为宜，每次引流一个部位，时间 5～10 分钟，如有数个部位，则总时间不超过 30～45 分钟，以免患者产生疲劳感。如果患者体位引流 5～10 分钟仍未咳出分泌物，则进行下一个体位姿势。治疗时被松动的分泌物，可能需要 30～60 分钟才能咳出。

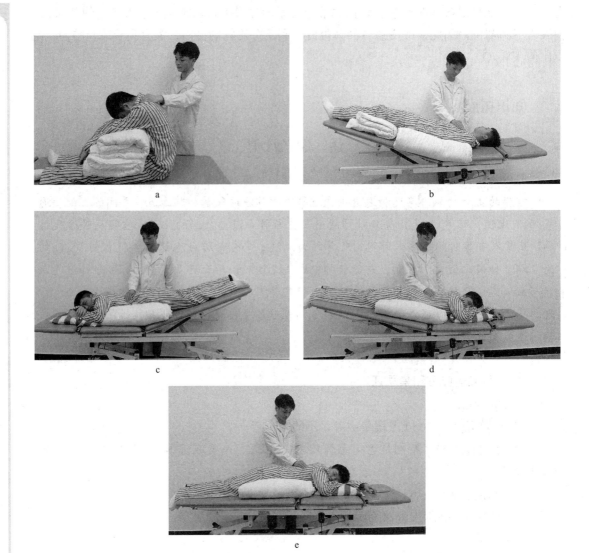

图 11 – 19

a. 左肺上叶肺尖段的引流；b. 左肺上叶下段的引流；c. 左肺下叶后底段的引流；
d. 右肺中叶外侧段的引流；e. 右肺中叶中段的引流

（4）引流时让患者轻松地呼吸，不能过度换气或急促呼吸。

（5）体位引流过程中，可结合使用手法技巧辅助引流，利用机械原理移出肺内痰液。常用体位的引流手法有叩击、振动和摇法。

1）叩击　手指并拢，掌心呈杯状，运用手腕力量有节奏地叩击患者需引流部位胸壁，持续数分钟。

2）振动　直接用双手置于需引流部位胸壁处，在患者呼气时缓和地压迫并急速地振动胸壁。可与叩击合并使用。

3）摇法　治疗师双手拇指互扣，张开的手指直接置于胸壁两侧，同时压迫并摇动胸壁，是一种很剧烈的操作手法。

（6）如有需要，应鼓励患者做深度、急剧地双重咳嗽。

（7）如果上述方法不能使患者自动咳嗽，则指导患者做几次深呼吸，并在呼气时给予振动，可以诱发咳嗽。

（8）引流治疗结束后缓慢坐起并休息，防止体位性低血压。告知患者，即使引流时没有咳出分泌物，治疗一段时间后可能会咳出一些分泌物。

（9）评估引流效果并作记录。记录内容包括：分泌物形态、颜色、质感及引流量；对引流的忍受程度；血压、心率等情况；在引流过的肺叶（段）上听诊并注明呼吸音的改变；患者的呼吸模式；胸壁扩张的对称性等。

3. 终止体位引流的指征

（1）胸部 X 线纹理清楚。

（2）患者的体温正常，并维持 24～48 小时。

（3）肺部听诊呼吸音正常或基本正常。

4. 体位引流注意事项

（1）治疗时机选择 不能在餐后直接进行体位引流，应和气雾剂吸入结合使用，选择一天中对患者最有利的时机。因为前一夜分泌物堆积，患者通常清晨咳出相当多的痰液。傍晚做体位引流使睡前肺较干净，有利于患者睡眠。

（2）治疗次数 引流频率视分泌物多少而定，分泌物少者，每天上午、下午各引流 1 次，痰量多者宜每天引流 3～4 次，直至肺部干净；维持时，每天 1～2 次，以防止分泌物进一步堆积。

五、全身训练

要改善呼吸系统疾病患者的活动能力，最适当的运动就是有氧运动。所有的动作都须配合呼吸，并矫正患者姿势，建立患者运动的自信心。运动时，患者的耐力不同，必要时可以间歇性训练。训练过程中，则要检测血氧饱和度，必要时给予吸氧。包括上肢、下肢训练和医疗体操等，用以改善肌肉代谢、提高肌力、全身运动耐力和气体代谢，提高机体免疫力。对于不同功能状态的人群，运动训练强度的选择与终止原因见（表 11-2）。

表 11-2 运动训练强度的选择

运动试验终止原因	靶心率	靶 MET 值
呼吸急促，最大心率未达到	75%～85%	70%～80%
达到最大心率	65%～75%	50%～70%
心血管原因	60%～65%	0%～60%

1. 上肢训练 由于上肢肩部很多肌群既是上肢活动肌，又是辅助呼吸肌群，如胸大肌、胸小肌、背阔肌、前锯肌、斜方肌等均起自肩带，止于胸背部。当躯干固定时，起辅助肩带和肩关节活动的作用；而上肢固定时，这些肌群又可作为辅助呼吸肌群参与呼吸活动。患者在上肢活动时，由于这些肌群减少了对胸廓的辅助活动而易于产生气短气促，从而对上肢活动不能耐受。而日常生活中的很多活动如做饭、洗衣、清扫等都离不开上肢活动，为了加强患者对上肢活动的耐受性，康复应包括上肢训练，即手摇车训练及提重物训练，以运动时出现轻度气急、气促为宜。提重物训练：患者手持重物，开始 0.5kg，以后渐增至 2～3kg，做高于肩部的各个方向活动，活动 1～2 分钟，休息 2～3 分钟，每天 2 次，监测以出现轻微的呼吸急促及上臂疲劳为度（图 11-20）。

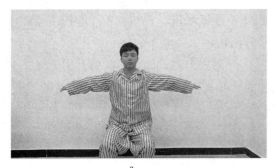
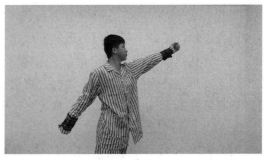
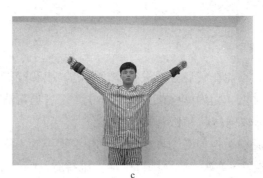

图 11-20 上肢训练

2. 下肢训练 下肢训练可明显增加患者的活动耐量，减轻呼吸困难症状，改善精神状态。通常采用有氧训练方法如快走、慢跑、骑车、登山等。对于有条件的患者可以先进行活动平板或功率自行车运动试验，得到实际最大心率及最大 METs 值，据此确定运动强度。运动后不应出现明显气短、气促（即以仅有轻度至中度气短、气急为宜）或剧烈咳嗽。运动训练频率 2～5 次/周，到靶强度运动时间为 10～45 分钟，疗程 4～10 周。为保持训练效果，患者应坚持终身训练。运动诱发哮喘的患者可以在监护条件下，进行小强度的运动训练，让患者逐步适应运动刺激。最终多数患者可以进行一定的运动而不导致哮喘发作。这也是一种"脱敏"治疗。患者常有下肢肌力减退，使患者活动受限，因此下肢训练也应包括肌力训练，以循环抗阻训练为主。

3. 呼吸医疗体操 在熟练掌握腹式呼吸方法的基础上，做扩胸、弯腰、下蹲、伸展四肢等运动。本方法可用于患者康复治疗早期体力过弱时或与其他运动方法交叉进行。

（1）第一节，双手辅助腹式呼吸 取放松体位，将双手重叠置于腹部，呼气时口呈吹口哨状，两手按压腹部；还原时用鼻吸气时隆起腹部，用口呼气时收腹缓慢进行，两手放松。呼吸比例为 2:1～3:1。

（2）第二节，坐位渐进呼吸 将双手置于双腿上，吸气时慢慢抬起两臂与肩平，稍挺腰，还原时呼气，进行 10 次。

（3）第三节，双手配合交替呼吸 将双手叉腰，拇指向后，呼气时上身右转，同时将右手掌立掌向右推出，还原时吸气，左右交替。进行 10 次。

（4）第四节，侧弯压迫式呼吸 取站位，两腿分开，吸气，左手抱右侧腰部，右手过头顶，伸向左侧，向左侧弯腰同时呼气，还原，再反方向练习。进行 10 次。

（5）第五节，节律呼吸 将双手叉腰，拇指向后，向右侧弯腰时，右臂下伸，同时呼气，还原时吸气，左右节律交替。呼吸与节律相互配合。进行 10 次。

（6）第六节，双下肢辅助加强呼吸 挺腰，两臂抬起与肩平，呼气时双手抱住左膝屈曲贴近胸部，还原时吸气，左右交替。进行 10 次。

（7）第七节，牵拉胸廓呼吸　取立位，两腿伸直分开，两臂侧平举，呼气时弯腰，左转上半身，右手伸向左足，还原时吸气，左右交替。进行 10 次。

（8）第八节，调整自由呼吸　立位放松，保持良好心态，吸气时将双手举于头上方，目视双手，仿佛置身于海边、湖岸和林间，以轻松自如的呼吸结束呼吸操的动作。

考点提示　呼吸训练的基本方法；体位引流的操作体位及终止指征。

本 章 小 结

　　呼吸训练是肺康复方案的一个组成部分，本章描述呼吸训练的原理、评估和操作技术，主要包括呼吸训练、胸腔松动练习、咳嗽训练、体位引流和全身训练。呼吸训练通过康复治疗使患者减少呼吸困难症状、减轻呼吸障碍，促进肺残存功能最大限度的利用，恢复体力和社会活动能力，从而改善生活质量，同时减少住院天数和再入院次数。患者开始训练之前，必须掌握正确的呼吸控制技术，即建立膈肌呼吸。在此基础上，进行吹笛式呼吸、局部呼吸、胸腔松动练习、呼吸肌训练、排痰训练、有氧运动等。对于慢性阻塞性肺疾病患者，主要运用呼吸控制增加呼吸效率，利用体位引流进行排痰。心肺疾病患者进行手术前，应进行体位引流、诱发咳嗽、呼吸控制等训练，并且术后在重症监护室就开始进行肺部清洁训练等治疗。神经肌肉系统疾病导致的呼吸功能障碍，其康复治疗重点在于建立有效呼吸模式、保护并增强受损的呼吸肌肌力、防止各种呼吸系统并发症的发生。

习 题

扫码"练一练"

一、单项选择题

1. 呼吸训练的目标不包括
   A. 重建生理呼吸模式　　　　　　　　B. 逆转支气管和肺组织的病理损害
   C. 清除气道分泌物　　　　　　　　　D. 改善体能活动
   E. 提高生存质量

2. 肺泡与肺血管之间的气体交换过程为
   A. 呼吸　　　　　　B. 外呼吸　　　　　　C. 内呼吸　　　　　　D. 肺通气
   E. 肺换气

3. 呼吸练习中，控制呼吸的技术方法是
   A. 腹式呼吸　　　　B. 胸式呼吸　　　　C. 浅快呼吸　　　　D. 局部呼吸
   E. 哈气

4. 下列说法正确的是
   A. 平静呼吸时，呼气是主动的，吸气是被动的
   B. 平静呼吸时，吸气 1/3 有胸廓活动完成，其余通过横膈活动完成
   C. 肺气肿患者发生呼吸功能障碍，主要表现在吸气时相
   D. 哮喘患者发生呼吸功能障碍，在呼气时表现明显

E. 呼吸限制性疾病常见于胸外科手术术后、胸廓畸形等

5. 慢性阻塞性肺疾病的自然疗法不包括下列哪一项

　　A. 户外运动锻炼　　　B. 药物治疗　　　　C. 日光浴　　　　D. 空气浴

　　E. 冷水浴

6. 慢性支气管炎，阻塞性肺气肿，痰多，难咳出，进性排痰训练，不包括的方法是

　　A. 胸部按摩　　　　　B. 胸部叩击　　　　C. 胸部震颤　　　　D. 咳嗽训练

　　E. 体位引流

7. 某患者，男，75 岁，抽烟 50 年，诊断为慢性支气管炎合并阻塞性肺气肿，讲话或穿衣等轻微动作即发生气短。对此患者进行康复治疗不包括

　　A. 缩唇呼吸　　　　　B. 有氧训练　　　　C. 医疗体操　　　　D. 快跑训练

　　E. 呼吸肌训练

8. 一肺气肿患者讲话或穿衣等轻微动作时即出现气短，根据主管呼吸功能障碍程度评定，该患者可评定为

　　A. 1 级　　　　　　　B. 2 级　　　　　　C. 3 级　　　　　　D. 4 级

　　E. 5 级

9. 关于排痰训练说法正确的是

　　A. 体位引流主要利用重力促进各个肺段内积聚的分泌物排出

　　B. 不同的病变部位可采用相同的引流体位

　　C. 胸部震颤是在深吸气时做按摩振动

　　D. 胸部叩击时，治疗者手指伸直，以手掌部拍击引流部位胸壁

　　E. 胸部叩击时患者需屏气

10. 慢性阻塞性肺疾病患者的康复治疗注意事项不包括

　　A. 方案个体化

　　B. 循序渐进，持之以恒

　　C. 环境适宜，避免风沙、粉尘、寒冷、炎热、嘈杂的环境锻炼

　　D. 锻炼时如果出现疲劳、乏力、头晕等症状，可休息后再锻炼

　　E. 训练适度，避免过度换气综合征

二、思考题

1. 参与呼吸运动的肌肉都包括哪些？

2. 呼吸运动会受到哪些因素的影响？

（牟　杨）

第十二章

水中运动疗法

学习目标

1. **掌握** 水中运动的定义、分类、治疗作用和训练内容。
2. **熟悉** 水中运动的机制、适应证和禁忌证、注意事项。
3. **了解** 水中运动的设备、临床应用和国内外现状。
4. 在有条件的前提下，具备帮助患者进行基本的水中运动训练的能力。
5. 具有维持训练池公共安全的意识，让患者放心、安心。

近年来，在康复医学临床中，水中运动疗法的发展较快，它可以作为一种综合治疗的手段，也可以单独应用，伴随水中运动的其他疗法，如矿泉疗法、沐浴疗法、海水疗法等产生联合效应。

水中运动有多重功效，不仅可用于多种疾病的治疗，也可用于缓解躯体及精神上的压力，更可用于减轻疼痛与治疗疾病等，已被广泛应用于世界各地。常用于治疗一些运动功能障碍性疾患如关节功能障碍、肢体弛缓性瘫痪、骨折后遗症、软组织损伤等。

第一节 概　述

扫码"看一看"

水中运动疗法是指以水为媒介，利用水的特性使患者在水中进行运动训练，以缓解患者症状或改善功能的一种方法。它是水疗法中最常用的一种疗法，水中运动治疗具有多种作用，对肌肉、神经、骨骼损伤及烧伤康复期等患者均有很好的疗效，具有独特的治疗作用。

一、水中运动的机制

水中运动的主要机制是利用了水的物理效应和化学刺激原理产生治疗效应，物理效应包括机械力刺激（水浮力、水静压、水流、涡流和水射流）、温度效应和化学效应。

（一）水浮力效应

根据阿基米德原理，水浮力是水作用于人体与重力方向相反的力，水浮力的大小相当于人体排开的同体积水的重量。所以，人在水中要受到两个相互对抗、大小相等、方向相反的力，一个是浮力，作用于浮力的中心，另一个是人体重力，作用于人体的重心。当水浮力中心与人体的重心不在同一条垂直线上时，身体会发生旋转，直至达到平衡状态，利

215

用这一原理，可在水中运动时训练患者的平衡、协调能力。

人在水中训练时，可利用水的浮力和流体抵抗特性治疗疾病。人体在水中运功时因浮力作用负荷减轻，利于活动和进行运动功能训练，大大提高患者的关节活动范围和运动能力。

水中运动可治疗各类下肢关节炎或外伤引起的疼痛及下肢外伤所致的疼痛，尤其跟骨骨折时的步行训练更为合适。另外，对于下肢肌力低下的患者，在陆地上行走困难时，可借助水浮力的作用改做水中运动训练。如果在温水、温泉中进行水中运动与温热的作用相辅相成，效果更好。利用水的流体抵抗作用和阻力作用，可进行肢体的抗阻运动训练。训练时水深不宜超过乳头，因为水过深，浮力过大使人站立不稳（失去平衡），反而使步行更加困难，影响水中运动训练的进行。

（二）水静压效应

水在静止的条件下，水分子给身体表面施加的压力称为水静压。一般情况下，水静压的大小随水的密度和患者在水中深度而增加。

当人体进入水池的瞬间，立马能感知到水静压的存在。胸部对水静压变化是最为敏感的区域，原因是水静压能影响肺扩张，影响呼吸的感受，加强呼吸运动和气体的代谢。水静压还可以压迫体表的静脉和淋巴管，使体液回流量增加，促进血液和淋巴的循环，有助于患肢肿胀的消退，因此，水疗有消肿的作用。

（三）水流、涡流和水射流效应

水流是指水的流动。在水中运动时，水流可成为患者的助力亦可以成为阻力。涡流是通过人工调节浴盆内设置的喷嘴方向形成的旋转水流。水射流则是通过水枪喷嘴射出的高压水流，应用 2～3 个大气压的定向水流射向人体，有很大的机械性刺激作用。水流、涡流、水射流在治疗患者时，可灵活选用。

（四）温度效应

温度对机体的生命活动有很大的影响，温度的变化，引起质的反应。人体对寒冷刺激的反应迅速、激烈，而对温热刺激反应则较为缓慢，被作用的面积愈大，刺激愈强。根据刺激温度不同，可分为热水浴、温水浴、不感温水浴、凉水浴、冷水浴。热水浴与温水浴可使血管充血、扩张，促进血液循环和新陈代谢，降低神经的兴奋性、缓解痉挛、减轻疼痛，热水浴有明显的发汗作用。不感温水浴有明显的镇静作用。凉水浴、冷水浴可使神经兴奋性增高、血管收缩，肌张力增高。

（五）化学效应

水是一种很好的溶剂，可溶解多种化学物质，通过水中溶解的化学药物进行治疗，既可使药物直接作用于局部，又避免了药物对胃肠道的刺激。所以在施行水疗和水中运动时，可以加入各种矿物盐类、药物和气体，这些化学物质的刺激能提高疗效。

二、水中运动的分类

1. 按温度分类 包括冷水浴（低于 25℃）、低温水浴（25～32℃）、不感温水浴（33～35℃）、温水浴（36～38℃）、热水浴（38℃以上）。

2. 按水的成分分类 包括海水浴、淡水浴、温泉浴、药物浴（西药浴及中药浴）、矿泉浴、汽水浴。

3. 按作用部位分类 包括：①局部水疗法，如局部擦浴、局部冲洗浴、手浴、足浴、坐浴、半身浴等；②全身水疗法，包括全身擦浴、全身冲洗浴、全身浸浴、全身淋浴、全身湿布包裹疗法等。

4. 按治疗作用分类 包括镇静、兴奋、退热、发汗、强烈刺激、柔和刺激及锻炼等作用。

5. 按水的形态分类 包括冬泳、水浴、汽浴。

6. 按水的压力分类 包括：①低压淋浴，一个大气压以下；②中压淋浴，1～2个大压力；③高压淋浴，2～4个大气压力。

7. 按水疗的方法分类 包括：①温热疗法，如温敷布、包裹布、渐温部分浴、交替浴、全身浴；②机械疗法，包括涡流浴、气泡沸腾浴、水中按摩、水中冲洗；③化学疗法，包括各种温泉浴、药物浴等；④运动疗法，包括运动用大槽浴、运动用池浴；⑤其他疗法，包括喷淋、冲洗、气泡浴、药浴等。

考点提示 水中运动的机制是什么？

第二节 治疗作用

扫码"学一学"

水中运动的作用有温度刺激、机械刺激和化学刺激。人体对温度刺激的反应受多种因素影响。水与人体作用面积越大，水温与皮肤温度相差越大，刺激越突然，反应越强烈。全身浸浴时，人体受到水静压的作用，可使血液重新分布；利用水的浮力，使运动功能障碍者在水中进行辅助或阻抗等各种运动锻炼，能提高人的运动能力；水射流或水流的冲击，有按摩作用；锻炼时在水中如投放各种矿物盐类，能收到天然矿泉的功效。所有这些作用，都是水疗独具的特色。

一、水的特性对水中运动疗法的影响

水中运动疗法的目的与陆地运动疗法基本相同，由于加入了水的因素其优越性发生了很大的变化。

（一）利用浮力和流体抵抗作用

浮力可减轻身体重量，帮助肢体运动功能障碍患者主动行走；流体抵抗可成为患者水中行走的阻力，可用于训练患者的抗阻运动。

（二）运动方向影响训练方式

患者在水中运动方向，决定了训练方式，也影响了训练效果。例如，患者做垂直向上运动，浮力是助力，该训练是辅助主动运动；反之，则成为了抗阻主动运动。

（三）利用温热的刺激因素

水中运动训练患者可利用水的温热和热传导效应，对患者实施镇痛、缓解痉挛、软化组织挛缩等作用。对运动后的酸痛有较好的效果，可减少疼痛发生，减轻疼痛痉挛等作用。

（四）对心肺功能的影响

水中运动训练本身是以有氧训练为主的锻炼方式，能增加患者心肺功能负担，对心功能有问题的患者，在应用时要予以慎重。全身温水浴时，心肺负担增大约1.5倍。因此全身衰弱和心肺功能低下患者不宜采用。

（五）训练中保持身体的稳定

水中训练时受浮力等影响，患者身体在水中不稳定。因此在训练时，治疗师要注意让患者保持身体的稳定，一方面训练患者的平衡能力，另一方面要防止意外的发生。

二、水中运动疗法对人体的作用

1. 对心血管系统的影响　水疗法对心血管系统的影响取决于水的温度、持续作用时间以及它的刺激强度。对心脏部位实行冷敷时，心搏次数减少，收缩力量增强、脉搏有力、血压下降；对心脏部位实行热敷时，心搏加快，心肌张力增加，但温度超过 39℃或作用时间延长时，心肌张力减低，甚至发生心脏扩大。

施行全身冷水浴时，初期毛细血管收缩、心搏加速、血压上升；但不久又出现血管扩张、心搏变慢、血压降低，心脏的负担减轻。因此，寒冷刺激能提高心肌能力，使心搏变慢，改善心肌营养。

在 37～39℃水浴时，周围血管扩张、脉搏增快、血压下降，造成体内血液再分配，这种再分配在治疗上有一定意义。但是，当这种再分配发生急剧的改变时，则会出现一些脑血循环障碍的症状。在施行水疗法时应该尽量避免发生这样的情况，这种反应易发生在体质较弱、贫血或有高血压、脑充血的倾向者身上。

在 40℃以上的热水浴时，血压出现波动，先上升，再下降，然后再上升。刚开始时的上升是由于高温下血管发生痉挛；下降是由于血管扩张；最后是对心脏的适应功能提出了新的要求。这种心脏适应功能，在健康人和心脏代偿能力佳的人身上表现明显，因此，人们认为 40℃以上热水浴，能增加心脏的负担。

2. 对呼吸系统的影响　水疗对呼吸深度和次数的影响，是通过神经性反射来进行的。瞬间的冷刺激使吸气加深，甚至有短暂的呼吸停止和深吸气，温度越低，刺激越突然，这种变化越明显。从一系列深呼吸运动到呼吸节律更快更深。受到热刺激时，所见到的情况与冷刺激一样，但没那么急剧，表现为呼吸节律变快，但可能较为浅表。长时间的温水浴使呼吸减慢。呼吸加快是由于糖和脂肪代谢的增加、二氧化碳累积的结果。

3. 对肌肉系统的影响　如果用不感温水作用，无明显影响；用 40～45℃热水袋热敷 15 分钟，可以明显改善或恢复肌肉疲劳。

一般认为短时间冷刺激，可提高肌肉应激能力，减少疲劳，增加肌力，伴有机械作用时更加明显；但长时间作用，会引起组织内温度降低，肌肉发生僵硬，造成运动困难。

温热作用可以缓解肌肉痉挛，提高肌肉工作能力，减轻疲劳，常配合按摩和体疗用温水浴来治疗运动器官疾病。在热作用下，肌肉内血管扩张、血氧增加和代谢加速，因而温热作用有助于消除肌肉疲劳。

短暂的温热刺激使胃肠道平滑肌的蠕动增强；长时间作用则使蠕动减弱和肌张力下降。因此，温热刺激有缓解和消除胃肠道痉挛的作用。

4. 对皮肤的影响　皮肤是在水疗法中第一个接受刺激的器官。皮肤里有丰富的血管、神经末梢。当皮肤毛细血管扩张时，可以容纳全身 1/3 的血液，皮肤血管的收缩和舒张，对体内血液的分布状况会产生很大的影响。皮肤还分布有大量的脊髓神经和植物性神经系统的神经末梢，它们同中枢、内脏有密切的联系。通过对这些末梢神经的刺激，可以影响到中枢神经和内脏器官的功能。如手浴能影响胸腔脏器；足浴能影响脑血循环；坐浴能影响盆腔器官等。

皮肤在热代谢的过程中，有很大的作用，它占全部热量散发的 60%～80%。皮肤受到温度、机械和化学的刺激作用，可引起体温调节、新陈代谢、心血管和呼吸系统变化外，还可影响到内分泌、免疫功能等。

5. 对神经系统的影响　全身水疗法对神经系统的影响因温度不同而有差异。皮肤有丰富的感受器，温度刺激引起中枢神经和周围神经的反应。适当的冷水浴能兴奋神经。多次施行不感温水浴，能使周围到大脑皮质的冲动减少，神经兴奋性降低，加强大脑皮质抑制功能，起到镇静催眠的作用。40℃以上热水浴，先是兴奋继而疲劳、欲睡。因此，温、热水洗澡有催眠作用。

6. 对血液成分的影响　全身水疗法能使血液的质量变化。血液比重、黏稠度增加，血红蛋白增加 14%，红细胞增加百万以上，白细胞也有增高。这种反应的发生，有时迟缓，有时迅速。一般认为这种血液成分的变化，不是绝对的数量增加，而是血液分布状态改变的结果，因为水疗时，在储血器官储存的血液进入了血液循环所致。

7. 对汗腺的影响　在热水浴作用下，汗腺分泌增加，排出大量汗液，有害代谢产物及毒素也随之排出。由于液体丧失、血液浓缩、组织内的水分进入血管，所以它能促进渗出液的吸收；但大量出汗以后，也丢失较多氯化钠，使身体有虚弱的感觉。因此水疗时如出汗过多，应补给些盐水以补偿损耗。

8. 对泌尿系统的影响　温热刺激能引起肾脏血管扩张而增加利尿；冷的刺激则使尿量减少。但在实际工作中，热水浴由于大量出汗，使排尿量反而减少；冷水浴时出汗少，反而相对增多。

9. 对新陈代谢的影响　新陈代谢与体温有着密切的关系。当体温升高和氧化过程加速的情况下，基础代谢率增高；组织温度降低，基础代谢则降低。冷水浴主要作用于脂肪代谢及血液循环，促进营养物质的吸收。温水浴能在某种程度上降低代谢过程。过度的热水、蒸气浴或干空气浴，能使碳水化合物及蛋白的燃烧加速。大量出汗后，造成体内脱水及部分矿物盐类丧失。

第三节　训练方法

一、设备与用具

简单的水疗可以在基层医疗单位甚至患者的家中进行，但是，一些较复杂的专业水疗，不仅需要充足的水疗训练空间，而且需要专业的设备和水疗师。一间现代化水疗康复训练室投资是比较大的。

（一）更衣室

在无障碍通道的原则上，要比一般更衣室大些，应设置贮衣柜和更衣柜或根据条件在墙上装置衣钩，可同时为几种水疗服务。

（二）淋浴室

淋浴室的面积约 25～30m²，房间高度 3.5～4m，每个淋浴设置占 3～4m²，可以是闭合式，也可以是开放式。

扫码"学一学"

（三）功能淋浴池

有多种能产生不同机械效果的喷头，如高压水柱状的、雾样的、雨样的、针状的、周身的、上行的（坐浴或卧浴）和可以活动的直喷头，喷头压力可以调整。

（四）盆浴室

一般要求与淋浴室分开来设置，以免在施行喷浴时把水淋到盆浴患者身上。盆浴室可以根据康复机构的条件和水疗训练的要求分为单人浴槽、水疗池、多功能康复水疗槽、步行水疗槽、多功能水疗槽（图12-1）。

（五）运动治疗池

在医疗机构中建造的治疗池（图 12-2），形式多种多样，其大小根据治疗患者人数多少来设计。一般而言，每天治疗 40 名患者的水池面积不小于 3m×10m；治疗 90~100 名患者的浴池不小于 6m×19m。治疗池一端深 1m，另一端深 1.4m。儿童用治疗池多采用圆形，深度为 0.6~1.05m。

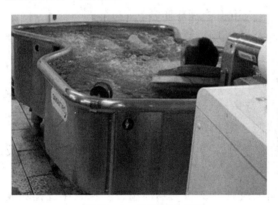

图 12-1　多功能水疗槽

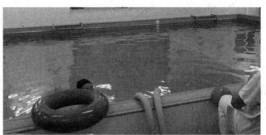

图 12-2　水中运动治疗池

 知识链接

运动治疗池辅助设备

①电动悬吊装置，以转移患者出入治疗池，有担架式、坐位式及轮椅式，悬吊装置要求操作简便，启动灵活，安全可靠。②治疗床或椅，为患者提供在水中的固定位置，这种床和椅子要求有足够的重量，而且要防锈。③步行训练用双杠，其规格与地面上的相同。④漂浮物，用于支撑患者头颈部或肢体，或作为在水中进行抗阻力运动以及促进运动的辅助工具。⑤水过滤与消毒装置，水中运动池应安装过滤、循环和消毒的装置。

（六）水疗休息室

水疗休息室应安静舒适，其座位数量由水疗室的整个规模来决定。

二、训练内容

（一）固定体位

治疗师通过器械或特别的固定装置来固定患者的肢体。患者躺在水中治疗床或治疗托板上；坐在水中的椅（凳）子上；抓住栏杆、池边或池中固定器材；也可用带子将患者加以固定。

（二）利用器械辅助训练

利用某些器械，可增加水的阻力；利用水中肋木可训练患者肩和肘关节活动功能；利用平行杠训练患者站立平衡和行走；利用水球做游戏训练臂的推力等，这些内容比地面上运动更为有效。

（三）水中步行训练

水是步行训练时一种非常好的介质，在陆地上进行步行训练之前通常先在水中练习。如果患者平衡功能好，在水中步行，较在地面上容易。训练方法是：让患者在水中站立在平行杠内，水面达颈部，双手抓住平衡杠练习行走。在水中身体的重量比地面上轻，因而大大减低下肢承受的身体重量，即使对于肌力比较弱的患者，也有支撑起身体行走的可能。对于负重关节有疼痛的骨性关节病患者或下肢骨折恢复期患者，训练时发现在水中站立和行走较在地面上容易得多，而且感到舒适或疼痛明显减轻。

（四）水中平衡训练

让患者站在平行杠内，水深以患者能站稳为准，治疗师从不同方向推水做浪或用水流冲击患者身体，使身体保持平衡。

（五）水中协调性训练

水中最好的协调性训练就是游泳。开始先让患者在一个固定位置进行原地游泳练习，以后逐渐过渡到患者能借助救生装置或完全独立进行游泳运动。

（六）救生圈训练法

救生圈训练法，亦称 Bad Ragaz 训练法，它从瑞士 Bad Ragaz 地区兴起，这种方法的要点，是把浮力作为支撑力量来帮助训练。

患者在进行训练时，是靠救生圈的浮力支撑进行运动。患者靠救生圈支撑浮于水中，并处在一种平衡状态，对于肢体残疾或肌肉痉挛的患者来说，在水中有可能处于一种很不稳定的状态，治疗师必须强烈地意识到这个问题。尽量减少患者在水中训练的焦虑和恐惧感。预防发生意外。训练方法如下。

1. 躯干部的训练　患者仰卧位，由颈圈和躯干圈支托。治疗师在患者足侧，背靠池壁站立，尽可能使自己的身体保持稳定，治疗师双手握住患者的双踝，令患者将足上抬屈髋，将双膝转向右方，并抬头看足。当达到充分屈曲后，再向相反方向运动，头部后仰。达到最大伸展后再重复屈曲，如此反复。

2. 肩关节训练　患者仰卧位（可佩带救生圈使身体浮起），右上肢尽量外展，肘关节、腕关节和手指伸展。治疗师位于患者右上方，让患者抓住治疗师的右手；左手在患者右肩背部扶住患者，再让患者右上肢靠近躯干主动内收，治疗师身体应保持稳定，患者重复进行上肢弧形运动。患者左上肢训练方法同上。

3. 上肢训练　患者俯卧位，由躯干圈和双踝关节周围的小浮圈支托。也可以使用颈圈，但它会妨碍肩部运动。治疗师面向患者，于左边头侧站立。患者左肩前屈，患者的左手抓住治疗师左手，保持肘关节伸展，拉向外下方。与此同时，患者右手划水，身体在水中向前移动。必要时治疗师可用右手诱导患者进行水中的运动。

4. 髋关节训练　治疗师站在患者的足端，双手握住患者足跟后外侧。患者取仰卧位，髋关节外旋，双膝关节伸展。令患者双足跟向外下方用力蹬。治疗师对这一运动施加阻力，并将双手向下方和侧方移动。当患者在水中向治疗师靠近时，躯干向后仰，训练髋关节屈伸。

221

5. 下肢训练 患者仰卧位，治疗师站于患者足侧，将右手放于患者左足跖侧，用力将足拉向下方，使髋关节呈伸展、外展和内旋位。左手放在患者右足背侧，先让患者左下肢向外下方用力，并克服治疗师的阻力保持这一肢位。在保持左下肢等长收缩的同时，令患者右下肢髋关节屈曲、内收和外旋，膝屈曲，足背伸内翻，运动达终点时，放松下肢，然后返回至起始位，反复进行这一运动。

（七）水中运动用浴槽

水中运动用浴槽是为了进行简单水中运动疗法而制造的、各种形状的、供个人全身使用的金属制浴槽，又称为哈巴式槽（Hubbard tank）。它的特点是治疗师站于池边不必下水，方便对患者进行浴槽中的治疗操作。此浴槽比运动池省水，电热费也比较便宜。身体活动不便的患者可以通过升降机等方法进入浴槽。除此以外，浴槽还装配有多种附属装置，可产生气泡和涡流，因此还具有水中按摩、喷浴的优点。

（八）步行浴

1. 设备 步行浴是步行训练的理想方法，目前国内开展尚少，训练时需应用步行浴槽，浴槽由不锈钢制成。里面是个透明的观察窗，对患者训练情况进行观察、拍照和记录。为了更好地观察患者的活动情况，在观察窗上印制测量标准线以测量患者的步态参数，用以指导患者训练。小型油压升降机可将患者从坐位或卧位送入水槽中治疗，它通过电钮操纵使治疗椅（担架）停止在任何一个高度的位置上，患者可以得到治疗所需要的适宜高度。

2. 训练方法 治疗前先检查升降机设备是否完好，然后在步行浴槽内放入 2/3 容量的水，温度 38～39℃，便可对患者进行训练。训练方法如下。

（1）仰卧位训练 利用升降机把患者送入水中，使其头部抬高，浮在水面，身体浸入水中，让患者借助水的浮力，进行体位移动、翻身和伸展四肢的训练。患者在水中由于受浮力和温度的影响，其活动要较在地面上容易得多。

（2）坐位训练 让患者坐在浴槽的浅水处，或使用水中的椅子，借助水的浮力，做坐位的肢体活动训练。

（3）起立训练 用升降机将患者送入水中之后，调节升降机或治疗椅的高度，让患者在浅水中依托升降机或椅子进行起立训练。

（4）站立平衡训练 在大约 1m 深的步行浴槽内调节扶手，让患者进行站立、交替踏步的平衡运动训练。

（5）步行训练 按照站立训练的方法，在站立平衡训练的基础上进行步行训练。开始时偏瘫患者先迈出患肢，后迈出健肢。截肢患者可依托上肢和扶手的支撑练习步行。治疗时间每次 15～20 分钟，每日 1 次，20～30 次为 1 个疗程。

三、临床应用与注意事项

（一）临床应用

1. 脑卒中偏瘫 脑出血发病后 3 周，脑梗死发病后 1 周，只要病情稳定，即可进行水疗。脑卒中偏瘫水疗的目的改善肢体血液循环，在于调节机体功能，借助浮力进行关节运动。但在水中，患者难于维持平衡，错误的训练方法易出现共同运动；因在水中往往无坚实的支托，故很难抑制共同运动模式。因此患者多在水中平衡训练较好以后，再进行下一步训练。

2. 颅脑外伤偏瘫 情况与脑卒中偏瘫相似，尤其对躯干肌张力较高者效果明显，肌群力弱的患者，不能让患者用力，以免引起痉挛。

3. 不完全性脊髓损伤 低位不完全性脊髓损伤患者适合水中运动疗法，此种方法可缓解患者肌肉痉挛、提高肌力、增进 ROM 及促进肢体运动功能。对不完全性脊髓损伤患者，开始训练时，一般认为侧位较好，不会加重痉挛。若训练髋部肌宜使膝屈曲，以免诱发伸肌痉挛。患者身体要用游泳圈或漂浮物稳定地托起，任何突然的运动或他人的撞碰均可诱发痉挛。

4. 小儿脑瘫 多数儿童喜欢在水中嬉戏，借此特点可利用水中运动来训练脑瘫小儿。由于浮力作用，使肢体运动困难的脑瘫患儿在水中的活动变得轻松容易，所以水疗为脑瘫儿童所喜爱。

治疗目的：软化挛缩组织，增大关节活动范围；增强肌力训练；缓解肢体痉挛；克服肢体运动障碍，改善运动功能；纠正运动姿势异常，提高平衡协调能力；提高步行能力。

5. 骨折后遗症 骨折后如不及早进行功能训练，肢体的功能恢复往往不能满意，但早期训练时患者常常害怕肢体活动或负重时的疼痛而影响训练。这种情况可以利用水的温度和浮力来解决。

（1）上肢骨折 前臂和腕的骨折很少用水中运动治疗，肱骨骨折常引起肩关节活动功能的障碍，水中运动就是很好的训练方法，尤其肱骨外科颈的嵌顿骨折。肩部骨折几日后，即可进行水中运动，利用水温和漂浮物支撑，让患者开始活动。

（2）下肢骨折 在外固定去除伤口愈合后，即可考虑进入池中进行水中训练。主要方法如下。

1）活动僵硬的关节 在温水的温度作用下，减轻软组织的紧张度，在固定患者身体后，由治疗师对关节进行被动的 ROM 训练，或用漂浮物沿增大 ROM 的方向牵引。

2）增强肌力 下肢经常训练的重点是伸髋肌和股四头肌，伸髋肌的训练，可仰卧在水面上，头、腰和患足均用漂浮物支持，让患者伸髋使下肢抵抗浮力做抗阻训练。股四头肌肌力训练在水中治疗床上俯卧屈膝，然后伸膝，由于伸膝时对抗浮力。上述训练早期在水中进行，后期应在陆地上进行。

3）训练下肢负重 患者水平卧位，用漂浮物托起，膝屈曲，脚向池边，用足推池边将整个身体推向池中心，再由工作人员将患者送回池边，重复这种活动。适应后改为垂直站立体位，起初时水要深，其目的是加大浮力减轻体重对肢体的压力。步行训练可在平行杠中进行，适应后逐步降低水平面，通过训练，让下肢逐渐承担体重，慢慢过渡到在地面上进行训练。

（3）椎体骨折 椎体楔形骨折无脊髓损伤亦无脊柱不稳定者，卧床 1~4 周后，可在水池中进行活动和加强腰背肌肌力的练习，鼓励患者在无痛的范围内尽量活动。

6. 骨关节炎 治疗方法如下。

（1）缓解疼痛和肌肉痉挛 在水池中有节律地、轻柔缓慢活动可使痉挛肌肉松弛。关节活动应在无痛的范围内进行，对髋关节训练而言，游泳圈法极为有用，患者借助游泳圈漂浮于水面做各种水中运动。

（2）加强肌群训练 水中运动适用于在陆上活动有困难或不适的情况，可使弱的肌群进行抗浮力训练，引起等长性收缩，增强肌力。

（3）牵张挛缩的软组织 需用连续恒定的力并用漂浮物进行被动牵引。

（4）步行训练 髋膝骨关节炎的患者，在陆地上行走时，由于充分负重往往有疼痛和不适，在水中因为浮力，关节的负荷减轻，症状也会减轻。

7. 肌营养不良 治疗目的主要在于改善肌肉血液循环，减轻软组织挛缩，延缓和重建运动功能，促进患者身心康复。

（二）适应证

1. 水中运动疗法 水疗法的温热作用，可以减轻运动时的疼痛；温热作用改善弛缓性瘫痪的循环；温热作用可改善或消除痉挛，使肢体易于运动。由于浮力作用，较弱的肌力也可以在水中运动，所以适合训练肌肉功能、辅助主动运动及增强肌力。适用于骨折后遗症、骨关节炎、强直性脊柱炎、类风湿关节炎、不完全性脊髓损伤、肌营养不良、脑卒中偏瘫、颅脑外伤偏瘫、肩手综合征、小儿脑瘫、共济失调、帕金森病等。

2. 浴疗

（1）涡流浴 适用于肢体运动障碍、血液循环障碍、糖尿病足、上下肢慢性溃疡、截肢残端痛、关节扭挫伤、创伤后手足肿痛、周围性神经痛、神经炎、雷诺病、骨关节和肌肉风湿疾患，疲劳综合征等。

（2）局部浸浴 凉水浴与冷水浴有提高神经兴奋性作用，适用于抑制过程占优势的神经症。温水浴与不感温浴有镇静作用，适用于兴奋过程占优势的神经症、痉挛性瘫痪等。热水浴有发汗、镇痛作用，适用于多发性关节炎、肌炎等。

（3）全身浸浴 不同温度浸浴的治疗作用与适应证不同。

（4）热水浸浴 可用于风湿性关节炎的家庭治疗，有助于缓解肌肉痉挛，清洗躯体以减少出汗等。短暂的热水浸浴可以扩张周围血管，促进热量的散发以降低体温，但持久的热水盆浴对于高龄老人或幼儿、衰弱或贫血、有严重器质性疾病或有出血倾向的患者是绝对不合适的。

（5）不感温浴 治疗上，不感温浴最常用的是其镇静作用，用于治疗失眠、焦虑、神经激惹、衰弱或慢性疼痛。不感温浴因为促进肾脏排泄，适用于乙醇、烟草或咖啡等有毒物质解毒处理，或者用于外周性水肿的附加治疗。

（三）禁忌证

1. 绝对禁忌证 精神意识紊乱或失定向力、皮肤传染性疾病、频发癫痫、严重心功能不全、严重的动脉硬化、心肾功能代偿不全、恐水症、活动性肺结核、身体极度衰弱和各种出血倾向。

2. 相对禁忌证 对血压过高或过低患者，可酌情选用，但治疗时间宜短，治疗后休息时间宜长。大便失禁者，入浴前排空大便，宜做短时间治疗。

（四）注意事项

1. 充分了解患者 包括患者身体一般状况、疾病的诊断与评定、心肺功能、运动功能、并发症、是否有传染病、皮肤是否损伤、是否有二便失禁、是否有水中运动禁忌证等。患者肺活量在1500ml以下不宜在深水中进行水中运动。

2. 治疗时间的选择 水中运动应在餐后1～2小时进行。避免空腹入水，入水前和出水后应该进行较低强度的适应性训练。

3. 调节水温 运动池训练温度以36～38℃为宜。

4. 训练时间及次数 根据疾病种类及患者个体情况，灵活掌握。一般每次10～15分钟，如果患者体弱，可缩短时间，或者将15分钟总训练时间分为5分钟、5分钟、5分钟分段训练。训练次数最少1～2次/周，身体强者可达6次/周。

5. 运动强度的控制 在水中运动时的心率稍慢，因此不能用陆地上的心率强度计算公式来指导水中运动的强度。

6. 注意预防眼、耳疾患 浴水消毒不充分，易引起流行性角（结）膜炎等感染性疾病；氯制剂消毒药，因其刺激性较强，也会引起角（结）膜炎。如果池中的水浸入到鼻腔内，因水消毒不充分，或消毒剂的刺激，可引起黏膜发炎。对于患鼻窦炎的人，要预防中耳炎的发生。

7. 浴后休息 浴后最好在池旁休息室内卧位休息 30～60 分钟，以便体力恢复。

8. 不利影响 温水浴不利于缓解痉挛。热水浴不利于心血管疾病患者。

9. 保护工作 水深一般不超过乳头水平。治疗师有时需要陪同患者下水，给患者以安全感，同时可直接保护。

本 章 小 结

本章主要讲述水中运动的定义、分类、对人体的治疗作用。并对各种常用的训练方法和设备进行详细介绍。同学们通过本章的学习，要掌握水中运动常用的训练方法，具有保护患者安全的意识。

习 题

扫码"练一练"

一、单项选择题

1. 水的机械力刺激包括哪些

   A. 水浮力   B. 水静压   C. 水流   D. 水射流

   E. 以上均是

2. 水疗时，人体温度刺激的反应程度与哪些因素有关

   A. 人体对寒冷刺激的反应迅速、激烈，对温热刺激反应则较为缓慢

   B. 作用的面积愈大，刺激愈强

   C. 冷水浴、凉水浴可使血管收缩、神经兴奋性增高

   D. 温水浴与热水浴可减轻疼痛

   E. 以上均是

3. 水疗按温度分类，分为哪些

   A. 冷水浴   B. 低温水浴   C. 冰水浴   D. 温水浴

   E. 热水浴

4. 下列关于水的特性对水中运动疗法的影响的描述，错误的是

   A. 浮力可以是助力，也可以是阻力

   B. 水的温热和热传导效应有镇痛作用和缓解痉挛作用

   C. 水中运动训练本身是以有氧训练为主的锻炼方式，所以适用于心肺功能低下患者

   D. 水中训练可以训练患者的平衡能力

   E. 全身温水浴时，心肺负担增大

5. 下列关于水中运动疗法对人体的作用的描述，错误的是

   A. 施行全身冷水浴时，初期毛细血管收缩，但不久又出现血管扩张

  B. 长时间的温水浴使呼吸减慢

  C. 温热作用可以解除肌肉痉挛

  D. 冷水浴主要作用于脂肪代谢、气代谢及血液循环，促进营养物质的吸收

  E. 温、热水洗澡有兴奋作用

6. 在医院的水疗康复中心你认为最不重要的硬件是什么

  A. 豪华的休息室   B. 淋浴室

  C. 功能淋浴池   D. 水过滤与消毒装置

  E. 更衣室

7. 下列关于水中步行训练的描述，错误的是

  A. 在水中步行时，因有水的帮助，较在地面上容易

  B. 对于负重关节有疼痛的骨性关节病患者，在水中站立和行走较在地面上容易得多

  C. 水中训练能使患者疼痛明显减轻

  D. 在水中运动时对于肌力比较弱的患者不能进行训练

  E. 水深最好不要超过乳头水平

8. 下列哪些病的患者适合做水中运动

  A. 骨折后遗症   B. 类风湿性关节炎

  C. 不完全性脊髓损伤   D. 脑卒中偏瘫

  E. 以上均可

9. 下列关于水中运动的注意事项描述正确的是

  A. 水中运动应在餐后 1～2 小时进行

  B. 浴水消毒不充分，易引起流行性角（结）膜炎等感染性疾病

  C. 运动池训练温度以 36～38℃ 为宜

  D. 温水浴不利于缓解痉挛

  E. 以上均对

10. 水疗对皮肤的影响包括

  A. 血管收缩，局部缺血

  B. 对血液分布情况有很大影响

  C. 改善皮肤营养和代谢

  D. 皮肤里的神经末梢可以影响内脏的功能

  E. 以上均是

二、思考题

1. 水中运动疗法对人体的作用是什么？

2. 临床上根据水的温度可以分为哪几种水浴疗法？

（闫秀丽）

第十三章

医疗体操疗法

学习目标 ┅┅

1. **掌握** 医疗体操的基本定义、适应证、禁忌证、注意事项；偏瘫、颈椎病、腰椎间盘突出、肩周炎、膝关节骨性关节炎、脊柱侧凸医疗体操的操作方法与步骤。

2. **熟悉** 熟悉医疗体操的特点、分类。

3. **了解** 医疗体操的注意事项。

4. 学会常见疾病的医疗体操。

5. 具有理论联系实际及一丝不苟的学习态度。

第一节 概　　述

医疗体操是以防病治病、促进功能康复为目的，根据疾病特点、损伤范围、程度、全身功能水平、个性特点以及不同时期治疗目标而制定的体操运动及运动练习。医疗体操是康复治疗的重要范畴之一，对创伤、手术后、瘫痪等患者的功能恢复及多种内科疾患具有良好的作用。

一、医疗体操的特点及分类

（一）医疗体操的特点

医疗体操较其他康复类技术相比具有以下特点。

1. 选择性强 医疗体操是根据伤病的实际情况进行编排的体操动作或功能训练，故可以有针对性地编排和设计，作用到局部肌群、关节或全身。通过选择不同的准备姿势、活动部位、运动方向、运动幅度、运动速度、动作要求及肌肉收缩程度等，以达到不同的训练效果，便于进行针对性治疗。

2. 可控性强 根据患者实际情况，编排和设计不同的运动形式、动作幅度、持续时间、重复次数等，能够有效地控制医疗体操的运动强度。

3. 适应性广 按不同的方法编排医疗体操，分别达到提高肌力、肌耐力、关节活动度、协调性和平衡等各项运动功能的目的，适应康复治疗的不同目标。

4. 改善患者情绪 可通过不同的医疗体操，采用多元化的训练，达到相同的康复治疗目的。有利于调节患者情绪障碍，提高训练的主动性与积极性，以至于得到更好的治疗效果。

扫码"学一学"

扫码"看一看"

（二）医疗体操的分类

1. 按作用分类 根据医疗体操对人体的不同作用，可以将其分为被动活动、助力活动、主动活动及抗阻活动四类。

（1）被动活动 是指依靠医务人员或家属等外力帮助患者来完成的运动。根据病情和临床需要，实行被动活动时应尽量做关节各个方向和全范围活动。适用于各种原因引起的肢体运动功能障碍，能起到放松痉挛肌肉、牵伸挛缩肌腱和韧带、恢复或维持关节活动度的目的。

（2）助力活动 当患者患肢肌力不足以完成主动运动时，通过医务人员、患者健侧肢体或器械提供外力从而辅助患肢进行的运动。完成助力运动时，以主动为主，助力为辅，两者相互配合，避免出现助力代替力量不足的肢体或体力虚弱的患者。

（3）主动活动 患者在主观感觉下，根据伤病恢复的需求，进行单关节或多关节、单方向或多方向、不同幅度和速度的运动。主动运动对肌肉、关节运动功能的恢复和神经系统均具有良好作用，一般与被动运动配合应用，能有效地促进主动运动的恢复。适用于偏瘫、截瘫和周围神经损伤后丧失功能的肌肉。

（4）抗阻活动 患者自主用力从而克服外加阻力所完成的运动，给予的阻力大小应根据患肢肌肉力量而定，以患者经过努力能够完成动作为原则，抗阻运动可以采取负重方式进行，如哑铃、沙袋等，也可利用弹力带或仪器进行抗阻活动，还可使用他人或自身健肢力量作为阻力。抗阻运动的作用是提高肌力和肌耐力，适用于各种原因引起的肌力下降。

2. 按治疗目的分类 根据医疗体操对人体的不同治疗目的可以将其分为矫正运动、协调运动、平衡运动和呼吸运动四类。

（1）矫正运动 是为了保持正常的姿势或使不良姿势及异常姿势恢复而编排的医疗体操运动。主要用于矫正脊柱和胸廓的畸形、平足和某些外伤引起的畸形等。

（2）协调运动 是为了恢复和加强动作的协调性而编排的医疗体操运动。主要用于中枢和周围神经系统疾病后协调功能障碍患者，如脑卒中、脑瘫、脑外伤及周围神经病损等。

（3）平衡运动 是为了恢复和改善平衡功能而编排的医疗体操运动。主要用于神经系统或前庭器官病变而引起的平衡功能障碍。

（4）呼吸运动 是为了恢复和改善患者呼吸功能而编排的医疗体操。主要用于慢性支气管炎、肺气肿、支气管哮喘、胸膜炎等呼吸系统疾病，中枢神经系统损伤后呼吸肌无力、严重骨骼畸形和胸腔手术后患者。

3. 按器械分类 根据在医疗体操运动过程中是否使用器械可以将其分为徒手运动和器械运动两类。

4. 按体位分类 根据患者在医疗体操运动时采取的不同体位可以将其分为卧位体操、坐位体操和立位体操三类。

二、适应证及禁忌证

（一）适应证

1. 内脏疾病 高血压、冠心病、慢性阻塞性肺疾病（COPD）及内脏下垂等。

2. 代谢障碍疾病 糖尿病、肥胖等。

3. 神经系统疾病 偏瘫、截瘫等。

4. 运动系统疾病 腰腿痛、颈椎病、肩周炎、骨折和脊柱侧弯等。

5. 妇产科 妊娠期腰痛和产后等。

（二）禁忌证

1. 各种疾病的急性期或有明显炎症所导致的体温升高患者。

2. 有大出血倾向或神志不清，不配合治疗的患者。

3. 病情不稳的心力衰竭或急性心功能衰竭的患者。

4. 由于运动可能导致神经肌肉疾病、骨骼、肌肉疾病或风湿性疾病的恶化期。

5. 明显的骨关节功能障碍，运动严重受限或可能由于运动而使之病变恶化者。

三、注意事项

医疗体操的编排主要有以下几点注意事项。

1. 根据患者的年龄、全身情况、疾病的特点和平时锻炼的习惯来合理选择医疗体操的运动形式和运动量。

2. 在医疗体操中起局部治疗作用的专门性运动，应与全身性一般活动相结合。

3. 根据循序渐进的原则，医疗体操由简单逐渐到复杂，运动量逐步增加。

4. 医疗体操主要包括准备活动部分、基本部分和整理活动三个部分。准备活动部分指在进行医疗体操运动前，需进行热身准备活动，一般采用运动量较小的健身运动和呼吸运动。基本部分只针对疾病特点进行专门运动，该部分应占较大比重，运动量达到应有水平。整理活动部分指在医疗体操结束后要进行必要的放松活动和整理活动，使运动量逐渐减小。

5. 医疗体操的编排应注重动作的多样性和趣味性，以达到调动患者参与积极性的目的。

考点提示　医疗体操的基本定义、分类、适应证、禁忌证和注意事项。

第二节　常用医疗体操

 案例讨论

【案例】

患者郭某，男，69 岁，14 日前因"突发右侧肢体无力伴言语障碍"，送医院急救，MR 示"左侧额顶叶级左侧基底节区梗死灶，双侧侧脑室旁缺血灶，老年脑改变"，经治疗后症状好转。现神志清楚，能够说简单词语，反应稍迟钝，右侧偏瘫，卧床。检查：Brunnstrom 评定（右侧上肢–手–下肢）：Ⅱ–Ⅰ–Ⅳ；右下肢浅感觉减退；右下肢色素沉着；ADL：30 分；余正常。既往有高血压病史 2 年，糖尿病病史 2 年，高脂血症 2 年，均未予治疗。

【讨论】

此时该患者可进行哪些医疗体操，并为该患者编排。

一、偏瘫的医疗体操

（一）定义和目的

偏瘫的医疗体操是指结合偏瘫患者的不同功能障碍有针对性地为其编排的肢体运动项

扫码"学一学"

目及功能练习项目。

在医疗体操的编排过程中应该结合患者所处的功能恢复不同阶段，编排不同的医疗体操动作。如在偏瘫患者功能恢复的早期（即 Brunnstrom Ⅰ～Ⅱ期）应重点针对患侧肢体无力、预防上肢屈肌痉挛和下肢伸肌痉挛进行医疗体操的编排。中期或者痉挛期（即 Brunnstrom Ⅱ～Ⅳ期）的医疗体操的编排应重点加强患侧肢体助力和主动活动，同时抑制活动中可能出现的痉挛模式以及促进分离运动的出现。恢复期（即 Brunnstrom Ⅴ～Ⅵ期）的医疗体操应重点加强患者双侧肢体的活动，特别注意强化患侧肢体的协调、控制、精细运动，促进患侧分离运动的进一步完善，同时此期医疗体操动作的编排应与日常生活能力相结合。通过医疗体操从而帮助患者提高各类动作的精确性。

（二）适应证与禁忌证

1. 适应证 脑卒中和脑损伤肢体瘫痪的患者。

2. 禁忌证 神志不清和伴肢体骨折未愈合或疼痛剧烈的患者。

（三）设备与用具

徒手、训练床垫。

（四）操作方法与步骤

1. 初期

（1）健手梳头 患者坐位或仰卧位，患者头转向患侧，健手从健侧额部开始向枕部做梳头动作，梳理时要求手指紧压头皮，缓慢向枕部滑动，重复 15～20 次（图 13-1）。

（2）捏挤患手 患者坐位或仰卧位，健手将患侧手臂置于胸前，用健手拇指、食指沿患侧各手指两侧由远端向近端捏挤，并在手指近端根部按压 20 秒，每个手指重复 5 次（图 13-2）。

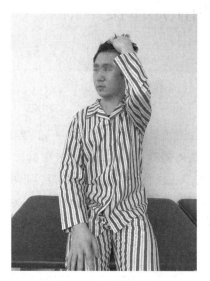
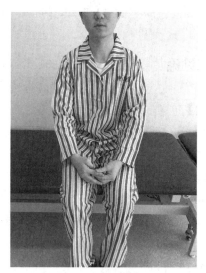

图 13-1 健手梳头　　　　　　图 13-2 挤捏患手

（3）健手击拍 患者坐位或仰卧位，将患侧手臂置于胸前，用健侧手掌从患侧肩部沿上肢外侧拍打至手部，往返进行 20 次（图 13-3）。

（4）交叉上举 患者坐位或仰卧位，健侧手与患手交叉 Bobath 式握手置于胸前，通过健手带动患手用力前举或上举过头，直至两肘关节完全伸直，保持 10 秒后复原，重复 15～20 次（图 13-4）。

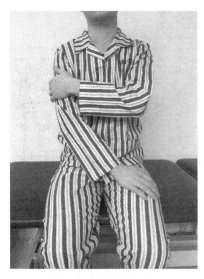

图 13-3　健手击拍

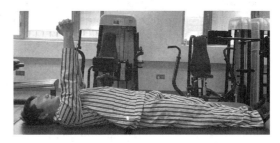

图 13-4　交叉上举

（5）环绕洗脸　患者坐位或仰卧位，健手抓住患手并使患侧手指尽量伸展，患手在健手带动下在脸部做顺时针和逆时针方向的模仿洗脸动作，重复 10～15 次（图 13-5）。

（6）桥式运动　患者仰卧位，双手置于体侧或 Bobath 式握手，双下肢取屈髋、屈膝位，患侧不能完成屈髋屈膝动作时，可由家属或治疗师帮助完成，嘱患者尽量将臀部抬离床面，并保持 10 秒，重复做 5～10 次（图 13-6）。双足同时着床完成此动作称为双桥运动；单足着床完成动作称为单桥动作。注意在完成动作的过程中，嘱患者不要屏气。

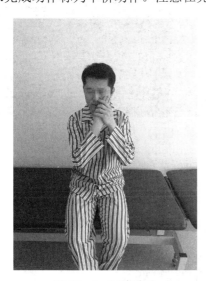

图 13-5　环绕洗脸

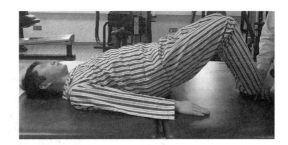

图 13-6　桥式运动

（7）抗阻夹腿　患者仰卧位，双侧下肢屈髋、屈膝，两足支撑于床面，由治疗师或家属帮助固定患腿，嘱患者健腿用力向患腿靠拢，同时由治疗师或家属在健膝内侧施加一定阻力以增强抗阻夹腿力量，重复 10～15 次（图 13-7）

（8）跷腿摆动　患者仰卧位，家属或治疗师将患者置于屈髋屈膝体位，同时帮助其固定足部，使患者健腿翘在患膝上，在健腿的带动下向左右来回摆动髋部，运动时要求健腿对患腿起带动和固定作用，重复 10～15 次（图 13-8）。

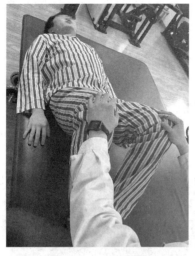 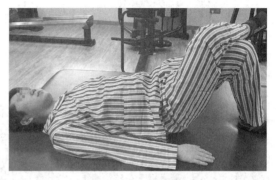

图 13－7　抗阻夹腿　　　　　　　　　　图 13－8　跷腿摆动

（9）直腿抬高　患者仰卧位，健侧下肢伸直位并抬高 30°，保持 10 秒（图 13－9），也可使健腿托住患腿做直腿抬高，重复 10～15 次。

（10）手足相触　患者长腿坐位，用健侧手去触摸健侧和患侧足背，两侧各重复进行 10～15 次（图 13－10）。

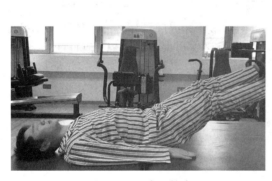 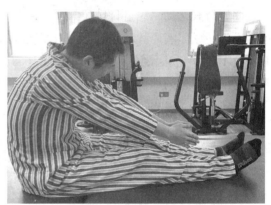

图 13－9　直腿抬高　　　　　　　　　　图 13－10　手足相触

（11）健足敲膝　用健侧足跟敲击患侧膝，并从膝下沿小腿前外侧由上向下至足外侧来回敲打 10～15 次（图 13－11）。

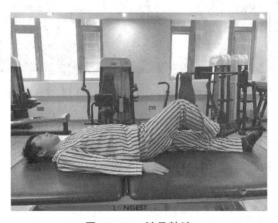

图 13－11　健足敲膝

2. 中期或痉挛期

（1）搭肩上举　患侧上肢向前上举，要求肘关节充分伸展。若力量较弱，可用健手固定患侧肘后再做此动作，也可将健侧上肢向前平举，让患侧手掌沿健侧肩部向手部来回转换，每个动作重复10～15次（图13－12）。

（2）对角击掌　患侧上肢取外展并侧方上举位，掌心朝上，健侧上肢向前平举，让患侧上肢逐渐向健侧肢体靠拢，同时用力击掌，重复做10～15次（图13－13）。

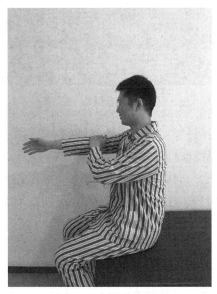

图13－12　搭肩上举

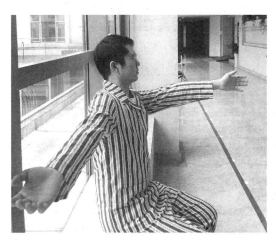

图13－13　对角击掌

（3）耸肩运动　双肩同时向前向上耸起，并做环绕运动，重复15～20次（图13－14），也可以患侧和健侧交替做耸肩运动，两侧各15～20次。

（4）合掌夹肘　双手合掌置于额前，然后分别做两肘夹紧及分开运动，重复10～15次（图13－15）。

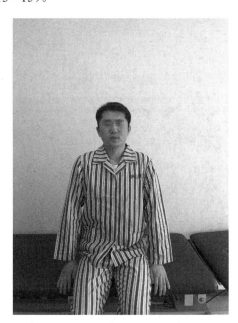

图13－14　耸肩运动

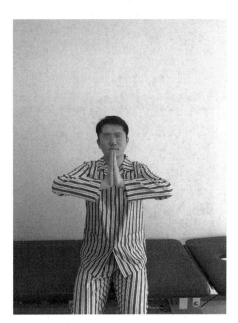

图13－15　合掌夹肘

（5）跷腿运动　患者仰卧位，健腿屈髋、屈膝支撑于床面，将患腿翘在健膝上，若患腿伸肌张力较高（有肌痉挛），让患腿取弯曲状态置于膝上和放下。完成上述动作困难者，可将健腿取伸直位，患腿置于健膝或小腿上并放下，重复10～15次（图13-16）。

（6）左右摆髋　患者仰卧位，下肢屈曲、并拢支撑于床面，分别向左右两边摆动髋部，重复10～15次（图13-17）。

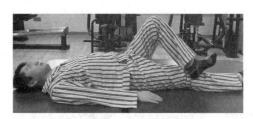

图13-16　跷腿运动

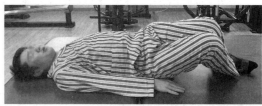

图13-17　左右摆髋

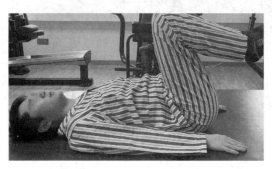

图13-18　夹腿屈曲

（7）夹腿屈曲　患者仰卧位，双腿伸直并拢，然后同时屈髋、屈膝（图13-18），要求足跟紧贴床面移动，再充分弯曲后，双足抬起，双膝向腹部靠拢。如果患腿力量不足，则将患足置于健足上完成此动作，重复10～15次。

（8）抗阻伸肘　健侧上肢屈曲置于胸前，患手与健手对掌并用力前推，以达到患侧肘关节充分伸展的目的。要求健手给予相反方向的阻力，重复做10～15次（图13-19）。

3. 恢复期

（1）左右击锤　一侧上肢向前平举，手握拳，另一侧手握拳，在体侧做画圈击锤动作，握拳敲击另一侧拳，然后交换动作，交替进行10～15次（图13-20）。

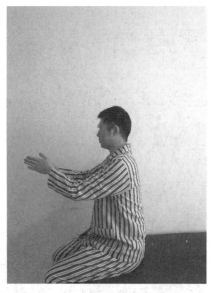

图13-19　抗阻伸肘

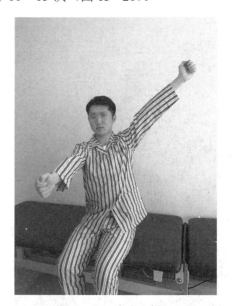

图13-20　左右击锤

（2）手膝拍打　两上肢置于体侧，下肢做屈髋屈膝踏步运动，一侧手举起并拍打对侧膝部，然后换另一侧手重复上述动作，交替进行15～20次（图13-21）。

（3）手足拍打　两上肢伸直置于体侧，掌心朝下，手腕紧贴床面，双手交替在床面上打拍。两下肢屈曲，足跟紧贴床面，做左右侧交替击拍动作，也可在坐位或立位下双手、双足交替拍打桌面或地面，重复进行直至疲劳（图13-22）。

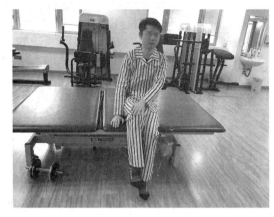 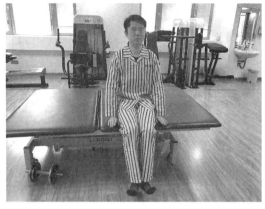

图13-21　手膝拍打　　　　　　　　　　　图13-22　手足拍打

（4）单桥踏步　取仰卧位，在前面单桥运动的基础上，双下肢屈曲支撑抬臀位下，双足交替抬起做踏步运动，重复10～15次（图13-23）。

（5）侧位踏踩　取健侧卧位，患腿做从前向后划圈踏自行车的运动或在坐位下踩踏自行车，重复15～20次（图13-24）。

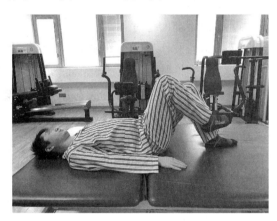 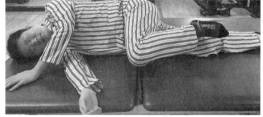

图13-23　单桥踏步　　　　　　　　　　　图13-24　侧位踏踩

（6）敲击跟膝　取卧位或坐位，健腿充分伸展，患侧足跟从健膝沿小腿外侧至足外侧来回敲击，往返10～15次（图13-25）。

（7）床边摆腿　取卧位，患侧腿稍外展，将小腿于床沿自然下垂呈屈膝90°体位，进行患膝屈伸的小腿摆动活动，重复15～20次（图13-26）。

（五）注意事项

每天的锻炼次数根据个人情况而定，以锻炼后不引起明显疲劳和关节疼痛为度，一般情况下每个动作15～20次，每天2次。

二、颈椎病的医疗体操

（一）定义和目的

颈椎病的医疗体操是为颈椎病、颈肩部肌肉劳损或疼痛患者编排的运动体操。

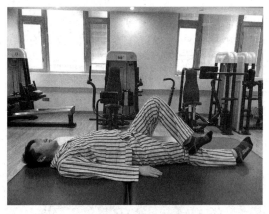

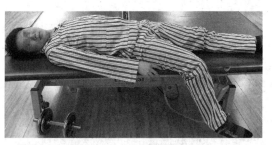

图 13－25　敲击跟膝　　　　　　　　　　　　图 13－26　床边摆腿

　　练习该医疗体操动作，可以调整和改变颈椎关节和周围软组织的解剖关系，从而缓解对脊髓、神经根和血管的压迫；改善局部血液循环，解除颈部肌肉的痉挛，有利于神经根水肿的消退；减轻或解除局部疼痛。也可以发展颈部肌肉力量，增进颈椎的稳定性，预防和减缓脊柱的退行性改变。颈椎病医疗体操的编排原则首先是加强肌力和放松紧张的肌肉，并与增加关节活动范围的运动相结合；其次是动作由简单到复杂，使患者逐渐适应运动量；最后是重视局部和整体的关系，医疗体操既要包括颈椎的各项功能活动，又要加入相关大肌肉群的相关运动，使身体的功能得到全面恢复。

　　（二）适应证与禁忌证

　　1. 适应证　各型症状较轻颈椎病、颈肩部肌肉劳损或疼痛的患者。

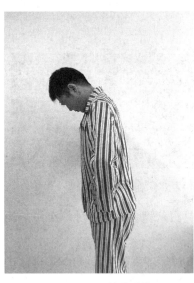

图 13－27　前屈后伸

　　2. 禁忌证　症状急性发作期或有脊髓受压的症状和体征，颈椎骨折未愈合、颈椎肿瘤或结核、颈椎严重失稳、心功能不全、有心源性哮喘、呼吸困难、全身浮肿、胸腹水者、近期（10 天内）有心肌损害发作者等。

　　（三）设备及用具

　　徒手、训练床垫等。

　　（四）操作方法与步骤

　　1. 前屈后伸　双手叉腰，放慢呼吸，头部前屈，使下巴尽可能紧贴前胸；再仰头，头部尽量后仰；持续片刻后重复此动作 5～10 次（图 13－27），也可抗阻完成以上动作。

　　2. 左右侧弯　头部分别向左右肩峰方向缓慢侧弯，使耳垂尽量接近左右肩峰处，出现对侧肌肉有紧绷的感觉，持续片刻后再反复动作 5～10 次（图 13－28），亦可抗阻力完成以上动作。

　　3. 左右转颈　头部缓慢向左侧旋转，使颏部尽量接触左侧肩峰，还原后再向右转，颏部尽量接触右侧肩峰，持续片刻后重复此动作 5～10 次（图 13－29），亦可抗阻力完成以上动作。

　　4. 左右转颈前屈　头部缓慢向左旋转到关节活动受限处后再前屈，还原头部向右旋转到关节活动受限处后再前屈，持续片刻后再重复此动作 5～10 次（图 13－30）。

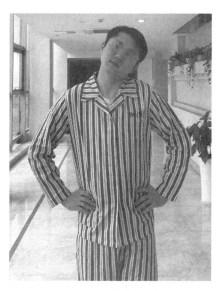

图 13－28　左右侧弯

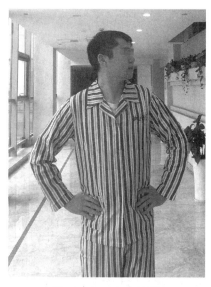

图 13－29　左右转颈

5. 左右转颈后伸　头部缓慢左旋转到关节活动受限处后再后伸，还原头部右旋转到关节活动受限处后再后伸，持续片刻后再重复此动作 5～10 次（图 13－31）。

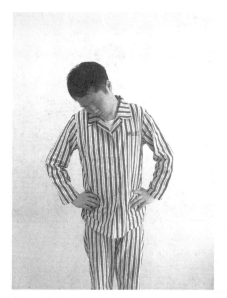

图 13－30　左右转颈前屈

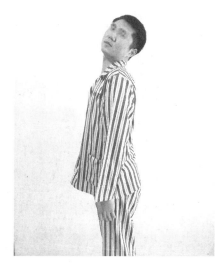

图 13－31　左右转颈后伸

6. 耸肩运动　左右交替耸肩 5～10 次后，双肩同时耸肩 5～10 次（图 13－32）。

7. 同向旋肩　双上肢屈肘，两手搭在同侧肩上，以手指为轴向前缓慢旋转两肩，头部前伸，缓慢呼吸，重复 5～10 次；再以手指为轴向后缓慢旋转两肩，头部尽量后伸，缓慢呼吸，重复 5～10 次（图 13－33）。

8. 逆向旋肩　左肩外旋至前臂垂直，掌心向前，右肩内旋至右手在背后，掌心向后，眼视左手；反之亦然，重复此动作 5～10 次（图 13－34）。

9. 绕肩　两臂外展伸直，以肩关节为轴向前环绕 5～10 次，再向后环绕 5～10 次（图 13－35）。

10. 抚项摸背　左臂屈肘，左手心抚项，右臂屈肘，右手背触背，头颈部尽量后仰，维持 5 秒，交换手臂（图 13－36）。

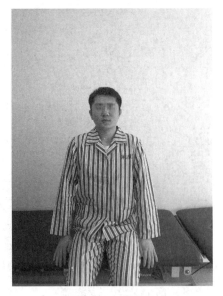

图 13－32　耸肩运动

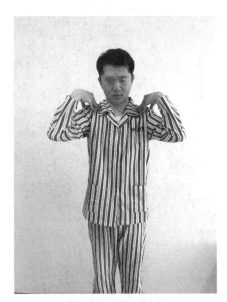

图 13－33　同向旋肩

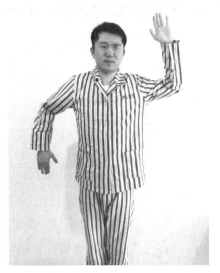

图 13－34　逆向旋肩

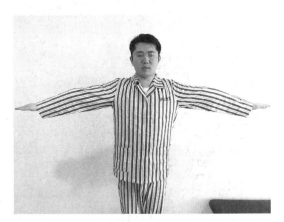

图 13－35　绕肩

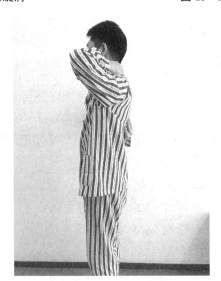

图 13－36　抚项摸背

（五）注意事项

1. 持之以恒，动作到位。整个动作缓慢、协调、循序渐进地进行，不可冒进，以免造成脊柱更大的伤害。

2. 严重颈痛症状者做操需慎重，动作缓慢、柔和。

3. 控制好运动量，尤其合并心肺疾病、高血压、骨质疏松症等，做操时不要过于用力。

4. 患有眩晕症状者，头部转动时应缓慢或禁止旋转动作。

5. 椎动脉型颈椎病，注意颈部扭转与后伸时症状可能加重，侧转和旋转动作宜少做、慢做，甚至不做；神经根型颈椎病仰头时症状可能加重；脊髓型颈椎病慎做颈部的屈伸，旋转等运动，以免发生意外；椎动脉型颈椎病患者眩晕症状明显或伴有供血不足时，手术后 2 个月内忌做过多的颈部医疗体操，尤其是颈椎前路椎体间及后路大块骨片架桥植骨及人工关节植入后的患者。

6. 练习后如觉疼痛或眩晕加重，提示动作幅度过大或速度过快，可适当降低速度或减小幅度甚至停止练习。

三、腰椎间盘突出症的医疗体操

（一）定义和目的

为腰椎间盘突出症或腰椎退行性病变患者编制的运动项目。练习该体操动作可以调整和改变腰椎关节和周围软组织的解剖关系，缓解对脊髓、神经根和血管的压迫；改善局部血液循环，解除腰部肌肉的痉挛利于神经根水肿的消退，减轻或解除局部疼痛。也可以发展腰背部和腹部周围肌群力量及耐力，改善关节活动范围，增强与脊柱相关联的肌肉、韧带的协调性和柔韧性，达到改善和增强脊柱稳定性的目的，预防和减缓脊柱的退行性改变。

（二）适应证与禁忌证

1. 适应证 腰椎间盘退变、腰椎退行性病变及腰肌劳损患者。

2. 禁忌证 重度腰椎间盘突出伴有马尾症状，腰椎肿瘤、结核及重度腰椎椎体骨质疏松症患者。

（三）器械及用具

徒手、沙袋、训练床垫等。

（四）操作方法与步骤

1. 增强腰椎周围肌群肌力

（1）仰卧位挺胸 呈仰卧位，抬起胸部和肩部，用力时吸气，放松时呼气，重复此动作 5～10 次（图 13-37）。

（2）半桥式运动 呈仰卧位，双腿伸直并拢抬起臀部，用力时吸气，放松时呼气，重复此动作 5～10 次（图 13-38）。

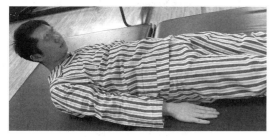
图 13-37 仰卧位挺胸

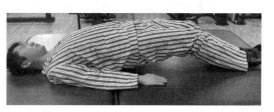
图 13-38 半桥式运动

（3）桥式运动　呈仰卧位，下肢屈曲，抬起臀部同时挺胸挺腰，用力时吸气，放松时呼气，重复此动作5～10次（图13-39）。

（4）抬头挺胸　俯卧下用双臂撑起上身，抬头，臀部紧贴床面，重复此动作 5～10 次（图13-40）。

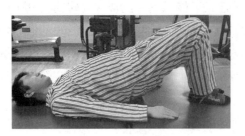 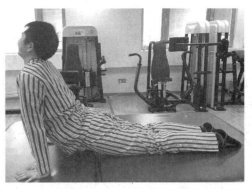

图 13-39　桥式运动　　　　　　　　图 13-40　抬头挺胸

（5）挺身运动　俯卧位，抬起上身，四肢伸直，重复此动作5～10次（图13-41）。

2. 增强腹肌肌力

（1）抬单腿　膝关节伸直，抬起一侧肢体，放下后换另一侧，交替进行，重复此动作5～10次（图13-42）。

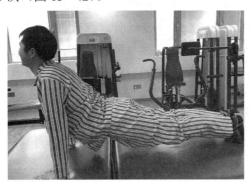 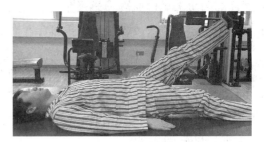

图 13-41　挺身运动　　　　　　　　图 13-42　抬单腿

（2）抬双腿　两腿伸直并拢抬起，用力时呼气，放松时吸气，重复此动作 5～10 次（图13-43）。

（3）仰卧起坐　仰卧位抬头或坐起手触足尖，反复5～10次（图13-44）。

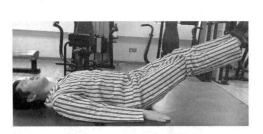 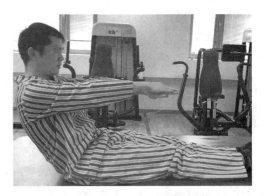

图 13-43　抬双腿　　　　　　　　图 13-44　仰卧起坐

3. 增强臀肌及下肢肌群肌力

（1）俯卧抬腿　俯卧位，下肢伸直，交替抬高，重复此动作5～10次（图13-45）。

（2）侧卧抬腿　侧卧位，上方腿伸直尽量抬高，先自左侧卧再向右侧卧，重复 5～10次（图13-46）。

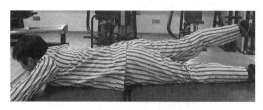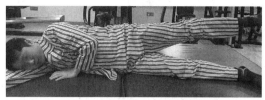

| 图 13-45　俯卧抬腿 | 图 13-46　侧卧抬腿 |

（3）靠墙下蹲　两脚与肩同宽，脚跟离墙面30cm，背靠墙站立。在收紧腹肌的同时缓慢屈膝下蹲至膝关节屈曲45°，保持5～10秒，缓慢回到站立姿势，反复5～10次（图13-47）。

4. 改善腰背部活动度

（1）上肢平举　双手前平举，侧平举放下，重复5～10次（图13-48）。

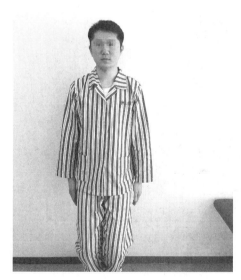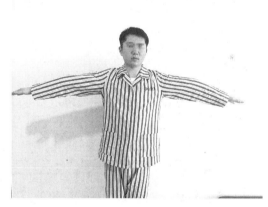

| 图 13-47　靠墙下蹲 | 图 13-48　上肢平举 |

（2）屈伸运动　双手叉腰，先弓背后挺胸。弓背时两肘向前，挺胸时肘向后，重复5～10次（图13-49）。

（3）叉腰转体　左手经前方，侧方向后斜上举，目视左手向左转腰，还原两侧交替，重复5～10次（图13-50）。

（4）侧弯运动　双手叉腰，向左弯腰，左手垂直下伸，右手沿胸壁向上移动，还原后两侧交替进行，重复5～10次（图13-51）。

（5）抱膝弯腰　弯腰抱住左小腿使大腿尽量贴近胸部，还原后两侧交替进行，重复5～10次（图13-52）。

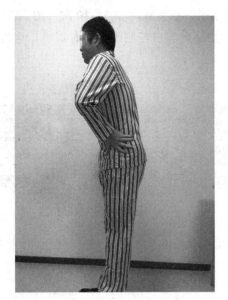

图 13-49　屈伸运动

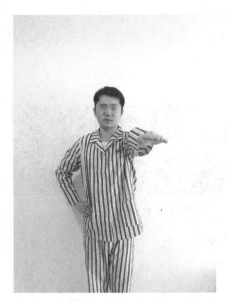

图 13-50　叉腰转体

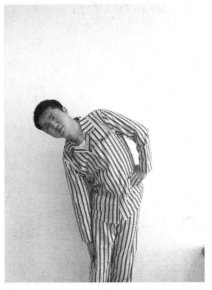

图 13-51　侧弯运动

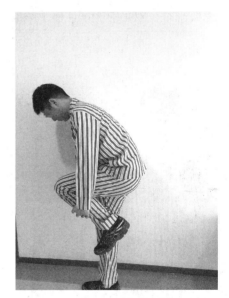

图 13-52　抱膝弯腰

（6）弯腰转体　双手侧平举，两腿伸直分开，弯腰以右手触左足，左手右上举，还原后两侧交替进行，重复5~10次（图13-53）。

（7）前抬腿　站立位，双足分开与肩同宽，双手叉腰，拇指在前，左腿抬起向前踢，尽量抬高伸直，还原后两侧交替进行，重复5~10次（图13-54）。

（8）后伸腿　站立位，双足分开与肩同宽，两手垂直于体侧，左腿尽量直腿后伸，同时上扬，头尽量后仰，还原后两侧交替进行，重复5~10次（图13-55）。

（9）弓步运动　直立，左腿前迈一步成弓步，双手扶在左臂上，双臂伸直，两肘弯曲，上身随之向下摆动，贴近左膝，还原后两侧交替进行，重复5~10次（图13-56）。

5. 放松运动　腰微屈，两手在身前交叉，两手上举过头，同时抬头吸气，两手分开，放下同时弯腰呼气，重复5~10次。

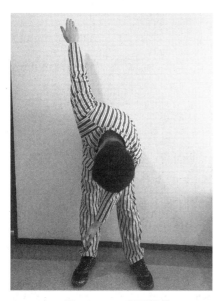

图 13-53　弯腰转体

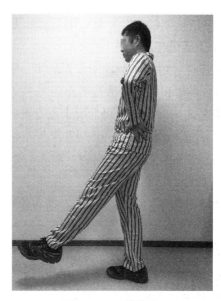

图 13-54　前抬腿

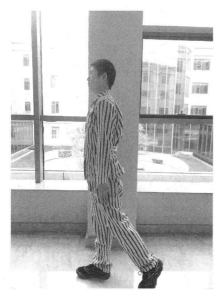

图 13-55　后伸腿

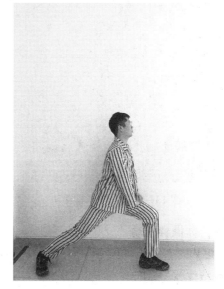

图 13-56　弓步运动

（五）注意事项

1. 每天的锻炼次数根据个人情况而不同，以锻炼后不引起疼痛和不加重原有疼痛为度。一般情况下为每个动作，5～10 次，每天 2 次。

2. 腰椎向前滑脱和腰椎管狭窄症患者，应避免做腰椎过度后伸练习。

3. 腰椎陈旧性压缩性骨折尤其并伴有骨质疏松的患者，不宜做向前弯腰动作。

4. 因外伤而引起腰椎不稳者，髋关节屈曲不宜超过 90°。

四、肩周炎的医疗体操

（一）定义和目的

为肩周炎、冈上肌肌腱炎、肱二头肌长头腱腱鞘炎及肩部肌肉疼痛患者编排的运动项目。

练习该医疗体操在早期主要是改善全身状态，改善局部的血液循环，促进炎症的吸收，防止组织的粘连和肌肉萎缩，预防肩关节功能活动受限；恢复期的目的是松解局部粘连，

243

增加肩关节活动度以及肩胛带周围肌群肌力。

（二）适应证与禁忌证

1. 适应证　肩周炎、冈上肌肌腱炎、肱二头肌长头腱腱鞘炎及肩部肌肉疼痛患者，特别是肩部有疼痛和关节内粘连者。

2. 禁忌证　肩关节周围骨折未愈合及急性疼痛患者。

（三）设备和用具

徒手、体操棒、沙袋、肩梯、肩轮、弹力带、肋木等。

（四）操作方法与步骤

1. 上肢下垂摆动　立位，身体稍向前倾，患肩自然下垂，做前后摆臂练习，达到增大肩关节运动范围的目的，摆动幅度可逐渐加大，重复8～10次（图13-57）。

2. 手持体操棒上举　立位，两手持体操棒，以健肢带动患肢做双臂同时上举练习，当患侧感觉疼痛时停止，持续5～10秒，缓慢放下，重复8～10次（图13-58）。

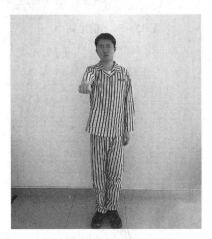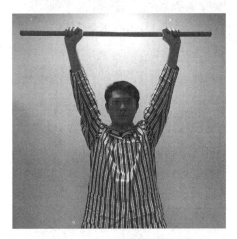

图 13-57　上肢下垂摆动　　　　　　图 13-58　手持体操棒上举

3. 手持体操棒摆动　立位，两手持体操棒，以健肢带动患肢做两臂左右摆动练习，当患侧感觉疼痛时停止，持续5～10秒，缓慢放下，重复8～10次（图13-59）。

4. 手持体操棒后伸　立位，两手在身后持体操棒，以健肢带动患肢做双臂后伸动作，当患侧感觉疼痛时停止，持续5～10秒，缓慢放下，重复8～10次（图13-60）。

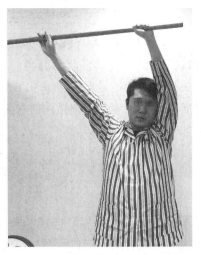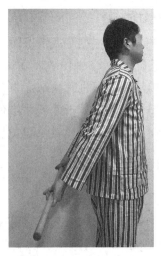

图 13-59　手持体操棒摆动　　　　　图 13-60　手持体操棒后伸

5. 患手摸背 立位，患臂后伸内旋，用患手背紧贴后背，从腰骶部逐渐向上（可用健手帮助）当患侧感觉疼痛时停止，持续 5～10 秒，缓慢放下，重复 8～10 次（图 13-61）。

6. 两臂开合练习 立位，双臂在胸前交叉，手摸对侧肩关节，然后两臂张开伸直，当患侧感觉疼痛时停止，持续 5～10 秒，缓慢放下，重复 8～10 次（图 13-62）。

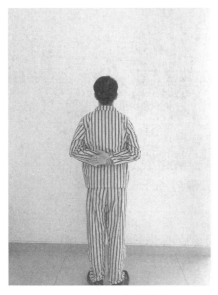
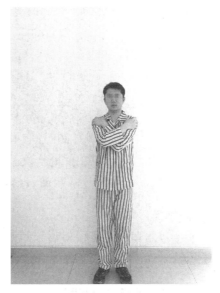

图 13-61 患手摸背 　　　　　　　　图 13-62 两臂开合练习

7. 肩梯练习 立位，以患手爬梯，逐级爬上，达到增大肩关节前屈幅度的目的，当感觉疼痛时停止，5～10 秒，级慢放下，重复 8～10 次（图 13-63）。

8. 肩轮练习 立位，面对肩轮，患手握住肩轮上扶手，用力左右转动肩轮当患侧感觉疼痛时停止，持续 5～10 秒，缓慢放下，重复 8～10 次（图 13-64）。

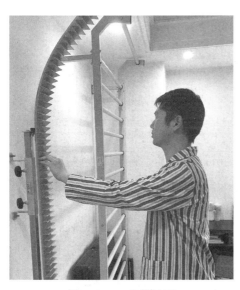
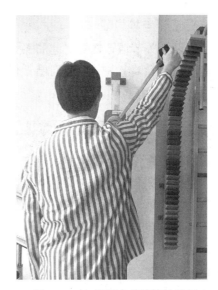

图 13-63 肩梯练习 　　　　　　　　图 13-64 杆型肩关节旋转练习

9. 肋木练习 立位，两手扶肋木，蹲坐，牵伸肩关节，活动范围不超过疼痛角度，重复 8～10 次（图 13-65）。

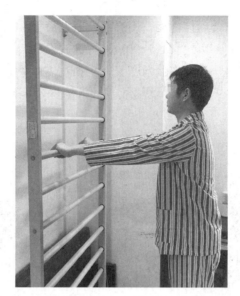

图 13-65 肋木练习

（五）注意事项

每天的锻炼次数根据个人情况而不同，以锻炼后不引起疼痛和不加重原有疼痛为度。一般情况下为每个动作重复 8~10 次，每天 2~3 次。

五、膝关节炎的医疗体操

（一）定义和目的

为膝关节退行性病变引起的骨性关节炎而编排的运动项目。练习该医疗体操可促进膝关节局部血液循环，有利于消除局部炎症，缓解局部肌肉炎症或痉挛，增强关节周围肌群肌力，恢复膝关节力学平衡，增强关节稳定性以及关节活动度，促进滑液产生并营养软骨，减缓软骨退行性变。

（二）适应证与禁忌证

1. 适应证 关节退行性变引起的膝关节骨性关节炎等。

2. 禁忌证 膝关节关节内或周围骨折未愈合、关节结核、肿瘤和急性化脓性关节炎等。

（三）设备与用具

徒手、弹力带、哑铃和沙袋等。

（四）操作方法与步骤

1. 股四头肌牵伸练习 立位，牵伸侧膝关节屈曲，徒手将足跟慢慢拉向臀部，保持背部直立，感到大腿前出现肌肉牵伸的紧张感，持续 5~10 秒，还原后休息 5 秒，重复 10~20 次（图 13-66）。

2. 腘绳肌练习牵伸练习 单膝跪位，牵伸侧大腿于体前，踝关节屈曲；上身逐渐向前弯腰至最大范围，感到大腿后出现肌肉牵伸的紧张感。持续 5~10 秒后还原，重复 10~20 次（图 13-67）。

3. 股四头肌收缩运动 坐位，膝关节保持伸直缓慢用力收缩股四头肌，并持续 5~10 秒，还原，重复 10~20 次（图 13-68）。

4. 伸膝运动 坐位，屈膝 90°，小腿下垂交替进行两膝关节伸展并达到最大范围，持续 5~10 秒，还原，重复 10~20 次（图 13-69）。

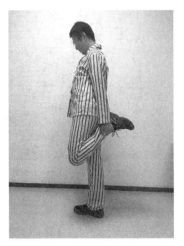

图 13－66　股四头肌牵伸练习

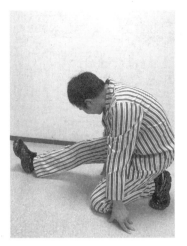

图 13－67　腘绳肌牵伸练习

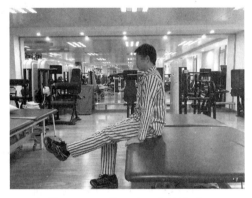

图 13－68　股四头肌收缩运动

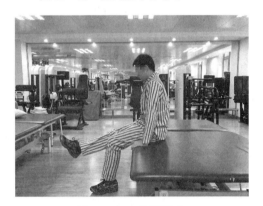

图 13－69　伸膝运动

5. 直腿伸腿运动　仰卧位，患腿在保持膝关节伸直的姿势下举起30°，持续5～10秒，还原后休息5秒，重复10～20次（图13－70）。

6. 腘绳肌练习　俯卧位，患侧腿屈膝30～45°，并持续5～10秒，还原后休息5秒，重复10～20次（图13－71）。

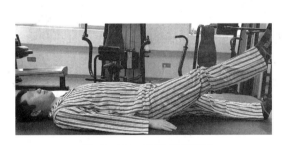

图 13－70　直腿伸腿运动

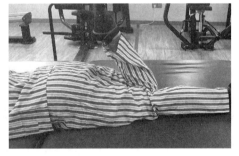

图 13－71　腘绳肌练习

7. 内收肌练习　仰卧位，两大腿内侧放置枕头，夹紧，持续 5～10 秒，还原后休息 5 秒，重复10～20次，可让家属或治疗师将手置于两腿内侧，在患者内收时给予适当阻力，有助于训练外展肌的力量和耐力（图13－72）。

8. 外展肌练习　侧卧位，膝关节伸直，髋关节尽量外展，持续5～10秒，还原后休息，重复10～20次，在患者踝部悬吊沙袋或固定弹力带，以增加髋外展时的阻力，有助于训练外展肌的力量和耐力（图13－73）。

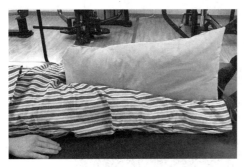

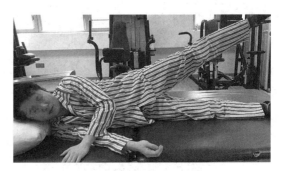

图13-72 内收肌练习　　　　　　图13-73 外展肌练习

（五）注意事项

1. 每次运动前先做关节周围肌群的牵伸练习，然后做膝关节周围的肌肉力量和耐力练习，最后做有氧运动。

2. 每天做以上练习1～2次，以不引起膝关节疼痛为度。

3. 在进行抗阻练习时，可根据患者的情况选择不同的阻力和肌肉收缩形式，抗阻力负荷应在无痛范围内为适宜强度。

4. 有关节腔积液时不做练习；练习后若出现关节的疼痛，可立即冰敷10～15分钟；练习后次日若关节疼痛加重，应减轻训练强度或停止练习。

六、脊柱侧凸的医疗体操

（一）定义和目的

通过姿势矫正练习、牵伸畸形短缩的肌肉、韧带，有选择地增强肌肉力量，用于矫正脊柱侧凸的训练方法。

练习该医疗体操可进行与畸形方向相反的脊柱运动，增强凸出侧已被拉长并减弱的肌肉力量和牵伸凹陷侧已挛缩的肌肉和韧带等组织，对脊柱侧凸起到矫正作用。

 知识链接

脊柱侧凸

脊柱侧凸俗称脊柱侧弯，它是一种脊柱的三维畸形，包括冠状位、矢状位和轴位上的序列异常。正常人的脊柱从后面看应该是一条直线，并且躯干两侧对称。如果从正面看有双肩不等高或后面看到有后背左右不平，就应怀疑"脊柱侧凸"。这个时候应拍摄站立位的全脊柱X线片，如果正位X线片显示脊柱有大于10°的侧方弯曲，即可诊断为脊柱侧凸。轻度的脊柱侧凸通常没有明显的不适，外观上也看不到明显的躯体畸形。较重的脊柱侧凸则会影响婴幼儿及青少年的生长发育，使身体变形，严重者可以影响心肺功能，甚至累及脊髓造成瘫痪。轻度的脊柱侧凸可以保守治疗矫正，严重者如侧凸角度多大需要手术治疗。脊柱侧凸是危害幼儿和青少年的常见疾病，关键是要早发现、早治疗。

（二）适应证与禁忌证

1. **适应证**　多用于脊椎侧凸cobb角小于20°的患者，重点锻炼凸侧肌肉，可配合使用矫形器进行训练。

2. 禁忌证 无绝对禁忌证，但侧凸大于 45°以上者，一般宜采取手术治疗。

（三）设备与用具

徒手或使用牵伸带、弹力球、训练垫、沙袋等。

（四）操作方法和步骤

以下是脊柱全右凸为例编排的矫正体操,根据体位的不同分为四个部分,共 8 节医疗体操,以下医疗体操是针对脊柱全右凸畸形,如果为全左凸畸形,以上所有动作和体位相反。

1. 仰卧位

第一节：仰卧位,左侧上肢向上举,右侧上肢置于体侧,在头部支撑下挺胸及肩部抬离床面,持续 5～10 秒,复原后休息 5 秒,重复 10～20 次（图 13－74）。

第二节：体位同前,右腿直腿抬高 30°以上,持续 5～10 秒,复原后休息 5 秒,重复 10～20 次（图 13－75）。

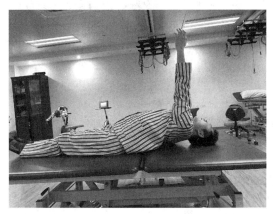

图 13－74 第一节

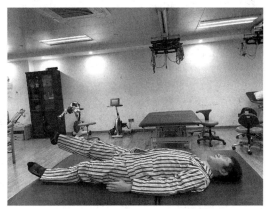

图 13－75 第二节

第三节：体位同前,右膝屈曲,足置于床面,抬起臀部,使胸腰部离开床面,同时左腿伸直地高,两膝同高,持续 5～10 秒,复原后休息 5 秒,重复 10～20 次（图 13－76）。

2. 左侧卧位

第四节：左侧卧位,左侧上肢上举,右侧上肢置于体侧。做头、肩及上胸部抬离床面的动作,然后放下,重复 10～20 次（图 13－77）。可根据患者情况选择在左手放置 1.5～2.5kg 沙袋,以增加负荷。

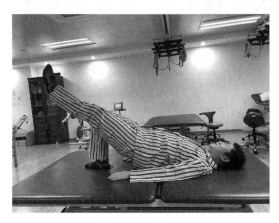

图 13－76 第三节

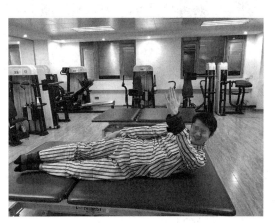

图 13－77 第四节

第五节：体位同前，右侧下肢伸直向上抬起，然后放下，重复10～20次（图13-78）。可根据患者情况选择在右腿踝关节处放置1.5～2.5kg沙袋，以增加负荷。

3. 俯卧位

第六节：俯卧位，左侧上肢上举，右侧上肢置于体侧。使头、肩和左侧上肢抬离床面，坚持5～10秒，复原后休息5秒，重复10～20次（图13-79）。根据患者情况选择在左手放置1.5～2.5kg沙袋，以增加负荷。

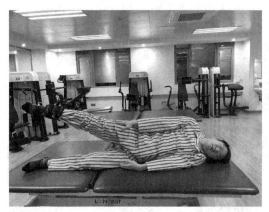

图13-78　第五节

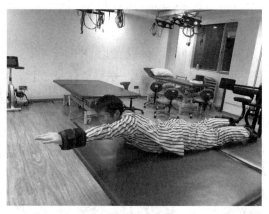

图13-79　第六节

第七节：体位同前，做右侧下肢伸直抬起动作，持续5～10秒，然后复原，休息5秒，重复10～20次（图13-80）。可根据患者情况选择在右腿踝关节处放置1.5～2.5kg沙袋，以增加负荷。

第八节：体位同前，同时抬起头、肩左侧上肢和右侧下肢伸直抬起动作，持续5～10秒，复原后休息5秒，重复10～20次（图13-81）。后期可根据患者情况选择在左手和右关节处放置1.5～2.5kg沙袋，以增加负荷。

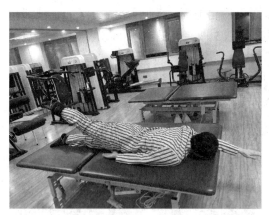

图13-80　第七节

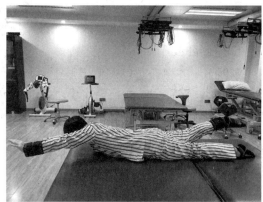

图13-81　第八节

（五）注意事项

1. 注意动作左右侧的选择，由简到繁，由易到难。训练后出现脊柱局部疼痛加重时，应减少运动强度，在做矫正体操时动作要求力求正确，否则达不到矫正目的。

2. 做矫正操时应长期坚持，并将主动与被动的矫正结合起来练习，较大曲度的侧凸，即使在骨成熟后也应坚持训练。

3. 日常生活中，应注意养成正确体位姿势，同时应配合姿势训练，适当进行心肺功能训练。

4. 定期体格检查和 X 线检查。

5. 在与矫形器配合使用时，训练完毕后应立即穿带矫形器。

6. 对于侧凸角度大者，训练 15 次若无效果，建议手术矫治。

考点提示　偏瘫、颈椎病、腰椎间盘突出、肩周炎和脊柱侧凸医疗体操的操作方法与步骤。

本 章 小 结

本章主要讲述医疗体操的定义、特点及分类；详细阐述了医疗体操的适应证、禁忌证及注意事项。并对常用疾病如偏瘫、颈椎病、腰椎间盘突出症、肩周炎、膝关节骨关节炎、脊柱侧凸医疗体操的编排详细介绍。同学们通过本章的学习，要掌握以上常见疾病的医疗体操操作方法，并能依据所学的知识服务于患者，可针对性的对不同患者编排适宜的医疗体操。

习 题

扫码"练一练"

一、单项选择题

1. 医疗体操的特点不包括

　　A. 选择性强　　　　　B. 主动性强　　　　C. 可控性强　　　　D. 适应性广

　　E. 改善患者情绪

2. 以下是医疗体操适应证的是

　　A. 未能控制的心力衰竭或急性心功能衰竭的患者

　　B. 各种疾病的急性期和有明显炎症的患者

　　C. 有慢性阻塞性肺疾病（COPD）的患者

　　D. 明显的骨关节功能性障碍，运动严重受限或可能由于运动而使之病变恶化者

　　E. 有大出血倾向和神志不清、不配合运动治疗的患者

3. 以下不是颈椎医疗体操的禁忌证的是

　　A. 症状急性发作或伴有脊髓受压的症状和体征

　　B. 局部骨折未愈

　　C. 颈椎肿瘤或结核

　　D. 心肺功能不全

　　E. 颈部肌肉劳损

4. 下列属于肩周炎医疗体操操作方法的是

　　A. 环绕洗脸　　　　　B. 抗阻伸肘　　　　C. 两臂开合练习　　　D. 内收肌练习

　　E. 耸肩运动

5. 单桥踏步是以下哪个常见疾病的操作方法

　　A. 颈椎病　　　　　　　　　　　　　　　B. 肩周炎

251

C. 腰椎间盘突出症   D. 膝关节骨关节炎

E. 脊柱侧凸

6. 下列不是颈椎医疗体操注意事项的是

A. 动作要缓慢、协调、循序渐进

B. 严重颈痛者慎用

C. 控制好运动量，尤其是合并有心血管疾病、骨质疏松、腰椎间盘突出症的患者，不宜用力过猛

D. 椎动脉型颈椎病：少做或不做侧转和旋转动作

E. 手术后 2 个月内需要多做颈部体操

7. 以下不是腰椎间盘突出症医疗体操主要事项的是

A. 腰椎向前滑脱和椎管狭窄患者，避免过度腰部后伸动作

B. 对因外伤而引起腰椎不稳者，髋关节屈曲不宜超过 90°

C. 对有腰椎陈旧性压缩性骨折尤其伴有骨质疏松的患者，不宜做向前弯腰的动作

D. 每天锻炼次数根据个人情况而不同，一般情况为每个动作 8～10 次，每天 2～3 次

E. 腰椎肿瘤的患者也可以进行医疗体操的锻炼

8. 以下腰椎间盘突出症的操作方法中增加腰椎周围肌群肌力是

A. 俯卧抬腿   B. 半桥式运动   C. 抬双腿   D. 靠墙下蹲

E. 仰卧起坐

9. 以下不是颈椎病医疗体操的操作方法是

A. 左右侧弯   B. 逆向旋肩   C. 耸肩运动   D. 两臂开合运动

E. 绕肩

10. 以下不是肩周炎医疗体操的操作方法是

A. 耸肩运动   B. 患手摸背   C. 肩梯练习   D. 上肢下垂摆动

E. 手持体操棒摆动

二、思考题

1. 医疗体操的定义、特点和分类是什么？

2. 偏瘫医疗体操的操作方法与步骤是什么？

3. 颈椎病医疗体操编排的注意事项是什么？

（糜　迅）

第十四章

牵引疗法

学习目标

1. **掌握** 牵引的定义、分类和作用；颈椎、腰椎牵引参数、适应证及禁忌证。
2. **熟悉** 颈椎、腰椎牵引操作方法、注意事项及不良反应。
3. **了解** 颈椎、腰椎和脊柱牵引的生理效应；脊柱牵引的分类及牵引装置。
4. 学会颈椎、腰椎及脊柱牵引的临床应用。
5. 具有理论联系实际及一丝不苟的学习态度。

第一节 概 述

一、定义及发展简史

（一）定义

牵引（traction）疗法是应用作用力和反作用力的原理，通过徒手、器械或电动牵引装置，对身体某一部位或关节施加牵引力，使关节面发生一定分离，周围软组织得到适当的牵伸，从而达到复位、固定、减轻神经根压迫、纠正关节畸形的物理治疗方法。

（二）发展简史

1. 古代脊柱牵引 有关脊柱牵引的历史甚至可以追溯到公元前数千年。现所能查到的最早有关脊柱牵引的文字描述可见于公元前 3500—公元前 1000 年，记载古代印度神话叙事诗的宗教文献《Srimad Bhagwat Mahapurani》。其中一个故事描述的是 Krishna 君主应用轴向牵引方法矫正其信徒 Kubja 的驼背。

最早应用专门的装置进行牵引以治疗脊柱侧弯的人是古希腊的 Hippocrates（公元前 460—公元前 377 年）。此后，Galen（131—201 年）进一步应用了该项技术，并在轴向牵引同时给予局部一直接的机械性压力。在东方，中东的 Ibn Sena（980—1037 年）可能受 Galen 技术的影响，不仅应用了相似的方法而且还发明了一种矫正脊柱畸形的装置。

2. 现代脊柱牵引技术 现代脊柱牵引技术的历史大约为 90 余年。其发展完全基于对现代医学中解剖、生理等学科的理解，特别是 19 世纪末脊柱生物力学概念的确立。随着以生物力学为原则的治疗方法的建立与发展，1929 年 Tavlor 率先应用了控制性颈椎牵引装置以减轻和制动颈椎损伤，这种控制性轴向牵引的方法成为现代脊柱牵引技术的基石。随后，脊柱牵引技术进一步在骨科继续应用发展。1933 年，Crutchfield 采用了一种改良的牵引方

扫码"学一学"

扫码"看一看"

法治疗 $C_2 \sim C_3$ 脱位合并下颌骨骨折的病人，并在以后的几年，不断对这一牵引系统作了修改，从而使之成为颈椎牵引的标准模式。而另一方面，脊柱牵引技术也越来越为康复医学领域所重视，成为颈、腰疾患的重要康复手段之一。在 20 世纪初，牵引成了治疗腰椎间盘突出症的普遍方法。20 世纪中叶，美国大部分康复医学科安装了现代化牵引装置（床），牵引技术的应用渐趋广泛。但是，在现代脊柱牵引技术的发展过程中，也不乏争议和矛盾。Armstrong（1958 年）在查阅了关于腰椎间盘突出症各阶段的牵引效果的文献后，认为腰椎牵引几近无效，甚至有害，因为它加速了髓核向后的趋向，从而加重了症状。Bianco（1968年）则认为单纯的卧床休息 1～3 周可使大多数下腰痛患者症状缓解，牵引对具有急性症状或未被卧床休息所缓解的腰椎间盘突出症患者无效，此类患者宜采用手术治疗。

到了 20 世纪 60～70 年代，以 Colachis 等学者为主导，就脊柱牵引技术进行了相当理性的研究。在 60 年代后期，他连续发表了有关颈椎牵引重量、牵引角度、牵引时间、间歇牵引方法等作用效应的实验研究论文。在总结 20 世纪 50 年代某些研究的基础上，他得出了如下一系列结果：颈椎牵引时 13.62kg（30lb）的牵引重量可在 7 秒即产生椎间隙增大的效果，通常椎间隙的增大的峰值发生于牵引 25 分钟内；牵引使椎间隙增大的数值与牵引时间的延长无关，而与牵引时屈曲角度的增大呈正相关关系；这种椎间隙增大的现象在牵引结束后 20 分钟就仅部分剩留在椎间隙的前部。这些研究结果不仅给脊柱牵引的作用提供了有力依据，而且在临床方法学上可作为有价值的参考。同时，Colachis 不仅对腰椎牵引产生椎间隙增大的效果进行了上述研究，同时也为以后的脊柱牵引机制方面的研究奠定了良好的基础。

20 世纪 70 年代初，有关学术杂志又连续发表了关于脊柱牵引技术、效果、适应证和禁忌证等较为全面的综述。近 20 年来，脊柱牵伸技术虽然也存有争议，但它依然是颈、腰椎疾患康复治疗的主流手段。目前，无论对脊柱牵引持何种观点，它仍然是治疗颈腰疾患的一种常用的、流行的康复手段。下腰痛患者康复治疗中最有可能实施的手段即为牵引。Basmajian 认为无论是由于损伤、退变或椎间盘突出等，只要它们导致颈脊神经根刺激或压迫并产生疼痛症状，则颈椎牵引治疗是最佳的选择。

脊柱牵引之所以至今仍广泛应用于临床，原因有如下几个方面：首先，颈、腰疾患的发病率和复发率愈来愈高。有统计结果表明，在西方工业国家，约有 80% 的人在一生中有一次以上的腰痛经历，其中大多数人疼痛症状在数月内消失，约有 5% 的人疼痛症状持续超过 3 个月。常用的治疗法为休息、镇痛药物和家庭医疗体操以及牵引。颈、腰疾患的复发率约为 60%，且几乎没有复发相应的先兆特征。如此之高的发病率和复发率随之带来的是一系列的社会、经济问题。其次，有关颈、腰疾患治疗方法的观念有了一定程度的转变。有观点认为针对慢性腰痛的手术可能被过度采用、甚至误用。这种观点同时受到了手术失败报道的支持。Burton 则认为：腰痛手术中有 90% 的患者可以用非手术治疗的方法避免手术，非手术治疗已在一定程度上替代广大多数的下腰痛手术治疗，并被证明其具有较好的成功率和费用–效能比（cost–effective）的特点。近来，更多的观点支持在外科手术之前有必要先考虑采取非手术治疗措施，并认为非手术治疗同样也是一种积极治疗的方法。

欲使脊柱牵引技术更合理、有效地在临床上发挥作用，就有必要更多地明确其作用机制，充分以脊柱解剖、生理、生物力学和相关疾病的病理变化为基础，明确其应用的适应证、禁忌证、不良反应、注意事项等，熟练掌握脊柱牵引操作技术程序。只有这样，才能在今后的工作中真正地体现脊柱牵引技术的实用价值。

知识链接

牵 引

牵引一词由拉丁语"tractico"派生而来，意为拉或拖的过程，也有一些学者认为"分离"（distraction）一词描述这一过程似乎更为合适。然而，倘若应用"分离"这一术语，则表明此过程应涉及有关的关节面，即某一关节面垂直地离开另一关节面达到一定的距离，而事实上牵引过程并非完全如此，特别是在脊柱节段，牵引时脊柱节段往往是处于分离和滑动的结合状态。此外，若牵拉的力量成角时，尚可存在对牵拉部位的剪切力和压力。因此，迄今为止，仍然使用"牵引"一词。当牵引过程作用于脊柱时，则称为脊柱牵引。由于牵引的效果往往体现在肌肉骨骼系统，并且常用于牵伸和松动的治疗目的，所以牵引也是运动疗法范畴的治疗性工具。

二、脊柱牵引的生理效应及其影响因素

若正确操作，脊柱牵引可以相应地产生一系列生理效应。

（一）脊柱机械性拉长

1. 实验学基础 Lawson（1958 年）曾报道过每次脊柱牵引后受试者的站立高度可增加 3.43mm，4 周牵引后，两位受试者身高的增加量可逐渐达到 8mm。

Norden（1964 年）的研究结果也表明，仰卧位，约 60kg（132lb）的牵引重量，一端作用于头部和胸廓、另一端作用于骨盆和踝部，60 分钟的牵引（其中每 10 分钟休息 1～3 分钟），共 22 天治疗后，受试者"正常"站立位身高平均增加 8mm，"挺直"站立位身高平均增加 11.5mm。因此他认为牵引还可以解决一些体位性疾病，特别是由于脊柱压缩、强直和弯曲造成的一系列症状。

Bridger（1990 年）用精确的可调定位身高测量器材（在 S_5、L_5、T_8、C_7、$C_2 \sim C_3$ 定位）对腰椎牵引后身高的变化进行了研究。他采用分离式牵引床，骨盆、胸廓牵引带，1/3 体重的牵引重量，双髋屈曲 30°的仰卧位牵引，牵引时间分别为 5、15、25 分钟，对照组以同样体位仰卧于牵引床 5、15、25 分钟，结果表明牵引可使身长显著增加，25 分钟牵引后身高平均增加 8.94mm，而对照仰卧 25 分钟后则平均增加 3.33mm，在牵引过程中的前 15 分钟作用最为迅速。

2. 原因 发生脊柱长度改变的原因主要包括脊柱椎体机械性分离；脊柱两侧肌肉的牵伸、放松；相应韧带和小关节囊的牵伸；椎间孔的增宽；脊柱生理曲度变直；脊柱小关节的滑动和椎间盘突出症患者突出物的缩小等原因。其中脊柱椎体间的机械分离可能是最主要的因素，并且这种分离作用是可测量的。

3. 影响脊柱椎体分离程度的因素

（1）脊柱的位置 可能在较大程度上影响脊柱不同部位椎体分离的效果。一般认为牵引之前脊柱所处的屈曲角度越大，则椎体后部分离的程度愈大。这在颈椎牵引时显得尤为重要。因当颈椎处于屈曲位时，颈椎的正常生理曲度逐渐变直并使后关节展开、椎间孔增宽后颈部软组织伸展、椎间盘的前部压缩而后部增宽，这样可进一步增加牵引的效果；而颈椎处于后伸位时，则发生相反的效果。

（2）牵拉角度　主要影响牵引部位屈曲的程度。

1）颈椎牵引时，25°的颈椎屈曲位可使颈椎正常的生理曲度变直，而 35°的牵拉角度则可产生一最大的颈椎椎间隙后部增宽。

2）腰椎牵引时，由骨盆后部牵拉的牵引带比骨盆两侧牵拉的牵引带更有可能导致腰椎的屈曲程度。

（3）牵引重量　牵引重量可能是影响椎体间机械性分离的最重要因素。应用的牵引重量可用磅（lb）、千克（kg）等或患者体重的百分比来表示。

1）在颈椎牵引时，无摩擦力的条件下，需要近似于总体重 7%～10%的牵引重量方可达到分离椎体的目的，最小牵引重量至少要大于患者头部的重量与颈背部肌肉张力所产生阻力之和，通常应为 11.25～13.5kg（20～30lb）。

2）在腰椎牵引时，腰椎牵引的重量至少要达到体重的 25%以上才可克服牵引时的摩擦力，达到分离腰椎椎体的目的所需最小的牵引重量一般为 31.78～40.86kg（70～90lb）。

牵引的重量大小与牵引的时间也有一定的关系，即应用牵引重量大时，牵引时间相应要短些，反之牵引时间则应长些。但并非是牵引时间越长，所产生的机械分离效应就越大。一般分离达到最大程度的时间在牵引的最初几分钟出现。在大多数病理条件下，牵引重量可能相应要大些。例如颈椎病患者仰卧位牵引时，约体重的 20%才能开始发生颈椎椎体分离。当采用特别设计的牵引带可能会使椎体分离的情况与众不同，即可以在患者较小的体重百分比的牵引重量下就可使椎间隙分离产生。过大的牵引重量可能会导致不良反应的发生。

此外，患者的体位、牵引部位的重量、牵引床的摩擦力、应用的牵引方法、患者放松的程度和牵引装置自身等多种因素可影响牵引重量的大小。

（4）患者接受牵引治疗时舒适的体位和放松的肌肉有助于产生最佳的椎体分离效果。

（二）关节突关节等椎体小关节的松动

1. 牵引下关节突关节松动的效果

（1）关节突关节小关节面的滑动或转动。

（2）关节突关节小关节面的分离。

（3）关节突关节小关节面的靠近或压缩。

关节突关节松动在徒手颈椎牵引时表现得更为明显。

2. 影响因素　脊柱关节突关节关节面的移动在一定程度上受到脊柱屈曲、侧屈、旋转运动的影响。

（1）脊柱屈曲　当患者处于脊柱屈曲位时，可导致相应脊柱关节关节面的活动。若同时采用纵向的牵引重量，则可以增强这种滑动，并增加可达到的伸展程度。

（2）脊柱侧屈　当患者处于脊柱侧屈位时，可导致介于相应脊柱凸侧关节突之间的滑动，若同时附加一纵向的牵引重量，即可增加在脊柱侧屈凸侧可达到的伸展程度。

（3）脊柱旋转　当患者处于脊柱旋转位时，可导致旋转侧相对上一椎体关节突的分离作用，而对侧则产生压缩效果。利用这一条件可以达到单侧牵引或摆位牵引的目的。

（三）脊柱肌肉的放松

1. 实验学基础　Hood 在应用肌电图对持续腰椎牵引和间歇腰椎牵引时，腰椎骶棘肌肌电活动观察的结果表明，牵引可使腰部肌肉较好地放松，并且<25%体重的牵引重量也具有此作用。

2. 伴随肌肉放松可产生的进一步效应

（1）缓解由于肌紧张或痉挛引起的疼痛。

（2）进一步增大椎体分离的作用。

3. 影响因素

（1）患者体位　颈椎牵引时，坐位相比较仰卧位有更多的颈椎肌肉活动，即仰卧位较坐位肌肉更易放松；在仰卧位时，患者的体位或颈椎更容易被良好地固定，也由此感到良好的支撑和安全感。腰椎牵引时，双侧屈髋屈膝并将双小腿并拢置于一小凳上，即所谓的腰大肌姿势（或 Thomas）体位，也可很好地放松腰背部肌肉。

（2）脊柱的位置　颈椎牵引时，若颈椎屈曲角度增大，上斜方肌等肌肉的肌电活动可增加，反之，则导致相应肌肉的放松。腰椎牵引时，若采用仰卧位双膝下垫枕的方法则可使腰椎曲度处于中立位，此时的腰背部肌肉可获得较好的放松。

（3）牵引时间　间歇牵引和持续牵引在一开始均可导致肌电活动的增加，但 7 分钟后，肌电活动可恢复至近休息水平。Harris 有关研究结果表明，20～25 分钟的牵引时间对肌肉放松是适宜的。

（4）牵引重量　在颈椎牵引时，欲使肌肉放松所需的牵引重量可能要低于机械分离所需要的牵引重量（1.5～2.5kg）。在腰椎牵引时，也并非一定需要＞25%体重的牵引重量才可达到肌肉放松的效果。

（四）缓解疼痛

1. 可能的机制和假说

（1）机制

1）牵引有助于促进局部的血液循环，特别是改善因充血造成的循环血流不畅的现象。因此可以缓解位于椎间孔处硬脊膜、血管和脊神经根的压力。改善血液循环还可有助于降低局部有害的炎性刺激物的浓度。

2）椎体椎间隙的分离作用可暂时地增大椎间孔的内径，这可以减少对脊神经根损害的刺激或压迫。

3）作用于关节突关节的张力可调节小关节之间的协调程度。

4）牵拉软组织的机械牵伸力量可使脊柱相应节段的活动增加，故可降低因活动受限或组织损伤导致的肌肉紧张性疼痛。

（2）神经生理方面的假说

1）牵引可刺激局部的机械性感受器，在脊髓脑干水平阻止疼痛刺激的传递。

2）牵引造成的反射性抑制作用可降低来自于肌肉紧张产生的不适感。

2. 影响因素

（1）患者的体位　患者应置于舒适的和易于牵引的体位。一方面可避免疼痛加重，另一方面可有助于在牵引过程中增强缓解疼痛的作用。

（2）脊柱的位置

1）急性期　通常应使受累的脊柱节段摆在有利于损伤组织放松或无痛的位置。

2）亚急性期或慢性期　通常应使受累的脊柱节段或与该节段相关的软组织处于牵伸位。

（3）牵引的力量和时间

1）急性期　由于存在着损伤和炎症，故仅采用低强度、短时间（无明显牵拉感觉）的牵引，以达到休息和制动的目的。

2）亚急性期和慢性期　牵引的重量、大小和时间长短可逐步增加。具体增加的方法应根据治疗的目的、牵引的类型、治疗的条件和患者的耐受程度等情况决定。

（五）神经生理效应

借助敏感的 α 运动神经元兴奋性测定方法对牵引的神经生理效应进行了探讨，结果表明徒手颈椎牵引可降低正常人 α 运动神经元的兴奋性。牵引过程中，较低的运动神经兴奋性表明牵引通过减少肌肉不自主活动，可改善运动功能；对 α 运动神经元刺激性的抑制影响了脊髓疼痛信息的传递，从而缓解了肌肉痉挛和疼痛的恶性循环。由此，也提示除了牵引机械性效应之外尚还存在神经生理效应的依据。这种生理效应可进一步促进肌肉放松和疼痛。

三、脊柱牵引的分类

（一）根据牵引部位分类

1. 颈椎牵引（cervical traction）　详见第二节。

2. 腰椎牵引（lumbar traction）　详见第三节。

3. 胸椎牵引（thoracic traction）　胸椎牵引的临床应用远比颈椎牵引、腰椎牵引要少得多。一方面原因是胸廓使胸椎较为稳定，胸椎的椎间盘突出较为少见；另一方面是胸椎牵引的实施相对困难，效果也相对差。胸椎牵引的原则与其他部位牵引相同，但是牵引重量可能并非直接作用于胸椎。至今尚无特殊的针对胸椎牵引带，胸椎也不像颈椎和腰椎牵引那样有骨性突出部位可使牵引带"锁定"。因此，对于胸椎上 3/4 部分（T_1～T_9）可采用颈椎牵引的方法，对于胸椎下 1/4 部分（T_9～T_{12}）可采用腰椎牵引的方法。

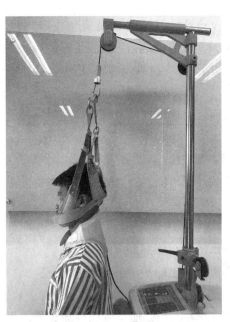

图 14-1　坐位颈椎牵引

（二）根据牵引的体位分类

1. 颈椎牵引的体位分类

（1）坐位牵引（traction in the sitting position）　患者坐在凳子上，枕颌带兜住患者后枕和下颌，牵引绳绕过头顶上方的滑轮，再经另一滑轮下垂牵引一定的重量进行牵引（图 14-1）。适用范围：轻症或中度颈椎疾病患者，因使用较为简便，所以医院使用较多，家庭也可以开展。优点：牵引时无摩擦力。缺点：患者位置不易固定，牵引角度变化小。

（2）卧位牵引（traction in the supine position）　患者仰卧位于牵引床，枕颌带兜住患者后枕和下颌，牵引绳经头顶滑轮下垂牵引一定重量。适用范围：需持续牵引的重症患者。优点：患者放松，头颈部位置易于固定，通过枕头或滑轮可使患者牵引角度发生较大变化。缺点：需考虑牵引床的摩擦力，患者下颌骨所受力量较大。

（3）斜位牵引　或称半卧位牵引（half-lying traction），该体位介于前两种体位之间，随着背部的抬起，可进行更大屈曲角度的牵引，并更容易将颈部控制在屈曲位或中立位进行牵引。这一方法相较前两种体位更适合伴有心功能不全的患者。

2. 腰椎牵引中的体位分类　在腰椎牵引过程中，无论在仰卧位牵引或是俯卧位牵引，体位改变的主要目的是使腰椎前凸生理曲度改变，并可同时借助一些辅助方法予以加强。例如：仰卧位牵引时，前后不对称的牵引带可以使骨盆发生倾角；俯卧位牵引本身就可使腰骶部后凸并成角；仰卧位牵引时患者双膝下垫枕可使腰椎处于中立位，移去垫枕恢复前凸，增加垫枕的高度、数量或应用脚凳可使腰椎前凸变平，牵引力更容易作用于椎体后侧病变部位，产生更好的治疗效果；俯卧位牵引时，患者腹部垫枕亦可取得相似的效果或俯卧位牵引下同时实施脊柱按压等操作手法。在腰椎牵引过程中，腰椎前凸变平处于中立位是缓解疼痛的较好体位（图14-2）。

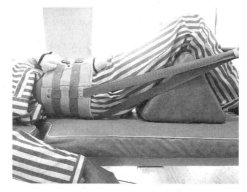

图 14-2 腰椎中立位

（三）根据牵引力来源分类

1. 自体牵引（auto-traction） 自体牵引技术由 Lind（1974年）率先使用，主要应用于腰椎牵引。它是应用特殊设计的牵引装置，结合患者自我产生和确定的牵引重量完成牵引。自体牵引床可在水平至垂直之间多个平面操作。患者可选择仰卧位、俯卧位或侧卧位，一般选择最舒适的体位，并借助摆位牵引和重力-辅助牵引原理获得牵引效果。其最大的特点是患者在很大程度上自我实现牵引重量。

虽然自体牵引具有良好的疗效，但其作用机制却尚不清楚，尤其是 CT 和脊髓造影等影像学方面未能提供令人信服的解剖变化依据。Tesio 根据以往有关牵引过程中腰椎椎旁肌、椎间盘内压改变的研究结果，推测自体牵引可在突出的椎间盘、神经根临界处发生轻微的、不易察觉的形态学变化，或是使充血水肿的硬脊膜表面和神经根处的血管压迫得以缓解，解除了神经根的压迫或刺激；并且，他认为椎间盘突出和/或致痛周围组织对自体牵引产生的解剖依从是其疗效的决定性因素。

2. 倒立牵引（inversion traction） 倒立牵引技术由 Sheffield（1964年）率先使用。它需要用一特殊的皮带系于患者骨盆，或在双踝部穿上一固定的"靴子"，然后将患者悬吊于倒立的体位，以患者上身、双上肢和头部的重量（约体重的 50%）作为牵引重量，它也可作为腰椎牵引的方法之一。在 Sheffied 应用倒立牵引的 175 例患者中，有 155 例患者经过平均 8 次治疗后恢复工作；Gray 报道中应用倒立牵引与松动术相结合的治疗方法，使 10 例患者中 5 例病症明显缓解。曾有学者对有关倒立牵引的作用机制进行过探讨，Nosse 通过对 20 名健康受试者倒立牵引实验观察发现倒立牵引后脊柱长度增加，腰背部肌肉的肌电活动降低；Gianck-opoulos 用 X 线腰椎侧位片的方法发现 20 例慢性下腰痛患者倒立牵引后下腰椎椎间隙均有不同程度的分离，其范围是 0.3～4.0mm。在临床上，倒立牵引的疗效也较为理想。Palermo 应用倒立牵引装置对 60 例其他"保守治疗方法失败"的慢性下腰痛患者（平均病程 14 个月）进行 2 周倒立牵引，其中 52% 的患者疼痛明显缓解，10% 有数小时的暂时缓解，25% 无效，13% 疼痛症状增加致不能继续接受治疗。但是，有关倒立牵引的副作用也不容忽视，在倒立牵引时，除了要注意患者是否有高血压病之外，还应将下列疾患列为可能的禁忌证：心肺疾患、青光眼、慢性头痛、胃食管反流、人工髋关节置换术后、眩晕症、副鼻窦炎和由于疾病或药物继发的凝血机制偏低等。

3. 重力牵引（gravitational traction） 重力牵引是通过装置牵拉双下肢，并用一特制的背心固定胸廓而实施的牵引。患者在此状态下逐渐"倾斜"直至垂直或近垂直位。在这一位置，患者双腿和双髋的重量（约体重的 40%）作为重力因素成为牵引重量，这一牵引方法主要应用于腰椎牵引。

4. 悬吊牵引（suspension traction） 悬吊牵引也是一种腰椎牵引方法，操作大致与重力牵引相似。其中最简单的是徒手悬吊牵引，实施方法如同"攀单杠"运动，两手拉住横杆，双足离地悬空，利用自身下坠的重量产生牵引作用。主要适用于青壮年男性患者或仅患有轻度椎间盘退化、关节突关节骨赘形成的患者。

5. 滑轮-重量牵引（pulley-weight traction） 滑轮-重量牵引方法是利用滑轮转换力量的方向，应用沙袋、重锤等附加重量充当牵引力的一种牵引方法。此方法操作简便且相对安全，在医院、家庭均可开展，一般作为小重量、长时间持续牵引的一种方法。

6. 动力牵引（motorized traction） 动力牵引是利用电动装置等施加外加牵引力的一种牵引方式，它是目前国内外应用最为普遍的一种牵引方法。

7. 水中牵引（traction in water） 水中牵引是利用类似救生圈的浮环围在胸廓使患者垂直浮于水中而牵引重量系于双腕或双踝的一种牵引方法。即利用水的浮力和重物的重力共同作用达到牵拉脊柱的目的（图 14-3），治疗时间通常为 6～30 分钟，温暖的水温还可帮助患者放松肌肉。

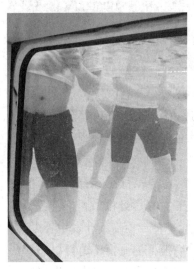

图 14-3 水中牵引

（四）根据牵引重量大小分类

根据牵引重量的大小一般可分为轻重量、中重量、大重量等方法。牵引重量的大小相比较腰椎牵引来说，颈椎牵引更为重要一些。颈椎牵引一般分为轻重量和大重量牵引。轻重量牵引的力量通常为 1.5～2kg，多用于长时间持续牵引；大重量牵引一般在体重的 1/13～1/10 之间，牵引时间为 15～30 分钟。

（五）根据牵引时间长短分类

按照牵引时间长短可分为短时间和长时间牵引。短时间牵引一般每次在 15～30 分钟；长时间牵引适用于住院患者，可长达数小时以上。牵引时间的长短与牵引的力量有关，牵引重量大则牵引时间宜短，反之牵引重量小则牵引时间可相对延长。

（六）根据牵引力作用的连续性分类

1. 静态或恒定牵引（static traction） 即应用一稳定的力量并持续一段时间的一种牵引方法。

（1）持久牵引（continuous traction） 这是一种应用稳定或静态的牵引，重量保持数小时至数天（一般大于 24 小时以上）的牵引方法，主要应用于卧位牵引，特别是住院患者。如此之长的牵引时间意味着牵引重量相对较小，否则患者不能忍受。这种牵引方法对分离椎体结构，尤其对腰椎是无效的，换言之，患者不可能在这样的长时间内耐受可导致椎体分离的牵引重量。因此，其基本作用为制动，目的是在患者完全保持卧床休息的同时，通过恒定的牵引力降低由肌肉或其他软组织对脊柱产生的压力。持久牵引多用于颈椎部位，如治疗颈椎脱位、寰枢椎体脱位或半脱位时的颌枕带牵引和颅骨牵引。

（2）持续牵引（sustained traction） 这是一种应用稳定或静态的牵引重量保持数分钟至数小时（一般为半小时左右）的牵引方法，这种牵引具有分离脊柱椎体结构的目的，而且在持续牵引中，患者的脊柱肌肉逐渐放松，目前主要应用于门诊患者，其牵引重量大于持久牵引的重量且患者又可耐受，这一方法在欧洲国家应用较为广泛。通过持续牵引，可达到放松肌肉、牵伸软组织和分离骨性关节面的目的。

总之，静态或恒定牵引方法可通过滑轮–重量牵引装置、气动或电动牵引装置完成。其主要作用是使受牵引的脊柱节段处于稳定状态，以恢复脊柱结构的支持和稳定功能，并通过辅助支持的方法使肌肉得到放松和休息。

2. 间歇牵引（intermittent traction）　间歇牵引时，牵引重量根据设定的时间节律性地施加牵引或放松。在牵引过程中，先以一定的牵引重量牵拉一定的时间，再减轻或撤除该牵引重量，放松一定的时间，如此周而复始，直至牵引结束，该牵引方式也称为节律性牵引（rhythmic traction）。在施加牵引重量时，受牵引的脊柱可发生相应的椎间隙增宽等生理效应；牵引力解除时，受牵引的脊柱节段肌肉活动程度也相应降低。

3. 静态牵引与间歇牵引的比较

（1）静态牵引与间歇牵引的生理效应比较

1）静态牵引的效应　牵引重量小且患者耐受时间较长，从而对病变部位有一种牵伸制动的疗效。对处于疼痛性痉挛的肌肉，这种牵引方法可使其处于"生理休息"的放松状态；对于小关节、椎间盘、韧带、肌肉等结构急性损伤的患者具有一定的镇痛效果。

持续牵引可使受牵引的脊柱节段每一椎间隙获得相同的增宽，从而缓解突出的椎间盘对脊神经根的刺激或压迫，有助于脊神经根部炎性水肿的消散。

2）间歇牵引的效应　易于促进血液循环，尤其是促进关节面、脊髓神经节、肌肉、肌腱和韧带的血液循环供应。对于椎间盘可产生节律性的负压"吸吮"作用，有利于椎间盘的营养及恢复。对脊柱周围的肌肉、韧带进行了节律性的"牵拉–放松"，产生了类似牵伸性的"生理运动"和"按摩"作用，有助于恢复上述组织结构的弹性和柔韧性。在心理上可诱发有益的辅助作用，因此可增强姿势和本体感觉方面的能力。

间歇牵引所产生的分离和合成效果可能会使椎间孔处脊神经根的粘连获得松解。

（2）静态牵引和间歇牵引的临床意义比较

1）持久牵引　最常用于医院或家庭。通常使用滑轮–重量系统，用枕颌带牵拉颈椎、用骨盆牵引带牵拉腰椎。具体应用时，患者卧位，通过固定于床头或床尾滑轮的牵引绳从而改变牵拉方向，在牵引绳的另一端连接所需重量的沙袋或重锤。滑轮牵引绳可前后滑动，因此不用调整牵引重量，患者就可在床上做轻微的活动。

这一牵引的目的是使肌肉、韧带、肌腱等组织获得适度的牵伸，从而产生生理上的放松和制动效应。

一般颈椎持久牵引的重量范围是 1.87～7.46kg（5～20lb）。牵引重量的大小取决于患者颈部的体积、肌肉痉挛的程度或拉伤等情况；腰椎持久牵引的重量范围一般在 9.33～22.38kg（25～60lb）之间。

医院和家庭卧床持久牵引可进行一天到数天，这取决于患者的严重程度和医生所要达到的治疗目的。持久牵引需要时间较长的目的是以此强迫患者卧床而使病变局部获得休息，并通过连续的、适度的牵伸，逐步缓解肌肉的紧张。

在具体应用时应注意：①无肌腱断裂、小关节错位等情况的急性颈部肌肉拉伤，采用轻重量牵引，疗程为 1～10 天，非睡眠时间进行；②颈椎椎间盘突出症和颈椎病患者，牵引重量应有所增加，疗程为 1～3 天，非睡眠时间进行；③此牵引虽然对软组织急性损伤者有缓解痉挛、镇痛的作用，但对于急性或痉挛性颈部疾病，这种牵引方法仍要谨慎使用，特别是对痉挛程度较重的患者；④在急性腰痛，特别是急性痉挛性肌筋膜炎等情况下，牵引重量要柔和，嘱患者尽量放松，使用的牵引重量应在5.60～9.33kg（15～25lb）之间。同时必须让患者尽量避免活动，否则可能再次引发肌肉痉挛，疗程3～4天，非睡眠时间进行；⑤腰椎间盘突出症患者采用这一牵引的目的是缓解肌肉痉挛，因此牵引的重量可＜25%自身体重。疗程5～15天，非睡眠时间进行；⑥椎间盘退变，如椎间隙变窄的腰骶关节疾病，腰椎Ⅰ°、Ⅱ°滑脱，腰骶关节异常等情况时，持久牵引无特殊的效果，其主要作用是强制卧床以获得休息和放松。

2）持续牵引　这一方法应用范围也较广，临床意义为：①对寰枕融合等上颈段的畸形疗效相对较好；②对先天性翼状肩胛、颈肋等其他先天性颈椎畸形有益；③最常应用于颈椎、腰椎椎间盘突出症和其他颈、腰部退行性变疾患。

3）间歇牵引　这一形式在近几十年已成为了一种广泛使用的治疗颈腰疾患的牵引方法，其临床意义为：①脊柱在牵引过程中柔和的、节律性的牵拉–放松活动，类似于一种健康的运动锻炼；②在脊柱退行性骨关节疾患等情况下，间歇牵引可缓解周围纤维组织病变造成的疼痛症状；③对颈、腰椎间盘突出症、椎间盘病变、腰椎滑脱等疾患的治疗作用较大。

（七）其他的牵引形式

1. 徒手牵引（manual traction）　是相对机械牵引（mechanical traction）而言的一种牵引方法，其过程是治疗师抓握住患者身体的某一部位，通过体位和搬动途径徒手对某一脊柱节段施加牵引重量。其治疗时间为数秒（通常为15～60秒）。或仅是突然而快速的拉伸过程，治疗师可以"感到"患者的反应，但是牵引重量的大小不能被客观地测量。此外，接受徒手牵引时患者的放松程度较机械牵引时更为困难。除了治疗作用外，徒手牵引还可作为确定机械牵引是否可行及确定牵引最适体位的尝试手段。

2. 摆位牵引（positional traction）　是应用枕头、滑轮或沙袋等辅助用具，将患者置于各种需要的体位，以使一持续的牵引重量作用于病变的脊柱节段。这种牵拉力量可以是对称的或不对称的。当其处于一对称牵拉状态时，它可有效地纵向牵拉脊柱结构；处于不对称状态时，则常合并侧屈而影响脊柱节段的一侧。摆位牵引的目的主要为缓解神经受压和减轻肌肉痉挛。Sherriff将摆位牵引称为一种灵活性牵引方式（a flexible approach to traction）以便使治疗效应最大程度地作用于引起患者症状、体征的结构，或有效地将牵引力作用于特定的脊柱节段或部位。具体实施时，可以通过局部活动或有关症状的改变、受累周围关节运动的改变及神经根体征来发现最佳的摆位位置，处于最佳摆位位置时，往往患者的症状和体征变得最轻。有神经根体征的患者，在牵引未能很好改善其体征时，若进一步改变牵引位置增加牵引重量有可能会达到更为理想的效果。

3. 单侧牵引（unilateral traction）　单侧牵引是牵引的力量仅作用于脊柱的一侧，而非双侧牵引那样牵引重量均匀地作用于脊柱中轴。单侧牵引时，牵引重量的牵拉方向存在一侧方的角度，就脊柱单侧功能障碍（包括保护性脊柱侧凸）而言理论上来讲，似乎较双侧牵引更有意义。但在临床具体实践中，由于患者体位、牵引装置是否可行等因素，单侧牵引的应用相对困难一些，故应用并不广泛。

（八）牵引方法的选择

不同的牵引方法具有不同的生理效应，牵引方法的选择可依此而决定。

1. 椎体分离　可采用持续牵引、间歇牵引、徒手牵引、摆位牵引和自体牵引（腰椎）。

2. 牵伸软组织　可采用连续牵引、持续牵引、徒手牵引、摆位牵引和间歇性自体牵引。

3. 放松骨骼肌　可采用连续牵引、持续牵引、间歇牵引、徒手牵引、摆位牵引和自体牵引。注意骨骼肌的放松效果并非迅速产生。

4. 活动关节　可采用间歇牵引和徒手牵引。

5. 制动和休息　仅有连续牵引。

6. 对椎间孔狭窄的暂时缓解作用　可采用持续牵引、间歇牵引、徒手牵引、摆位牵引和自体牵引（腰椎）。

四、脊柱牵引装置

（一）脊柱牵引装置用具

1. 颈椎牵引装置的常用器具

（1）颈椎牵引带（cervical harness 或 head halter）　大多数颈椎牵引带（图14-4）的设计均以头的形状、枕骨和下颌之间的关系为出发点。Taylar（1929年）使用的颈椎牵引带就是以枕骨隆起和下颌骨作为牵拉的支点 Maitland（1968年）首先分别在枕颌连接皮带、枕、颌延长带3个方向调节的颈椎牵引带，是目前常用的颈椎牵引带之基础。即一般颈椎牵引带可由三大部分组成，前方为下颌带，后方为后枕带，两者在左、右两侧向上汇合形成枕、颌延长带。两侧枕、颌延长带的挂钩分别挂于牵引弓，即可完成牵引。

（2）其他的颈椎牵引用具　包括牵引弓（spreader bar）、牵引绳、滑轮及固定架和牵引重物等。其中牵引弓甚为重要，其宽度仅稍大于头颅宽度，以避免牵引带束夹颞部，导致颞部疼痛。

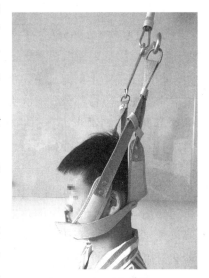

图14-4　牵引带

2. 腰椎牵引装置的常用器具

（1）腰椎牵引床（couch）　腰椎牵引床的设计首先要以消除摩擦力、增加牵引重量为目的。最常用的是滑动分离牵引床（split table）（图14-5）。多数人认为可有效降低摩擦力，但 Hickling 认为在实践中，消除摩擦力似乎可能并不重要，而根本的问题是牵引床是否光滑、结实，可满足操作的需要。当然，摩擦力会影响脊柱关节的牵引重量。在腰椎牵引床的床尾为一通过骨盆牵引带相连的牵引力来源系统。Cyriax（1971年）设计了一把手摇动齿轮、弹簧秤计量牵引重量的腰椎牵引床。该腰椎牵引床的优点是如出现牵引带松弛滑动时，可直接观察到，并补偿增加牵引重量，以维持必要的牵引力，其他的腰椎牵引床则一般以滑轮-重量系统为牵引力来源，缺点是把手摇动所产生的牵引重量不能超过 55.95kg（150lb）。在腰椎牵引床的床头应配有固定带，其固定的高度最好可调节。

（2）其他的腰椎牵引用具

1）骨盆牵引带（pelvic harness）　骨盆牵引带的形状类似围腰（图14-6）。就其质地要求而言，除应柔软使患者感到舒适之外，更重要的是具有承受高负荷、抗滑动的性能。其中由乙烯材料制成的骨盆牵引带较为合适，它不仅有较高的负荷承受能力，而且可较好地贴于皮肤，从而消除棉布牵引带等易滑动的缺点。此外，有关骨盆牵引带是否采用左、右侧对称牵拉或不对称牵拉有争议，通常认为左、右侧不对称的骨盆牵引带可以在治疗过程中改变腰椎的生理曲度。因此，具体应用上可视情况而定。骨盆牵引带合适的佩戴位置是其上端的扣眼皮带位于髂嵴之上，系好左右两侧皮带（traction straps）后，皮带的上缘通过脐线。应用骨盆牵引带时最好使其或衬垫与患者皮肤相贴。若牵引带与患者之间隔有衣服，则十分容易造成滑动，当衣服紧贴于牵引帘的皮带下时，可消耗部分牵引重量。

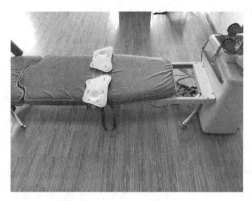

图 14-5　滑动分离牵引床

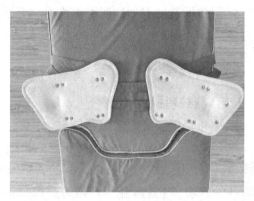

图 14-6　骨盆牵引带

2）固定带（fixator）　为了更好地获得牵引效果，在应用骨盆牵引带的同时，需要固定躯干。最常用的是胸廓带（thoracic harness）。胸廓带合适的佩戴位置是放置于胸廓外下缘，两根扣眼皮带位于剑突之下，使之固定于胸廓的第8、9、10肋下缘；患者双臂展开，穿过胸廓带的左右吊带部分。右胸廓牵引带佩戴合适，其左右吊带的前部应位于患者的肩前部，骨盆牵引带和胸廓带可有小部分的叠盖。另一种固定带通常用于固定于患者的双侧腋下，但此时应防止臂丛神经损伤。

3）其他腰椎牵引带　采用其他腰椎牵引方法时，如单腿或双腿牵引可能会用踝部牵引带。踝部牵引带与踝套基本相似。通常不推荐踝部牵引方法，因它通过踝、膝及髋关节韧带起作用，常使腰椎牵引的效果明显下降，但针对伴有坐骨神经痛的下腰痛患者，在X线、肌肉测试等全面检查确诊后尝试性地应用踝部牵引带，对有坐骨神经痛的下肢进行牵引可能会有临床意义。

3. 其他牵引器具

（1）衬垫（line）和护垫（pad）　牵引过程中合适的衬垫一方面可以使牵引带不至于过紧地束缚，另一方面又可产生轻微的摩擦力以使牵引带于患者之间不产生滑动。某些不适有时并非来自于牵引操作本身，而是由于牵引带束缚过紧和衬垫不合适所致，衬垫不合适有时可使患者不能耐受而放弃牵引。在牵引某些过窄的部位或贴于骨性突起之处应用衬垫可有效作为护垫置压迫作用，加采用约1.2cm厚耐磨的橡胶海绵或棉布作为衬垫，将折叠后的小毯子等作为护垫置于患者腹部和腰椎骨盆牵引带之间同样有效（图14-7）。

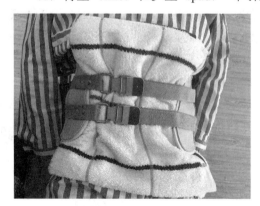

图 14-7　衬垫

（2）枕头、脚凳

1）枕头（pillow）　在脊柱牵引过程中，枕头的作用不容忽视。作为常用的脊柱牵引用具之一，其主要目的不仅是让患者舒适、放松，而且可有效地改变脊柱的曲度或髋、膝等关节的位置，使脊柱牵引更为有的放矢。因此，充分合理地应用枕头绝对是脊柱牵引临床上的一小技巧。

2）脚凳（stool）　脚凳的作用主要是在腰椎牵引时放置患者双下肢，通过双侧屈髋屈膝改变腰椎的曲度，降低屈髋肌张力，提高牵引的效果。脚凳的高度最好是可以调节的，这样可使其与患者的身材相适应。在运用脚凳的同时，为了进一步使患者获得附加的支持和放松，还可采用尼龙搭扣宽条松松地绑于患者双大腿，以使患者下肢屈曲并置。

4. 牵引装置用具的改良

（1）颈椎牵引带的改良　颈椎牵引过程中最常见的不良反应是颞颌关节疼痛。这一不良反应可以通过操作技术改进而减少，也可以通过颈椎牵引带的改良来避免。最令人满意的颈椎牵引带应可将患者头部置于某一屈曲角度，能使牵拉的力量更多地集中于后枕部而不是下颌部，这不仅使患者感到更舒适，而且使牵引的力量更有效地作用于颈椎。作为枕颌牵引带即便在设计、调节和使用等方面尽量设法减少对下颌部的作用，也很难避免有相当的力量仍然作用于颞颌关节而令人不适。

为此，有专门的设计改良了常规的颈椎牵引带。这一颈椎牵引带有一 V 型枕骨支架，可将患者的枕骨区域舒适地固定住，另外还有一支架，可用皮带或尼龙搭扣系于患者前额。这种牵引的力量就只作用于后枕部和前额而不接触患者下颌部。由于牵引重量不作用于颞颌关节，因此也就不会发生颞颌关节疼痛。

（2）腰椎牵引带的改良　腰椎牵引带的改良主要试图解决牵引带固定不充分而产生滑动，以及骨盆牵引带、胸廓牵引带捆束过紧后产生压迫导致不良反应的问题。例如：胸廓牵引带在一定程度上影响患者的呼吸功能。防止滑动的改良可通过上述的制作材料的选择或衬垫的使用而获得部分解决。为避免骨盆牵引的压迫问题，有人建议采用股骨大转子牵引的方法。因丰满的臀部脂肪可减轻挤压作用，但这时必须防止向下的滑脱，为避免胸廓牵引带对呼吸功能的影响，可采用腋下反向牵引带，但此时又须防止腋神经受压损伤。因此，腰椎牵引带的改良难度更大一些。

（3）牵引重量的精确测定　较好的方法是采用可测量张力变化而无长度变化的静力测力计或数字化电子测力计。现有的商售牵引器均有该装置。

（二）常用电脑控制机械牵引装置简介

1. 常用设置

（1）牵引模式（traction model）　间歇牵引或持续牵引。

（2）牵引重量渐增相（progressive phase）和渐退相（regressive phase）　前者为预设达到预定牵引重量所需的时间（或速度）；后者为从预定牵引重量回复至零所需的时间（或速度），单位均以秒计。

（3）牵引相时间（the duration of the traction phase）　调节牵引 – 松弛周期中牵引相的时间，单位以秒计。

（4）间歇休止相时间（the duration of the relaxation phase）　调节牵引 – 松弛周期中松弛相的时间，单位以秒计。

（5）牵引治疗时间（the total duration of traction）　选择总的牵引治疗时间，单位以分钟计。

（6）牵引重量（hold force） 控制牵引－松弛周期中牵引相的牵引重量，单位以千克或磅计。

（7）间歇休止期维持力量（hold force of the relaxation phase） 控制牵引－松弛周期中松弛相的维持牵引重量，单位以千克（kg）或磅（lb）计。

2. 安全操作和保养规则

（1）电源与电缆应安全连接，电缆线不得缠绕或交叉。对电缆线出现磨损、脆裂和断口时应立即修理，同时应避开明火，牵引治疗室内禁止吸烟。

（2）牵引装置应稳定放置。尤其在治疗时，高度适宜，以便于患者治疗。

（3）在牵引治疗前，应阅读、熟悉随机操作说明书，以免误操作。

（4）在牵引治疗前或开机前，检查牵引重量等控制参数是否回零。

（5）为保持牵引床面、牵引带等患者经常接触处的整洁，同时也避免患者之间可能的交叉感染，可使用纸质床单、纸巾等。

（6）在牵引治疗过程中，不仅要观察患者的治疗反应，而且要注意牵引装置是否运转正常。一旦发生问题，应及时关机处理。

（7）应定期清洗和消毒。清洗时最好用干净的湿布擦拭，而不应用有机类的清洁剂。消毒则用稀释后的次氯酸溶液。

（8）应定期检查和维护。最好是每 6 个月一次，若使用频繁则周期应再缩短。在此过程中，要重点校准牵引重量的剂量。

五、脊椎牵引的适应证和禁忌证

在脊柱牵引的具体应用中，不仅要以脊柱牵引的生理效应为基础，充分发挥脊柱牵引的最佳效果，也要很好地注意脊柱牵引可能带来的副作用，并采取有效的措施避免副作用的出现。其关键点是准确地把握脊柱牵引的适应证、禁忌证。

（一）适应证

脊柱牵引的适应证较为广泛，但针对每一情况，所采用的方法也有所不同，现分述如下。

1. 脊神经根刺激或压迫

（1）由椎间盘突出或脱出所致的脊神经根压迫或刺激 有证据表明脊柱牵引时椎间盘突出物可缩小，脊神经根受压症状可缓解。Grupta 以硬膜外造影术方法表明 10～15 天的持续牵引后，腰椎间盘突出物缩小，同时患者临床症状改善。造成这种椎间盘突出物"还纳"或"缩小"的条件是足够的牵引重量。伴随着椎体分离的效果，环形纤维和后纵韧带可进一步绷紧，从而使突出物的凸出程度或椎间盘内压降低。但是，这一作用本身是有争议的，而且即便是有这样的作用，可能也是暂时的、不稳定的。

（2）椎间孔狭窄所致的脊神经根刺激或压迫 导致椎间孔狭窄的原因较多，如韧带肥厚、脊椎关节僵硬、水肿以及脊柱炎症等，这些病理改变也可产生脊神经刺激或压迫的症状。此时，脊柱牵引若能以足够的牵引力分离椎体、增加椎间孔的管径，症状即可获得暂时的缓解；但在这些情况下应注意牵引形式、重量和时间的选择。若症状为高激惹状态或牵引重量增大后症状加重，则初始应采用患者易于接受的柔和的持续牵引，牵引重量可小于产生椎体分离的力量，牵引时间不超过 10 分钟，并在随后的治疗中根据患者的反应逐渐增加牵引重量或时间。当患者的症状相对趋于稳定时，可改用间歇牵引方式，牵引重量也可有所增大，允许采用可产生椎体分离作用的牵引重量。

2. 退行性椎间盘疾病　临床实践结果表明脊柱牵引可缓解由退行性椎间盘疾病所导致的一系列症状，但这一观点在某些研究中仍存在争议。有学者认为，虽然牵引可导致椎间隙和其前缘的分离和增宽，但效果仅仅是暂时的。假如患者存有椎间隙前缘变窄、骨质增生或韧带受累时，牵引并不可能使其恢复正常的大小和结构。患者牵引后的症状缓解可能是由于牵引通过移动、分离等效应恢复了存有退行性改变的脊柱节段的列线，并以此缓解对脊神经的损害或激惹。

3. 关节功能障碍　当脊柱某节段运动范围受限时，借助脊柱牵引时的纵向力量导致关节面滑动的作用可改善其活动。由于牵引时借助了机械或徒手途径产生关节的被动运动，所以牵引也可认为是一种实施松动术的形式。有观点认为任何关节功能障碍或关节活动减退均可采用牵引治疗，但也有观点认为由于牵引的纵向力量影响的并非是一个关节，所以其松动作用是非特异性的。当然，除了某些原因牵引被禁忌或者是选用更特殊的关节松动技术之外，大部分关节功能障碍情况可采用牵引治疗。因为牵引重量可使脊柱相应部位的每一节段获得一相等的力量，假如这一力量对关节功能障碍的节段有足够的松动，那么对于其他正常的节段而言，这一力量可能尚还不足以造成副作用。

欲使牵引的力量作用于局部某一关节功能障碍节段需要采用一些专门的牵引位置。

（1）颈椎　上颈段，$C_1 \sim C_2$颈椎应置于中立位或轻度伸展位下颈段；$C_6 \sim C_7$颈椎应置于屈曲位。

（2）腰椎　下腰段，特别是 $L_4 \sim L_5$、$L_5 \sim S_1$，腰椎应置于中立位。上腰段和下胸段，腰椎和双膝应置于屈曲位。

（3）为获得单侧关节松动效果　在应用牵引重量前，将脊柱节段置于侧屈位或侧屈略带旋转位。为使颈椎一侧关节突最大程度的分离，颈椎侧屈于对侧，然后旋转至受累侧。为使颈椎一侧关节突关节最大程度的滑动，颈椎向受累侧相反方向侧屈和旋转。为使腰椎关节突关节达到最大程度的滑动和分离，腰椎向对侧侧屈，然后向受累侧旋转。

注意：对于退行性关节炎造成的关节运动障碍，过度的运动将会激惹其疼痛症状。此外，对风湿性关节炎等韧带渐进性病理改变造成脊柱潜在不稳定的患者，或由此过长时间使用类固醇的患者，不宜使用牵引治疗。

4. 由症状性关节突关节疾患造成的关节疼痛

（1）急性期　可动运动范围内小幅度的关节运动被认为可刺激关节机械性感受器和在脊髓水平抑制疼痛的传入，同时有助于促进肌肉和结缔组织中体液的交换，促进血液循环和淋巴的流动。其中间歇的小剂量牵引重量是缓解急性期疼痛的首选方案，这种小剂量的牵引重量既不导致椎体分离，也不会牵拉任何受损伤的组织。

（2）慢性期　疼痛由于关节活动减少而导致，因此采用的牵引重量应是针对运动受限组织地牵伸力量，并可根据患者的耐受力来选择牵引模式或牵引重量大小。若患者耐受力较强，则可选择间歇牵引方法，且牵引重量略微大些；若患者的耐受力偏低，则应选择持续牵引的方法，且牵引重量略小些，或者可选择摆位牵引方法。

5. 肌肉痉挛或紧张　针对肌肉痉挛或紧张，脊柱牵引应谨慎使用，并对下列情况予以注意。

（1）假如导致肌肉痉挛或紧张的原因是椎间盘的突出或小关节疾患，治疗则应针对病因进行，而不是单纯治疗肌肉痉挛。

（2）软组织损伤或肌肉撕裂伤急性期出现肌肉痉挛或紧张时，应在急性期避免受伤部位的牵拉，牵引仅在损伤愈合的过程逐渐使用并使受累部位慢慢拉开。脊柱的屈曲位可使牵拉力量更多地作用于脊柱后部软组织结构，并导致较大的收缩。因此，肌肉损伤的急性期应避免脊柱屈曲位的牵引。应最好处于无痛或疼痛最轻的位置进行牵引脊柱。当软组织急性损伤的产重程度不甚明确时，可采用轻柔的间歇牵引。假如牵引导致肌肉痉挛、紧张或疼痛的加重，则应暂停牵引。

6. 椎间盘损伤造成的疼痛、椎体后压缩性骨折和其他问题

脊柱牵引对上述情况均有一定的作用，其中椎体后压缩性骨折，特别是慢性期，牵引可使脊柱拉长而降低压缩力。但采用牵引时应注意牵引开始时要将受累的脊柱节段处于一中立位或无痛位。牵引过程中应密切观察症状变化，并根据患者反应调整牵引方法。

7. 分类适应证

（1）颈椎牵引的适应证 颈部肌肉痛性痉挛、颈椎退行性椎间盘疾病、颈椎椎间盘突（膨）出、颈脊神经根刺激或压迫、颈椎退行性骨关节炎、椎间关节囊炎和颈椎前后纵韧带病变。

（2）腰椎牵引的适应证 腰椎间盘突出症，尤为造成脊神经损害者；腰椎退行性椎间盘疾患；腰椎小关节功能障碍或退行性骨关节病；腰椎肌肉痛性痉挛或紧张等。

（二）禁忌证

1. 任何运动均被禁忌的脊柱疾患或疾病过程 如肿瘤、感染，类风湿关节炎、严重骨质疏松等影响脊柱关节、韧带、骨骼和肌肉的局部或系统性疾病。因为这些疾病可导致脊椎结构性破坏，不足以承受牵引的力量，严重时甚至可导致椎体失稳、半脱位、脱位和脊髓损伤。

2. 急性拉伤、扭伤和急性炎症，且在初始牵引后疼痛加重 患者有急性扭伤或拉伤时，牵引可影响其愈合。患者有急性炎症时，牵引可激惹症状，增加炎症程度。

3. 牵引的牵伸重量导致脊柱处于过度活动状态 牵引的牵伸重量导致患者脊柱关节活动过于松弛时，牵引会进一步加重病情。

4. 血管疾患 患者有血管疾患时，牵引带的压力可进一步危及循环。

5. 牵引过程中症状加重 患者在牵引过程中症状加重，调整牵引方法不能缓解者。

6. 分类禁忌证

（1）颈椎牵引的禁忌证 颈椎及邻近组织的肿瘤、结核或血管损害性疾病、骨髓炎或椎间盘炎、颈段类风湿性关节炎、严重的颈椎失稳或椎体骨折、脊髓压迫症、突出的椎间盘破碎、急性损伤或炎症在首次治疗后症状加重、严重的骨质疏松、颈椎病术后、未控制的高血压、严重的心血管疾病。

（2）腰椎牵引的禁忌证 脊髓某一节段受压、马尾神经综合征、腰椎感染、恶性肿瘤、类风湿关节炎、急性拉伤扭伤、腹疝、裂孔疝、动脉瘤、严重痔疮、严重骨质疏松、急性消化性溃疡或胃食管反流、心血管疾病（尤其是未控制的高血压）、严重的呼吸系统疾病、心肺功能障碍、孕妇。

考点提示 牵引疗法的定义，脊柱牵引的分类、适应证和禁忌证；脊柱牵引的生理效应。

第二节 颈椎牵引技术

扫码"学一学"

案例讨论

【案例】

患者郭某，男，55岁，因左侧颈根部、肩部、上臂疼痛，咳嗽时加重，体格检查发现该患者颈部肌肉僵硬，颈部活动受限，颈部、左侧肩胛骨内侧缘压痛阳性，头颈部后仰及向右侧旋转时疼痛明显，并向左侧上肢放射，无其他不适主诉。影像学检查：颈椎MRI提示C5/C6椎间盘轻度突出。

【讨论】

1. 该患者最可能的诊断是什么？

2. 此时该患者可进行哪些康复治疗？请简述颈椎牵引操作技术。

扫码"看一看"

应用牵引器械或徒手牵引力治疗颈椎疾病的方法称为颈椎牵引治疗技术。

一、颈椎牵引生理效应

就颈椎牵引而言，其生理效应及影响因素尚有与其他脊柱节段牵引不同之处。

（一）颈椎椎间隙的增大

1. 颈椎椎间隙的增大值为Judrich（1952年）的报道，其结果为牵引重量9.08～11.35Kg（20～25lb）时颈椎的生理前凸开始变直，20.43kg（45lb）时椎间隙增大值达到最大，在这一力量下C_2～C_7总的增大值为3～14mm，平均值为5mm。

2. 椎间隙增大的取大部位 在颈椎牵引中椎间隙增大值最大的节段通常为C_6～C_7，其次为C_4～C_5。上颈段不如下颈段那样容易分离。椎间隙分离最大的部位位于后部，且随着屈曲的角度增大而加大。

3. 椎间隙增大效应发生的时间 这种机械性效应通常仅发生在牵引的最初几分钟，并不随着牵引时间的延长而进一步增大。即欲使椎体产生分离时，应用较大的牵引重量和较短的时间就可获得。有研究证明11.19kg（30lb）的牵引力作用7秒即可使颈椎椎体后部出现分离，并且在牵引停止后不久这种生理效应就基本消失。

4. 间歇牵引与持续牵引的比较 间歇牵引所产生的分离效应是同样牵引重量持续牵引的2倍。

5. 年龄的差异 50岁以上老年患者由于退行性改变的缘故，分离现象较少产生。

（二）调节颈椎椎间孔大小

这种生理效应往往是通过颈椎屈曲位获得。Crue发现由于在颈椎从10°伸展位至20°屈曲位的运动过程中，C_5～C_6椎间孔的垂直径可增加1.5mm，故在颈椎屈曲位用较小的牵引重量（2.27～3.78kg，5～7lb）就很容易地获得缓解根性疼痛的效果。Bard利用X线斜位片的研究发现了类似的效果。

（三）其他方面的生理效应

包括缓解由于损伤、退变或椎间盘突出造成的神经根刺激或压迫性疼痛；解除肌肉痉挛；通过休息和制动消除炎症、缓解症状等。

在缓解疼痛方面，有观点认为，颈椎牵引可通过降低颈脊神经根处的机械压力而缓解疼痛，特别是有节律的间歇牵引，可改善血流、减少肌纤维粘连；刺激关节和肌肉感觉神经，通过闸门学说抑制疼痛的传递。

解除肌肉痉挛的机制可能是通过对受累肌肉牵伸性作用打破了疼痛-痉挛-疼痛循环。这种作用可在最佳牵引重量时出现。因为较小的牵引重量不能有效地伸展性拉长肌肉或拉开椎间孔；应用过大的牵引重量则可导致机体反射性的保护，产生加重肌肉痉挛的肌肉收缩，结果很可能是事与愿违。

（四）颈椎牵引生理效应的影响因素

脊柱牵引技术中影响其效果的因素有牵引体位、牵引重量、牵引时间、牵引频度等。临床应用的主要问题是决定这些因素的最佳组合。在颈椎牵引过程中，颈椎的位置、牵引重量、牵引时间和患者体位等因素十分重要。

1. 颈椎的位置 通常认为颈椎屈曲位时的牵引可以使椎间隙和椎间孔增大，后部软组织伸展。屈曲 24° 是保持牵引时颈椎生理曲度变直而不出现反弓的最大角度。一般不提倡后伸位颈椎牵引，因为这种情况不仅不产生椎间隙增大，而且还使椎间关节面间隙增大而椎间隙减少，这极可能增加有椎节不稳或椎基底动脉供血不足患者发生意外的危险性。但屈曲位颈椎牵引不适用寰-枕关节和寰-枢关节，欲在这一水平获得椎间隙分离的最佳角度是使正常颈椎前凸保留的中立位或 0° 位。

在治疗小关节面功能障碍时，颈椎应处于屈曲位，以使受累的小关节囊处于最大的松弛状态。当颈椎开始向前屈曲时，C_1 和 C_2 的小关节面开始产生移动，进一步屈曲则依次产生 C_2、C_3 水平，C_3、C_4 水平的小关节移动，即关节面水平越低，屈曲程度则越大。通常上颈段（$C_1 \sim C_2$）为 0°～5°、中颈段（$C_2 \sim C_5$）为 10°～20°、下颈段（$C_5 \sim C_7$）为 25°～30°。在这些位置，相应节段的小关节囊处于一相对松弛位置，从而使关节面获得较好的分离。

椎间孔部位病理改变的牵引治疗应将患者颈椎处于使椎间孔最大程度展开的位置，即屈曲、向非受累侧侧弯并向受累侧旋转。这在徒手牵引或摆位牵引时较易获得。

椎间盘功能障碍的治疗最好使患者颈椎处于中立位，因为这一位置脊柱的韧带是松弛的，容易产生椎体间的分离作用。

2. 颈椎牵引的重量 一般认为，在无摩擦力环境下的颈椎牵引时，近似于患者体重 8%～10% 的牵引重量可使颈椎椎体产生分离。但不可否认，颈椎牵引的重量可来自多方面因素的影响，例如患者的体位、头颈部的重量、患者放松的程度、应用的牵引方法、牵引时摩擦力的大小和牵引装置的因素等等，这些都会直接或间接地改变实际牵引重量的大小。因此，目前较为认同的观点是：在坐位牵引时，9.08～13.62kg（20～30lb）的牵引重量就可基本达到颈椎椎间隙增大的作用，这也是牵拉头部的重量和抵抗肌肉张力产生阻力所需的最小牵引重量；但针对寰-枕关节和寰-枢关节分离的牵引重量则应更小一些，一般认为在 3.73kg（10lb）左右。

3. 颈椎牵引的时间 具体应用上可从 7 秒到数小时不等。但普遍认为颈椎牵引的机械效应发生在牵引的最初几分钟，故选择 25 分钟左右的牵引时间较为适宜。而且，颈椎牵引时间与颈椎牵引重量之间存在着密切的关系，即牵引重量较大时则牵引时间略短些，反之，则稍长一些。但若是针对颈椎间盘突出症的颈椎牵引，则牵引时间宜在 5～10 分钟较为合适。

4. 颈椎牵引时的患者体位　颈椎牵引过程中最常用的体位是坐位和仰卧位。其中仰卧位颈椎牵引优点较多，具体为：可使 $C_4 \sim C_7$ 椎间隙后部增宽更为明显，故更有益于增强疗效；该体位下颈部肌肉不需支持头部重量，故牵引重量不需克服头部重量，患者也容易处于舒适放松状态，肌肉的保护性紧张也小；稳定程度好，颈椎的曲度易于调节，容易使颈部处于适当的牵引列线；牵引的角度也易于调节。但是，在这一体位下颈椎牵引时摩擦力的问题则应加以考虑。坐位牵引虽然患者位置不易稳定，牵引角度变化也小，但却有牵引无摩擦力的优点。

如上所述，颈椎牵引的力量、时间、角度等可在很大程度上影响其生理效应。因此，在临床上要特别注意上述影响因素，并在考虑下列情况的基础上选择牵引重量、时间和角度：①病变情况（如椎间盘突出、骨关节炎、肌肉痉挛等）；②病变存在的节段；③治疗部分的重量和位置；④仰卧位牵引时，应考虑摩擦阻力的存在，其大小为牵引部位重量和表面摩擦系数之乘积摩擦系数与皮肤、衣物和牵引床表面材料有关；⑤仰卧位牵引时，与牵引床相接触的面积；⑥牵引的形式（持续或间歇）；⑦患者的身体状况（健康状况、年龄和性别等）；⑧患者的耐受力。（注：以上内容在腰椎牵引时也同样适用。）

二、常用颈椎牵引方法

（一）徒手牵引

颈椎的徒手牵引在临床上主要有两个方面的作用：一是治疗作用；二是判断是否可实施牵引，特别是机械牵引的尝试性手段。

颈椎徒手牵引的基本操作如下。

1. 患者体位尽可能放松地仰卧于治疗床。

2. 治疗师位于治疗床头，用双手支持患者头部重量。双手的放置以患者的舒适度为依据。推荐的几种放置方法包括：①将双手的手指放于患者枕后；②置一手于患者前额，另一手于患者枕后；③置双手示指于需牵拉的椎体水平以上棘突。这种手的放置，可提供一特殊的、仅作用于手指放置位置以下椎体节段的牵引。

3. 首次应用徒手牵引时，应相应变化患者头部的位置，如屈曲、伸展、侧屈和伴旋转的侧屈等，并在每一位置均用一轻柔的牵引重量徐徐牵拉，同时注意患者的反应，以找到牵引时最佳的头部位置。

4. 在以后的治疗过程中，仍需调整牵引时头部的位置，即将头部放置于最有效地降低或缓解症状的位置。

5. 治疗师采用静力收缩的方法用双臂施加牵引重量。此时治疗师站立姿势应稳定，然后逐渐地、有控制地向后倚靠以此牵引患者颈椎。

6. 若治疗师仅用手臂的力量来进行牵引，则很容易疲劳。因此，可以借助环形皮带，一端绕于治疗师的双手，一端绕于治疗师的髋部时，皮带可增强治疗时手指的牵拉力量，通过环形皮带传递治疗师向后倚靠的力量帮助牵引，使徒手牵引变得相对容易些。

7. 牵引重量可以间歇地应用，即治疗师在使用平稳的、逐渐产生的牵引重量片刻后，以同样平稳、逐渐放松的方法撤除牵引重量，如此反复数次。

8. 牵引的频度和时间通常受到治疗师的手臂力量和耐力的限制。

9. 当作为实施牵引前的试验性手段时，若其缓解或降低了患者症状，则可以给予进一步的治疗。反之，若试验加重了症状，则不能应用牵引治疗。

Cyriax 估计徒手牵引的重量最高可达 74.6kg（200lb），并认为在徒手牵引的同时合并采用一些被动运动以获得更佳治疗效果。颈椎徒手牵引的临床价值主要为：牵引的角度和患者头部的位置可被治疗师很好地控制；通过治疗师双手示指置于预定的患者颈椎棘突，可控制牵引的椎体水平；在患者颞颌关节处无压力，而不会发生机械牵引时频繁发生的颞颌关节疼痛。

（二）机械牵引

机械牵引是临床上最常用的颈椎牵引方式，具体操作包括如下几个方面。

1. 治疗前的准备

（1）阅读操作手册　熟悉牵引装置，了解牵引装置的性能、限制和有关参数的调节范围。

（2）确定患者的体重　指导患者除去耳机、眼镜等易影响牵引带放置的物品；并告诉患者哪些症状在牵引过程中是不应发生的，同时向患者演示发生这些症状时如何应用紧急制动开关关机。

（3）选择患者最舒适和放松的体位

1）坐位　坐位颈椎牵引时不需要太多空间，采用有扶手的靠背椅可使患者的双臂得以休息和放松，或者可在患者大腿上放置一枕头以使双臂获得支持和放松。牵引用的椅子高度以患者坐后双脚在地板或脚凳上可舒适放置为宜。

2）仰卧位　这一体位由于重力作用方向的改变而发生颈椎前凸曲度减小的趋向，故牵引重量宜小。同时，在患者颈部垫枕可使患者更感舒适和放松，但应根据牵引角度大小考虑患者头部与牵引床之间的摩擦力。

3）斜位　该体位可由斜椅或可使患者半卧位的牵引床获得。在这一体位态时有许多影响因素需要控制，例如此时颈部牵引节段的纵向力量受以下方面因素影响：颈部和头部的重量；是否有骨质增生和节段僵硬存及其程度和分布；牵引带及牵引带和滑轮之间牵引绳的重量；位于枕部和下颌部的摩擦力；躯体与牵拉方向之间的角度；由于牵拉方向改变和摩擦力所致的牵引重量消耗等。

（4）根据治疗要求决定患者头颈部的摆放

1）为了获得颈椎椎体分离，患者头颈部一般应置于屈曲位。屈曲的角度越大，椎体后部的分离程度则越大。前屈位颈椎牵引常用于神经根型颈椎病，$C_{4\sim5}$ 病变时，前屈 $0°\sim5°$；$C_{5\sim6}$ 病变时，前屈 $10°\sim15°$；$C_{6\sim7}$ 病变时，前屈 $20°\sim25°$；$C_7\sim T_1$ 病变时，前屈 $25°\sim30°$。

2）为了获得较好的颈部肌肉放松，可将患者头部置于近中立位，牵引使生理弧度变直，能使椎动脉舒展、血液通畅，避免脊椎运动过程中脊髓与椎管之间的摩擦，故中立位（前屈 $0°\sim5°$）适用于椎动脉型、脊髓型颈椎病和上颈段病变的神经根型颈椎病。

3）为了获得单侧牵引效果，可在牵引前将患者置于侧屈位或侧屈略旋转位，并用皮带固定患者胸廓，以避免患者躯干随牵引绳斜向的牵拉而发生移动。

（5）牵引带的应用

1）首先应给牵引带加一纱布或棉布衬里。

2）佩戴并调整牵引使患者感到舒适。正常情况下，牵引重量大部分应作用于患者的后枕部，小部分作用在患者下颌处。必要时可用纱布卷牙垫置于患者上、下牙齿之间或者在患者下颌处入一棉垫以缓冲过大的压力。

3）假如患者戴有假牙，则不必除去；但如为全口假牙，可除去后加牙垫，以免加重颞合关节受压的症状。

4）将牵引带挂于牵引弓上，并检查患者是否处于正确地被牵引的力学列线上。

2. 治疗过程

（1）设定控制参数

1）在启动牵引装置前，牵引重量等所有控制参数在显示器上应为"0"。

2）若采用的是间歇牵引方法，则应设定需要的牵引和间歇时间间隔。虽然在任何一个周期仅需 7 秒就可以获得最大程度的椎体分离，但如此之快的频率易激惹患者症状，故建议初始牵引时，牵引时间和间隔时间可分别为 30 秒、30 秒，或者是 60 秒、30 秒，以后的牵引时间和间隔时间比例为 3:1 或 4:1。

3）无论是持续牵引或间歇牵引，均可根据患者的病情和治疗的目的在 10～30 分钟内选择。治疗颈椎椎间盘突出症时，治疗时间宜短，5～10 分钟为宜。

4）牵引重量以患者体重的 8%～10%开始，每 3～5 天增加 1kg，最大可达 10～12kg。假如患者首次进行颈椎牵引或患者对牵引有恐惧感时，牵引重量宜采用较小值。为避免治疗后疼痛，首次牵引重量不应超过 3.73～5.60kg（10～15lb）。此后的治疗过程中，牵引重量的渐增值应根据治疗目的和患者对牵引的反应而定。

（2）治疗指导

1）如果患者症状、体征出现主观和（或）客观的改善，则在以后的治疗中继续用相同的牵引体位、牵引重量和牵引时间，以保持疗效稳定。

2）如果第一次牵引后患者症状加重，暂不必停止治疗，可在以后的治疗中尝试调整牵引角度，视其可否缓解症状加重的现象再决定。

3）如果牵引后症状体征无改变，可增加牵引重量 1～2kg（3～5lb）继续治疗；如果仍无改变，则继续增加牵引重量并增加 5 分钟的牵引时间。如果 3 次牵引后仍无改善，则牵引无效。

3. 治疗结束后

（1）关机

1）逐渐地降低牵引重量，使牵引绳完全放松，将所有控制回零，显示器上所有控制参数显示为"0"，关机。

2）从牵引弓上卸下牵引带，然后除去牵引带。

（2）患者状况的再评定

1）询问患者是否感到牵引有效或有无由牵引治疗带来的不适症状，特别要询问患者是否感到头晕、头痛、恶心、呕吐等症状，以作为改变牵引重量、治疗时间或中止治疗的依据。

2）在患者治疗病例上记录牵引重量、时间、体位等相关数据，以作为下一次牵引治疗的依据。

4. 注意事项

（1）康复医师和治疗师的督导工作

1）机械性颈椎牵引须在康复医师对患者的症状体征全面评估以后方可进行。

2）在牵引治疗过程中，治疗师应对患者的状况密切观察，一旦出现症状加重或疼痛、异常感觉，应立即中止治疗。

（2）尝试性治疗的应用　在牵引治疗初始，应用徒手牵引方法或柔和的、小剂量、短时间的试验性机械牵引是有必要的。它可以初步决定是否采用牵引治疗。

牵引治疗的基本方法：①若徒手牵引缓解或降低了症状，则可给予初步的治疗；相反，若徒手牵引加重了症状，则牵引治疗可能不适宜；②试验性机械牵引一般采用 2.98～3.73kg（8～10lb），2～5 分钟间歇牵引的方法，在除去牵引重量后，对患者的症状和体征进行再评估；③可尝试性地在屈曲、伸展和旋转等姿势下发现降低或缓解症状的最佳位置，并在初始治疗时使用这一姿势。

（3）牵引模式选择的依据　在颈椎机械牵引中，持续牵引或间歇牵引的选择似乎没有什么特别的依据。临床上牵引模式的选择依据主要有两种。①持续牵引适用于：严重的颈臂痛且疼痛侧颈部侧屈、旋转运动受限者；急性颈椎小关节紊乱者；对关节松动术无效的上颈段疾患者。②间歇牵引适用于：具有显著改变的退行性颈部疾患，且颈部运动明显受限者；伴有老年骨质疏松的退行性颈部疾患者（用较柔和的间歇牵引）；有明确的神经根受损体征，但无刺激性疼痛者。

（三）家庭牵引

颈椎家庭牵引是治疗颈椎病等颈椎疾患的一个积极治疗手段。实际应用中有操作简单、实用有效的特点。

在开展家庭颈椎牵引时，有如下几方面的问题需要解决。

1. 康复医师的指导　患者进行家庭牵引前及过程中必须有康复医师的指导，其目的在于使患者了解和理解如下内容。

（1）采用的体位和颈部位置，若选用一悬挂于门框的牵引系统，则采用面向牵引重物、颈椎屈曲位的坐位牵引。若需要仰卧位牵引，则患者头部通常位于屈曲位，牵引带系于牵引系统，体重提供反作用力。

（2）尽量使自己放松和舒适，特别是颈部的放松和舒适。

（3）安全地应用牵引重量。

（4）一旦发生不适情况时应及时处理和及时就诊。

2. 简易家庭牵引装置的制备

（1）牵引带　一般用薄帆布或厚棉布制成。

（2）牵引弓　形状似衣架，中央连接牵引绳，两端有钩固定和挂住牵引带。

（3）牵引绳　选用光滑、阻力小的蜡绳，长度约 2.5m。

（4）滑轮及固定装道　可根据住房条件固定于门、窗或墙上。

（5）牵引重物　可用 1.5～2kg 的重锤、沙袋、砖块或其他小重量物品。

3. 家庭牵引的注意事项

（1）牵引带应柔软、透气性好，枕颌连接带、悬吊带要调整为左右等长，使后枕、下颌及左、右颌侧四处受力均等。

（2）挂于牵引钩的牵引带两端间距为头颅横径的 2 倍，以免两侧耳朵及颞部受压，影响头部血液循环。

（3）牵引绳要足够长（约 2.5m）且结实。

（4）牵引架的固定要可靠。

（5）牵引重物高度以距地面 20～60cm 为宜，即患者站立后重物可落在地上。悬吊的绳索要在患者手能够触及的范围。

（6）注意牵引的角度，对于颈椎椎间盘突出或脱出、椎体后缘骨质增生的患者，可采用前屈位或中立位。

（7）牵引的力量可以从 3～5kg 开始，逐渐可增加到 8～10kg。每次牵引的时间为 10～30 分钟，每日 1～3 次，每疗程以 3～4 周为宜。在症状缓解或消失较快时，不应过早终止牵引，以减少复发。具体牵引的力量和时间可根据患者的具体情况和牵引效果而定，一般以牵引时无头晕、疼痛，牵引后症状减轻、无疲乏感觉为宜。

（8）牵引早期（3～7 日）可能会出现一些不适反应，如少数患者可有头晕、头痛或颈背部疲惫等症状。这时可暂不中断牵引治疗，再坚持数日，或改用较小牵引重量、较短牵引时间，以后再逐渐增加牵引重量或延长牵引时间。若不适反应仍然存在，应请医生提出进一步治疗的意见，若牵引后症状反而加重，不能耐受牵引治疗，可能是牵引加重了对神经和血管的刺激或压迫。遇到这种情况，应终止牵引。

（9）持续牵引用较小的重量（3.73kg，10lb）较为合适；间歇牵引则需要患者以一定的时间间隔从颈部卸除牵引重量，两种方法的选择以患者可提供更大程度的放松和症状缓解为原则。

（四）自我牵引

自我牵引方法是借助双手向上的力量达到治疗目的的一种方法，可用于症状明显时患者临时缓解症状。

具体方法为：患者坐位或仰卧位，将双手十指交叉后放于后枕部，尺侧端置于枕下和乳突处，然后双手逐渐向头顶方向用力，给头部一提拉运动，持续 5～10 秒，连续 3～4 次；或可同时将头部置于屈曲、伸展、侧屈或旋转的位置。

但应注意，椎管狭窄尤其是伴有黄韧带肥厚者不宜采用，否则会加剧黄韧带向椎管内突出而使症状加重。

（五）单侧牵引

对于颈椎单侧小关节障碍等疾患，在颈椎一侧给予一直接的牵引重量从理论上讲可能更为适宜，但单侧颈椎牵引时，需用一皮带固定于患者胸部，否则，患者就会顺着偏于一侧的牵引重量造成颈椎及躯干偏斜，单侧牵引的效果也就随之消失。此外，也可将一侧牵引带的悬吊带缩短，造成两侧悬吊带的不对称，以此获得单侧牵引效果。

（六）摆位牵引

颈椎摆位牵引的摆放位置主要根据症状产生的结构不同而定。例如，当患者症状由一明确的节段引发，且局限或牵涉症状传导距离较短、症状左右对称时，可将这一节段置于屈曲/伸展的中度活动范围牵引即可能达到效果；若症状牵涉到较远的距离、放射至肢体，且症状为单侧时，摆位牵引除了屈曲、伸展位之外，可能还要附加一定程度的旋转和（或）侧屈。

颈椎摆位牵引一般先用调整枕头数量的方法，在屈曲、伸展位评估颈椎角度变化的效果。

涉及急性神经根问题的颈椎摆位牵引方法要谨慎使用。因为此时对颈椎的位置摆放要求很高。临床上经常会遇到颈椎位置略微的一点变化都会发生效果极大的改变，甚至是成功或失败的差异。通常承重的体位容易加重神经根问题。因此，此时有必要在卧位的基础上选择摆位牵引。

颈椎摆位牵引的具体方法如下。

1. 患者位置　仰卧于治疗床。

2. 治疗师位置　立于治疗床头，用双手托起患者头部，确定大部分牵引重量所作用的颈椎节段，并明确该节段水平的棘突。

3. 程序　屈曲头部，直至感受到需牵引的节段水平棘突开始运动。用折叠的毛巾在此屈曲水平支持头部；然后侧屈头部偏向需分离侧的对侧，直至感受到预定节段水平棘突的运动；最后，略微旋转头部于分离侧，调节毛巾支持的角度。保持这一位置，以一低强度持续牵引的力量伸展关节突关节及其周围软组织。

这时牵引重量主要集中于特定的关节突关节，而被牵引的颈椎节段以上和对侧关节突关节活动较小或是没有被牵伸。

三、注意事项

不同的颈椎牵引注意事项略有不同，具体参见本节各种牵引中的相关内容。

四、不良反应及其预防

（一）牵引重量过大加重疼痛，并可能造成颈椎结构损害

牵引重量过大不仅可以加重疼痛，而且还有可能造成颈椎结构的损害。来自于新鲜尸体的实验研究认为44.76kg（120lb）的牵引重量可导致 C_5、C_6 水平的椎间盘破裂。此外，当牵引重量不适宜时，由于患者颈部肌肉抵抗和牵引时不能放松，颈椎小关节面会压缩变窄。

因此，从较小的牵引重量和较短的牵引时间进行尝试性牵引是明智的。有人认为，对于普通体格构成的患者牵引治疗的渐增量为1.12kg（3lb）/3分钟，最大治疗量为7.46kg（20lb）/20分钟。

（二）枕颌牵引带可能诱发颞颌关节疼痛

应用枕颌牵引带时可能会诱发颞颌关节疼痛，特别是下颌带存有较大力量作用于下颌骨时。这在头部屈曲时较为常见。

发生颞颌关节疼痛的原因是由于某些牵引带本身或应用时的不适，牵引重量通过下颌带传递至牙齿，颞颌关节成为负荷关节所致。特别是存在不正常的牙齿咬合，如后磨牙缺损时，更易造成这一不良反应。这不仅可使牵引治疗中断，而且对老年患者而言，还有可能造成不可逆的关节损伤。有时牵引时下颌部过度的压力可增加颞颌关节关节囊内出血和血肿。

欲避免颞颌关节疼痛，可采用纱布卷牙垫放于后牙之间，以缓解来自于牵引带下颌带部分的压力；应用不需要下颌带的改良颈椎牵引带，如固定于患者前额的皮带；应用徒手牵引方法也可避免对下颌部的压力。对全口假牙患者，在做颈牵引时宜去除假牙并安置牙垫，以避免出现颞颌关节过度咬合而导致疼痛。

（三）存在其他疾患时，易加重其他疾患的症状

1. 伸展位颈椎牵引时可能会使伴有椎基底动脉系统疾病的老年患者产生头晕不适的现象，因此对于老年人应慎用这一位置的颈椎牵引。

2. 在对合并有腰椎解剖方面变异和/或退行性改变的患者进行颈椎牵引时，颈椎牵引的力量有可能通过硬脊膜传递至腰椎，导致腰椎根性疼痛，因此牵引的力量宜小。

总之，在进行颈椎牵引时，应采用最小的牵引重量获得最大的治疗效果。这样可以降低由于牵引增大后造成的皮肤损伤、血管受压和疼痛加重等并发症，使更多的患者从牵引治疗中获益。因此，为了这一目的，必须遵循如下原则。①牵引时用最小的可克服表面摩擦力和取得分离效果的牵拉力量和牵拉时间。牵引重量的大小直接与表面摩擦力和软组织

的阻力成比例。牵引的表面阻力等于处于牵引节段的重量与表面摩擦系数的乘积。这在仰卧位颈椎牵引时尤为重要。②确保牵引重量的方向与所需分离的方向一致。③确保关节处于松弛状态，以使关节周围的韧带也是松弛的（以上原则也适用于腰椎牵引）。

考点提示　颈椎牵引生理效应；颈椎机械牵引体位、参数、操作方法与注意事项。

扫码"学一学"

第三节　腰椎牵引技术

 案例讨论

【案例】

患者钱某，男 48 岁，因"左侧腰腿痛半年加重 2 月"入院。患者半年前无明显诱因下出现左侧腰痛，伴左下肢放射痛，咳嗽劳累后可加剧，休息后能缓解，在当地医院就诊，考虑为腰椎间盘突出症，予止痛消肿治疗后缓解。2 月前，患者再次出现左侧腰腿痛，较前加剧，休息后不能缓解，并伴左下肢麻木，遂至当地医院就诊，查腰椎 MRI 提示 L_4～L_5 椎间盘突出（左旁中央型）。为进一步诊治，来我院就诊。

【讨论】

1. 该患者最可能的诊断是什么？

2. 此时该患者可进行哪些康复治疗，请简述腰椎牵引操作技术。

应用牵引器械或徒手牵引力治疗腰椎疾病的方法称为腰椎牵引治疗技术。

一、腰椎牵引生理效应

（一）腰椎椎间隙增大

1. 椎间隙增大效应发生的时间　Lehmann 和 Colachis 认为在腰椎牵引过程中和牵引停止后 10 分钟内可观察到这一效果，但停止牵引后 30 分钟则这种机械效应消失。

2. 产生腰椎间隙增大效应所需的牵引重量　Colachis 认为只有＞25%体重的牵引重量方法可有此作用。通常认为，相当于 50%体重或稍多的牵引重量就可使腰椎椎间隙增加约 1.5mm，L_3～L_4 椎间隙增大 2mm，这样即可使狭窄的椎间隙回复到近似于正常椎间隙的宽度；但当解除了牵引力并处于站立位时，椎间隙又回到牵引前的水平。

3. 进一步的效应　这种椎间隙增大的作用进而可使腰椎生理曲度变直、椎间盘高度增加、腰椎肌肉及韧带展长和椎间孔增大。

（二）腰部肌肉的放松

Hood 在应用肌电图对持续腰椎牵引和间歇腰椎牵引时腰椎骶棘肌肌电活动观察的结果表明牵引可使腰部肌肉较好地放松，并且＜25%体重的牵引重量也有这一作用。

（三）突出的椎间盘还纳

这是一个有争议的问题，Gupta 通过硬膜外造影术发现 10/14 例患者在双侧大腿持续牵引（牵引重量 27～36kg）后 10～15 天突出物缩小或还纳。他认为可能的机制是椎间隙的增大。因为在牵引后 10～15 天，用放射技术测量，仍有每一椎间隙较牵引前平均增大 0.5mm

扫码"看一看"

的结果；同时他也认为鉴于这种长时间持续牵引的机械效应，应在牵引后借助一些支持方式加强对腰部的保护，否则在环形纤维和后纵韧带没有完全恢复之前椎间盘突出复发的可能性很大。但也有研究表明试图用牵引的方法使撕裂的纤维环恢复，或是通过脊柱拉长使突出或脱出的椎间盘回纳并稳定于纤维环内是不可能的。

（四）影响因素

1. 患者体位和腰椎屈曲/伸展的程度 患者的体位（仰卧位或俯卧位）和腰椎屈曲、伸展程度的调节有助于改善牵引治疗的条件和患者舒适的程度。一般认为，腰椎牵引时患者的位置和腰椎曲度的改变没有严格的规则可循，有时可通过改变腰椎屈曲、伸展和侧屈的角度来发现适合每一个患者的、最有益的牵引体位。具体原则如下。

（1）患者的体位可提供关节面之间最佳的分离。

（2）关节尽可能处于中间活动范围或自然位，因为关节囊越松弛，要达到分离程度的牵引重量就越小。

仰卧位腰椎牵引时，患者髋关节的位置十分重要。随着髋关节屈曲角度从 0° 逐渐增大到 90° 的过程中，椎间隙后部的分离程度逐渐增大，尤以 $L_4 \sim L_5$、$L_5 \sim S_1$ 最为明显，而椎间隙前部则没有同步的改变，从而认为：欲达到最大程度的椎间隙后部分离，须使双髋关节在牵引时屈曲 90°。此外，当应用一小凳置于双膝下时，不仅改变了双髋关节屈曲的角度，同时也使腰大肌放松，腰椎曲度变平，故将此称为腰大肌姿势体位。同样，牵引绳与牵引床之间的角度也在一定程度上控制腰椎屈曲的大小。而且，骨盆牵引带的选择，也是获得腰椎屈曲的一个相当重要的因素。如果骨盆牵引从两侧予以牵拉，则可能保持较大的腰椎前凸曲度；如果骨盆牵引带从臀下牵拉，则可使骨盆发生倾角改变，而降低腰椎的前凸曲度。

俯卧位牵引时，脊柱处于伸展位，牵引重量直接作用于椎间盘并使其向前。此时腰椎屈曲的大小可被骨盆下所垫的枕头高低所控制。若欲应用腰椎处于伸展位的腰椎牵引，俯卧位可能是最佳选择。此外，俯卧位腰椎牵引特别适用于有中度或重度疼痛和（或）肌肉紧张的患者。因为俯卧位牵引时或治疗后还可以在不需要搬动患者的情况下，开展其他康复治疗措施。而且，治疗师在牵引过程中可触诊棘突间隙以确定牵引作用所达到的节段。

对于腰椎间盘突出症患者，无论是仰卧位或俯卧位，腰椎要处于伸展状态，即保持生理前凸的位置是重要的。因为大部分患者均为突出物向后侧方突出，而保持生理前凸位置的牵引重量则可使髓核向前移动，因此对减轻突出物引起的症状是有帮助的。对于椎间孔受累的患者，牵引最佳体位是可以使椎间孔最大程度展开的体位。对于小关节面的功能障碍，最好的牵引方法是屈曲位。屈曲的程度可根据受累的小关节面所处平面决定。

2. 腰椎牵引的重量 一般认为，腰椎牵引重量至少＞25%体重才可克服牵引时的摩擦力。研究表明，29.84～74.6kg（80～200lb）的牵引重量可使腰椎椎体发生分离，故常用的牵引重量的范围为 31.78～68.1kg（70～150lb）之间。

也有一些研究报道了造成椎体结构危险效果的牵引力大小。Ranier 发现 149.2kg（400lb）的牵引重量产生胸腰椎椎间盘的破裂（T_{11}、T_{12}）。Harris 则表明较大的牵引重量可导致腰椎受损，328.24kg（880lb）可能为突变负荷。

3. 腰椎牵引的时间和频度 腰椎牵引的时间在很大程度上受到牵引重量的影响。一般牵引重量大则牵引时间相对要短些，反之则牵引时间相对要长些。通常每次牵引持续的时间以 20～40 分钟，平均 30 分钟较为适宜。在明确的腰椎间盘突出症患者牵引治疗时，治疗时间宜短。治疗频度一般为 5～6 次/周。

4. 其他影响因素 骨盆牵引带的形式、牵引带固定的位置、牵引的模式，以及牵引开始/结束的方式、牵引的常规程序、禁忌证的界定、不良反应的预防等其他影响因素也都有可能影响腰椎牵引的效果。

如同颈椎牵引一样，腰椎牵引时也应根据具体情况选择牵引重量、时间和角度（参见本章第二节相关内容）。

二、常用腰椎牵引方法

（一）徒手牵引

腰椎徒手牵引不像颈椎徒手牵引一样易于进行。因为此时牵拉的力量首先必须要克服与 L3 以下 1/2 体重相关的摩擦力。

具体方法如下。

1. 患者仰卧位于治疗床。最好是应用可滑动、分离的牵引床，以使摩擦阻力最小。

2. 治疗师的位置根据患者双髋和双下肢位置的变化而定。①患者双下肢伸直、腰椎伸展时，治疗师施力牵拉患者踝部。②患者双髋屈曲 90°，腰椎屈曲，患者双下肢悬挂于治疗师双肩，然后治疗师用双臂绕于患者双下肢施力。③治疗师应用一绕于自身骨盆的环形皮带助力。

3. 当徒手牵引应用于评定，即用于"检查"患者对牵引的耐受情况时，应注意变化患者腰椎屈曲、伸展或侧屈的程度以寻找适合患者腰椎徒手牵引的最舒适体位，同时还应注意患者的反应。

4. 在腰椎徒手牵引治疗过程中，可根据如前所述方法，选择一种使患者症状降为最低的腰椎位置。

5. 治疗师应该用其自身整个体重，去有效地产生牵引重量。当欲应用大剂量牵引重量时，患者胸椎应予以固定。这时可以在患者胸廓捆绑一反向的牵引带，并在治疗床头系紧；或者由另一个治疗师立于治疗床床头侧，抓握患者双臂以固定患者。

（二）机械牵引

腰椎机械牵引是应用最广泛的一种牵引方法。具体应用方法包括如下。

1. 通过腰椎机械牵引床的操作手册了解、熟悉其具体操作 滑动的分离式牵引床优点较为明显，借此可降低牵引过程中患者 1/2 体重与牵引床之间的摩擦系数。

2. 应用牵引带和反向牵引带

（1）最好选择可承受高负荷的牵引带，如乙烯基材料制成的可承受高负荷的牵引带（特点是可直接捆绑于患者骨盆并与皮肤相接触而避免滑动）。

（2）牵引带捆绑于患者骨盆之上，其上缘恰好处于患者髂前上棘。

（3）反向牵引带用于避免患者顺牵引重量的就势滑动，它应系于患者下胸廓（第8、9、10 肋处）。

3. 将患者置于仰卧位或俯卧位

（1）胸椎应置于滑动分离式牵引床的固定部分，骨盆应置于牵引床的移动部分，以便牵引时腰椎处于牵引床的滑动处。但要注意，在牵引床未启动之前，其滑动部分应保持锁定。

（2）根据徒手牵引评定获得的患者舒适程度及治疗目的决定是否将患者腰椎处于屈曲、伸展或侧屈位置。

（3）为获得腰椎椎体后部的分离，腰椎应处于屈曲位（即腰椎处于平坦状），欲达到这一位置：①患者仰卧位牵引时，双髋屈曲和双大腿放松置于小凳之上；②患者俯卧位牵引时，可将数个枕头置于患者腹部下面。

4. 系上固定皮带

（1）固定带，即固定胸廓的带子系于牵引床床头。

（2）骨盆牵引带双侧的固定皮带系于一牵引弓，然后与牵引主机上的牵引绳相连。

（3）若应用单侧牵引，仅将骨盆牵引带一侧固定皮带直接系于牵引绳。

（4）检查患者是否处于合适的牵拉力学列线上。

5. 设定控制参数

（1）熟悉牵引床型号　若电脑控制牵引床上有牵引重量渐增相的选择（即程序化逐渐增加牵引重量的模式），可先设定渐增相数值。其他控制参数在开机前则应设定为"0"。

（2）间歇牵引　若牵引床有"牵引－放松"计时器可选择间歇牵引时，可根据需要设定牵引、放松时间。

（3）设定治疗时间　大部分腰椎机械牵引床的治疗时间可＞30分钟，一般一次20～30分钟。但具体的治疗时间应根据治疗目的、患者状况和患者对牵引的反应而定。

6. 滑动的分离式牵引床开机前，应先开启牵引床滑动分离部分。

7. 牵引床开机，逐渐增大牵引重量至预定牵引重量值（如果牵引床控制电脑上无此项程序，则可自动完成）。

（1）牵引重量为自身体重的30%～80%，可逐渐增加至100%，最大不能超过患者自身体重，为避免首次牵引治疗后疼痛症状加重，首次牵引治疗的牵引重量不应超过患者的50%体重。

（2）在随后的牵引治疗过程中，牵引重量可根据治疗目的和患者反应渐增。

8. 安全性　在牵引前，治疗师应向患者演示，牵引床运行牵引程序过程中若患者症状加重时如何启动紧急制动装置，以确保其在需要时启动该装置并获得帮助。

9. 牵引治疗结束后

（1）治疗师关闭牵引床的所有控制，显示器读数全部回零。

（2）在患者起床前，应锁定牵引床的滑动分离部分。

（3）对患者牵引后的症状、运动功能进行再评定，并记录症状和运动范围的变化情况。

（三）摆位牵引

腰椎摆位牵引原则与颈椎摆位牵引相似，即位置的确定以症状和体征最为轻缓为依据，并在牵引过程中保持这一位置。一般情况下，腰椎摆位牵引通过附加各种初始的牵引位置和采用对称性牵引方法得以完成。

（四）家庭牵引

腰椎家庭牵引是腰椎牵引技术中一种患者自动介入治疗的方法。医生的指导是必要的。医生应该让每一名想进行家庭牵引的患者了解牵引时的体位，如何使自己在牵引过程中舒适、放松，如何安全地应用和放松牵引重量等问题。对于商品化的腰椎家庭牵引装置，医生还有必要指导患者开机实践。由于大部分腰椎家庭牵引装置常采用体重、体位及滑轮－重量系统产生牵引重量，因此牵引模式以持续牵引最容易接受。这样，只要确定相对安全的牵引时间就可使患者得以较好的治疗。

（五）自我牵引

1. 徒手方法 患者仰卧位，双膝屈曲置于胸前，双手抱膝，以达到分离腰椎后部的目的。并可通过放松双手双膝，然后再度重复的方法间歇进行。但在应用该方法时，需注意这一形式下，屈曲腰椎可增加腰椎间盘内压力。故这一技术不应用于治疗急性腰椎间盘突出症患者，否则则易加重症状。

2."攀单杠"牵引 这是一种患者可自行开展的悬吊牵引的方法。适用于患有腰椎间盘突出症的青壮年男性患者，或仅有轻度椎间盘退化、关节骨质增生的患者。实施的方法如同"攀单杠"运动那样，双手拉住铁杠，双足离地悬空，或不离地，弯曲双膝关节，利用自身下坠的重量产生牵引作用；或者可以选择高矮合适的门框，患者先借助小凳，使身体悬空，并可以像在单杠运动那样做前后摆动动作。若患者身体健壮，上肢有力，还可以在双下肢挂上适量的重物，以加重牵引重量。为防止脱手，患者手腕部可用布带加以保护。"攀单杠"牵引方法每日可进行 2～3 次，每次进行数分钟，具体可视臂力而定；也可每小时进行一次，每次牵拉 1 分钟，可预防下腰痛发生。

（六）其他类型的腰椎牵引方法

腰椎牵引技术中还有一些特殊的牵引方法，如自体牵引、倒立牵引、重力牵引、悬吊牵引等。

三、注意事项

（一）遵循医嘱

1. 腰椎牵引应在医生指导下确定牵引姿势、牵引重量、牵引时间等具体项目后，方可进行。

2. 腰椎牵引一般应每日进行 1 次，至少隔日进行 1 次，间隔时间太长则会影响疗效。

3. 在牵引一段时间后，症状可有所缓解，此时不应过早中止牵引。即使症状缓解或消失得较快，也不宜太早结束牵引，以减少复发的可能。

（二）加强自我防护和自我观察

1. 在牵引过程中，患者应注意有无不适感，以便在发生异常情况时及时采取措施。不过，在牵引初期（第 3～7 日），有些患者可因体位问题产生头晕、腹胀、大便秘结等现象，习惯后这些现象可逐渐消失，一般不需中断牵引。

2. 若牵引后症状无明显改善，应及时向经治医生反映情况，以查明影响因素，并及时改换条件或更改别的治疗。

（三）根据牵引过程中症状、体征的变化调整治疗

1. 牵引后如果出现疼痛加重现象，应暂时停止牵引，进一步明确诊断。因为不同的疾病对牵引的反应有所不同，而且有时腰椎间盘突出症可因不同的突出部位和不同的阶段而对牵引疗法的反应不一致。

2. 牵引后有时虽然疼痛症状消失，但麻木感觉和肌力（如趾背屈肌肌力）低下的现象可能会延续一段时间。因此在牵引的同时应配合药物、理疗、医疗体操、针灸、按摩等其他疗法，以增强疗效。

（四）其他注意事项

1. 年龄较大的患者不宜进行力量较大的牵引，应以较轻重量的牵引为主。

2. 家庭牵引时重物放置的高度一般以 40～60cm 为好。过低容易与地面相接触而失去

作用；过高则有可能在牵引过程中产生撞击现象。尤其是家中有小孩时，更应注意牵引用重物的高度。

3. 牵引结束后应继续卧床休息 30 分钟，然后再起身。

4. 在牵引疗程中，不宜从事体力劳动或可能加重症状的活动。

四、不良反应及其预防

（一）较大的牵引重量易产生晕厥

较大重量（＞50%体重）的腰椎牵引可能会产生危险，特别是肥胖患者会有晕厥的倾向。推测晕厥的原因可能是因为胸廓及骨盆牵引带在牵引时压迫胸、腹部使静脉回流受限、吸气减少所致。

（二）伴有呼吸系统疾病者可能出现呼吸不适体征

伴有呼吸系统疾病的患者可能在最初的几次腰椎牵引时出现呼吸不适的体征。Quian 在应用吸气量、潮气量、呼气率等 3 项测量指标进行对照比较的研究结果证实了腰椎牵引对呼吸的影响，结果表明在使用胸廓牵引带、50%体重牵引重量时吸气量、潮气量显著高于后两者。

（三）倒立牵引可使患者血压升高

倒立牵引可使患者收缩压和舒张压显著地升高。有研究结果表明，倒立牵引后，患者收缩压可升高 1.9kPa（14mmHg），舒张压可升高 0.65kPa（5mmHg），脉搏平均增加 12 次/分钟；眼内压牵引前 2.1kPa（16mmHg）倒立牵引 5 分钟后为 4.1kPa（31mmHg），牵引结束后 2 分钟为 2.1kPa（16mmHg）。虽然有观点认为倒立牵引过程中眼压的增高是预防视网膜出血的保护性调节作用，其作用如同"压力绷带"，但过高的眼压也会造成其他的隐患。倒立牵引还有可能造成眶周、咽部的淤血点、持续性头痛、视物模糊、角膜接触镜佩戴不适等其他不良反应。因此青光眼和视网膜脱离者应禁止使用。

考点提示 ▷ 腰椎牵引生理效应；腰椎机械牵引体位、参数、操作方法与注意事项。

本 章 小 结

本章主要讲述牵引疗法的定义及发展简史、脊柱牵引的作用、分类和临床应用。并对颈椎、腰椎牵引技术进行详细阐述，介绍了常用方法、注意事项、不良反应及其预防等。同学们通过本章的学习，要掌握颈椎、腰椎牵引的作用、方法和临床应用，能依据所学的知识服务于患者。

习 题

一、单项选择题

1. 牵引的最终目的是

    A. 牵拉关节   B. 牵拉肌肉   C. 牵拉韧带   D. 牵拉神经

    E. 牵拉皮肤

2. 下列不是颈椎牵引方法的是

扫码"练一练"

A. 坐位重锤牵引　　B. 卧位重锤牵引　　C. 卧位斜面自重牵　D. 电动牵引

E. 牵引床牵引

3. 颈椎牵引重量一般以体重的_____开始牵引

A. 5%～15%　　　　B. 8%～10%　　　　C. 10%～15%　　　　D. 15%～20%

E. 5%～20%

4. 有关四肢关节牵引的作用下列哪个不是

A. 放松痉挛的肌肉

B. 保持肌肉的休息态长度

C. 利用牵引的重力，使挛缩和粘连的纤维产生更多的塑性缩短

D. 治疗和预防肌肉、韧带和关节囊挛缩和粘连形成，恢复和保持关节的正常活动范围

E. 使病损关节恢复到正常或接近正常的活动范围

5. 前屈位颈椎牵引一般采用颈椎前屈角度为

A. 20°～30°　　　　B. 10°～30°　　　　C. 10°～20°　　　　D. 10°～40°

E. 20°～40°

6. 下列不适用于电动持续牵引的是

A. 脊髓型颈椎病之外的各型颈椎病患者

B. 严重的颈臂痛患者

C. 急性颈椎小关节紊乱

D. 有明确的神经根受损体征，但无明显神经根炎症和水肿的患者

E. 对关节松动术无效的上颈段疾患

7. 下列不适用于电动间歇牵引的是

A. 具有显著改变的退行性颈部疾患

B. 有颈部运动明显受限者

C. 急性颈椎小关节紊乱

D. 伴有老年骨质疏松的退行性颈部疾患（用小重量、较柔和的间歇牵引）

E. 有明确的神经根受损体征，但无刺激性疼痛的患者

8. 下列不是颈椎牵引适应证的是

A. 颈椎严重失稳、颈椎椎体骨折

B. 神经根型、椎动脉型、颈型颈椎病

C. 颌枕带牵引可作为急性颈椎骨折、脱位等外伤的临时应急措施

D. 颈部肌肉痉挛

E. 儿童的寰枢关节自发性半脱位

9. 下列不是腰椎牵引作用的是

A. 增加椎体间距，降低椎间盘内压　　　B. 增加后纵韧带张力，促进椎间盘还纳

C. 增加椎管容积　　　　　　　　　　　D. 预防、松解神经根粘连

E. 纠正腰椎大关节的紊乱

10. 关于骨盆重锤牵引说法错误的是

A. 患者仰卧硬板床（可利用普通病床），小腿处垫高，呈屈髋屈膝约 90°

B. 骨盆牵引带固定于髂嵴

C. 两个滑轮的高度距床面 15～20cm，间距与人体宽度相近

D. 牵引重量一般为每侧 10～15kg

E. 每牵引 1 小时，休息 20 分钟

二、思考题

1. 牵引技术的定义，牵引技术有哪些治疗作用？

2. 颈椎和腰椎牵引的方法有哪些？

（糜　迅）

第十五章

神经生理学疗法

学习目标

1. **掌握**　Bobath 疗法、PNF 技术、Rood 疗法、Vojta 疗法、Brunnstrom 技术的基本理论和治疗技术。

2. **熟悉**　人体的关键点、掌握各运动模式的操作及临床应用。

3. **了解**　临床常用 Rood 治疗技术，掌握 Vojta 姿势反射及 Vojta 治疗技术，能依据所学的知识服务于患者。

4. 学会应用神经生理学疗法技术治疗不同时期的患者及不同类型的患者。

5. 具有尊重和保护病人权利和隐私的素质以及预防医疗事故发生的意识。

第一节　Bobath 疗法

一、概述

（一）基础理论

1. 基本概念　Bobath 治疗技术又称神经发育疗法（neurodevelop mental therapy，NDT），是 20 世纪 40 年代由英国物理治疗师 Berta Bobath 和她的丈夫 Karel Bobath 共同创立，是对由于中枢神经系统损伤所引起的姿势紧张，运动功能障碍的患者，进行评价和解决问题的方法。中枢神经系统损伤后一些原始反射由于失去大脑皮质的控制而释放表现为异常的姿势和运动模式，这将大大干扰肢体的正常运动。Bobath 技术主张通过控制关键点（key point control）及反射性抑制模式（reflex inhibiting pattern，RIP）来抑制异常的姿势和运动模式，诱发姿势反射和平衡反应，待出现正常运动后通过各种运动控制训练，逐步过渡到日常生活动作的训练而取得康复效果。

Bobath 技术在经历了 70 多年的发展后，其理论框架得到不断地丰富和发展，在临床上主要用于中枢神经系统病损引起的运动功能障碍，如小儿脑性瘫痪、偏瘫等疾患。

2. 治疗原则

（1）强调运动感觉的学习　Bobath 认为运动的感觉可通过后天的反复学习、训练而获得。进行重复的动作训练可促进患者获得正常运动的感觉。治疗师可根据患者的情况及存在的问题，设计训练活动，患者通过重复的训练，使学习过的动作得到巩固。

（2）强调基本运动模式的学习　遵循人体正常发育过程，抑制异常的动作模式，通过

扫码"学一学"

扫码"看一看"

关键点的控制诱导患者逐步学会正常的运动模式，诱发出高级神经系统反应，如翻正反应、平衡反应及其他保护性反应，使患者克服异常动作和姿势，逐渐体验和实现正常的运动感觉和活动。

（3）按照运动的发育顺序制定训练计划　人体正常的运动发育顺序是按照从头到脚、由近及远的顺序。具体运动发育顺序一般为仰卧位→翻身→侧卧位→肘支撑卧位→坐→手膝跪位→双膝跪位→立位→行走。在治疗中，首先应注意的是头颈的运动，然后是躯干，最后是四肢。只有改善了头、颈、躯干的运动之后，才有可能改善四肢的功能。

（4）将患者作为整体进行治疗　Bobath 技术强调训练时要将患者作为一个整体制订治疗计划和训练方案。不仅要治疗患者的肢体运动功能障碍，还要鼓励患者积极参与治疗，掌握肢体在进行正常运动时的感觉。如在训练偏瘫患者的下肢时，要注意抑制上肢痉挛的出现。

 知识拓展

Bobath 技术的发展历程

Bobath 技术自 20 世纪 40 年代问世以来，这种整体性治疗技术在经历了 70 多年的发展后，其理论框架随着神经科学和运动科学知识的更新而不断丰富和发展。2006 年英国 Bobath 讲师协会（BBTA）对 Bobath 理论基础做了如下解释："Bobath 理论是以运动控制为核心的系统性疗法，为临床实践提供了理论框架。Bobath 密切关注神经生理学、骨骼肌与运动学等领域的最新研究，发展具有专业性和独特性的评价治疗法"。国际 Bobath 治疗指导协会（IBIA）指出 "Bobath 理论是针对中枢神经系统（CNS）损伤引起的功能、运动和姿势控制障碍的患者进行逐案评价与治疗的一种问题解决方法。治疗目标为通过治疗师与患者之间的沟通互动，以促进技术改善姿势控制与选择运动，最大限度引导出功能。"

二、基本技术

Bobath 治疗技术对缓解痉挛和改善异常的运动和姿势反射、促进患者的主动运动等有明显的实用价值。对患者在训练中出现的病理性反射及异常运动模式首先应加以抑制，先从患者头部、躯干的控制能力出发进行加强，再针对与躯干相连的近端关节进行控制训练，最后开展远端关节的训练。其主要的治疗技术归纳为以下方面。

（一）反射抑制性模式

反射抑制性模式（reflex inhibiting pattern，RIP）是专门针对抑制异常运动和异常姿势反射而设计的一些运动模式。异常运动主要包括痉挛模式动作、异常的姿势反射活动和联合反应等。如偏瘫患者常见的痉挛模式是上肢屈肌痉挛，下肢伸肌痉挛，具体表现为：头向患侧肩部侧屈，面部转向健侧，患侧肩胛带后撤、下沉，肩关节内收、内旋，肘关节屈曲，前臂旋前，腕关节掌屈、尺偏，拇指内收、屈曲；骨盆上提并向后方旋转，髋关节伸展、内收、内旋，膝关节伸展或过伸展，踝关节跖屈、内翻，趾屈曲、内收（图 15-1）。针对这种常见的痉挛模式，可采用以下的方式进行治疗。

1. 躯干抗痉挛模式（图 15-2）　偏瘫患者由于患侧躯干背阔肌、肩关节冈下肌的痉挛导致患侧的躯干短缩，因此躯干的抗痉挛模式应是牵拉患侧躯干使之伸展以对抗其痉挛模式。其方法是患者健侧卧位，治疗师立于患者身后，一只手扶住其肩部，另一只手扶住髋部，双手做相反方向的牵拉动作，在最大的牵拉范围内停留数秒，可缓解患侧躯干肌的痉挛。

2. 上下肢的抗痉挛模式　根据患者上下肢常见的异常痉挛模式的特点，上下肢的抗痉挛模式如下。

（1）患者上肢处于外展、外旋，伸肘，前臂旋后，伸腕、拇指外展的位置，可对抗上肢的屈曲痉挛模式。

（2）患者下肢轻度屈髋、屈膝，内收、内旋，背屈踝、趾，可对抗下肢的伸肌痉挛模式。

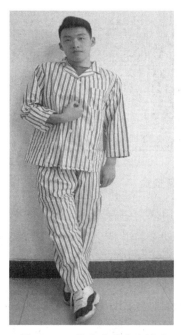

图 15-1　偏瘫病人痉挛模式

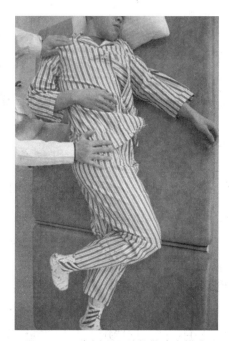

图 15-2　患侧上下肢的抗痉挛模式

3. 肩的抗痉挛模式（图 15-3）　由于偏瘫患者肩胛带出现后撤、下沉，影响肩胛骨的正常活动度及患侧上肢的运动功能。因此肩的抗痉挛模式应使肩部向前上方伸展，以缓解肩胛骨周围肌肉痉挛。

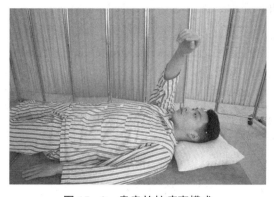

图 15-3　患肩的抗痉挛模式

4. 手的抗痉挛模式（图 15-4） 在偏瘫患者的治疗中，手部常用的抗痉挛模式如下：

（1）将腕关节、手指伸展，拇指外展，并使之处于负重位。

（2）Bobath 式握手，即患者十指交叉握手，双手掌心相对，患侧拇指在上。

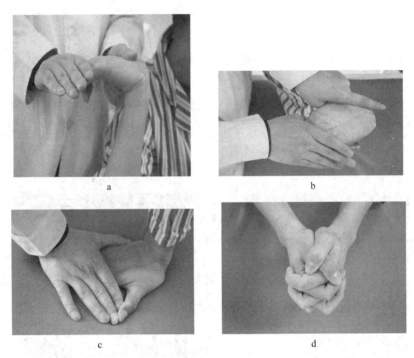

图 15-4 手的抗痉挛模式

利用以上反射性抑制模式进行治疗时，不要使用暴力进行牵拉。为预防牵张反射兴奋而产生更高的肌张力，治疗师应缓慢将肢体持续被动牵拉并使之处于抗痉挛模式体位。对于那些较严重的肌痉挛，需要重复数次的牵拉才能达到缓解的目的。

（二）利用影响肌张力性姿势改善异常的肌张力

影响肌张力性姿势是利用反射性机制改善异常的肌张力。反射性的肌肉反应是获得运动控制的最早发育阶段。因此，在患者的训练中，可利用反射性机制来改善异常的肌张力和异常的姿势。

1. 利用非对称性紧张性颈反射（asymmetrical tonic neck reflex） 非对称性紧张性颈反射是颈部肌肉和关节的本体感觉反应。当头转向一侧时，面部转向的一侧上肢出现伸展，而头枕后的另一侧上肢出现屈曲动作。利用此反射可改善患者上肢屈肌张力增高并诱发上肢的随意活动，例如，指示偏瘫患者将头部转向患侧，可抑制上肢屈曲痉挛，促进上肢伸展。

2. 利用对称性紧张性颈反射（symmetrical tonic neck reflex） 对称性紧张性颈反射由颈部肌肉和关节受到牵拉而引出，即头部伸展时，双上肢伸展，伸肌张力占优势，而下肢的屈肌张力升高；头部屈曲时，双上肢屈肌张力占优势，而双下肢出现伸肌张力的升高。如训练患者从坐位起立时，治疗师可指示患者头部屈曲，双上肢向前下方伸展，这样可帮助患者利用患侧下肢伸肌张力的升高而站起。

3. 利用紧张性迷路反射（tonic labyrinthine reflex） 紧张性迷路反射是由头部位置的改变诱发出来的。仰卧位时，全身伸肌张力升高，出现头部后仰、脊柱伸直、肩后缩、四肢以伸肌模式伸展。俯卧位时，全身的屈肌张力升高。因此，当需要促进屈肌张力时，指示患者采用俯卧位休息或训练；需促进伸肌张力时，可采用仰卧位。

4. 利用阳性支持反射（positive supporting reflex）　阳性支持反射是趾腹和脚掌前部皮肤对外部刺激的一种反应。趾腹和脚掌前部受到刺激后可引起足骨间肌收缩，使整个下肢的伸肌张力增高。偏瘫患者步行时，由于患侧足下垂内翻，足趾和脚掌部先着地，过强的反射使整个下肢伸肌张力增高，膝关节处于过伸位，导致下肢不能充分负重。所以在训练中，治疗师指示患者在迈步前先将膝关节轻度屈曲，放松髋关节，然后将髋部向前摆动，使足的外侧方和足跟先着地，能预防下肢伸肌痉挛的出现。

5. 利用交互性伸肌反射（crossed extension reflex）　患者仰卧位，头呈中立位，双下肢膝部伸展。当刺激一侧肢体的足底时，对侧下肢先屈曲后伸展。若患者患侧下肢伸肌痉挛明显，治疗师可利用此反射刺激健侧足底，以缓解患侧下肢的伸肌痉挛。

（三）关键点的控制

关键点（key points）是指在调整姿势张力的同时可促进正常姿势反应及运动的身体部分。治疗师通过对关键点的控制，阻止患者的异常肌张力和异常运动模式，使患者身体建立并保持正常的对线关系，激活或引入正常的运动模式，促使患者出现主动的运动模式。

人体关键点主要包括中心控制点，即胸骨柄中下段，主要控制躯干的张力；近端关键点，包括头颈部、肩胛带、上肢、骨盆、大腿等，分别控制全身、骨盆和肩胛带部位的张力；远端关键点有手指、前臂、足、小腿，分别控制上肢、手部、下肢及足部位的张力。

1. 头部关键点的控制

（1）前屈　颈部前屈，全身屈曲模式占优势，可抑制全身伸展模式，促进屈曲姿势。

（2）后伸　颈部伸展，全身伸展占优势，可抑制全身屈曲模式，促进伸展姿势及伸展运动。

（3）旋转　颈部旋转，用于破坏全身性伸展和屈曲模式。

2. 躯干关键点的控制　对于躯干肌肉痉挛的患者，可通过对胸骨柄（中心关键点）的控制来缓解肌张力，躯干伸展，使全身伸肌占优势，可抑制全身屈曲模式，躯干旋转，可抑制全身性的伸展、屈曲模式。

具体操作方法如下。

（1）"∞"弧形运动（图 15-5）　患者坐位，治疗师位于患者身后，双手放在胸骨柄的中下段，治疗师双手交替把患者向左右及上下缓慢拉动，做出"∞"柔和的弧形运动，重复数次，直至患者躯干出现张力的缓解。拉动患者时，应注意缓慢进行。

（2）胸部挺起、下压运动（图 15-6）　治疗师一手放在患者的背部，另一只手放在胸骨柄上向下挤压，使患者塌胸，放在背部的手向前上方推，使患者挺胸，重复数次，即可降低躯干的肌张力。

3. 肩胛及上肢关键点的控制　通过操作使患者的肩胛带向前方突出，使全身以屈曲占优势，可以抑制头部向后方的过度伸展及全身伸展模式，也可以诱导上肢伸展状态向前伸出，可促通肩胛带向前方突出（图 15-7）。通过操作使患者的肩胛带处于回缩位，使全身以伸展模式占优势，可以抑制因头部前屈而致的全身屈曲模式，并促进抗重力伸展活动（图 15-8）。

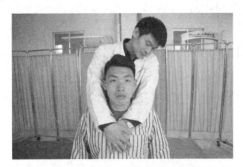

图 15-5 "∞" 弧形运动

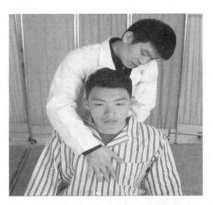

图 15-6 胸部挺起、下压运动

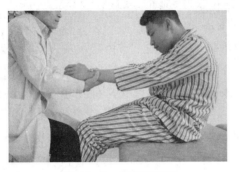

图 15-7 肩胛带前伸

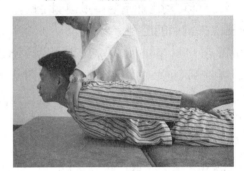

图 15-8 肩胛带后缩

4. 下肢及骨盆关键点的控制

（1）骨盆带前倾　坐位时通过手法操作使骨盆前倾，可使上半身伸展占优势，下半身屈曲占优势。站位时使骨盆带前倾，可形成身体的前倾姿势和全身屈曲模式（图15-9）。

（2）骨盆带后倾　坐位时通过手法操作使骨盆后倾，可使上半身屈曲位占优势，下肢伸展位占优势。站位时使骨盆带后倾，可使身体以后仰姿势占优势和全身伸展模式（图15-10）。

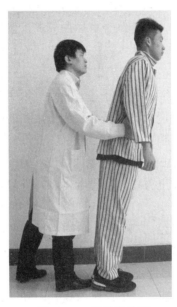

图 15-9 骨盆带前倾

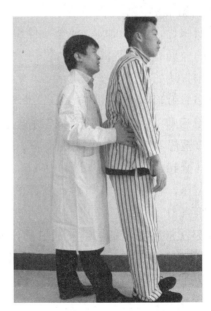

图 15-10 骨盆带后倾

5. 远端关键点的控制　对于上肢屈肌张力增高的患者，治疗师可以控制拇指以缓解上肢屈肌张力的痉挛。治疗师一只手握住患手拇指，使其呈外展、伸展位，另一只手握住其余四指，持续牵拉片刻即可解除手指痉挛（图15-11）。当患者下肢伸肌张力较高时，治疗师将患者的踝关节背屈和外翻作为远端关键点进行控制，可以缓解下肢较强的伸肌痉挛，包括踝关节的跖屈、内翻（图15-12）。

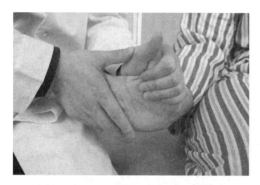
图 15-11　上肢屈肌高张力控制

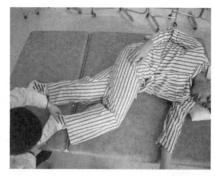
图 15-12　下肢屈肌高张力控制

（四）促进正常姿势反应

正常的姿势反应是人体运动的基本保证，对患者坐、站、走等运动功能都是最基本的和最重要的。当中枢神经系统损伤后，正常的姿势反应会受到不同程度的破坏。因此在治疗中，首先要促进他们出现这些正常的姿势反应，并使之具备正常的姿势控制能力，才能进行各种功能的活动，促进患者随意运动的恢复。治疗师可通过一些特定的训练，引导患者形成并不断学习这些正常功能活动的姿势。

1. 促进翻正反应　翻正反应（righting reaction）是当一种稳定被打破时，身体重新排列获得新的稳定的能力，其主要功能是维持头在空间的正常位置（面部与地面呈垂直位）。此反应常用来进行翻身、转移和平衡的训练。如在小儿脑瘫患者的治疗中，治疗师可抓住患儿的双足，头朝下提起，再慢慢把患儿放到垫子上，在此过程中，由于头部的翻正反应，患儿会出现伸颈、抬头的姿势，从而加强了头部的控制能力。

2. 促进平衡反应　平衡反应（equilibrium reaction）作为一种自主的反应可以使人体在任何体位时均能维持平衡状态，它受大脑皮层的控制，属于高级水平的发育性反应，主要包括身体仰卧位和俯卧位时的倾斜反应，坐位时颈、上肢的保护性伸展反应和立位时下肢髋部的跳跃反应。平衡反应的促进训练时，治疗师可将患者被动向各个方向移动到失衡或接近失衡的点上，然后让他自行返回中立位或者平衡位置上。训练一般可以在肘支撑俯卧位（图15-13）、手膝位（图15-14）、跪立位（图15-15）、坐位（图15-16）和立位等体位下进行。当患者能在稳定的平面上完成平衡反应时，再让其在可移动的平面上，通过身体移动或倾斜引出其平衡反应。治疗师在训练中，既要保护患者，防止意外发生，又不可将身体紧紧地贴着患者，否则将很难引导出患者平衡的反应。

（五）刺激固有感受器和体表感受器

1. 肢体负重（weight bearing）　是一种利用体位使重力通过关节，刺激本体感受器使关节周围肌肉产生共同收缩来提高关节稳定性的方法。当患者的一侧肢体出现肌张力升高时，负重训练可改善伸肌、屈肌之间的张力平衡，以增加肢体的稳定性。如患侧上肢的负重训练：患者坐位，治疗师使患侧上肢外旋、外展，肘伸展，前臂旋后，伸腕，手指伸展，拇指外展等，平放在身体一侧进行负重，即将身体的重量移到上肢，同时治疗师可在患者的肩部，沿上肢长轴的方向施加向下的压力，以加强肢体的负重力量，待患者能主动进行控制后，可让患者在上肢负重的情况下轻微地屈曲、伸展肘关节。

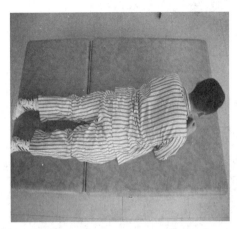

图 15 - 13　肘支撑位平衡反应

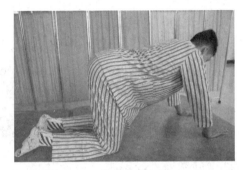

图 15 - 14　手膝位平衡反应

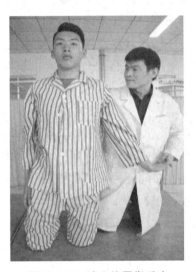

图 15 - 15　跪立位平衡反应

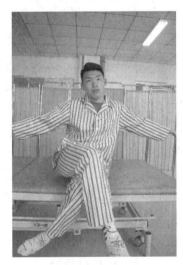

图 15 - 16　坐位平衡反应

2. 放置反应与保持反应　将某一肢体被动地放置在一定肢位并保持不动，通过肢体负重的刺激诱导姿势反应，进行肌张力的调整。比如让患者取坐位，使上肢水平上举，慢慢减少支持或突然撤去支撑，使上肢保持在固定的位置，这时可同时增大肩关节各部位的收缩性，如果此时患者有意识地控制，则可以对进行姿势变化的肌肉起到自动调节的作用。

3. 轻拍打　拍打痉挛肌的拮抗肌可促使拮抗肌肌肉收缩，缓解痉挛肌的张力。例如，当肱二头肌痉挛时，可拍打其拮抗肌（肱三头肌），促使其收缩，可达到缓解上肢屈曲痉挛的目的。拍打技术常常作为辅助手段应用，加强肢体的控制能力。

知识拓展

Bobath 的核心理论

2008 年 IBITA 的第三代玛领导人格丽特·梅斯对 Bobath 理论的核心总结为以下五点。

1. Bobath 疗法主要作为中枢神经系统功能障碍所导致的脑瘫与脑卒中患者的治疗方法发展至今。

2. 虽然应修正异常且不规则的协调运动模式，控制不必要的动作与运动，但是决不能因此而牺牲患者参与个人日常生活的权利。

3. 通过促进技术来获得日常活动中所需的正常且最适宜的肌肉活动，只有正常的选择性运动，才能减少因异常的不规律状态所导致的影响，为了控制痉挛产生的过度肌紧张状态，患者应配合治疗师积极地参与治疗。

4. 治疗不仅需要考虑运动方面的问题，也要考虑到患者的感觉、知觉，以及适应环境的动作，治疗涉及多个知识领域，需要多角度、多方位的治疗手段。

5. 治疗也是一种管理，所有的治疗都应向有助于日常生活活动的方向而努力（24小时管理的概念）。

考点提示　Bobath 疗法的常用治疗技术。

三、临床应用

案例讨论

患者×××，男，60 岁，高中文化。患者自诉右侧肢体活动不灵 20 天。患者 20天前夜间起床欲小便时，无明显诱因出现右侧肢体麻木、无力，上、下肢抬举困难，伴轻微头部隐痛，无恶心呕吐，无大小便失禁，急送医院治疗。颅脑 CT 显示：左基底节区梗死。经药物治疗后，病情明显好转。目前患者右上肢可抬举，手不能活动，可自行床上翻身、坐起，可独坐，下肢能站立，在搀扶下行走但步行姿势异常，为寻求进一步的康复治疗，现转入康复科治疗。查体：一般状态尚可，意识清楚，可进行交流。患侧上肢近端肌力 2 级，远端肌力 1 级，下肢肌力 3 级，髋关节和膝关节活动不充分，踝关节不能主动背伸。肌张力正常，右巴氏征阳性。坐位平衡 3 级，站立平衡 1 级，日常生活部分自理。

【讨论】

1. 试述该患者 Bobath 偏瘫分期及该期的训练目标。

2. 此时该患者可进行哪些康复治疗，请为该患者制定康复方案。

（一）脑卒中偏瘫的治疗

Bobath 将偏瘫患者恢复阶段划分为三个不同时期：弛缓期（initial flaccid stage）、痉挛期（stage of spasticity）和相对恢复期（stage of recovery），根据患者运动功能恢复阶段存在的问题不同，分别设计治疗目标和训练计划，实施针对性的治疗。在偏瘫患者的弛缓期，应加强高级姿势反应和患侧肢体的负重训练来刺激运动功能的恢复。对于偏瘫患者的痉挛期，应尽可能应用反射抑制性抗痉挛模式来缓解肢体的肌张力。而相对恢复期，把促进肢体的分离运动作为主要训练目标。在实际的治疗中，这三个时期并不是截然分开的，所以在治疗中，评定要贯穿于整个治疗的过程。

1. 弛缓期的康复训练　偏瘫患者的弛缓期一般可持续几天、几个星期或更长的时间，大部分时间都是在床上度过的。因此，他采取的卧位姿势非常重要。Bobath 技术强调在偏瘫患者的弛缓期及早进行良好体位的摆放，这将有助于预防或减轻痉挛，抑制日后痉挛模式的出现，维持关节活动度并防止关节出现挛缩现象。

（1）正确体位摆放的方法

1）仰卧位　床应放平，患者头部摆正，头部由枕头良好支持，上部颈椎屈曲，但不能使胸椎也屈曲，面部可转向患侧，患侧肩关节前伸，肩胛骨下方垫枕头，患侧上肢伸展置于枕上并保持旋后位，掌心向上，手指分开。骨盆下垫枕，防止髋关节的外展、外旋，膝下垫一枕头避免出现膝关节过伸展（图 15-17）。因仰卧位易受紧张性颈反射和迷路反射的影响，异常反射最强，容易产生伸肌痉挛，另外骶尾部、足跟、外踝等处发生压疮的危险性亦增加。因此，此体位不宜长时间采用。然而，在做特护过程中或对于那些长时间在仰卧位护理的患者，可以将这种体位与其他体位交替使用。

2）健侧卧位　健侧卧位是患者最舒服的体位。健侧在下，患侧在上，头部由枕头良好支持，躯干与床面成直角，患侧上肢向前方伸展，肘关节伸展，放在胸前的软枕上，患侧的下肢髋、膝关节屈曲，保持踝关节背伸位放置于枕上，为防止踝关节出现内翻，枕头必须垫至足部以下（图 15-18）。

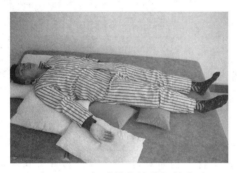
图 15-17　仰卧位的体位摆放方法

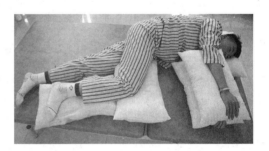
图 15-18　健侧卧位的体位摆放方法

3）患侧卧位　患侧在下，健侧在上，为了防止患肩受压和后缩，将患肩拉出，患侧上肢前伸，前臂旋后，掌心向上，手指分开，健侧上肢放在身上或者身后，避免放在身前，以免因带动躯干向前而引起患侧肩胛骨后缩。患侧下肢稍屈曲，保持踝关节背伸位，健侧下肢呈跨越姿态放在前面的枕头上，为防止患者由于躯干稳定性差而出现向后倾倒的半仰卧位，可在患者身后放置软枕，以帮助患者维持侧卧位（图 15-19）。患侧卧位是最适合于偏瘫患者的体位，此体位可增加患侧躯体的感觉输入，并能缓慢牵拉患侧躯干肌肉达到缓解痉挛的目的。另外，在上方的健侧手臂还可进行自由活动。此体位患者最初可能不容易接受，但它可帮助患者预防肢体的痉挛。

4）床上坐位　应避免患者处于半仰卧坐位，否则将增加患者的躯干屈曲伴下肢伸展。患者应选择最佳体位，即髋关节屈曲近于直角，脊柱伸展，用枕头叠加起来支持患者背部，头部无须支持，以便患者学会主动控制头部的活动。在患者前方放置桌子，患者双手交叉放在上面，以抵抗躯干前屈（图 15-20）。此坐位不宜时间过长，否则将会从原坐位滑下而变成半仰卧位，促进了伸肌张力的升高。

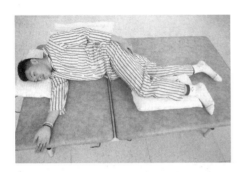

图 15-19　患侧卧位的体位摆放方法

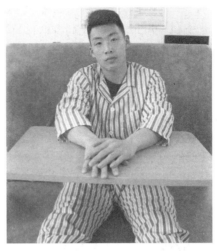

图 15-20　床上坐位

5）轮椅上坐位　使用合适的椅子，更容易达到和保持直立的坐姿，只要患者的一般情况允许，应尽早从床上转移到椅子上。偏瘫患者坐在轮椅上时常呈现不良坐姿，即常常半仰卧在轮椅中，患侧躯干屈曲，患侧上肢悬吊于轮椅扶手的一侧或患侧上肢呈屈曲痉挛体位，而下肢处于外展、外旋，膝关节伸展位，足跖屈、内翻（图 15-21），患者经常从轮椅上向下滑并有跌倒的危险。正确的坐姿及保持的方法应为：躯干尽量靠近椅背，臀部尽量靠近轮椅的后方，患侧髋、膝、踝关节尽量保持屈曲 90°以上，头部和躯干稍前屈，患侧上肢放在扶手上或双手交叉放在身前的桌子上，保持肩胛骨向前伸展（图 15-22）。

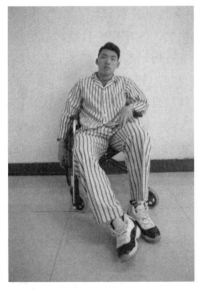

图 15-21　轮椅上的错误坐姿

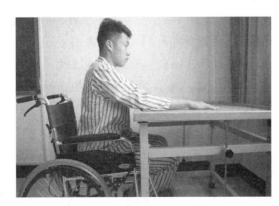

图 15-22　轮椅上的正确坐姿

（2）仰卧位翻向侧卧位　仰卧位是最易诱发伸肌痉挛的体位，不宜长时间采用，因此应教会患者学会自己翻身并在侧卧位下休息。

1）翻身前的准备动作　Bobath 握手两手握在一起，十指交叉，患侧拇指位于最上面，肘关节伸展，双手上举，尽可能高于头部，再回原位。做此动作时，要注意双侧前臂应同等程度旋后，腕关节应始终保持伸展位（图 15-23）。

2）身体上半部的旋转动作　双手上举，肩部充分前屈，肘、腕关节保持伸展，向左右用力摆动，带动躯干、骨盆向一侧转动（图15-24）。治疗师可从患者的肩部或臀部给予一定的辅助力量，帮助患者完成翻身动作。

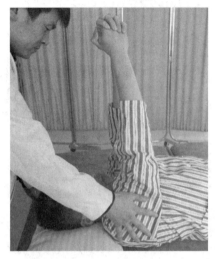
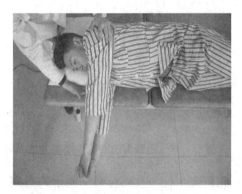

图15-23　翻身前的准备动作　　　　　图15-24　身体上半部的旋转动作

（3）准备坐起和站立　依据人体的运动发育顺序，偏瘫患者的训练将按照仰卧位→侧卧位→坐位平衡→膝立位→跪行→站立→立位平衡→行走的顺序进行训练。其中大多数患者可跨越膝立位和跪行，由坐位直接进行到站立位，但对于躯干肌、臀肌力量较差的患者，仍需进行手膝跪位和双膝立位的训练。偏瘫患者在没有掌握对患侧下肢的控制能力时，就强行进行步行训练，会发展成日后上肢屈肌紧张、下肢伸肌紧张的典型偏瘫步态。因此，在患者早期卧床阶段，即应开始进行仰卧位下肢屈曲、伸展动作的训练。

1）下肢屈曲动作的训练　患者仰卧，屈曲髋、膝关节，治疗师一只手将患足保持在背屈、外翻位，脚掌放于床面，另一只手扶持患侧膝关节外侧，维持髋部处于内收体位，完成髋、膝关节屈曲动作（图15-25）。屈髋屈膝动作是防止划圈步态的基本动作。

2）伸展下肢准备负重的训练　患者仰卧，患侧下肢伸展，足背屈、外翻，顶在治疗师的大腿前部，治疗师将一只手置于膝部下方，沿患侧下肢长轴施加压力，指示患者做小范围的伸、屈膝动作（图15-26）。提醒患者不要用足趾蹬治疗师的大腿前部，而是使用整个下肢向下踩的力量。为了使患者理解和体会该动作是如何完成的，可先用健肢做此动作，让患者体会正常运动的感觉。

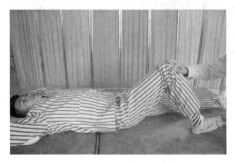
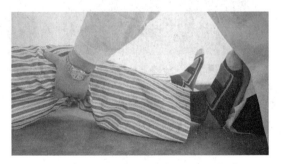

图15-25　下肢屈曲动作的训练　　　　　图15-26　伸展下肢准备负重的训练

（4）上肢训练

1）侧卧位→仰卧位的训练　训练时，下肢呈屈曲位，利用患侧肩部和上肢前伸对抗阻力的力量来引发身体向后转动，变成仰卧位。大腿应避免出现外展的动作，以免引出骨盆旋后和肩关节后撤等代偿动作。

2）活动患侧肩胛带　弛缓期偏瘫患者肩关节的被动活动范围要控制在正常活动度的50%。患者采用仰卧位或健侧卧位，治疗师可进行肩胛骨被动向下、上、前方的活动，但注意避免向后方的运动（图15-27）。待肩胛周围肌肉放松、缓解之后，再指示患者主动向前方或上方伸展上肢，训练时，患侧上臂应处于外旋、伸展位，并注意保持腕、手指伸展及拇指外展。随着患者上肢控制能力的加强，治疗师可给予上臂一定的阻力，以加强患者上肢的主动向前的伸展运动（图15-28）。

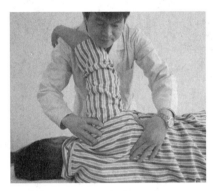
图 15-27　被动活动肩胛骨

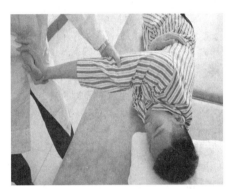
图 15-28　肩胛带主动向前伸展的抗阻

3）伸展患侧躯干的训练　患者仰卧位，患侧上肢高举过头，治疗师一只手固定其肘部，另一只手扶其肩，让患者做翻身动作，即从仰卧到侧卧再到俯卧位，在整个翻身过程中，治疗师要注意用力牵拉患侧上肢，使患侧躯干处于被动牵拉状态。

4）伸肘训练　让患者主动用力伸展上肢，向上方推动治疗师的手，可促进患者伸肘动作的完成（图15-29）。

（5）卧位起坐训练

1）侧卧位　治疗师一只手放在患者颈部周围，另一只手放在膝下，将其扶起（图15-30）。

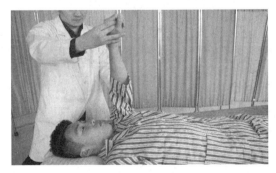
图 15-29　伸肘训练

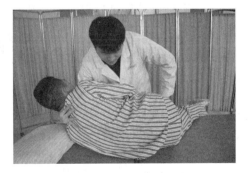
图 15-30　侧卧位起坐的方法

2）仰卧位　治疗师扶住患肩，指示患者健侧下肢插入患侧下肢下方并移至床边，用健侧肘支撑上身坐起。

（6）坐位平衡训练

1）身体重心左右移动的训练　治疗师位于患侧，双手控制处于抗痉挛体位的患侧上肢，让患者身体重心向患侧移动，再回复原位（图15-31）。或让患者双上肢处于抗痉挛体位支撑于体侧，进行躯干的左右重心转移训练。当身体重心转移向患侧时，还可使肘关节屈曲位负重，利用伸肘完成身体复位（图15-32）。由于患侧躯干屈肌紧张，再加上感觉障碍，所以患者在坐位时很容易向患侧倾倒。治疗师要保证患者身体安全，训练时防止跌倒。

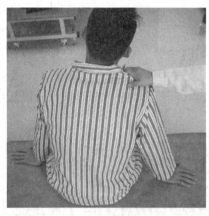 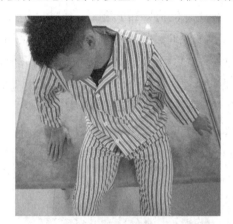

图15-31　肘关节伸展时的身体
重心左右移动的训练

图15-32　肘关节屈曲位时的身体
重心左右移动的训练

2）身体重心前后移动的训练　弛缓阶段的患者，在坐位时进行抬头动作较困难，因患者抬头伸展脊柱时易向后倾倒。治疗师应站在患者的前方鼓励患者向前弯曲身体，在尽量屈曲髋部的同时将患侧上肢上抬（图15-33）。

（7）患侧上肢负重训练　将患侧上肢处于抗痉挛体位，放在躯干侧方，让患者将躯干重心放在患侧上肢（图15-34）。治疗师在肩关节给上肢施加向下的压力，提高患者患侧伸肌张力，加强肘关节的稳定性。

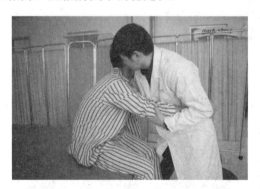 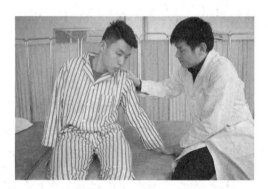

图15-33　身体重心前后转移训练

图15-34　患侧上肢负重训练

（8）从轮椅到床的转移　轮椅与床呈45°摆放，治疗师帮助患者起立后，以其健侧下肢为轴，将患者身体旋转，重心前移，弯腰坐下（图15-35）。

（9）步行训练准备　偏瘫患者患侧下肢向前迈步时不能屈髋、屈膝，踝关节出现跖屈、内翻，导致患者向上提髋迈步，即形成了典型的划圈步态。准备步行前应做如下动作训练以纠正划圈步态。

1）髋伸展位时膝屈曲训练　仰卧位，患肢自膝部以下垂于床边，髋关节伸展，治疗师保持踝关节背屈、外翻位，指示患者做伸、屈膝动作，在做此动作时，应注意保持足背屈、外翻位（图15-36）。

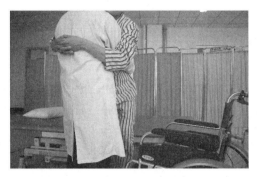
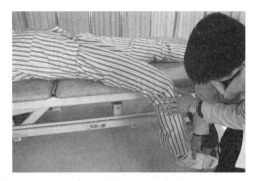

图 15-35　从轮椅到床的转移　　　　图 15-36　髋伸展位时膝屈曲训练

2）髋内收、外展的控制　仰卧位，患侧膝屈曲位，足放在床面，进行主动的髋关节内收、外展运动，治疗师可从膝部内侧、外侧方给予一定的辅助力量或阻力，然后指示患者练习在各个角度控制住，再让骨盆离开床面进行此动作（图 15-37）。此训练对患者日后的步行训练极其有意义。

2. 痉挛期的康复训练

此阶段，偏瘫患者由于患侧肢体肌张力过高，出现上肢屈曲痉挛及下肢伸肌痉挛的异常运动模式。此期的训练目的主要是，抑制病理性反射和异常运动模式的加重，引导患者学会缓解肢体痉挛，促进主动运动功能的恢复。

（1）坐位和准备站起的训练

1）骨盆控制和躯干旋转训练　并排放置三把椅子，患者坐在中间，患者 Bobath 握手并向前下方伸展，患侧下肢充分负重，治疗师帮助患者抬起臀部，旋转躯干，并指示患者缓慢将臀部坐到一侧的椅子上。治疗师站立在受累侧，用自己的脚和膝盖分别顶住患者的脚和髌骨，防止患者摔倒（图 15-38）。此训练有助于提高骨盆的控制能力，同时达到躯干旋转及患侧躯干伸展的目的。

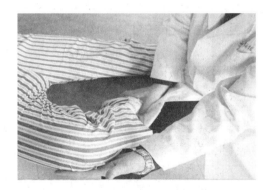
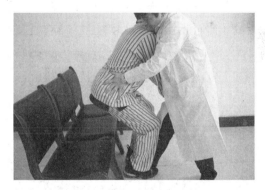

图 15-37　髋内收、外展的控制　　　　图 15-38　骨盆控制和躯干旋转训练

2）髋内收、骨盆旋前训练　患者坐位，治疗师一只手控制患侧下肢膝部，使其处于内收、内旋位，另一只手控制踝关节于背伸、外翻位，帮助患者将患侧下肢交叉放到健侧下肢上，同时带动骨盆前倾，然后再控制下肢缓慢回收放下（图 15-39）。此动作的训练对于步行时屈曲动作的完成有重要作用。

3）提腿训练　患者坐位，治疗师托住患侧足部保持在背屈、外翻位，指示患者向上提腿，再缓慢放下，并练习在关节活动范围内进行控制训练，以加强患侧下肢屈髋、屈膝的能力（图 15-40）。

4）屈膝训练　患者坐位，将膝部被动屈曲大于90°，让患者在小范围内做膝关节伸展、屈曲动作（图15－41）。做此训练时，保持整个脚掌着地，足跟不离地，尤其在进行膝关节屈曲训练时。

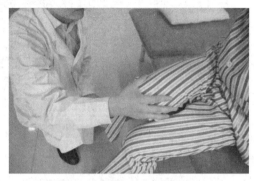

图15－39　髋内收、骨盆旋前训练

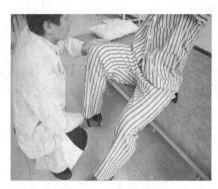

图15－40　坐位提腿训练

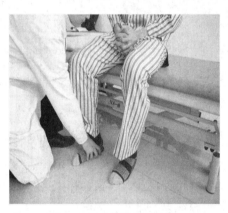

图15－41　坐位屈膝训练

（2）站起和坐下训练

1）站起训练　患者Bobath握手向前方伸展，躯干屈曲，抬头，目视前方。治疗师站在患侧，用脚和膝盖顶住患者的患脚正前方和髌骨，一手放在患者的后方（尽量不接触患者身体），做保护动作，另一只手放在患者眼睛等高的地方，让患者伸臂触碰前方治疗师的手。当患者的鼻尖超过足尖时，指示患者伸髋、伸膝，在此位置上慢慢站起（图15－42）。坐位站起训练，座位的高度应从高到低。在训练的初期，让患者从较高的坐位站起，然后逐渐过渡到较低位置站起。

2）坐下训练　与站起训练动作顺序相反。指示患者慢慢屈髋屈膝，下降臀部，当臀部接近椅子时再指示患者抬起臀部，这样反复数次，再坐到椅子上（图15－43）。

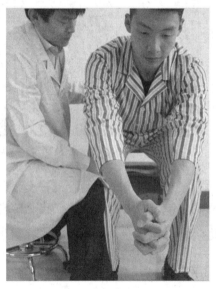

图15－42　坐位站起训练

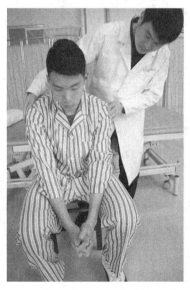

图15－43　坐下训练

（3）站立和行走训练　为了患者步行的安全及以正常方式步行，患者在进行行走训练之前，首先要进行患侧下肢的站立负重训练，训练应由易到难，负重量由少到多。如果患侧下肢负重不充分，将会影响患者的步行稳定性。

1）患侧下肢负重训练

①患者双足站立位　患者可在姿势矫正镜前进行此训练，通过视觉刺激的反馈作用，让患者观察自己是否已将身体重心移至患侧。治疗师一只手放在患者的腋部支撑，保持肩胛带的上举，另一只手保持患侧上肢肘关节、腕关节处于伸展的抗痉挛体位，同时指示并引导患者将身体重心逐渐向患侧移动（图15－44）。

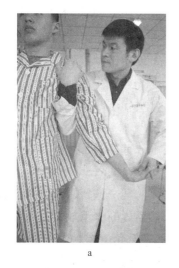 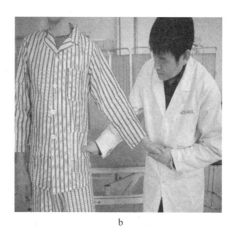

a　　　　　　　　　　　　　　b

图15－44　立位患侧重心转移训练

②患腿部分负重立位　患者健手抓握一固定扶手以起保护作用，身体重心移至患侧，健足放在位于患者前方的治疗师腿上，治疗师用一只手保持膝关节屈曲大约 15°左右，另一只手握住健足，感觉其向下踩的力量是否逐渐降低，等到患侧下肢负重能力逐渐接近单足站立时的负重能力（图15－45），便可开始进行患侧下肢单独站立的训练。

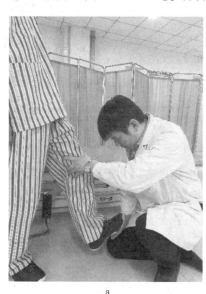 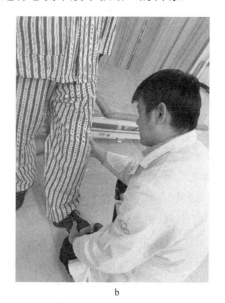

a　　　　　　　　　　　　　　b

图15－45　立位负重下屈膝动作

③患腿负重站立训练　当患者患侧单独负重无恐惧感之后，可指示患者抬起健足，在

小范围内向前、后迈小步，重心稳定地保持在患侧，掌握下肢负重状态下的稳定性和可动性。

2）患侧下肢的迈步训练

①膝关节屈曲训练　俯卧位，治疗师将患者的患侧膝关节屈曲 90°，让患者缓慢有控制地伸展下肢，最后达到主动伸展并保持在任意位置上。

②髋、膝屈曲动作训练　立位，患者骨盆自然放松，患者轻度屈曲膝关节，防止骨盆上提动作的出现，然后将患侧下肢向前方迈出。

③髋内收、膝屈曲动作训练　健侧下肢立位完全负重，患侧下肢位于后方，治疗师将患足保持外翻、背屈位，指示患者将患膝靠近健膝，练习髋内收、膝屈曲动作。

④迈步前训练　治疗师托住患足足趾使其伸展，将踝关节控制在背屈、外翻位，然后指示患者将足部抬离地面，注意控制患者骨盆不出现上提动作，抬起的高度应与正常迈步时相同，足跟应缓慢轻柔有控制的着地。

⑤迈低步训练　治疗师指示患者膝关节轻度屈曲，引导下肢向前方迈低步，落地时慢慢放下。

⑥足跟着地训练　患足着地时掌握足跟的控制是十分重要的。患者屈曲膝关节、背屈踝关节，并向前移动下肢，再慢慢放下足跟。

（4）上肢运动控制训练　将患侧上肢被动移到空间的某一位置，保持上肢处于外旋及肘关节伸展位，腕关节背伸，手指伸展，拇指外展。然后逐渐将手放开，再指示患者将肢体控制在此位置保持不动，并练习上肢能在各个方向、各个角度控制住（图 15-46）。当患者上肢具备一定的控制能力时，可指示患者将控住的肢体由此位置向上或向下运动，然后再返回原位。

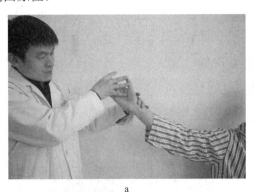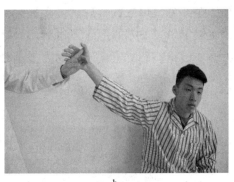

a　　　　　　　　　　　　b

图 15-46　上肢的控制训练

（5）肘部控制训练

1）训练一　患者坐位，Bobath 握手，双上肢抬高过头顶，屈肘用手触摸头顶、对侧肩、耳等部位，再将肘部缓慢伸直（图 15-47）。治疗师应随时注意帮助患者肩胛部位向前伸展，防止肩胛部位出现后撤动作。若在训练中，患者不能充分伸展肘部，治疗师可在肱三头肌部位进行拍打，以促进肌肉的收缩。

2）训练二　患者坐位，Bobath 握手，双上肢前伸，肘部轻度屈曲，指示患者屈肘，用双手触摸口、鼻，然后再返回原位（图 15-48）。为防止肩部的后撤，可将前臂置于桌面上，在肩部充分前伸的情况下进行屈肘运动。

3）训练三　患者坐位，Bobath 握手，双上肢前伸，前臂旋后，指示患者将上肢尺侧接触同侧头、肩部，进行肘关节屈伸控制练习。

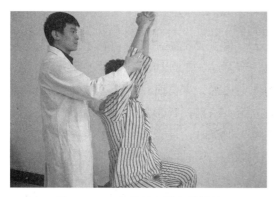

图15-47　坐位双上肢上举训练

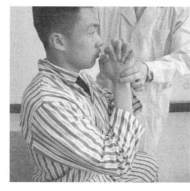

图15-48　坐位双上肢肘屈曲训练

（6）手膝跪位和双膝跪位的训练

1）手膝跪位训练　患者手膝跪位，患侧上肢处于抗痉挛体位并能充分负重，手指伸展、拇指外展支撑在床面上，指示患者向前后左右摇动躯干保持平衡（图15-49）。随着患者手膝位平衡的加强，难度也可逐渐加大，如让患者抬起健侧上肢或下肢，使患侧肢体充分负重。

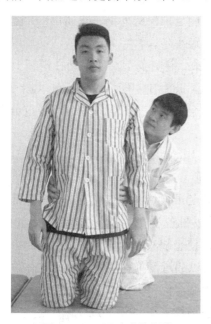

图15-49　手膝跪位训练

2）双膝跪位训练　患者双膝跪位，治疗师位于患者后侧，保持患侧上肢抗痉挛体位，引导患者身体进行左右重心的移动（图15-50）。保持患侧充分负重，注意保持髋部伸展，防止患侧骨盆出现后撤动作。

3）单膝跪位训练　治疗师帮助患者将患膝屈曲跪于床上，并充分伸展髋部使其负重，指示患者向前、向后迈出健侧下肢（图15-51）。

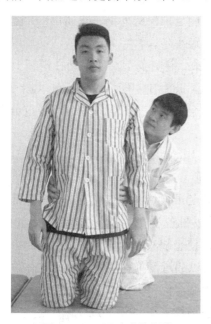

图15-50　双膝跪位训练

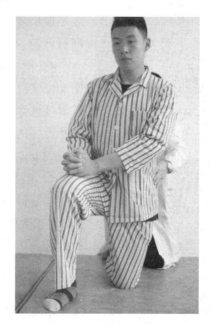

图15-51　单膝跪位训练

3. 恢复期的康复训练　进入恢复期，患者的痉挛逐渐减轻，偏瘫肢体出现了分离运动，即关节的独立运动及运动的协调性向正常接近。此期的治疗目的在于改善步态的质量和患侧手功能，进行各种有意义的日常生活动作训练，逐步向正常运动过渡。

（1）步行能力的基础训练

1）踝关节控制能力的训练（图 15-52） 踝关节的控制训练可在不同体位下进行。仰卧位时，患侧下肢屈曲或伸展位下进行踝关节背屈、足趾抬离支撑面的动作；俯卧位时，膝关节保持屈曲位，进行踝关节、足趾的伸展训练；坐位时，患侧下肢交叉放到健侧下肢上；站立位时，患者健足在前、患足在后大跨步站立，在患足足跟不离地的条件下背屈踝关节，将身体重心转移到前方的健侧下肢上。训练时，注意防止踝关节内翻，动作要缓慢进行，为保证患者安全，可让患者在平衡杠内进行。

2）准备迈步的训练 患者健足在前、患足在后大跨步站立。治疗师一只手控制患者骨盆部位使之放松，另一只手帮助膝部屈曲，足跟抬起。指示患者患足足跟离地但足趾着地，再恢复足跟着地（图 15-53）。

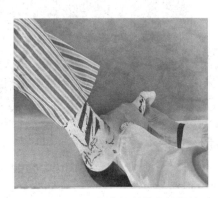

图 15-52 踝关节控制能力的训练

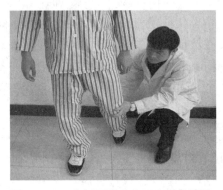

图 15-53 患侧下肢准备迈步前的训练

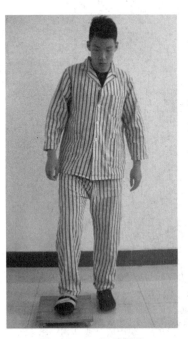

图 15-54 滑板训练

3）迈小步训练 健足站立，患者躯干、骨盆放松，轻度屈髋屈膝，患侧足部保持外翻、背屈位，并指示患者屈髋屈膝向前、向后迈小步。

4）滑板训练 健侧负重，患足踏在滑板上向各个方向滑动，训练患侧下肢的控制能力及灵活性（图 15-54）。训练时要注意在安全条件下进行，滑动时不要过分用力，控制在小范围内进行。

（2）改善步态的训练

1）迈步训练

①患侧下肢负重训练 患者站立位，治疗师位于患侧后方，在患者的骨盆部位支撑、指示患者将身体重心移向患侧，抬起健侧下肢，使患腿充分负重（图 15-55）。随着患者稳定性的加强，可以通过变换健侧下肢复杂的体位变换以加强训练的难度，增强患侧下肢的负重能力。

②交叉步态训练（图 15-56） 患者立位，双下肢轻度外旋，健侧腿稍靠前方。治疗师立于患侧后方，一手控制患侧骨盆部位，指示患者旋转骨盆将患侧腿从前方向对侧交叉迈出。随着患者稳定性的加强，再进行向患侧方向的交叉迈腿训练。

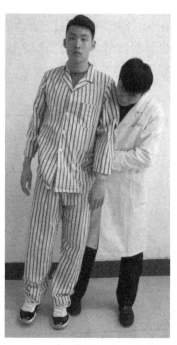

图15-55　患侧下肢的负重练习

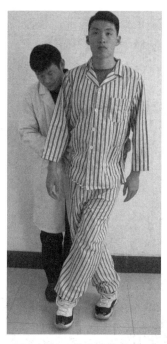

图15-56　交叉步态的练习

③前后迈步训练　健腿站立，患腿向前迈步，然后屈膝再向后迈步。患者向后迈步时，治疗师要注意防止患者出现骨盆上提动作。

2）行走训练

①前方引导　治疗师立于患者前方，患者的患侧上肢搭在治疗师的肩上。治疗师使患侧肩胛骨充分前伸，另一只手放在骨盆处，辅助患者行走时重心转移动作的完成（图15-57）。

②后方引导训练：患者双上肢尽量后伸，治疗师将其双手控制在抗痉挛体位。（图15-58）。

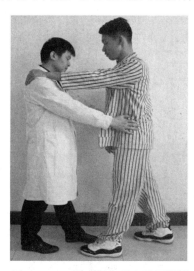

图15-57　治疗师在前方引导训练

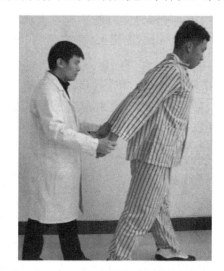

图15-58　治疗师在后方引导

③侧方引导训练　治疗师位于患侧，把持患侧上肢并使之处于抗痉挛体位进行控制，帮助患者移动重心，向前迈步。健肢迈出前，让患者将患侧骨盆及身体重心充分移到患肢的上方，让患肢充分负重（图15-59）。

④骨盆旋转训练　骨盆旋转可抑制下肢的痉挛。治疗师位于患者身后，双手置于骨盆

处，用拇指或掌根处抵住臀部，使髋关节伸展。指示患者步行时，使骨盆旋转。若在训练中，出现了一侧躯干僵硬，应停止迈步，在原地进行数次骨盆旋转动作之后，再进行步行训练（图15-60）。

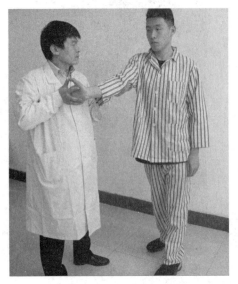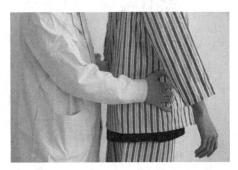

图15-59　治疗师在侧方引导训练　　　　图15-60　治疗师在骨盆旋转下引导训练

⑤扶持步行训练　行走能力较差或站立平衡不稳的患者，可在平衡杆内练习步行。行走时，应鼓励患侧肢体进行负重，患侧躯干保持伸展位。行走稳定性有进步时，可借助手杖行走，即手杖—患足—健足的三点步态。

（3）上下阶梯的训练　偏瘫患者上下楼梯的训练应遵循"健侧下肢先上，患侧下肢先下"的原则。

1）上楼梯的训练　治疗师位于患者身后，一只手控制膝关节，另一只手扶持腰部，将重心转移到患侧，指示健腿上台阶，然后重心前移，治疗师辅助患侧下肢屈髋、屈膝，抬起患足，迈上台阶（图15-61）。

2）下楼梯的训练　治疗师位于患者后方，一只手置于患侧膝部上方，辅助膝关节屈曲向下迈步；另一只手置于健侧腰部帮助身体向前移动重心，然后再保持膝关节伸展支撑体重，指示健侧下肢向下迈步（图15-62）。

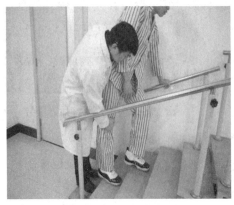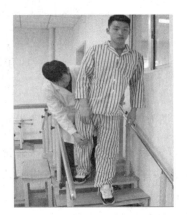

图15-61　上楼梯的训练　　　　　图15-62　下楼梯的训练

（4）上肢运动控制训练

1）联合反应的抑制　患侧上肢放置在桌面保持不动，患者用健侧手摩擦患侧上肢皮肤；或健侧手臂上抬高举过头，然后屈肘触摸头顶、头后枕部等，再返回前方；或用工具夹食物、写字和绘画等（图 15-63）

2）患侧上肢负重及躯干旋转训练　患者坐位，患侧上肢在身体侧方保持抗痉挛负重位，指示患者旋转躯干，健手越过中线，将患侧的物体拿起，放到身体健侧（图 15-64）

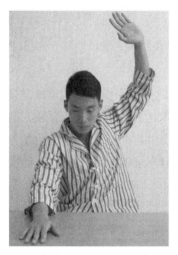
图 15-63　联合反应的抑制

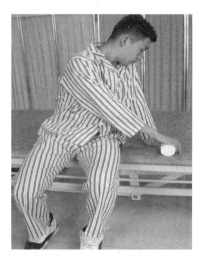
图 15-64　患侧上肢负重及躯干旋转训练

3）伸肘练习　患者坐位，Bobath 握手推动桌上放置的滚筒或实心球，来回拉动（图 15-65）。训练时，要注意保持患者躯干前屈，双上肢向前伸展，可避免出现肩胛带的后撤动作。

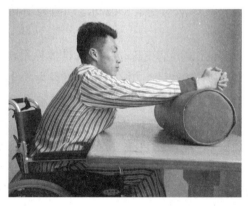
图 15-65　坐位时的伸肘训练

　知识链接

偏瘫患者的踝足矫形器

偏瘫患者引起的足下垂和内翻将导致行走时足尖和足外侧先着地，这影响了患者的站立稳定性，患肢迈步时，会因为足尖拖地导致跌倒。若经各种牵拉、负重训练仍得不到矫正，需使用辅助器具加以矫正，将踝关节固定在背屈、外翻位，从而增强患者步行的稳定性。

踝足矫形器（ankle foot orthosis，AFO）的基本功能是对足和踝关节异常的对线关系及关节运动加以控制，保持踝关节于良好位置。主要包括：在步行的摆动期，能帮助患者抬起足趾，避免出现拖地现象；在偏瘫患者的支撑期，能保持踝关节的稳定性；同时，对足趾蹬地的动作也有所帮助，使步态稳定性加强，减少患者行走时能量的过度消耗。常用的有金属类和塑料类两种。金属类踝足矫形器由两侧金属支条、踝关节铰链、矫形鞋等组成。塑料类踝足矫形器主要采用较硬的、由热塑性塑料，依患者小腿和足形状模塑而成。

（二）小儿脑性瘫痪的治疗

小儿脑性瘫痪（cerebral paisy，CP）的定义被界定在脑损伤所致的运动功能障碍，以姿势运动发育延迟或异常为主。Bobath 认为：运动功能的整合中枢包括脊髓、脑干、中脑、皮质等多个水平，下位中枢受上位中枢控制。脑损伤引起的症状，除运动发育迟缓外，必然出现上位中枢控制解除的释放症状即各种原始反射亢进的异常姿势和运动模式，尤其是中脑和皮质损伤引起的翻正反应和平衡反应障碍。因此，Bobath 提出了两种基本的治疗法则：抑制异常姿势和运动模式，尤其是针对异常紧张性姿势反射的抑制；促进正常姿势和运动模式，特别强调对翻正反应和平衡反应的促进。在治疗脑瘫时也发现随着运动功能改善，其他伴随障碍也同时有不同程度的改善。因此，Bobath 认为治疗脑瘫必须从多方面着手，按照小儿生长发育的规律进行治疗。

1. 脑瘫的临床分型　根据运动障碍的性质，我国目前主要采用以下分型。

（1）痉挛型（spastic type）　这是临床中最常见的类型，病变主要在锥体束系统，是由于上运动神经元损伤后引起脊髓和脑干反射亢进而使局部对被动运动的阻力增大的一种状态。主要表现为肌张力增高、肢体活动受限、被动运动阻力增高，出现折刀样痉挛，腱反射亢进，病理反射阳性。

（2）不随意运动型（dyskinetic）　病变部位主要为锥体外系，以基底节损伤为主，一般累及全身。其中手足徐动型约占发病率的 20%。主要表现为静止时出现缓慢、不随意、无规律的动作，难以用意志控制的不自主、不协调活动，通常累及全身，兴奋状态下加重，安静状态下减少，入睡后则消失。该型往往累及颜面肌肉、发音及构音器官，因此常伴有流涎、咀嚼吞咽困难、言语障碍等。由于肢体的不自主运动，造成患者不定方向的晃动，从而导致平衡障碍。舞蹈动作类型的表现为肢体快速、不规则、无目的、不对称的运动。肌力常显得减弱，肌张力普遍降低，各关节可过度伸展，膝腱反射常消失，感觉无障碍，时而改变的肌张力影响肢体动作的稳定性。震颤类型少见，主要表现为身体的某一部分在一个平面内不随意地、节律性地摇动为特征，静止时出现，自主运动时则消失，多见于上肢；有时为动作性震颤，运动时加重，可伴眼球震颤。单纯的震颤罕见，多与其他型混合存在。

（3）强直型（rigid）　较为少见，由锥体外系损伤所致，主要表现为：肢体僵硬，活动减少。被动运动时，伸肌和屈肌都有持续抵抗，因此肌张力呈现铅管状或齿轮状增高。无腱反射亢进，常伴有智力落后、情绪异常、言语障碍、癫痫、斜视和流涎等。此型临床症状较重，护理困难。

（4）共济失调型（ataxic）　本型并不多见，约占发病率的 5%。主要损伤部位为小脑。

主要表现为平衡功能障碍，上、下肢的动作不协调，辨距不良，步态不稳，多呈醉酒步态，容易跌倒。另可见头、手部的轻度震颤，眼球震颤最为常见，指鼻试验、对指试验、跟膝胫试验难以完成。

（5）肌张力低下型（hypotonic）　又称弛缓型，病变部位不确定，一般累及全身。主要表现为肌张力低下，肌力降低，四肢呈软瘫状，难以保持正常的体位，患儿常取仰卧位，四肢外展、外旋，形似仰翻的青蛙。

（6）混合型（mixed）　可存在多个病变部位一般累及全身。临床多以一个类型的特点为主，可同时伴有一个或多个不同类型的表现。

2. 脑瘫的康复训练方法

（1）维持正常肌张力所常用的活动模式

1）反射性抑制伸展姿势手法　适用于手足徐动型脑瘫与痉挛型脑瘫的患儿。

手法如图 15-66 所示。使患儿呈自然地仰卧状态，治疗师跪坐在患儿足下方，使患儿两下肢屈曲后固定在治疗师胸前。用双手握住患儿双手，并内收内旋后固定于患儿胸前，然后治疗师用一手托起患儿后头部，用另一手固定患儿双手，使患儿呈坐位，坐在治疗师的双侧大腿上，这时患儿头前屈，膝关节、髋关节屈曲，形成一个全身屈曲状态。

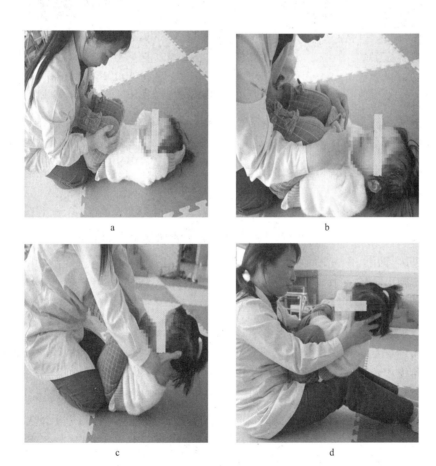

图 15-66　反射性抑制伸展姿势手法

2）反射性抑制屈曲姿势手法　本手法适用全身屈曲姿势的脑瘫患儿。

手法如图 15-67 所示。首先使患儿呈俯卧位，双上肢向前方伸展，使头与脊柱形成一条直线，为了加强效果，治疗师可用双手按在患儿背部，一手向头部方向，一手向骶尾部方向按压晃动，使患儿脊柱得到充分伸展。然后治疗师移到患儿身体一侧（左侧为例），将左手从患儿胸前伸到右上肢处，并握住右上肢，并轻轻拖起，治疗师的右手放在患儿臀部上方，起固定作用，这时左手轻轻摇动，右手用力按压，使屈曲的躯干逐渐伸展。当患儿脊柱伸展充分后，治疗师移到患儿头上方，使患儿用肘关节支撑，抬高头部，使脊柱充分伸展，促进抗重力肌发育。

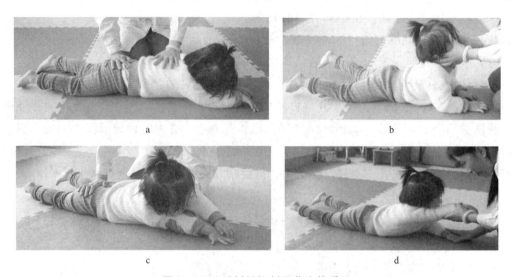

图 15-67　反射性抑制屈曲姿势手法

（2）关键点的控制　控制关键点是 Bobath 技术中抑制异常运动模式的重要环节。关键点多选择在身体的近端，随着治疗的进展逐渐以被动保持来减少操作，并移向肘关节、腕关节、手指、膝关节、踝关节和足趾远端部位，并随之减少操作点和量，逐渐增加脑瘫患儿主动性运动。

1）头部关键点的调节

①头部的屈曲（前屈）　如图 15-68 所示。头部前屈使全身屈曲模式占优势，对全身伸展模式起到抑制作用，对屈曲运动起到促通作用。前屈可在仰卧位、坐位、立位时进行，可抑制伸肌痉挛与挛缩，这种伸肌痉挛与挛缩可见于痉挛型与不随意运动型患儿；可对仰卧位向坐位拉起和翻身至侧卧位时头的控制起到促进作用；也可抑制不随意运动型患者在起立与步行时发生的髋关节与膝关节的过伸展。

②头部的伸展　头部伸展使全身以伸展占优势，可促通全身的伸展模式与伸展运动，抑制全身屈曲模式，可在俯卧位、立位上进行手法操作（图 15-69）。

③头部回旋　头部回旋可以破坏整体性屈曲和整体性伸展模式，诱发体轴内回旋和四肢的外展、外旋模式和内收、内旋模式。对于痉挛、强直和阵发性痉挛等肌紧张过强的重症患儿，应避免直接操作头部，最好通过肩胛带与躯干部关键点的调节来改变头部位置。

2）肩胛带及上肢关键点的调节

①肩胛带前伸　通过操作保持患儿的肩胛带向前方突出的位置，可使全身以屈曲占优势，能抑制头部向后方的过度伸展的全身伸展模式（图 15-70）。只要诱导上肢伸展状态的向前伸出，就能促通肩胛带向前方突出。

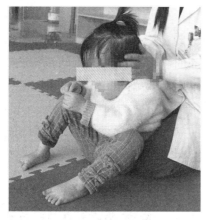
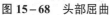

图 15-68　头部屈曲

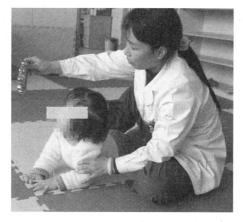

图 15-69　头部伸展

②肩胛带后缩　通过手法使肩胛带内收，使全身以伸展占优势，可以抑制因头部前屈而形成的全身性屈曲模式，并促进抗重力伸展活动（图 15-71）。本法可直接操作肩胛带，也可以通过控制上肢使肩胛带的体位发生变化。

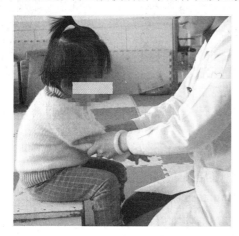

图 15-70　肩胛带前伸

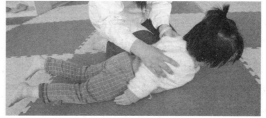

图 15-71　肩胛带后缩

③肩关节内旋　患儿前臂旋前使肩关节完全内旋，可抑制伸肌挛缩，此手法对不随意运动型患儿有效。对痉挛型患儿，应注意防止增加颈部、躯干、髋关节以及下肢的屈肌痉挛。

④肩关节外旋　使患儿在前臂旋后、肘关节伸展状态下肩关节完全的外旋，可抑制全身的屈曲模式，增加全身的伸展。

⑤上肢上举　使患儿肩关节在外旋位上举上肢（手心向后），以抑制痉挛型四肢瘫患儿的屈肌痉挛以及上肢与肩胛带被牵拉向下方的异常模式，对脊柱、髋关节及下肢的伸展有帮助。对于痉挛型偏瘫的患儿，可在上举患侧上肢的同时，伸展患侧躯干的侧屈肌群，达到促进患侧下肢的屈曲和外展，打破上肢的屈曲模式和下肢伸展模式。

⑥拇指外展　前臂旋后，拇指外展，可以促进手指的伸展，手张开。

3）躯干部关键点的调节

①躯干后伸　通过使患儿躯干后伸，形成全身伸展模式（图 15-72），能抑制全身屈曲模式，达到促进伸展姿势与伸展运动的目的。痉挛型四肢瘫患儿，在俯卧位上受全身性屈曲模式控制，上肢屈曲抱在胸的下面，髋关节和膝关节屈曲，体重负荷于头部。这时可应用躯干后伸的手法，将患儿上肢从胸的下面拉出来，使肩和胸抬起到一定高度，并使髋关

节与下肢伸展、骨盆紧贴床面，形成躯干部后伸、全身伸展的姿势。在这种姿势下鼓励患儿抬头和用两下肢负荷体重、可以促进抗重力伸展活动。

②躯干前屈　通过使患儿躯干前屈，形成全身屈曲位（图15-73），可以抑制全身性伸展模式，达到促进屈曲姿势和屈曲运动的目的。不随意运动型患儿，若在仰卧位上呈现非常明显的全身性伸展模式时，可应用强制性的使躯干屈曲的手法，达到减少全身过度紧张的目的，这就是所谓的"抱球姿势"。此外，还应注意肌紧张异常的不随意运动型患儿，其坐到椅子或轮椅上，头和背部向后紧靠椅背时，常会出现躯干过伸展现象，可以在其头部和背部设计背靠，使躯干保持前屈位来避免。

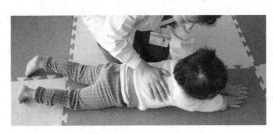
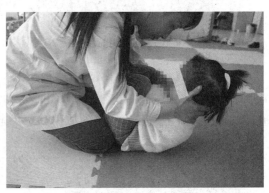

图 15-72　躯干后伸　　　　　　　　　　　　图 15-73　躯干前屈

③躯干回旋　通过使患儿躯干回旋，可以破坏全身性伸展和屈曲模式，促进正常的体轴内回旋运动和四肢的回旋活动。

4）骨盆带及下肢关键点的调节　主要用于坐位和立位时。

①骨盆带后倾　坐位时，通过手法操作使骨盆带后倾，可使上半身以屈曲占优势，下肢以伸展模式占优势。立位时，通过手法操作使患儿骨盆带后倾，可使身体以后倾姿势占优势，并促进全身伸展模式。不随意运动型脑瘫患儿治疗常采用坐位手法，痉挛型患儿治疗常采用立位手法。

②骨盆带前倾　坐位时，通过手法操作使患儿骨盆带前倾，可促进上半身以伸展占优势，下肢以屈曲模式占优势。立位时通过手法操作使骨盆带前倾，可形成身体的前倾姿势并促进全身性屈曲模式。

③下肢屈曲　通过手法操作使下肢屈曲时，可促进下肢外旋、外展及踝关节的背屈。

④下肢伸展位外旋　通过手法使下肢在伸展位上外旋，可以促进下肢的外展及踝关节的背屈。

⑤足趾背屈　通过手法操作使足趾，特别是外侧的3、4趾背屈时，可抑制下肢的伸肌痉挛，促进踝关节背屈及下肢的外旋、外展。

（3）翻身活动训练　患儿呈仰卧位，治疗师跪坐在患儿头的上方，一手放在下颌部（以右手为例），另一手放在后头部，缓慢抬起患儿的头部。为了促进颈部周围肌群的同时收缩，要逐渐地减少对患儿头部支撑的力量。当肌肉的同时收缩性波及肩胛带和腹部时，可以感觉到患儿头部在手中变轻，其两手仍固定好头部轻轻上提头部，然后缓慢将头部向左侧回旋。头部回旋后，肩胛带、上肢、躯干、骨盆带、下肢会依次出现活动，引起矫正运动，即诱发了从仰卧位向侧卧位、俯卧位的翻身运动，然后又从俯卧位向仰卧位翻身的运动。这种手法不能只是被动地操作，而是通过翻身运动诱发正常运动发育的协调模式，使患儿体验到正常运动的感觉，所以治疗中必须按照患儿的反应慎重操作。

（4）坐位平衡训练　如果患儿在坐位时不能保持平衡，首先可以训练他的上肢保护性反应能力。方法为：让患儿俯卧在一圆筒状物体或 Bobath 球上，缓慢地侧向滚动圆筒状物体或 Bobath 球，鼓励患儿伸手保护自己，即上肢伸展保护反应的训练（图 15-74）。当患儿获得了较好的保护性反应能力后，可以在坐位进行训练，治疗师双手扶着患儿髋以上的身体，使其向前后及侧方摇晃，训练其平衡能力。

（5）爬行训练　当患儿在俯卧位能够很好地控制头部时，可以开始进行爬行训练。方法是：让患儿处于四肢跪位（图 15-75），将患儿喜欢的玩具置于其前方较远处，鼓励患儿爬过去取该玩具。如果患儿不能挪动下肢向前爬行，则可以通过抬高其髋部对他进行帮助。除了向前爬行，还应该进行侧向爬行、向后爬行的训练。

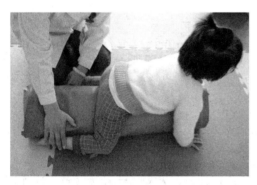

图 15-74　上肢伸展保护反应的训练

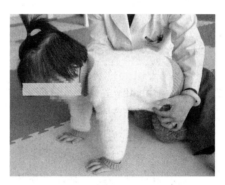

图 15-75　爬行训练

（6）站立训练　刚开始训练时，治疗师用双手扶住患儿的髋部，通过让其双腿分开而获得较大支持面使患儿站立。站立过程中，可向不同方向轻推患儿，使其学会重心的转移。以训练其站立平衡的能力（图 15-76）。

（7）步行训练　步行是人类抗重力伸展姿势达到最高的阶段。正常婴儿 1 岁左右开始学习步行，脑瘫患儿则要 3～4 岁才能走路，往往伴有异常姿势，因此在训练行走的同时，要注意矫正异常姿势。

患儿立位，治疗师位于患儿的前面或后面，令患儿向前跨步，左脚向前，右手向前，必要时，治疗师可控制患儿的双肩或骨盆帮助患儿，将重心转移到前面的下肢。

1）治疗师位于患儿的前面，患儿的左手顶住治疗师的一只手，并往前推，同时右脚跨出，再换右手顶、推，左下肢迈出，步行练习的同时，提高协调运动。

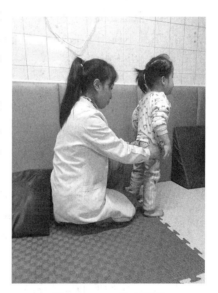

图 15-76　站立训练

2）治疗师在患儿前方控制，当患儿向前方迈出一下肢时，治疗师可向上方牵拉患儿双手，使患儿两上肢抬高举起，在持续的全身伸展活动的同时，用一侧下肢负荷体重，使另一侧下肢松弛迈向前方。

3）治疗师站在其后，抓住患儿的双上肢，使患儿全身呈伸展状态，在确认髋关节呈伸展、外展、外旋姿势后牵引患儿的手使之反复地向前迈步、向后退步。

4）治疗师位于患儿身后，将双手控制其骨盆处，用手的力量帮助患儿骨盆回旋及身体重心移动，以带动双下肢随着骨盆的旋转向前迈出，从而让患儿有交替步行和交替负重的感觉。

Bobath 疗法强调早期治疗，因早期脑组织正在发育阶段，其可塑性强，是学习运动模式潜力最大时期。虽然有脑损伤，但仍可通过各种方法使患儿学习到正常的运动模式，促进未成熟性向成熟性发展，抑制异常姿势，促进正常姿势，达到治疗和康复的目的。

（李丽英）

习　题

一、单项选择题

1. Bobath 技术开创于 20 世纪

    A. 40 年代　　　　　　B. 50 年代　　　　　　C. 60 年代　　　　　　D. 70 年代

    E. 80 年代

2. 不属于 Bobath 治疗原则的是

    A. 强调学习运动的感觉　　　　　　　　　B. 强调学习基本的运动模式

    C. 按照运动的发育顺序制订训练计划　　　D. 将患者作为整体进行治疗

    E. 强调患者个人感受

3. Bobath 技术认为对患者在训练中出现的病理性反射及异常运动模式首先应加以

    A. 抑制　　　　　　　　B. 促进　　　　　　　　C. 利用　　　　　　　　D. 加强

    E. 以上都是

4. 下列不属于 Bobath 技术常用的基本技术与治疗的是

    A. 控制关键点　　　　　　　　　　　　　B. 推—拉技巧

    C. 翻正反应　　　　　　　　　　　　　　D. 促进正常姿势反应

    E. 持续牵伸

5. 脑性瘫痪最常见的物理疗法是

    A. Brunnstrom 法　　　B. Bobath 法　　　　C. Rood 法　　　　　D. MRP 法

    E. PNF 法

6. 以下属于 Bobath 理论的核心系统性疗法基础的是

    A. 关键点的控制　　　B. 推拿按摩　　　　　C. 身体协调　　　　　D. 运动控制

    E. 神经控制

7. 属于 Bobath 技术的是

    A. 抑制原始的运动模式　　　　　　　　　B. 利用言语刺激

    C. 牵张肌肉　　　　　　　　　　　　　　D. 推拿按摩

    E. 冰刺激和刷拂

8. Bobath 技术中按运动的发育顺序制定训练计划的顺序错误的是

    A. 仰卧位→翻身→侧卧位　　　　　　　　B. 肘支撑位→手膝跪位→坐位

    C. 坐位→双膝跪位→立位　　　　　　　　D. 头颈→躯干→四肢

    E. 头颈→四肢→躯干

9. 近端关键点，包括

A. 胸骨柄中下段　　　B. 头部　　　C. 骨盆　　　D. 肩部

E. 以上都是

10. 远端关键点不包括

A. 手　　　　B. 前臂　　　C. 骨盆　　　D. 足

E. 小腿

11. 对躯干肌肉痉挛患者，关键点的控制在

A. 胸骨柄中下段　　　　　　B. 骨盆

C. 肩部　　　　　　　　　　D. 头部

E. 手足部

12. 关于 Bobath 握手的方式和作用下列说法错误的是

A. 患者双手掌心相对，十指交叉的握手

B. 患指在掌指关节处伸展，促进伸腕指

C. 健侧拇指在上

D. Bobath 握手使病拇有较大的外展

E. Bobath 握手可防止前臂旋前；

13. 指示偏瘫患者将头部转向患侧，可抑制上肢屈曲痉挛，促进上肢伸展的能力，利用的是

A. 利用对称性紧张性颈反射　　　B. 利用紧张性迷路反射

C. 利用交互性伸肌反射　　　　　D. 利用非对称性紧张性颈反射

E. 利用阳性支持反射

14. 骨盆带前倾，可使

A. 上半身屈曲占优势　　　　　　B. 下半身伸展占优势

C. 上半身伸展占优势　　　　　　D. 下半身屈曲占优势

E. 上、下半身都屈曲占优势

15. 当肱二头肌痉挛时，为促使其收缩，达到缓解上肢屈曲痉挛的目的，可拍打

A. 肱桡肌　　　B. 肱三头肌　　　C. 肱二头肌　　　D. 冈上肌

E. 三角肌

16. 偏瘫患者常见痉挛模式不正确的是

A. 头部：头旋转屈向患侧，使面朝向健侧

B. 躯干：向患侧弯屈并旋后

C. 腕关节屈曲并偏向桡侧

D. 上肢：肩胛骨回缩，肩带下降

E. 肩关节内收、内旋

17. 最能增加偏瘫患者患侧本体感觉的体位是

A. 仰卧位　　　B. 健侧卧位　　　C. 患侧卧位　　　D. 俯卧位

E. 半卧位

18. Bobath 技术中上下肢的抗痉挛模式错误的是

A. 上肢：使其处于外展、外旋的位置

B. 上肢：使其处于屈肘、前臂旋后的位置

C. 上肢：使其处于伸腕或指、拇指外展的位置

D. 下肢：使其轻度屈髋、屈膝

E. 下肢：使其内收内旋下肢、踝背伸

19. 偏瘫患者弛缓期轮椅上的座位不正确的是

A. 躯干靠近椅背　　　　　　　　　　　B. 臀部靠近椅座前方

C. 患侧踝关节保持 90 度以上屈曲　　　D. 头部稍前倾

E. 躯干稍前倾

20. Bobath 疗法在偏瘫患者弛缓期床上坐位正确的是

A. 髋关节屈曲近于直角　　　　　　　　B. 脊柱前屈

C. 头部需要支持　　　　　　　　　　　D. 患侧上肢放在体侧

E. 髋关节伸展

21. 偏瘫患者向患侧翻身的技术要点是

A. Bobath 握手　　B. 肘关节伸展　　C. 双手上举　　D. 腕关节伸展

E. 以上都是

22. 偏瘫患者站起训练技术要点中不正确的是

A. Bobath 握手　　　　　　　　　　　B. 躯干伸展

C. 抬头　　　　　　　　　　　　　　　D. 鼻尖超过足尖时，站起

E. 治疗师站在患者患侧

23. 偏瘫患者弛缓期上肢训练中，肩胛带的被动活动范围为正常活动度的

A. 20%　　　　B. 30%　　　　C. 40%　　　　D. 50%

E. 100%

24. 患者站起训练时，当鼻尖超过（　　　）时，指示患者伸髋、伸膝，在此位置上慢慢站起

A. 膝关节　　　B. 髋关节　　　C. 足跟　　　D. 肘关节

E. 足尖

25. 在练习坐—站时，能够促进活动比较容易完成的关键动作是

A. 足尖着地　　B. 躯干后倾　　C. 躯干旋转　　D. 肩胛前伸

E. 手指屈曲

26. 在对肌张力低下的患者进行感觉刺激时，可利用拍打等手法来提高肌肉收缩的兴奋性，但是需要注意避免

A. 诱发广泛的联合反应　　　　　　　　B. 肌肉收缩

C. 引起关节畸形　　　　　　　　　　　D. 患者失去平衡

E. 患者抵抗

27. 在小儿脑瘫患者的治疗中，治疗师可抓住患儿的双足，头朝下提起，再慢慢把患儿放到垫子上，在此过程中，由于头部的（　　　），患儿会出现伸颈、抬头的姿势，从而加强了头部的控制能力。

A. 紧张性迷路反射　　　　　　　　　　B. 对称性紧张性反射

C. 联合反应　　　　　　　　　　　　　D. 保护性伸展反应

E. 翻正反应

28. 小儿脑瘫的治疗中，立位时通过手法操作使骨盆带后倾，使身体以后倾姿势占优势并可促通

　　A. 上肢屈曲模式　　　　　　　　　　B. 上肢屈曲，下肢伸展模式

　　C. 全身屈曲模式　　　　　　　　　　D. 全身伸展模式

　　E. 下肢屈曲模式

29. 1 周岁的脑瘫患儿仍不能保持坐位、头不能保持直立，并且双手只能抓握不能松开。这种情况称之为

　　A. 痉挛性　　　　　B. 共同运动性　　　C. 共济失调性　　　D. 徐动性

　　E. 异常性和不成熟性

30. 小儿脑瘫的治疗中头部前屈可以使患儿

　　A. 上肢屈曲，下肢伸展占优势　　　　B. 上肢伸展，下肢伸展占优势

　　C. 上肢伸展，下肢屈曲占优势　　　　D. 全身伸展模式占优势

　　E. 全身屈曲模式占优势

二、思考题

1. Bobath 技术的基本技术有哪些？

2. Bobath 技术的治疗原则有哪些？

第二节　Brunnstrom 疗法

扫码"学一学"

 案例讨论

【案例】

　　患者，男，67 岁因"右侧肢体无力"入院。

　　现病史：于 1 个月前突发右侧肢体活动不灵。头颅 CT 检查示：左侧基底节区脑梗死。给予抗血小板聚集，清除自由基、调整血压等处理，病情平稳后转入康复科。既往高血压病史 20 年。

　　入院查体：T 36.6℃，P 80 次/分，R 19 次/分，BP 146/95mmHg，神志清楚，精神可。患者左侧肢体肌力正常，右侧上肢近端肌力 2 级，远端肌力 0 级，右侧下肢肌力 3 级，现可独立站稳，但不能动态维持身体稳定，患侧肢体 Brunnstrom 分期，上肢、手、下肢分别为Ⅲ期、Ⅰ期、Ⅳ期，改良 Ashworth 痉挛分级患侧屈肘肌 1+级，伸膝肌 1 级。

【讨论】

　　此时该患者可进行哪些康复治疗？请为该患者制定康复方案。

一、概述

　　在正常运动发育过程中，脊髓和脑干水平的反射因高位中枢的抑制而不被释放出来。脑卒中发生后，高位中枢失去了对低位中枢的控制，出现了人体发育初期才具有的运动模式。Brunnstrom 认为脊髓和脑干水平的原始反射和异常的运动模式是偏瘫患者恢复正常的随意运动必须经历的阶段，是偏瘫患者运动功能恢复的必然过程，在恢复的早期加以利用，让患者看到自己瘫痪的肢体仍可运动，可刺激患者康复和主动参与的欲望，之后达到共同运动向分离运动发展的目标，最终出现随意的分离运动。

Brunnstrom 疗法强调在偏瘫的恢复早期，应用联合反应、紧张性颈反射、紧张性迷路反射、皮肤及本体刺激引出刻板的共同动作，然后在治疗师的指导下并结合主观努力，产生出一种半随意的共同动作，共同动作逐渐地被修正和抑制，分离为较单一的动作，最终出现随意的分离运动。

二、成人偏瘫患者的运动模式

偏瘫患者的恢复过程不是直线性的，而是经历了运动模式质变的过程，即从没有任何运动→联合反应、共同运动、原始反射→分离运动→随意运动。联合反应、共同运动和原始反射是偏瘫患者在恢复的过程中常见的粗大运动模式，应根据患者恢复的不同阶段予以利用或抑制。

（一）联合反应

联合反应是颅脑损伤后出现的一种非随意性的运动或反射性的肌张力增高的表现。当患者健侧肢体用力过度时，患侧肢体会出现相应的动作。

1. 联合反应的特点

（1）联合反应的出现与健侧的运动强度有关　健侧抗阻越大，患侧的联合反应越明显，肌张力增高的现象可持续到刺激解除之后的一段时间，但程度逐渐降低。

（2）联合反应与痉挛的程度有关　痉挛的程度越高，联合反应越有力、越持久，一般比健侧持续的时间更长。

（3）运动模式　联合反应引出的患侧运动模式是原始的共同运动模式。

2. 联合反应的类型　联合反应可分为对称性联合反应、非对称性联合反应及同侧性联合反应（表 15-1）。对称性联合反应是指患侧所出现的运动反应与正常侧的运动类型相同；非对称性联合反应是指患侧所出现的运动反应与正常侧的运动类型相反。

表 15-1　联合反应的类型

类型	部位	诱发方法	患侧肢体反应
对称性联合反应	上肢	健侧抗阻或用力屈曲	患侧屈曲
		健侧抗阻或用力伸展	患侧伸展
		健侧抗阻或用力内收	患侧内收
		健侧紧握拳	患侧抓握反应
	下肢	健侧抗阻或用力内收、外展	患侧内收或外展
非对称性联合反应	下肢	健侧抗阻或用力屈曲	患侧伸展
		健侧抗阻或用力伸展	患侧屈曲
同侧性联合反应		患侧下肢抗阻或用力屈曲	患侧上肢屈曲

3. 雷米斯特（Raimiste）反应　在仰卧位，健侧下肢外展或内收时，患侧下肢出现相同动作的联合反应称为 Raimiste 反应。Brunnstrom 发现偏瘫患者胸大肌的双侧反应与 Raimiste 的内收现象有相似的特点，即健侧上肢内收，患侧上肢也相应地内收，称为类似 Raimiste 反应，属于联合反应。

（二）共同运动

共同运动是脑卒中后患侧肢体出现一种不可控制的特定运动模式，当患者活动患侧肢体某一关节时，不能做单个关节的运动，相邻的关节甚至整个肢体都出现一种不可控制的共同活动。如上肢举起手臂时常见到屈肌或伸肌共同运动，下肢站立行走时易见到屈肌或伸肌共同运动（表15–2），在用力活动时表现更为突出。

表 15–2　共同运动模式

部位		屈曲模式	伸展模式
上肢	肩关节	前屈、内收，内旋	后伸、外展、外旋
	肘关节	屈曲	伸展
	前臂	旋后（有时旋前）	旋前
	腕关节	屈曲	伸展
	手指	屈曲	屈曲
下肢	骨盆	上提，后缩	
	髋关节	屈曲、外展、外旋	伸展、内收、内旋
	膝关节	屈曲	伸展
	踝关节	背屈、外翻	跖屈、内翻
	足趾	背屈	跖屈

（三）原始反射

新生儿出生后具备许多运动反射，随着婴儿神经的发育，大部分原始反射在一岁以后消失，当脑部受损后，这些反射会再次出现，称为病理反射。

1. 同侧屈伸反射　是同侧肢体的单侧性反应。例如：刺激上肢近端伸肌产生的冲动能引起同侧下肢伸肌收缩。

2. 交互性伸肌反射　交互性伸肌反射是刺激足底时，对侧下肢先屈曲后伸展的一种反射。

3. 紧张性颈反射（TNR）　紧张性颈反射是由于颈关节和肌肉受到牵拉所引起的一种本体反射，其发生取决于颈的运动和颈的位置，包括对称性和非对称性两种。

（1）对称性紧张性颈反射（STNR）

1）颈前屈　呈上肢屈肌和下肢伸肌优势。

2）颈后伸　呈上肢伸肌和下肢屈肌优势。

（2）非对称性紧张性颈反射（ANTR）　颈部扭转：面朝向侧的上、下肢呈伸肌优势，对侧呈屈肌优势。

4. 紧张性迷路反射　迷路反射又称前庭反射，由于头部在空间位置的不同，致使内耳的传入冲动变化，而调整躯体肌紧张性的反射，该反射称为紧张性迷路反射。表现为仰卧位时伸肌张力高，四肢容易伸展，俯卧位时屈肌张力高，四肢容易屈曲。

5. 紧张性腰反射　紧张性腰反射是随着骨盆的变化、躯干位置的改变发生的，躯干的旋转、侧屈、前屈、后伸对四肢肌肉的紧张性有相应的影响。

6. 阳性支持反射　延髓动物的一只足底及跖趾关节接触地面时，通过刺激本体感受器，而立即引起整个下肢呈强直状态称为阳性支持反射。

（四）交互抑制

交互抑制是指当支配肌肉的运动神经元受到传入冲动的兴奋时，而支配其拮抗肌的神经元则受到这种冲动的抑制，即当某一肢体的伸肌收缩时，同肢的屈肌则松弛，反之亦然。

三、评定方法

Brunnstrom 通过对偏瘫患者长期、细致的观察，结合大量文献，提出了脑损伤后运动功能恢复过程的理论，并成为对此类患者功能评定的理论基础。Brunnstrom 将脑卒中等中枢神经损伤后的偏瘫恢复过程分成 6 个阶段（表 15-3），其 6 个阶段中偏瘫的运动功能恢复有不同的特点（表 15-4）。偏瘫恢复过程因人而异，恢复进程或快或慢，也可能停止在某一阶段不再进展。

表 15-3　中枢神经系统损伤后运动功能恢复阶段

阶段	特点
第 I 阶段	弛缓期，急性期发作后，患肢处于软瘫状态，没有任何运动
第 II 阶段	痉挛阶段，随着恢复的开始，患肢出现联合反应、共同运动，痉挛出现
第 III 阶段	共同运动阶段，痉挛加重，出现随意运动，共同运动贯穿始终且达到高峰
第 IV 阶段	部分分离运动阶段，共同运动模式逐渐减弱，出现部分分离运动的组合，痉挛开始减弱
第 V 阶段	分离运动阶段，进一步脱离共同运动模式，出现难度较大的分离运动的组合，痉挛继续减弱
第 VI 阶段	正常阶段，痉挛消失，每个关节可完成随意的运动，协调性与速度均接近正常

表 15-4　Brunnstrom 偏瘫运动功能恢复阶段的特点

部位	阶段	特点
上肢	第 I 阶段	弛缓，无任何运动
	第 II 阶段	开始出现痉挛、联合反应及轻微的屈曲共同运动
	第 III 阶段	屈肌共同运动模式达到高峰，能进行伸肌共同运动
	第 IV 阶段	异常运动开始减弱，开始出现部分分离运动
		手背可触及后腰部
		肩 0°，肘屈曲 90°，前臂旋前、旋后
		肩前屈 90°，肘伸直
	第 V 阶段	出现难度较大的分离运动
		肩外展 90°，肘伸直
		肩前屈 30°~90°，肘伸直，前臂旋前、旋后
		肘伸直，前臂中立位，肩关节能前屈 180°
	第 VI 阶段	动作正常或接近正常，快速动作不灵活
手	第 I 阶段	弛缓，无任何运动
	第 II 阶段	稍出现手指的联合屈曲
	第 III 阶段	能充分联合屈曲，但不能联合伸展
	第 IV 阶段	能侧方抓握及松开拇指
		手指可随意做小范围伸展
	第 V 阶段	能抓握圆柱状、球状物体，完成第三指对指
		手指可一起伸开，但不能做单个手指伸开
		指伸展位外展
	第 VI 阶段	能进行各种抓握动作，但速度和准确性稍差

续表

部位	阶段	特点
下肢	第Ⅰ阶段	弛缓，无任何运动
	第Ⅱ阶段	出现极少的随意运动
	第Ⅲ阶段	坐位、立位时有髋、膝、足的屈曲
	第Ⅳ阶段	出现部分分离运动
		坐位，可屈膝90°以上，脚可向后滑动
		坐位，足跟触地，踝可背屈
		坐位，膝关节可伸
	第Ⅴ阶段	出现分离运动
		坐位，膝关节伸展，踝关节可背屈，髋可内旋
		立位，膝关节伸展，踝关节可背屈
		立位，髋伸展位能屈膝
	第Ⅵ阶段	动作正常或接近正常
		立位，小腿能内旋、外旋，伴有足内翻、外翻立位，髋能外展并能超过骨盆上提范围

四、治疗技术及临床应用

Brunnstrom 疗法早期多利用粗大的运动模式、原始反射、皮肤及本体刺激引出患者的运动反应，之后再从中引导、分离出正常的运动成分，最终脱离异常的运动模式，渐渐向正常、功能性模式过渡。为引出运动反应，多利用肢体的共同运动、联合反应、原始反射、交互抑制，为增强治疗作用，还要利用皮肤及本体刺激。

（一）治疗技术

1. 利用粗大的运动模式

（1）利用联合反应　如早期偏瘫患者，为引起患侧上肢的屈曲或伸展，可让患者健侧上肢抗阻屈曲或伸展；为引起患侧下肢的屈曲或伸展，可让健侧下肢抗阻伸展或屈曲；如利用同侧性联合反应时，为引起患侧下肢屈曲，可让患侧上肢屈曲；为引起患侧上肢伸展，可让患侧下肢伸展。

（2）利用共同运动　如患者不能随意地上提肩胛带，可让患者颈部向患侧侧屈或刺激患者斜方肌上部的皮肤，可诱发该侧上肢的屈肌共同运动，引起肩胛骨的抬高。如患者不能伸肘，可让患者取仰卧位或坐位，健侧上肢伸向斜前方，治疗师指示患者健侧上肢内收，同时在其上肢内侧施加阻力，反复练习，可诱发患侧上肢的伸肌共同运动，从而引起伸肘的动作。

2. 利用原始反射　中枢神经系统损伤后，大部分在脑发育未成熟时才有的原始反射重新出现，如能适当地利用这些反射，则可以促进损伤后的康复。

（1）利用对称性紧张性颈反射　训练患者步行时，指示患者抬头，利用此反射可缓解下肢伸肌张力增高的现象。

（2）利用非对称性紧张性颈反射　促进患侧肘关节伸展，可指示患者将头转向患侧。

（3）利用紧张性腰反射　让患者将躯干转向正常侧，可促进患侧肘关节伸展。

（4）利用阳性支持反射　在训练患者步行时，治疗师可指示患者先将患膝轻度屈曲，髋关节放松，然后将髋部向前摆动，使足的外侧及足跟先着地，以预防下肢伸肌痉挛的出现。

321

（5）利用同侧屈伸反射 刺激上肢近端伸肌可引起同侧下肢伸展；相反，刺激上肢近端的屈肌可引起同侧下肢屈曲。

（6）利用交互性伸肌反射 患者患侧下肢伸肌痉挛，治疗师可刺激健侧足底，利用此反射可引起患侧下肢屈曲以缓解伸肌痉挛。

3. 利用交互抑制 患者上肢肱二头肌痉挛，伸肘困难，利用交互抑制原理，治疗师可让患者对抗阻力屈肘，当感觉到患者肌力达到最大时，让患者伸展肘关节。

（二）临床应用

1. 上肢 上肢的训练首先主要是利用原始反射、联合反应及相应的刺激引出屈肌、伸肌的共同运动，接着抑制共同运动，促进分离运动的出现，最终对患者进行上肢协调性、灵活性及耐力的训练，尽量使上肢能够完成有功能的动作。

（1）Ⅰ～Ⅲ阶段的训练方法

1）屈肌共同运动的引出 患者仰卧位，嘱患者健侧上肢屈肘，在屈肘过程中治疗师施加阻力，由于健肢的过度用力，患侧上肢也可出现屈肘动作。若让患者面向健侧，由于非对称性紧张性颈反射的影响，可进一步强化屈肘的动作（图15-77）。通过牵拉患侧的近端引起上肢的屈曲反应；也可轻叩斜方肌、肱二头肌引起上肢屈肌的共同运动。

2）伸肌共同运动的引出 患者仰卧位，嘱患者健侧上肢伸直，治疗师抵抗健侧上肢伸展动作，通过联合反应引导患侧上肢伸展，如让患者的头转向患侧，由于非对称性紧张性颈反射的影响可进一步加强伸展运动（图15-78）。也可轻叩胸大肌、肱三头肌引起上肢伸肌共同运动。

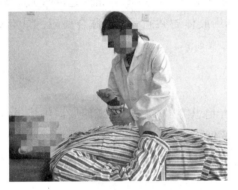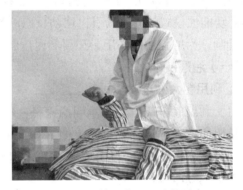

图15-77 屈肌共同运动的引出   图15-78 伸肌共同运动的引出

扫码"看一看"

3）双侧抗阻划船样动作 利用来自健侧肢体和躯干的本体冲动的促进效应，来促进患肢的屈伸和脑卒中后患者难以进行的推、拉或往复运动的出现。患者与治疗师相对而坐，相互交叉前臂并握手做类似划船时推拉双桨的动作，向前推时前臂旋前，向回拉时前臂旋后（图15-79）。治疗师在健侧施加阻力以引导患侧用力。

4）利用类似Raimiste反应引起患侧胸大肌联合反应促进伸肘 适用于患者无伸肘运动时。患者取坐位，治疗师站在其面前，用手将患者双上肢托于前平举位，让患者尽量内旋肩关节，嘱患者用力内收健侧上臂，治疗师在健侧上臂内侧向外施加阻力，由于Raimiste反应，患侧胸大肌可出现反应，患侧上臂亦内收（图15-80）。在伸肌的共同运动中，肩和肘的运动紧密相连，胸大肌收缩时肱三头肌也可收缩，故可促进患侧伸肘。

5）利用挤腰动作进一步促进伸肘 在肱三头肌有收缩之后，嘱患者伸肘，前臂尽量旋前，用两手腕背部挤压治疗师的腰（图15-81）。

6）半随意地伸肘 在患者能完成挤腰动作后，嘱其肩关节前屈 30°～45°，半随意地伸肘（图 15－82）。

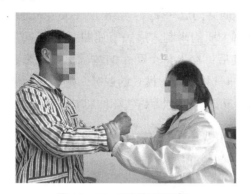

图 15－79 双侧抗阻划船

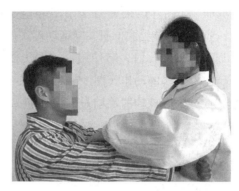

图 15－80 患侧胸大肌联合反应

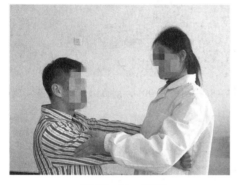

图 15－81 挤腰

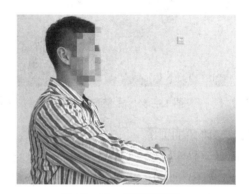

图 15－82 半随意伸肘

（2）Ⅳ～Ⅴ阶段的训练方法

1）Ⅳ阶段的训练

①患者取坐位，患手手背接触至后腰部，让患者用患手手背推摩同侧斜腹部，逐步移向后背中央（图 15－83），此动作能使胸大肌的作用从伸肌的共同运动模式中分离出来，而且在淋浴、从后裤袋取钱等日常生活活动中也起重要作用。当患者出现此动作时，可让患者患手从患侧取一物体，经背后传递给健手。

②肩 0°，肘关节屈曲 90°，前臂旋前、旋后：让患者患侧肘关节屈曲 90°，将肘紧压在身体一侧，手掌做向下、向上翻转的动作（图 15－84）。此动作若不能摆脱屈肌共同运动模式，肘关节屈曲时肩关节可能出现外展；若不能摆脱伸肌共同运动模式，前臂旋前时，肘关节会出现伸展。

扫码"看一看"

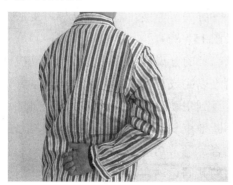

图 15－83 患侧手背触后腰

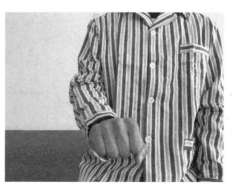

图 15－84 肩 0°，肘 90°，前臂旋前旋后

323

③肩关节屈曲90°，肘关节伸展，上肢前平举：让患者前屈肩关节，逐渐接近90°，可同时在三角肌前、中叩击以促进肩关节屈曲，前臂举起后，叩击或刷擦肱三头肌肌腹可促进肘的充分伸展（图15-85）。此动作若不能摆脱屈肌共同运动模式，会出现肩关节的外展、肘关节的屈曲；若不能摆脱伸肌共同运动模式，因胸大肌的牵制，肩关节屈曲达不到90°。

④肩关节屈曲，肘关节伸展，前臂旋前、旋后：在上一个动作的基础上，让患者做手掌向下、向上翻转的动作（图15-86）。旋前是伸肌共同运动模式的成分，旋后是屈肌共同运动模式成分，因此伸肘旋前是破坏屈肌共同运动，伸肘旋后是破坏伸肌共同运动。

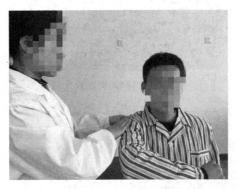

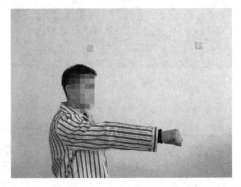

图15-85　上肢前平举　　　　　图15-86　肩前屈90°，肘0°，前臂旋前，旋后

2）Ⅴ阶段的训练

①肩关节外展90°，肘关节伸展（图15-87），此动作结合伸肘、前臂旋前的伸肌共同运动和肩关节外展的屈肌共同运动，应该在脱离屈肌、伸肌两种共同运动模式后才能较好完成。

②肩关节外展90°，肘关节伸展，前臂旋前、旋后（图15-88），在上述动作基础上，做手掌向下、向上翻转的动作。

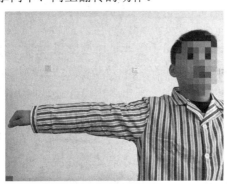

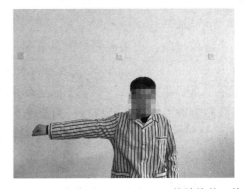

图15-87　肩外展90°　　　　　图15-88　肩外展90°，肘0°，前臂旋前，旋后

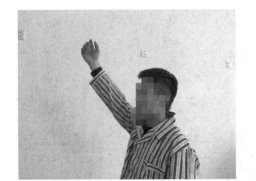

图15-89　肘伸展，前臂中立位，上肢上举过头

③肘关节伸展，前臂中立位，上肢上举过头（图15-89）。

患者的分离运动往往受共同运动模式的限制而难以完成，训练时可从被动运动开始，逐渐过渡到主动运动，一旦诱发出正确的运动，要不断地重复，还应将这种运动与有目的的运动结合，融入功能活动训练中。如为修正上肢屈曲的共同运动，可让患者屈肘时将肘紧压在身体一侧（抑制肩关节外展），由被动运动→辅助主动运动→主动运动完成患手摸嘴、摸对侧肩、摸前额、摸耳朵、摸健侧肘等动作。当能主动完成上述动作时，应尽早地与有目的的运动相结合，如将摸嘴变成拿杯子喝水，将摸头变成用木梳梳头，将摸对侧肩变成从对侧肩上取物等。

如为修正前述的划船训练，可在伸肌共同运动过程中加入屈肌运动成分，屈肌共同运动过程中加入伸肌运动成分，即在推时加入肩外展，在拉时加入肩内收，使运动从共同运动模式中摆脱出来。

3）Ⅵ阶段训练　此阶段主要是按正常的活动方式来完成各种日常生活活动，注重上肢协调性、灵活性及耐力的训练，尽量使上肢完成有功能的动作。

2. 手　手与整个上肢功能有密切关系，并起着重要作用，故单独介绍。手的康复训练贯穿于上肢恢复的各个阶段，训练的最初目标是手指的共同屈伸，接着进一步完善各手指的屈伸功能，最终目标是增加手的实用性。

（1）Ⅰ～Ⅲ阶段的训练方法

1）诱发抓握　当患手不能随意进行抓握时，可通过屈曲共同运动的近端牵引来诱发抓握。当偏瘫患者上肢近端出现共同运动，治疗师对屈肌的收缩给予适当地抵抗，此时患侧腕关节出现屈曲，同时手指屈肌群也会反射性地收缩，这种反应称为近端牵引（图15-90）。此反应在痉挛出现后很容易引出。训练时，治疗师一手抵抗上肢近端屈肌的收缩，另一手固定患侧腕关节于伸展位，同时指示患者握拳，在反射和随意运动相互刺激作用下，可完成手指的同时屈曲。

2）诱发手指联合伸展

①治疗师用一手拇指使患者患侧拇指处于外展位，其余四指紧压患手的大鱼际，同时将前臂被动旋后，另一手固定肘关节，停留数秒，痉挛的手指可自动伸展（图15-91）。

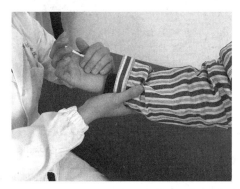 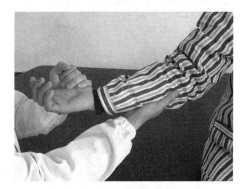

图15-90　近端牵引　　　　　图15-91　诱发手指联合伸展

②治疗师一手托住患侧上肢，另一手从患者肘关节伸肌群起始部开始，快速向患侧指尖部刷擦，当治疗师的手刷擦到患者手背时，稍向下压并加速，到患者手指处时，减轻向下的压力，迅速离开患者手指（图15-92）。

③手指的半随意性伸展（图15-93）。治疗师站在患者的身后，固定患者前臂近端，使上肢上举过头，嘱患者尽力伸展手指，如患者将前臂完全旋前，可促进手的伸展，尤其是无名指和小指的伸展，前臂旋后则促进拇指和示指的伸展。

④练习伸腕抓握（图15-94）。正常的抓握常在伸腕情况下完成，但偏瘫患者常出现屈腕抓握的异常模式，因此有必要对患者进行伸腕抓握的训练。训练时治疗师将患者的肘和腕支托在伸展位，叩击腕关节伸肌近端的同时嘱患者进行手指抓握训练，即一边叩击一边嘱患者"抓握""停止抓握"，反复进行。

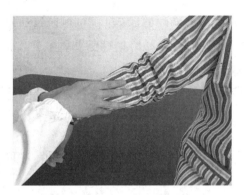

图 15-92　诱发手指联合伸展

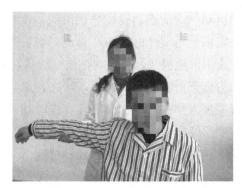

图 15-93　手指的半随意性伸展

（2）Ⅳ～Ⅴ阶段的训练方法

1）拇指分离运动（图 15-95）　拇指分离动作是横向抓握所必需的条件，是手功能的基础。当手指屈肌张力降低，能达到半随意全指伸展运动后，将患手放在膝关节上，尺侧在下方，练习拇指与示指分离。如患者不能独立完成，治疗师可对拇长展肌和拇短伸肌肌腱做轻叩和刷擦，或让患者双手拇指相对，用健侧拇指辅助患手拇指旋转。通过运动感觉和视觉刺激可共同易化拇指的分离运动。

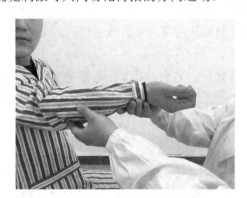

图 15-94　练习伸腕抓握

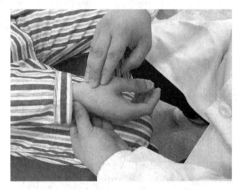

图 15-95　拇指分离运动

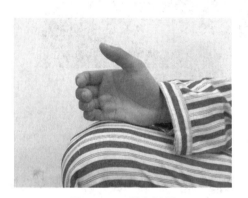

图 15-96　横向抓握

2）横向抓握（图 15-96）　患者只要拇指能按压、能与示指分离，就可完成横向抓握，此动作是手功能尚未达到较好水平前的一种抓握动作。训练时指示患者从较小的物品开始，用拇指指间关节与示指桡侧面对合。如能熟练地完成横向抓握，就可以完成日常生活中大部分动作，当需双手配合时，可用健手做复杂动作，患手辅助。如洗餐具，可用患手拇指固定，健手刷洗。

3）随意性手指伸展　患者在不需要准备的情况下能随意屈伸手指，但绝大部分偏瘫患者很难达到这种随意性伸展手指的程度。因此，对出现半随意手指伸展的患者应注意维持这一功能，并进一步挖掘其潜力。

（3）Ⅵ阶段训练方法　此阶段的训练主要是促进患者出现良好的抓握，理想状态下的良好抓握应符合以下条件：①握拳的手指可随意的伸展；②拇指能和他指对指；③即使被拿物品与手掌接触，手指也能自如分开。一般患者需要经过较长时间练习手指的灵巧性、协调性、准确性，应将患者所掌握的技能与日常生活相结合，让患者完成系鞋带、系纽扣、粗的编织等日常活动。

3. 下肢　下肢的训练也是按 Brunnstrom 的不同阶段，采取不同的训练方式，下面分述之。

（1）Ⅰ～Ⅲ阶段的训练方法　主要是利用原始反射、联合反应、皮肤及本体刺激引出共同运动，进一步让患者学会控制半随意运动。

1）屈肌共同运动的引出　患者仰卧位，健侧下肢伸直，嘱患者健侧下肢做足跖屈，治疗师对跖屈的健足施加阻力，通过联合反应，即可引出患侧下肢屈肌共同运动。如让患者脸转向健侧，由于非对称性紧张性颈反射的影响，可进一步强化患侧下肢屈曲动作（图15－97）。

2）伸肌共同运动的引出　患者仰卧位，伸直下肢，嘱患者健侧下肢做足背屈，治疗师对背屈的健足施加阻力，通过联合反应即可引出患侧下肢伸肌共同运动。如让患者脸转向患侧，由于非对称性紧张性颈反射的影响，进一步强化患侧下肢的伸展的动作（图15－98）。

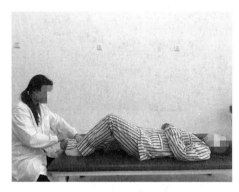 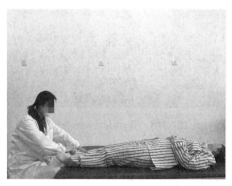

　　图15－97　下肢屈肌共同运动的引出　　　　　图15－98　下肢伸肌共同运动的引出

2）外展动作的引出　患者仰卧位，嘱患者健侧下肢用力外展，治疗师对其外展的健侧下肢施加阻力，通过 Raimiste 反应，患侧下肢也会出现外展动作（图15－99）。

3）内收动作的引出　患者仰卧位，被动或主动使患侧下肢处于外展位，健侧下肢也处于外展位，嘱患者对抗治疗师的阻力用力内收健侧下肢，通过 Raimiste 现象，患侧下肢也会出现内收动作（图15－100）。

5）足背屈动作的引出　足背屈动作的引出首先要以训练胫前肌为主，同时激发趾长伸肌，然后激发腓骨肌。具体方法如下。

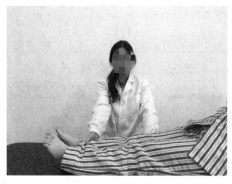 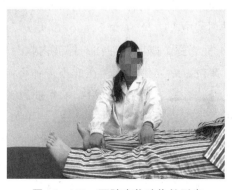

　　图15－99　下肢外展动作的引出　　　　　　图15－100　下肢内收动作的引出

①利用 Bechterev 屈曲反射（图 15-101） 是一种能引起远端屈肌共同反应的反射，又称为 Marrie-Foix 反射。刺激伸趾肌可以使伸趾肌、踝背屈肌、屈膝肌、屈髋肌、髋外展及外旋肌出现共同收缩。患者仰卧位，治疗师握住患者的患足使足趾被动屈曲，同时令踝关节背屈，通过此反射可引起足趾背屈、踝背屈、屈髋、屈膝、髋外展外旋。

②下肢屈曲诱发足背屈　患者取仰卧位或坐位，让患者屈髋、屈膝，治疗师在患侧膝关节上方施加阻力（使髋关节屈肌与胫前肌收缩），随着肌力的增大，可使其进行等长收缩，同时嘱患者做足背屈运动（图 15-102）。以后逐渐减少髋、膝屈曲角度，最后在膝关节完全伸展位做足背屈的动作（图 15-103）。

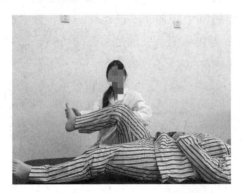

图 15-101　Bechterev 屈曲反射

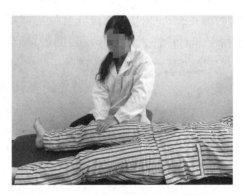

图 15-102　髋膝屈曲，足背屈训练

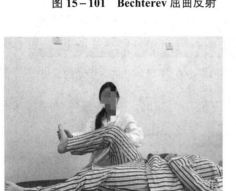

图 15-103　下肢伸展，足背屈训练

③刺激足背诱发足背屈　将跖趾关节、第二跖趾关节、足跟各点连线，将足背外侧区设为刺激区。a. 冰刺激，使用冰块刺激足背外侧，可诱发患侧上下肢屈曲运动。b. 毛刷刺激，使用毛刷刺激刺激区，大约 30 秒可出现足背屈反应。c. 叩打刺激，治疗师用指尖对刺激区进行叩打，可诱发足背屈和外翻。

（2）Ⅳ～Ⅴ阶段的训练方法　主要是纠正和抑制共同运动，促进患者出现分离运动，为行走做准备性训练。

下肢分离运动的训练也应遵循从被动运动→辅助主动运动→主动运动训练的原则，在不同体位情况下分别对患者进行训练，一旦诱发出正确的运动，要不断地重复，并融入功能活动训练中。

1）髋、膝、踝同时屈曲，伴髋内收　是抑制下肢屈肌共同运动的训练。患者可分别在卧位、坐位、站立位进行，在此不详述不同体位下的训练，余下内容仅以卧位为例。

①卧位　患者仰卧位，治疗师帮助患者保持患侧足背屈、外翻，在不伴有髋关节外展、外旋的状态下完成髋膝屈曲（图 15-104），在此基础上可进一步练习髋内收、内旋。

②坐位　患者端坐位，足平放在地面上，患侧髋膝屈曲不伴有髋关节外展、外旋；也可让患者将患腿放于健腿上，保持髋膝屈曲、足背屈（跷二郎腿）（图 15-105）。此动作类似日常生活中的穿脱裤子、鞋袜的动作。

扫码"看一看"

328

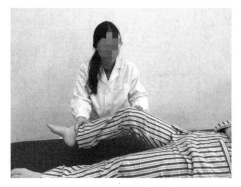

图 15-104　立位抑制屈肌共同运动

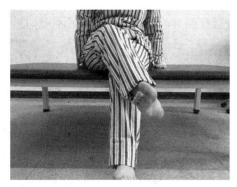

图 15-105　仰卧位抑制屈肌共同运动

③立位：患者立位，患腿位于健腿后方，健腿负重，指示患者将患膝靠近健膝，练习髋膝屈曲、髋内收的动作（图 15-106）。患者在训练时要注意将患足保持在背屈、外翻位。

2）髋、膝伸展，踝背屈　此训练是抑制下肢伸肌共同运动的训练。以卧位为例。患者仰卧位，在髋膝同时屈曲状态下，指示患者伸膝伸髋，不伴有髋关节内收、内旋（图 15-107）。如果在下肢伸展过程中出现伸肌共同运动应及时停止，并稍作屈曲动作，在此位置上反复练习。随着患者能力的增强可指示患者在关节任意角度停止运动，主动支撑下肢的重量；也可在患者在髋、膝伸展，踝背屈的体位下，治疗师沿患者下肢长轴加压，做下肢负重的准备性训练。

扫码"看一看"

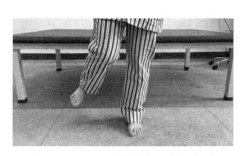

图 15-106　坐位抑制屈肌共同运动

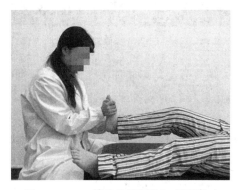

图 15-107　仰卧位抑制伸肌共同运动

3）髋伸展、膝屈曲、踝背屈　在膝关节屈曲状态下，诱发髋关节完成伸展的分离运动，可打破下肢屈和伸共同运动模式，以卧位为例。

①双腿搭桥训练　患者仰卧位，双下肢屈曲，双膝并拢，双足平放在床面上，为避免出现联合反应，可让患者 Bobath 握手，治疗师可协助固定骨盆，指示患者将臀部抬起，尽量伸髋（图 15-108）。

②患腿置于床边的单腿搭桥训练　患者仰卧位，患腿置于床边，小腿垂直于床沿外，治疗师向前牵拉股四头肌同时下压，使小腿与地面垂直，足平放在地面（可根据患者小腿长度垫套凳），指示患者抬起骨盆，尽量伸髋，停留片刻后恢复原状，反复进行（图 15-109）。

③俯卧位髋伸展、膝屈曲训练　患者俯卧位，髋关节充分伸展，完成膝关节屈曲训练，同时指示患者保持足背屈（图 15-110）。进一步可让患者膝关节在屈曲的某一角度稍加维持，逐渐过渡到膝关节屈伸运动。

4）髋屈曲、膝伸展、踝背屈训练　在髋关节屈曲状态下，诱发膝关节完成伸展的分离运动，可打破下肢屈曲和伸展共同运动模式。以卧位为例，患者仰卧位，嘱患者在患侧膝伸展，踝背屈时，将患腿抬离床面（图15-111）。

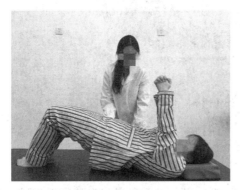

图15-108 双腿搭桥训练

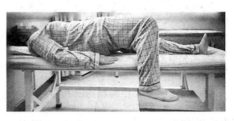

图15-109 床边单腿搭桥训练

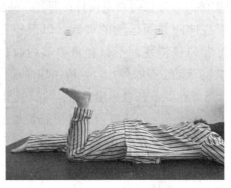

图15-110 仰卧位髋伸展、膝屈曲训练

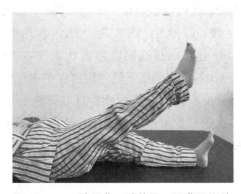

图15-111 髋屈曲、膝伸展、踝背屈训练

扫码"看一看"

5）踝关节主动跖屈训练 此训练是抑制屈肌共同运动对下肢运动功能的影响。此动作是患侧下肢步行时支撑末期的重要基本功，十分重要。患者面向墙壁呈立位姿势，健手轻轻扶墙壁，躯干伸展，髋关节伸展，足跟翘起同时膝关节屈曲，足趾伸展（图15-112）。随着患者能力的增强，可让患者独立维持平衡状态下反复进行抬足跟的运动。如果患者踝关节主动跖屈有困难，治疗师可一手控制患侧足趾使其伸展，另一手扶持足跟协助踝关节进行跖屈运动（图15-113）。

（3）Ⅵ阶段训练方法 此阶段要注重下肢协调性、灵活性及耐力的训练，尽量让患者按正常的运动模式完成行走、上下楼梯、绕行障碍物等。

负重和步行是下肢的主要功能，步行能力是评定康复治疗效果，满足患者需求的一项重要指标。下面介绍几种步行方式。

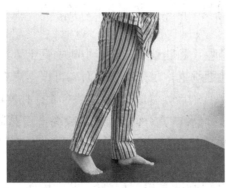

图15-112 患侧踝关节主动跖屈训练

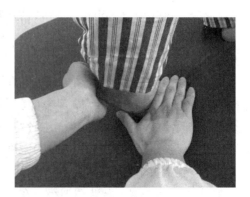

图15-113 患侧踝关节辅助跖屈训练

1）独立步行　独立步行要建立在负重训练的基础上，要有比较好的神经生理学条件作为背景，以控制整个步行过程，需要较好的步态保证步行的稳定性和实用性。但当患者障碍较重，需要注意提高负重能力，确保安全的步行，同时注意尽量避免障碍的影响，采取代偿的方法。

2）借助步行　患者达不到独立步行时，可借助于拐杖、平衡杠、楼道或房间内扶手等步行，开始时最安全、最好的方法是在治疗师的指导下步行，方法是治疗师站在患侧，与患者手交叉握住，另一只手放在患者腋窝，托住患肩，与患者一起步行。这样除了辅助支撑作用外，还可以控制患者的重心转移、调整步幅、控制节奏，又便于与患者交流，增强患者的信心，提高步行能力。

3）指导步行　患者刚开始步行时，得到治疗师的帮助后会增加自己的勇气，随着治疗的进展患者就要摆脱治疗师的帮助，慢慢独立步行，但当患者还不能较好完成步行前，需要治疗师的指导，以顺利、安全的行走，这就是我们所介绍的指导步行。指导步行指患者步行时，治疗师对你完成的动作给予指正，比如：提醒患者如何控制重心、如何起步、如何控制步幅、如何调整姿势、如何掌握节律、如何纠正膝反张等。需要注意的是，治疗师的指导一定要合情合理，不要干扰患者步行的正常进行，正确的部分要给予肯定。

4）跨越障碍物　当患足能抬离地面后可考虑进行跨越障碍物训练。开始时要按患者的步幅设计一定间隔的、低矮的障碍物。许多偏瘫患者利用屈肌共同运动可完成跨越动作，但需注意患足着地会不会碰到障碍物、跨越时的节奏等一系列安全问题，必要时治疗师要给予帮助。而且，完成这一动作前要有良好的基础训练，以保证患者在具有较好的肢体功能和步态的情况下来完成。

5）上下台阶　上下台阶也应该在具备一定的肢体功能条件下进行，指导方法和注意事项基本同跨越障碍物。需要记住的是上台阶时健足先上，下台阶时患足先下，目的是合理负重，正确的重心转移，安全地上下台阶。

4. 躯干　Brunnstrom 对躯干的训练是在早期开始进行的，其训练的主要内容是提高躯干的平衡能力及躯干肌肉活动。躯干肌的活动一般是先练屈肌，再练伸肌，最后是旋转肌。

（1）坐位躯干平衡训练

1）坐位平衡　多数脑卒中初期的患者都不能独立保持正确坐位，有向患侧倾倒倾向。当患者向患侧倾倒时，健侧躯干肌出现收缩以抵抗进一步倾斜，但这种控制能力往往是有限的，许多患者需要健手扶持来保持平衡。训练时既要提高躯干患侧肌群的控制能力又不要忽略健侧躯干肌的训练。鼓励患者养成自我调整坐位平衡的习惯，发生倾斜时主动向健侧调整。

2）诱发平衡反应　坐位时，在保证患者安全的前提下，治疗师用手向前、后、左、右推或拉患者，破坏其平衡状态后使患者重新调整重心维持平衡。操作前要向患者说明动作的目的和方法。为了保护肩关节，可让患者用健手托住患手，这种姿势还可以避免健手抓握椅子干扰躯干平衡反应的出现。如患者尚不能主动完成平衡反应，可向患者容易倾斜的方向轻轻加力，以诱发平衡反应。

（2）躯干前屈及侧屈　患者取坐位，用健手托住患手，必要时治疗师托住患侧肘关节，治疗时与患者相对而坐，支持患者双肘，在不牵拉肩关节的情况下，引导患者通过屈髋完

331

成躯干的前屈，同时使患者躯干保持伸展，进一步引导患者重心充分前移，双足负重，为将来站立做准备。让患者主动完成复原为坐位，此时达到了训练伸肌的目的。躯干前屈训练后，练习躯干侧屈，即左侧屈、右侧屈，引导患者侧屈时注意患腿负重的训练。如患者躯干平衡能力差时，患侧膝关节会向外运动（髋关节外展、外旋），这是不利于患腿负重的，治疗师可用自己的膝部给予帮助使髋关节保持中立位。

（3）躯干旋转　治疗师位于患者的身后，双手分别放在两侧的肩峰上，嘱患者目视前方。肩向右侧旋转时，头向左侧旋转，反之亦然。为了避免口令造成混乱，也可让患者看着肩部同时做躯干旋转。如果做这些动作时出现混乱，可让患者重新注视前方，然后调整动作。这一活动产生的是躯干-颈-上肢模式，可利用紧张性颈反射、紧张性腰反射诱发肩部的活动。

习　题

一、单项选择题

1. 中枢神经系统损伤后，Brunnstrom 认为运动功能恢复分为哪几个阶段
　　A. 6　　　　　　　　B. 5　　　　　　　　C. 7　　　　　　　　D. 8
　　E. 4

2. 中枢神经系统损伤后运动功能恢复过程中，Brunnstrom 认为分离运动在哪个阶段开始出现
　　A. 第 n 阶段　　　B. 第 I 阶段　　　C. 第 IV 阶段　　　D. 第 V 阶段
　　E. 第 VI 阶段

3. 脑卒中偏瘫患肢开始出现共同运动、联合反应、痉挛，而无随意运动时，属 Brunnstrom 的
　　A. 第 I 阶段　　　B. 第 II 阶段　　　C. 第 III 阶段　　　D. 第 IV 阶段
　　E. 第 V 阶段

4. 脑卒中偏瘫患肢痉挛加重，可随意引起共同运动，属于 Brunnstrom 的
　　A. 第 I 阶段　　　B. 第 II 阶段　　　C. 第 III 阶段　　　D. 第 IV 阶段
　　E. 第 V 阶段

5. 脑卒中偏瘫患肢以分离运动为主、痉挛明显减轻，属于 Brunnstrom 的
　　A. 第 I 阶段　　　B. 第 II 阶段　　　C. 第 III 阶段　　　D. 第 IV 阶段
　　E. 第 V 阶段

二、思考题

1. 简述 Brunnstrom 技术的基本治疗方法。
2. Brunnstrom 偏瘫运动功能恢复阶段的特点是什么？

（方　琼）

第三节　神经肌肉本体感觉促进疗法

 案例讨论

【案例】

患者×××，男，71岁，今年2月16日下午2时，患者突发左侧肢体无力、头晕，当时测量血压200/120mmHg，经急救头部CT检查报告为脑出血。评定结果如下：患者左侧肢体活动障碍，上肢Bronnstrom Ⅲ阶段，手功能处于Ⅱ期，肌张力Ashworth 1级，患侧上肢稳定性差，患侧上肢协调性差，肩关节半脱位，ADL得分65分。下肢Bronnstrom Ⅳ阶段，站立平衡2级，有轻度的足下垂及内翻。

【讨论】

1. 此时该患者主要功能障碍有哪些，请为该患者制定康复方案。

2. 该患者可采用哪些PNF技术进行治疗？

一、概述

神经肌肉本体感觉促进疗法（proprioceptive neuromuscular facilitation，PNF）是一种治疗技术，由Herman Kabat和Maggie Knott、Dorothy Voss在20世纪中期创立和发展的。Herman Kabat先生是医学博士，生于1913年，他作为一名临床神经生理学者曾任教于Minnesota大学。20世纪40年代时，他受委托去分析一名叫Elizabeth Kenny护士对脊髓灰质炎的治疗方法。 Kabat认为，神经生理学发育的原则和Sherrington的扩散法则、连续诱导和交互抑制，可以应用于脊髓灰质炎瘫痪患者的康复。PNF是由美国神经生理学专家Herman Kabat和物理治疗师Margaret Knott于1946年至1951年，历经5年研究开发的手法技术。PNF最先是应用在脊髓灰质炎的康复治疗中。半个世纪以来，PNF技术得到不断地发展和完善，已经成为多种神经肌肉系统疾病的有效康复治疗手段，目前广泛应用于欧美、日本等康复医学发达国家，成为康复治疗师的基本治疗手段。

（一）基本概念

PNF技术通过刺激人体的本体感受器，激活和募集最大数量的运动肌纤维参与活动，促进瘫痪肌肉产生收缩；同时调整感觉神经的异常兴奋性，改变肌肉的张力，缓解肌肉痉挛。适用于中枢神经损伤、周围神经损伤、骨科损伤性疾病、运动创伤和关节炎所致的功能障碍等。

PNF是一种治疗的理念，PNF技术有治疗目的：它能增加患者姿势维持能力、引导病患动作、增加患者的协调能力、改善患者神经肌肉疲劳。

（二）理论基础

PNF技术是以人体发育学和神经生理学原理为基础，根据人类正常状态下日常生活的功能活动中常见的动作模式创立的。它强调多关节、多肌群参与的整体运动而不是单一肌肉的活动，增强了关节的稳定性、运动性及控制能力，同时教给患者如何完成复合动作的技巧，充分利用运动觉、姿势感觉等多种刺激增强有关神经肌肉反应和促进相应肌肉收缩的锻炼方法；其特征是肢体和躯干的对角线和螺旋形主动、被动、抗阻力运动，并主张通过手的接触、语言口令，视觉引导来影响运动模式。它的治疗原则是按照正常的运动发展顺序，运用适当的感觉信息刺激本体感受器，使某些特定的运动模式中的肌群发生收缩，促进功能性运动产生。

1. PNF 的理论基础　PNF 是通过刺激本体感受器促进神经肌肉系统产生反应，强调对本体感受器的刺激。PNF 技术的基本原则如下。所有 PNF 治疗的主要目标是帮助患者获得最高水平的功能，同时将积极主动的精神贯穿整个治疗过程，特别注重患者生理和心理的支持。PNF 是一种综合的治疗方法，它要求每个治疗都是对人整体功能的指导，而不仅仅针对某个具体的问题或身体的某一个部分。PNF 技术是以人体发育和神经生理学为理论基础，强调患者整体运动而不是单一肌肉的活动，其特征是躯干和肢体的螺旋对角线运动模式，包括助力运动、主动运动和抗阻运动，类似于日常生活的功能活动，并主张通过言语和视觉刺激以及一些特殊的治疗技术来引导运动模式，促进神经肌肉的反应。

PNF 治疗时所遵循的理论基础主要有以下几条。

（1）每个人都有发育和再发育的潜力，治疗时利用患者较强肌肉收缩的运动模式来增强其无力或较弱的运动模式。

（2）正常的运动遵循从头到足、由近端到远端的规律。在治疗时，首先应该进行头颈部的运动，然后是躯干，最后是四肢。而对于上下肢，应先进行近端关节的运动，再逐渐进行远端运动。只有控制头颈及躯干的运动后，才能恢复精细的运动。例如，在进行手精细功能恢复前应该先改善其头部及肩胛带的活动。

（3）早期的运动由反射活动所控制，成熟的运动则由姿势反射增强，反射活动对于维持活动是非常有利的。例如，抓握反射可以帮助手部的抓握功能，而对称性紧张性反射可以调节患侧肢体的肌张力。

（4）运动功能的发育具有周期性倾向，屈肌优势和伸肌优势是可以变换的而且相互影响。例如，坐位姿势的发育功能方面，第一周期是屈曲，第二周期是伸展。因此在治疗时治疗师可充分利用这一原理，在屈肌占优势时选择刺激伸肌的方法，而在伸肌占优势时选择刺激屈肌的方法。

（5）大部分功能活动是由一些方向相反的运动组成。在运动过程中，如果缺乏反向运动，功能就会受到限制，因此治疗时必须加强反向运动的训练。例如，训练患者从仰卧位向侧卧位翻身的同时，也应该训练由侧卧位到仰卧位的动作。

（6）在整体运动模式发育过程中，发育过程先是双侧对称性的功能，然后是双侧非对称性功能、双侧交叉性功能，最后是单侧运动模式的发育。治疗时可利用这一原理设计康复治疗方案。

（7）运动取决于主动肌和拮抗肌之间的协同作用。主动肌和拮抗肌之间的平衡是维持良好的姿势的基础，若没有拮抗肌的平衡，运动的质量就会下降，因此，拮抗肌的平衡是PNF 的治疗目标之一。

（8）运动功能的发育有一定的顺序，但并非每一个过程都必须经过，可以跳跃，也可以重叠。发育顺序为治疗提供了发展方向，患者所能维持的姿势常常是治疗的开始姿势或位置。跳跃或重叠的特性提示，治疗时患者并非必须在熟练地掌握了一种运动技能之后才能开始学习另一种更高级的运动技能，而是要考虑患者正常的整体运动模式是否允许。

（9）运动功能的改善取决于运动的学习，在治疗过程中应采用多种感觉刺激来促进患者运动模式的完成，如听觉、视觉和触觉等，这些都是 PNF 的治疗方法之一。

（10）通过有目的的活动，促进自理活动和步行功能的学习。对于步行中存在平衡功能障碍的患者，可以通过挤压肩关节和骨盆，提高核心肌群的稳定性，从而保证患者在站立时完成基本的日常活动。

（11）不断刺激和重复活动可以促进运动的学习，巩固所学的技能在学习新技能时，患者需要反复多次的训练进行刺激，达到巩固运动技能的作用。当某一运动被重复到可以自由地使用，并能根据实际需要进行调整时，运动学习就已实现。

2. 有关术语解释　以下是有关神经生理学原理的基本术语，熟悉这些术语有助于对 PNF 的掌握和理解。

（1）连续诱导（successive induction）　指在主动肌强烈的兴奋之后可引起拮抗肌的兴奋。这是动态反转技术的理论基础。治疗时可以通过拮抗肌的收缩来促进另一个运动模式的展开。

（2）扩散（irradiation）　是指当刺激增强或加快时反应或力量的传播，是神经肌肉系统本身所具有的能力。

（3）后续效应（after discharge）　是指刺激的效应在刺激停止后仍然存在。如果增加刺激时间和强度，后续效应也增加。

（4）神经交互支配　在主动肌收缩的同时伴随着对拮抗肌的抑制。交互神经支配是协调运动的重要组成部分。放松技术就是利用了这一特性。

（5）总和效应（时间、空间）　在一定时间内连续的阈下刺激组合导致神经肌肉兴奋为时间总和效应；作用于身体不同部位的阈下刺激相互加强导致神经肌肉兴奋为空间总和效应。时间和空间总和可以相互结合，获得更大的躯体活动能力。

 知识链接

螺旋对角线活动的优点

人体大部分姿势和运动的发展按一定的顺序，先双侧对称，然后双侧不对称和双侧交互，最后是单侧模式。

（1）因为大多数肌肉的附着和纤维排列形式符合对角螺旋形，符合正常生理上有功能的运动形式。

（2）大部分日常生活活动是由大量的运动模式而不是由单个的肌肉运动组成。

（3）对角线型运动是屈伸、内外旋、内收外展三对拮抗肌的组合运动，是正常发育的最后部分和最高形式。

（4）所有对角线型运动都跨过身体中线，可促进身体两侧的相互作用。

（5）对角线型运动总是合并有一种旋转的成分，而旋转是发育的最后和最高形式之一。

二、本体感觉促进技术

PNF 技术的操作能使患者获得有效的运动功能，但治疗效果不仅仅来源于患者的合作。基本操作手法包括手法刺激、最佳阻力、牵张、牵拉挤压、口令刺激、视觉引导、视觉刺激、时序、扩散和强化等。

（一）PNF 具体手法

1. 手法接触\触觉刺激　在进行治疗时，最好能够直接接触患者的皮肤，以便更好地刺激本体感受器，治疗师手的方向与患者肢体的方向相反。通过压力的方向引导动作的进行。

在 PNF 治疗中，几乎所有的动作都要求治疗师保持蚓状手抓握法，所谓蚓状手握法（图 15-114），就是当蚓状肌收缩的时候，掌指关节屈曲，近端，远端指间关节伸展，保持蚓状手（图 15-115）的姿势，这种抓握方法能为治疗师控制运动提供良好的作用，并且不会因为挤压而导致患者出现疼痛。

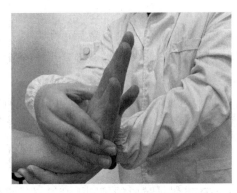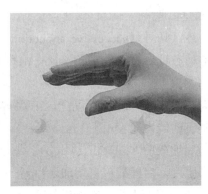

图 15-114　蚓状手握法　　　　　　图 15-115　蚓状手握法

2. 最佳阻力　在肌肉收缩时，给予阻力，肌肉对大脑皮质的刺激增加，由抗阻产生的主动的肌肉紧张是最有效的本体感觉刺激，而且还可以通过本体反射影响同一关节和相邻关节的协同肌的反应。在活动过程中提供的阻力的强度，依据病人的能力和活动的目的而定。PNF 强调"最佳阻力"，不是"最大阻力"，不要因为阻力过大，完不成动作，使患者丧失信心。对某些患者来说，可能仅仅是非常轻微的接触。

3. 牵张　牵张刺激可用于激发自主运动，增强较弱肌肉收缩的力量和反应速度，同时有利于姿势的控制。在实际操作中，治疗师对牵拉后肌肉产生的收缩给予一定的阻力，可以进一步提高疗效。

4. 牵引和挤压　牵引是躯干或四肢被拉长、关节周围的肌群被拉长，可激活关节感受器。可引起牵张刺激，牵引主要用于关节的屈曲及抗重力的运动。挤压是通过对躯干或四肢关节的推挤，使关节面接近，关节间隙变窄，通过挤压，关节部分感受器受到刺激，可引起肌肉收缩。另外，挤压使关节间隙变小，可提高关节的稳定性，其主要用于下肢的伸展模式，可提高肌肉的抗重力运动。

5. 口令\口头刺激　口令是治疗师和患者沟通的主要方式，治疗师告诉患者做什么，发力大小和方向，要求治疗师语言简单易懂，给病人做治疗的过程中，在适当的时候发出口令，可刺激患者的主动运动，提高动作的完成质量。口令可用来增加中枢神经系统的激活水平；将头和眼定位到声音来源处；提供声音的精细和感知识别。

6. 视觉刺激　治疗过程中，治疗师要提示患者注视运动侧肢体的远端，通过视觉刺激帮助患者进行定向运动，尤其是患者本体感觉缺陷或者运动涉及精细运动控制时，视觉刺激可以提供帮助；同时，通过视觉刺激，增加 CNS 的感觉输入，强化肌肉收缩；当头部和颈部一起运动时，可以诱发出身体其他部位更多的扩散，比如躯干。

7. 时序　时序是指运动发生的顺序，一方面正常的运动的发育遵循着一定的顺序，由头到尾，由近端到远端，运动控制能力也遵循着一定的顺序；另一方面，日常的功能活动是身体各部按一定协调运动的结果。

PNF 技术中的顺序的含义除了包含上述内容以外，还包括治疗师在实际操作过程中，依据患者的具体情况，诱发或者抑制身体各部进行活动的顺序。一般先由肢体较强部位的活动开始，之后把其产生的效应逐渐扩散到弱的部位。

8. 扩散和强化　扩散是指肌肉受刺激后力量的扩散和增强。当肌肉受到足够大的刺激时，会引起"溢流"的现象；扩散可以通过时间总和或空间总和增强。同一刺激，当患者处于不同体位、不同支撑面时，会出现不同类型的扩散。强化是对肌肉通过额外的新刺激，使原有的反应强化。目的是增强反应，使训练肌肉更加强壮。比如：目标运动是左侧髋屈曲、内收伴膝关节屈曲，可通过增强右侧肩关节伸直、内收伴内旋强化。通过激活同一腹股沟内其他肌群来强化髋屈肌。

（二）体位和身体力学

1. 治疗师体位和身体力学　正确的治疗师体位和身体力学是引出期望患者运动的重要因素；正确的治疗师体位能使治疗师更加有效施加阻力或者促进运动；治疗师应该在对角线内，治疗师和患者一起运动。

2. 患者体位　正确的患者体位具有以下特点：安全位、无痛、靠近患者、用力时避免任何代偿运动。

（三）PNF 特殊技术

PNF 除了基本操作之外，还有一些特殊技术，包括重复牵张、收缩—放松、维持—放松等，作用是通过对肌群的促进、抑制及放松效应来改善功能性活动。它很少单独使用，而是常常在治疗中与基本操作进行结合，只有这样，才能达到理想的疗效。在多数情况下，患者的合作和主观努力可以增强特殊技术疗效。主动肌技术：包括节律性启动、等张收缩组合、主动肌反转、起始端重复牵伸、整个范围重复牵伸、重复。放松和（或）牵伸技术包括收缩－放松技术、保持－放松技术。拮抗肌技术包括动态反转、稳定翻转、节律稳定。

1. 节律性启动　在关节活动范围中由被动活动开始逐渐转为主动抗阻运动，其目的是帮助开始运动，改善运动的协调和感觉，使运动的节律趋于正常。

（1）方法　治疗者先由被动活动患者肢体开始，通过口令来调整节律；要求患者按照一定的方向开始主动运动，反方向的运动由治疗者完成；练习数次等患者掌握好节律之后，治疗者再施加阻力，让患者抗阻力完成运动。

（2）适应证　适用于启动运动困难、动作太快或太慢及运动不协调或节律紊乱。

2. 等张收缩组合　一组肌肉（主动肌）持续向心离心稳定收缩，其目的是控制和协调主动运动，增加关节活动范围，增加肌力，以及控制离心性运动中的功能性训练。

（1）方法　患者在关节活动范围中做向心性抗阻力收缩（由治疗者施加阻力），在运动的终止端患者保持该位置（稳定性收缩），稳定后，治疗者加大阻力，使患者缓慢地回到开始收缩的位置（离心性抗阻力收缩）。

（2）适应证　适用于意向性运动时缺乏协调能力；离心性收缩时控制能力下降；主动关节活动范围下降；在关节活动过程中缺乏主动运动。

3. 主动肌逆转　运动中在不停顿或放松的前提下，主动改变运动的方向（从一个方向到另一个方向）其目的是增加主动的关节活动范围，增加肌力，发展协调性，预防或减轻疲劳。

（1）方法　患者在某一方向上作抗阻力运动，当接近运动的终止端时，治疗者改变阻力的方向在肢体的背侧施加阻力，患者达到主动的关节活动范围的终止端时，随即（不停顿）改变运动的方向，抗新的阻力反方向运动。

（2）适应证　适用于改变运动时；主动肌力量下降；或被训练肌肉出现疲劳。

4. 重复牵伸

（1）起始端重复牵伸　牵张反射由拉长呈紧张状态的肌肉引出。方法：治疗师通过准备口令充分拉长运动模式中的肌肉，尤其是具有旋转功能的肌肉，然后快速地进一步拉长肌肉，从而刺激出牵张反射。此时治疗师通过口令要求患者收缩被拉长的肌肉。

（2）适应证　适用于肌肉无力；疲劳；运动启动困难等。

（3）全范围重复牵伸　牵张反射由收缩而呈紧张的肌肉引出，在牵张期间患者不能改变运动方向或者放松。方法：治疗师对抗运动模式，使模式中所有肌肉收缩而紧张，在此基础上治疗师对收缩的肌肉组织轻微拉长，施加一个快速的牵伸。在运动模式中所有成分被重复牵伸，并抗阻，患者不得放松。

（4）适应证　适用于疼痛；肌肉无力；运动感觉功能下降。

5. 重复　是一种单向技术，可以改善协调，改善身体感知，改善患者的日常生活活动能力，指导患者期望的模式或者功能性运动达到终止的路线。同时重复技术可以评估患者在期望的运动模式或者功能性运动的终止位置的维持能力。也可以评估患者肢体在远离终止位的不同位置，回到终止位的能力。

（1）方法　将患者的肢体放置于某一活动的期望的终止位上，患者在终止位保持静态收缩，治疗师将患者的肢体拉离终止位，让患者在适当的阻力或者主动不抗阻的情况下返回终止位，然后，治疗师再次将患者肢体从终止位拉离到新的位置，患者再次返回终止位。重复以上步骤。

（2）适应证　适用于学习运动有困难者；协调和控制功能下降。

6. 收缩－放松技术

（1）方法　治疗师先被动地或主动地令患者把受限的肢体放置于在被动关节活动范围的末端，然后对制约关节活动的拮抗肌或者旋转肌进行较强的等长收缩。在肌肉收缩维持5～8秒后，令患者充分地放松，在被动或令患者主动地受限的肢体放置于新的关节活动范围的末端，重复上述的动作，直到不能获得更大的关节活动范围。在进行此种技术反复操作时，治疗师一定争取把每次关节活动范围末端的点逐渐扩大。同时，尽可能把主动肌的被动活动逐步变为主动或者抗阻的等张收缩。可用于关节活动范围受限的患者。

（2）适应证　适用于被动关节活动范围下降。

7. 保持－放松

（1）方法　保持－放松与收缩－放松不同的是治疗师先让患者主动地把受限的肢体放置于主动或者无痛关节活动范围的末端，然后对制约关节活动的拮抗肌或者旋转肌进行较强的等长收缩，在肌肉收缩维持5～8秒后，让患者放松，在令患者主动地把受限的肢体放置于新的主动或者无痛关节活动范围的末端，重复上述的动作，直到不能获得更大的活动范围。在进行此种技术操作时，治疗师一定不能加剧患者的疼痛，因通过提高相应肌肉收缩的力度来逐渐扩大关节活动范围。可用于因疼痛所致的关节活动范围的受限。

（2）适应证　适用于被动关节活动范围下降、疼痛等张收缩太强难以控制。

8. 动态反转

（1）方法　治疗师在患者运动的一个方向施加阻力，至理想活动范围的末端时，远端的手迅速转化方向，诱导患者向相反的方向活动，而且在活动过程中不伴有患者动作的停顿或者放松。在进行该技术操作时，治疗师手的变换要迅速、准确，不能造成患者的肢体在整个运动过程中出现停顿，动态反转技术分为快速和慢速，临床上常运用慢速反转技术。可用于主动关节活动范围受限、主动肌肌力减弱、肌肉收缩协调性差等。

（2）适应证　适用于改变运动方向；主动肌的肌肉无力；被训练肌肉出现疲劳。

9. 稳定性逆转　通过改变阻力的方向来改变等长收缩的方向，但关节不运动或运动范围很小其目的是增加肌力和关节的稳定和平衡。

（1）方法　治疗者在一个方向上施加阻力，患者抗阻力收缩，但关节不发生运动；当患者完全抗阻力时，治疗者改变手的位置，在相反方向上施加新的阻力，患者抗新的阻力收缩。

（2）适应证　适用于肌肉无力；等张收缩不能进行；稳定性下降。

10. 节律性稳定　是主动肌与拮抗肌交替的等长收缩，对抗阻力目的是增加主动和被动关节活动度、肌力稳定和平衡。适应于关节活动度受限、疼痛关节不稳定、拮抗肌无力及平衡能力降低者。

（1）方法　让患者保持某一姿势不动，治疗师交替给主动肌和拮抗肌阻力，使患者快速、准确的反应，不能造成患者对阻力方向感觉的困惑。可用于关节不稳、平衡能力差、关节活动受限下的肌肉训练、疼痛患者等。

（2）适应证　疼痛；关节不稳定；关节活动范围受限；试图运动时因疼痛而关节活动受限；拮抗肌无力；平衡能力下降。

三、运动模式

PNF 运动模式有 91 种基本运动模式：包括头颈 3 种、上躯干 6 种、上肢 14 种、下肢 12 种、按发育顺序在治疗垫上进行的 38 种、步行训练 7 种、轮椅和转移 5 种、强调时间顺序的 ROM 变化模式 2 种、生活自理 2 种。运动模式的命名是根据肢体近端关节的运动方向来进行。PNF 运动模式是在三个平面同时发生的组合运动模式，即在矢状面完成肢体的屈曲和伸展，在冠状面完成肢体的内收和外展，在水平面上完成肢体的旋转。因此，采用螺旋对角线模式，由于有交叉运动成分，其活动必须跨越人体的中线，从而促进了身体两侧的相互影响和认知，"螺旋对角交叉"运动模式符合日常生活动作中常用的动作模式，因此对于患者康复是最有效的。躯干和四肢都有两个对角线模式，在各自的前面加上了英文大写的"D"（Diagonal），用来表示对角线的意思，简称为 Dl 和 D2 模式。第 1 个字母代表双侧或单侧性，单侧用 U（unilateral）代表，不写 U 时即可理解为双侧；第 2 个字母（如为双侧时，由于 B 不标出，故变为第一字母，以下同）常用 D（diagonal）代表对角螺旋形；第 3 个字母用阿拉伯数字，1 代表 1 型，2 代表 2 型；第 4 个字母代表屈曲或伸展，屈曲用 F（flexion）表示，伸展用 E（extension）表示；第 5、6 个字母代表是上肢还是下肢，上肢用 UE（upper extremity）表示；下肢用 LE（Lower extremity）表示。双侧模式即上下肢同时进行的运动模式，包括对称性模式双侧上肢或双下肢同时完成相同对称运动模式、不对称性模式、相互模式及交叉对角模式等。

每一个对角线运动由两个相互交叉的运动方向组成，同时由两个互为拮抗的运动模式所组成，而且以近端关节的运动进行命名，分别称为屈曲模式、伸展模式。这样每个肢体就有 D1 屈曲、D1 伸展、D2 屈曲、D2 伸展四个运动模式。举例：上肢肩屈曲、内收、外旋（为 D1 屈曲），拮抗肌模式为肩伸展、外展、内旋模式（即上肢 D1 伸展），肩屈曲、外展、外旋模式（即上肢 D2 屈曲），其拮抗肌模式肩伸展、内收、内旋模式（即上肢 D2 伸展）。由于运动模式包括 91 种，种类较多，篇幅有限，因此本部分只介绍最基本的运动模式。

（一）肩胛带模式

肩胛模式有两种对角运动：前伸、后缩和前缩、后伸。对角运动沿着患者躯干的曲线而形成一条弧线。肩胛骨在完成对角线运动时，患者不能出现躯干的前后摆动或旋转。以下肩胛模式时患者均为右侧躺在治疗床上，左侧朝向天花板，左侧肱骨必须自由随肩胛运动，侧卧位可使肩胛自由运动并容易增强躯干活动。

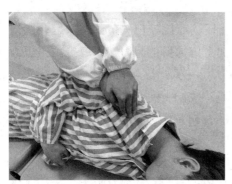

图 15-116 肩胛带前伸模式

1. 前伸模式（前上方运动）（图 15-116）

（1）体位 患者采取侧卧位，髋关节和膝关节保持屈曲，脊柱维持在正常位，头颈居中，肩胛骨居中立位，无旋转。运动时，肩胛带沿着肩峰与鼻尖的连线运动。治疗师站在患者身后，面朝着患者肩顶与鼻尖连线的方向。

（2）手的抓握 治疗师一只手放在患者盂肱关节前面，手指呈夹状手抓握住患者肩峰，另一只手放在前一只手给予支持，手指接触患者肩部（不可用手掌接触。）

（3）治疗师的体位和身体力学 治疗师的手臂保持放松，采取弓状步（左脚在前，右脚在后），身体重心从后腿移到前腿，用身体给予患者阻力。

（4）操作 患者先处于起始位置。治疗师肘关节屈曲，下蹲，拉患者肩峰在肩顶与鼻尖延长线，施加一定的阻力。口令："向前，向上拉我的手，用力，用力，再用力。"患者肩胛带沿着肩峰与鼻尖的连线运动。放松，治疗师快速予以反方向的牵伸。

2. 后缩模式（后下方运动）（图 15-117）

（1）体位 患者采取侧卧位，髋关节和膝关节保持屈曲，脊柱维持在正常位，头颈居中，肩胛骨居中立位，无旋转。运动时，肩胛带沿着肩峰与鼻尖的延长线运动。治疗师站在患者身后，面朝着患者肩顶与鼻尖连线的方向。

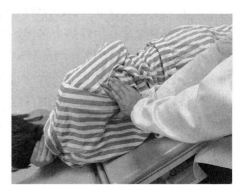

图 15-117 肩胛带后缩模式

（2）手的抓握 治疗师一只手掌放在肩胛骨内侧缘，另一只手放在前一只手上，手指放于肩胛上指向肩峰，努力维持所有压力低于肩胛的脊柱面。

（3）治疗师的体位和身体力学 治疗师屈曲肘关节使前臂与阻力线平行，将身体重心移动到后脚，并使肘关节随着患者肩胛面下移而向下。

（4）操作 患者先处于起始位置。治疗师推患者肩胛面在肩顶与鼻尖连线，施加一定的阻力。口令："向后，向下推我的手，用力，用力，再用力。"患者肩胛带沿着肩峰与鼻尖的延长线上运动。放松，治疗师快速予以反方向的牵伸。

3. 前缩模式（前下方运动）（图 15－118）

（1）体位　患者采取侧卧位，髋关节和膝关节保持屈曲，脊柱维持在正常位，头颈居中，肩胛骨居中立位，无旋转。治疗师站在患者头的后面，面朝向对侧髋关节，在肩顶与对侧髂脊连线上，患者的肩胛骨朝向对侧的髂嵴做向前、向下的运动。

（2）治疗师的体位和身体力学　治疗师采取弓步站立（右脚在前，左脚在后）随着运动，身体重心从后脚转移到前脚之上。

（3）手的抓握　方法一：患者双手采取夹状手的方法，一只手放在患者腋窝前方，一只手放腋窝后方。方法二：患者双手采取夹状手的方法，一只手放在患者肩峰；一只手放在患者肘关节。

（4）操作　患者先处于起始位置。治疗师拉患者肩胛面在肩峰与对侧的髂脊延长线上，施加一定的阻力。口令："肩胛骨向肚脐方向运动，用力，用力，再用力。"放松，治疗师快速予以反方向的牵伸。

4. 后伸模式（后上方运动）（图 15－119）

（1）体位　患者采取侧卧位，髋关节和膝关节保持屈曲，脊柱维持在正常位，头颈居中，肩胛骨居中立位，无旋转。治疗师站在患者头的后面，面朝向对侧髋关节，在肩顶与对侧髂棘连线上，肩胛骨沿着肩峰与对侧的髂棘延长线做耸肩动作。

（2）治疗师的体位和身体力学　治疗师采取弓步站立（右脚在前，左脚在后）随着运动，身体重心从前脚转移到后脚之上。前臂与阻力方向平行。

（3）手的抓握　治疗师双手叠加放于患者肩胛冈上方。

（4）操作　患者先处于起始位置。治疗师推患者肩胛面在肩峰与对侧的髂连线上（先将胸锁乳突肌拉到最长），施加阻力。口令："肩胛骨向后、向上方向，用力，用力，再用力。"（达到此侧耳朵即到达终止端）放松，治疗师快速予以反方向的牵伸。

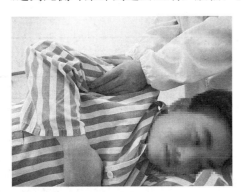

图 15－118　肩胛带前缩模式

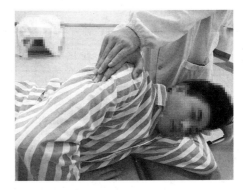

图 15－119　肩胛带后伸模式

（二）上肢模式

上肢有两个对角线运动模式：屈曲－内收－外旋（D1 屈）和伸展－外展－内旋（D1 伸），参与的肌群见表 15－5、表 15－6 所示；屈曲－外展－外旋（D2 屈）和伸展－内收－内旋（D2 伸），参与的肌群见表 15－7、表 15－8 所示。操作时，将患者的头颈部置于舒适的位置，在做上肢模式前，将患者上肢置于中间位进行牵伸，然后拉至起始位，将肌肉拉长至最长的状态。在操作中治疗师要对患者进行动作分析，理解患者现存机能，明确患者动作能力障碍的原因，在此基础上，为改善机能而选择适当的模式。为了选择适当的模式，治疗者对要促进的肌肉和运动，选择最有利于该肌肉做出最大活动的对角线模式。

表 15-5　　上肢 D1 屈曲的运动模式

关节	运动	主要肌肉
肩胛	向前下运动	前锯肌（上段），斜方肌
肩关节	屈曲、内收、外旋	喙肱肌、胸大肌（上段），三角肌、肱二头肌
前臂	旋后	肱桡肌、旋后肌
腕关节	屈曲、桡侧偏	桡侧腕屈肌、掌长肌
手指	屈曲	指屈肌、蚓状肌、骨间肌
拇指	屈曲、内收	拇屈肌（长肌和短肌）、拇内收肌

表 15-6　　上肢 D1 伸展的运动模式

关节	运动	主要肌肉
肩胛	向后下运动	菱形肌
肩关节	伸展、外展、内旋	背阔肌、肩胛下肌、三角肌（中、后部）、肱三头肌、大圆肌
前臂	旋前	肱桡肌、旋前肌
腕关节	伸展、尺偏	尺侧腕伸肌
手指	伸展	指长伸肌、蚓状肌、骨间肌
拇指	外展、伸展	拇外展肌

表 15-7　　上肢 D2 屈曲的运动模式

关节	运动	主要肌肉
肩胛	向后上提运动	斜方肌、肩胛提肌、前锯肌
肩关节	屈曲、外展、外旋	三角肌（前部）、肱二头肌（长头）、喙肱肌、小圆肌、冈上肌、冈下肌
前臂	旋后	肱二头肌、肱桡肌、旋后肌
腕关节	伸展、桡偏	桡侧腕伸肌
手指	伸展	骨间肌、指长伸肌
大拇指	伸展、外展	拇伸肌、拇长展肌

表 15-8　　上肢 D2 伸展的运动模式

关节	运动	主要肌肉
肩胛	向前下压运动	前锯肌（下段）、菱形肌、胸小肌
肩关节	伸展、内收、内旋	肩胛下肌、胸大肌、大圆肌
前臂	旋前	旋前肌、肱桡肌
腕关节	屈曲、尺偏	尺侧腕屈肌
手指	屈曲	骨间肌、指屈肌、蚓状肌
拇指	屈曲、内收	拇屈肌（长、短肌）、拇内收肌、拇对掌肌

1. 屈曲－内收－外旋（D1 屈曲模式）

（1）手的抓握　远端的手：治疗师的左手接触患者的手掌，治疗师的四个手指在尺侧（第 5 掌骨），治疗师的大拇指在桡侧给予对抗力（第 2 掌骨），不接触手背面，采取空心抓握的方法（治疗师的手心与患者的手心隔空相对）。近端的手：治疗师的右手可以采取环抱的方法或者夹状手的方法（夹状手则放于上肢的内侧面，施加的阻力朝外下方。不过在操作的过程中，此手需要向上移动。

（2）治疗师的体位和身体力学　治疗师在患者肘关节旁边跨步站立（右脚在前，左脚在后），面朝着患者的脚。患者的屈曲与外旋运动使治疗师转过身来，斜对着患者的头部。

治疗师的重心从后脚转移到前脚之上。

（3）起始位置　患者采取仰卧位，上肢完全放下，肩关节外展，内旋。腕关节背伸，尺偏。手指保持背伸，如图 15-120 所示。

（4）终止位置　患者采取仰卧位，肩关节屈曲、内收、外旋。腕关节屈曲，桡偏。手指屈曲。肘关节要跨过人身体中线（鼻尖），如图 15-121 所示。

（5）操作　患者先处于起始位置，治疗师下蹲。治疗师先在长轴方向做一牵伸（在中间位做也可以，然后回到起始位）。远端的手给予患者腕关节快速的背伸尺偏方向的牵伸。然后患者手指屈曲，勾住治疗师的手。腕关节屈曲到最大角度。治疗师近端的手给予患者上肢向外、向下方向的阻力。口令："向左、向上拉我的手，用力，用力，再用力"。然后运动到终止端。

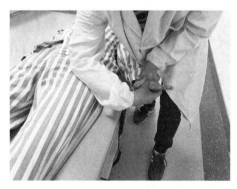

图 15-120　上肢 D1 屈曲起始位

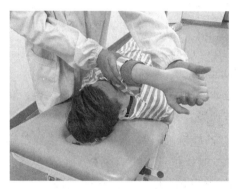

图 15-121　上肢 D1 屈曲终止位

2. 伸展－外展－内旋（D1 伸展模式）

（1）手的抓握　远端的手：治疗师的右手抓握患者的手掌，治疗师的四个手指在尺侧（第 5 掌骨），治疗师的大拇指在桡侧给予对抗力（第 2 掌骨），不接触患者手掌。近端的手：治疗师的左手采取环状抓握患者的肱骨，治疗师的手指就可以与患者内旋方向施加压力。（相比 D1 屈曲模式时，双手互换。）

（2）治疗师的体位和身体力学　治疗师面向患者的手，在运动线上跨步站立（左脚在前，右脚在后）。开始时重心在患者的前脚上，让患者推治疗师，使重心移到治疗师的后脚上。当患者上肢接近终止范围时候，治疗师的身体转向右侧，使手臂能运动并用远端手抓握控制旋前。当患者的手臂接近关节活动末端，治疗师的身体转动以面向治疗师的脚。

（3）起始位置　患者采取仰卧位，肩关节屈曲、内收、外旋。腕关节屈曲，桡偏。手指屈曲。肘关节要跨过人身体中线（图 15-122）。

（4）终止位置　患者采取仰卧位，上肢完全放下，肩关节外展，内旋。腕关节背伸，尺偏。手指保持背伸（图 15-123）。

（5）操作　患者先处于起始位置。治疗师先在长轴方向做一牵伸（在中间位做也可以，然后回到起始位）。治疗师远端的手给予患者腕关节快速的掌曲、桡偏方向的牵伸。然后患者手指展开，接着患者腕关节背伸。腕关节背伸到最大角度。治疗师近端的手给予患者上肢向内、向上方向的阻力。口令："向右、向下推我的手，用力，用力，再用力"。然后运动到终止端，治疗师下蹲。

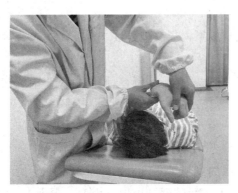

图 15-122　上肢 D1 伸展起始位

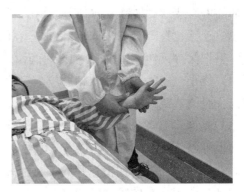

图 15-123　上肢 D1 伸展终止位

3. 屈曲-外展-外旋（D2 屈曲模式）

（1）手的抓握　远端的手：治疗师的左手抓握患者的手背，治疗师的四个手指在桡侧（第 1 和第 2 掌骨），治疗师的大拇指在尺侧给予对抗力（第 5 掌骨）。手掌不接触。近端的手：治疗师的右手采取从内侧抓握患者的肱骨，治疗师的手指就可以与患者运动相反的方向施加压力。

（2）治疗师的体位和身体力学　治疗师在患者肩关节上方采取弓步站立，右脚在前，面向运动线。开始时，身体的重心放在右脚之上，让患者的运动推动治疗师，治疗师采取以左脚为轴进行旋转，使得重心转移到左脚上。然后治疗师继续面向运动线。

（3）起始位置　患者采取仰卧位，肩关节保持伸直、内收。患者的上肢经过患者的脐部，手指够到对侧的髂前上棘。前臂旋前。腕关节屈曲，尺偏。手指屈曲（图 15-124）。

（4）终止位置　患者采取仰卧位，患者腕关节背伸，桡偏。手指展开。肩关节屈曲，外展，外旋。患者的上肢在对侧髂前上棘与脐部的连线上（图 15-125）。

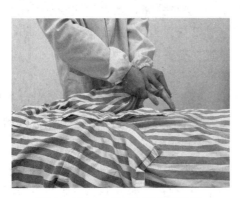

图 15-124　上肢 D2 屈曲起始位

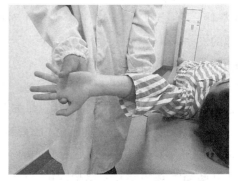

图 15-125　上肢 D2 屈曲终止位

（5）操作　患者先处于起始位置。治疗师先在长轴方向做一牵伸（在中间位做也可以，然后回到起始位）。治疗师远端的手给予患者腕关节快速的掌曲、尺偏方向的牵伸。然后患者手指展开，接着患者腕关节背伸，桡偏。腕关节背伸到最大角度。治疗师近端的手给予患者上肢向左、向下方向的阻力。口令："向右、向上拉我的手，用力，用力，再用力"。然后运动到终止端。

4. 伸展-内收-内旋（D2 伸展模式）

（1）手的抓握　远端的手：治疗师的右手接触患者的手掌面，治疗师的四个手指在桡侧（第 2 掌骨），治疗师的大拇指在尺侧给予对抗力（第 5 掌骨）。不要接触手背。近端的手：治疗师的左手采取从外侧抓握患者的肱骨，治疗师的手指就可以与患者运动相反的方向施加压力。（相比 D2 屈曲模式时，双手互换。）

（2）治疗师的体位和身体力学　治疗师在患者肩关节上方，左脚向前跨一步站立。面向运动线。开始时，重心在治疗师的右脚上。让患者的运动推动治疗师，治疗师采取以右脚为轴进行旋转，使得重心转移到右脚上。然后治疗师继续面向运动线。

（3）起始位置　患者采取仰卧位，患者腕关节背伸，桡偏。手指展开。肩关节屈曲，外展，外旋。患者的上肢在对侧髂前上棘与脐部的连线上（图 15 - 126）。

（4）终止位置　患者采取仰卧位，肩关节保持伸直、内收。患者的上肢经过患者的脐部，手指够到对侧的髂前上棘。前臂旋前。腕关节屈曲，尺偏。手指屈曲（图 15 - 127）。

（5）操作　患者先处于起始位置。治疗师先在长轴方向做一牵伸（在中间位做也可以，然后回到起始位）。治疗师远端的手给予患者腕关节快速的背伸桡偏方向的牵伸。然后患者手指屈曲，勾住治疗师的手。腕关节屈曲到最大角度。治疗师近端的手给予患者上肢向外、向上方向的阻力。口令："向左、向下推我的手，用力，用力，再用力"。然后运动到终止端。

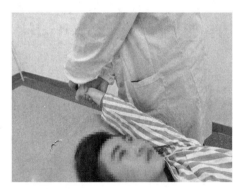 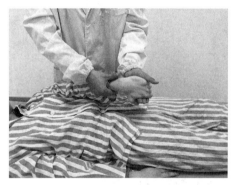

图 15 - 126　上肢 D2 伸展起始位　　　　　图 15 - 127　上肢 D2 伸展终止位

（三）骨盆模式

1. 前伸模式（前上方运动）　髂脊向鼻尖或对侧肩峰的方向，（图 15 - 128、图 15 - 129）。

（1）患者体位　患者采取侧卧位，髋膝关节屈曲（髋关节屈曲30°左右）。后背与床边平行。尽量靠近床的边缘。

（2）治疗师的体位和身体力学　治疗师站于患者背后，面部朝向对侧肩关节。左弓步（此过程不需要迈腿，只需要改变重心）。

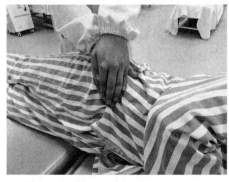 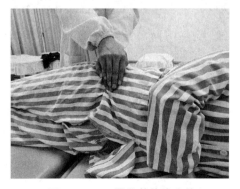

图 15 - 128　骨盆前伸起始位　　　　　图 15 - 129　骨盆前伸终止位

（3）操作　治疗师双手叠加在一起，外形呈弓状手，放在髂脊上。治疗师的手指在髂脊的前方。阻力的方向向后，向下拉。（口令："跟我对抗，骨盆向上、向前推我的手，用力，再用力。"）放松。放松以后，治疗师要给予一个相反方向的牵伸。

2. 后缩模式（后下方运动）　髂脊向鼻尖或对侧肩峰的连线的延长线上（图15−130、图15−131）。

（1）患者体位　患者采取侧卧位，髋膝关节屈曲（髋关节屈曲30°左右）。后背与床边平行。尽量靠近床的边缘。

（2）治疗师的体位和身体力学　治疗师站于患者背后，面部朝向对侧肩关节。左弓步（此过程不需要迈腿，只需要改变重心）。

（3）操作　治疗师双手叠加在一起，外形呈弓状手，放在坐骨结节上，手指朝向对侧的肩关节。治疗师的位置要下蹲。（口令："骨盆向后、向下顶我的手，用力，用力，再用力"）。放松。放松以后，治疗师要给予一个相反方向的牵伸。

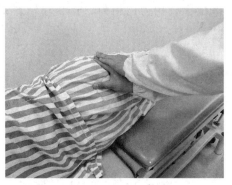 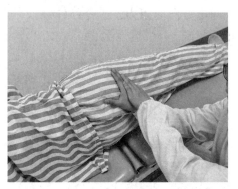

图15−130　骨盆后缩起始位　　　　　图15−131　骨盆后缩终止位

3. 前缩模式（前下方运动）

（1）患者体位　患者采取侧卧位，髋膝关节屈曲（髋关节屈曲30°左右）。后背与床边平行。尽量靠近床的边缘（图15−132、图15−133）。

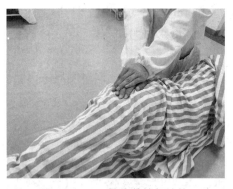 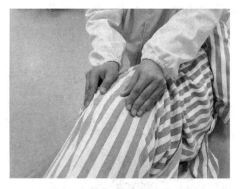

图15−132　骨盆前缩起始位　　　　　图15−133　骨盆前缩终止位

（2）治疗师的体位和身体力学　治疗师站于患者背后，与股骨纵轴在一条直线上。右弓步（此过程不需要迈腿，只需要改变重心）。

（3）操作　治疗师一手放在膝关节的髌骨前方，另一只手放在髂骨上控制。（口令：骨盆向前、向下推我的手，用力，用力，再用力。"）放松。放松以后，治疗师要给予一个相反方向的牵伸。

4. 后伸模式（后上方运动）

（1）患者体位　患者采取侧卧位，髋膝关节屈曲（髋关节屈曲30°左右）。后背与床边平行。尽量靠近床的边缘（图15－134、图15－135）。

（2）治疗师的体位和身体力学　治疗师站于患者背后，与股骨纵轴在一条直线上。右弓步（此过程不需要迈腿，只需要改变重心）。

（3）操作　治疗师双手叠加在一起，外形呈弓状手，掌跟放在髂脊上。施加的阻力方向向下、向前。（口令：骨盆向后、向上推我的手，用力，用力，再用力。"）放松。放松以后，治疗师要给予一个相反方向的牵伸。

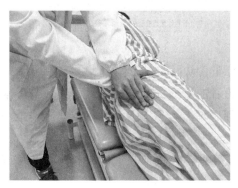
图15－134　骨盆后伸起始位

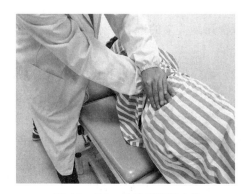
图15－135　骨盆后伸终止位

（四）下肢模式

与上肢相同，下肢也有两个对角线运动模式：屈曲－内收－外旋（D1 屈）和伸展－外展－内旋模式（D1 伸）参与的肌肉（表 15－9，表 15－10）；屈曲－外展－内旋模式（D2屈）和伸展－内收－外旋模式（D2 伸），参与的肌肉（表 15－11，表 15－12）。操作时同样将下肢拉长至最长范围。

表15－9　下肢 D1 屈曲模式

关节	运动	主要肌肉
髋关节	屈曲、内收、外旋	腰大肌、髂肌、内收肌、缝匠肌、耻骨肌、股直肌
踝关节/足	背屈、内翻	胫骨前肌
脚趾	伸展	跛伸肌、趾伸肌

表15－10　下肢 D1 伸展模式

关节	运动	主要肌肉
髋关节	伸展、外展、内旋	臀中肌、腘绳肌、臀大肌
踝关节	跖屈、外翻	腓骨长、短肌、小腿三头肌
脚趾	屈曲	趾屈肌、跛屈肌

表15－11　下肢 D2 屈曲模式

关节	运动	主要肌肉
髋关节	屈曲、外展、内旋	阔筋膜张肌、股直肌、臀中肌、臀大肌
踝关节	背屈、外翻	腓骨肌
脚趾	伸展	拇伸肌、趾伸肌

表 15-12　下肢 D2 伸展模式

关节	运动	主要肌肉
髋关节	伸展、内收、外旋	内收大肌、腘绳肌、臀大肌、外旋肌
踝关节	跖屈、内翻	腓肠肌、比目鱼肌、胫骨后肌
脚趾	屈曲	拇屈肌、趾屈肌

1. 屈曲-内收-外旋（D1 屈曲模式）

（1）手的抓握　治疗师用右手抓握住患者的足部，四个手指在内侧缘，大拇指在外侧缘施加压力。握住足的侧面，但在跖面不要有任何接触，要避免阻碍脚趾运动。治疗师保持抓握在跖趾关节的近端，不要紧握或者捏足。治疗师的左手放在大腿前内侧面，接近膝关节。

（2）治疗师的体位和身体力学　治疗师在患者旁边跨立站立，内侧脚（靠近治疗台）在前，外侧脚（不靠近治疗台）在后面。面向患者的左肩关节，治疗师的身体与患者的运动力线一致。牵拉时，治疗师的重心由前脚转到后脚上。当患者运动时，让阻力把治疗师的重心由前脚移到后脚。治疗师需要向前跨一步，继续面向运动线。

（3）起始位　足处于跖曲伴有外翻位，脚趾跖曲，膝关节完全伸展。髋关节尽可能过伸，同时保持外展与内旋（图 15-136）。

（4）终止位　足背伸伴有内翻，髋膝关节处于屈曲位，伴有内收和外旋。足跟达到大腿根外侧（足跟与膝关节与左肩关节处于一条直线）（图 15-137）。

（5）操作　患者先置于起始位。治疗师将患者踝关节快速向跖曲外翻方向进行牵伸。然后患者踝关节背伸，脚趾展开，用力和治疗师对抗。治疗师左手向外展方向施加阻力。口令："用力向左，向上勾我的手，用力，用力，再用力。"最终达到终止位。

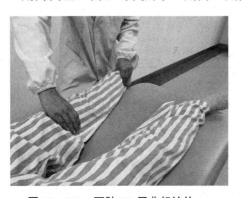 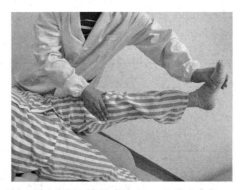

图 15-136　下肢 D1 屈曲起始位　　　　　图 15-137　下肢 D1 屈曲终止位

2. 伸展-外展-内旋模式（D1 伸展模式）（图 15-138，图 15-139）

（1）手的抓握　治疗师用右手抓握住患者足跖面。治疗师用掌跟沿外侧缘施加压力。治疗师的左手握住患者大腿的后外侧。

（2）治疗师的体位和身体力学　跨步站立面向患者的左肩，治疗师的重心在前脚（左脚）上。让患者推治疗师向后使重心移到后脚上，然后治疗师向后跨一步。治疗师的重心继续向后转移，保持肘关节靠近身边，以便于用身体和腿施加阻力。

（3）起始位　足背伸伴有内翻，髋膝关节处于屈曲位，伴有内收和外旋。足跟达到大腿根外侧（足跟与膝关节与左肩关节处于一条直线）。

348

（4）终止位　足处于跖曲伴有外翻位，脚趾跖曲，膝关节完全伸展。髋关节尽可能过伸，同时保持外展与内旋。

（5）操作　患者先置于起始位。治疗师将患者踝关节快速向背伸内翻方向进行牵伸。后患者踝关节跖曲，脚趾屈曲，用力和治疗师对抗。治疗师左手向内侧方向施加阻力。口令："用力向右，向下蹬我的手，用力，用力，再用力。"最终达到终止位。

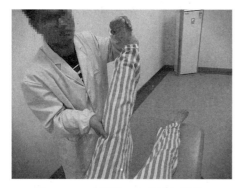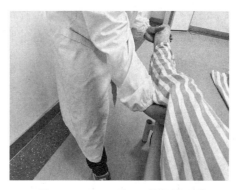

图 15-138　下肢 D1 伸展起始位　　　　图 15-139　下肢 D1 伸展终止位

3. 屈曲 - 外展 - 内旋模式（D2 屈曲模式）

（1）手的抓握　治疗师的右手抓握住患者的足背，四个手指在外缘，拇指在内侧施加压力。握住足的侧面，而不接触跖面，要避免阻碍脚趾的运动，保持抓捏在跖趾关节近端，不要使劲捏。治疗师的左手置于大腿的外侧面接近膝关节处。四个手指在上面，大拇指在外侧面。

（2）治疗师的体位和身体力学　治疗师在患者右髋关节旁边跨步站立，左脚在后面。治疗师面向患者的足部，治疗师的身体与模式的运动线在一条线上。开始的时候重心在前脚上，让患者的腿推治疗师，治疗师的重心移到左腿上，右腿向后跨一步。继续面向运动线。

（3）起始位　患者患侧下肢置于健侧下肢上，膝关节跨过中线。保持伸展 - 内收 - 外旋模式。踝关节跖屈内翻（图 15-140）。

（4）终止位　患者患侧下肢屈髋屈膝，（髋关节至少屈曲 90°），并且还要伴有髋关节的外展内旋成分。踝关节背伸外翻（图 15-141）。

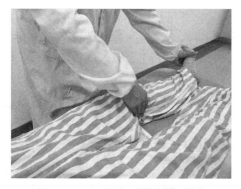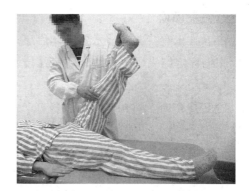

图 15-140　下肢 D2 屈曲起始位　　　　图 15-141　下肢 D2 屈曲终止位

（5）操作　患者先置于起始位。治疗师将患者踝关节快速向跖曲内翻方向进行牵伸。然后患者踝关节背伸，脚趾展开，用力和治疗师对抗。一开始治疗师肘关节抬高，后来慢慢将其降下来。治疗师左手向内向下施加阻力。口令："用力向右，向上拉我的手，用力，用力，再用力。"最终达到终止位。

4. 伸展 – 内收 – 外旋模式（D2 伸展模式）

（1）手的抓握　治疗师用右手抓握住患者足跖面。治疗师的拇指在患者脚趾底部以促进脚趾屈曲。小心不要固定足趾屈曲。其余手指握住患者足的内侧缘，用掌跟沿外侧缘施加压力。治疗师的左手放在大腿下面，从外侧面到内侧面握住后面。

（2）治疗师的体位和身体力学　治疗师在患者的右侧肩关节旁跨立站立，面向治疗台左下角。治疗师内侧的脚（靠近治疗台的脚）在前面，此时人身体的重心在后脚上。患者运动时，拉动治疗师向前使重心移到前脚上。当重心已经转移到前脚时，后脚向前跨一步继续将重心前移。

（3）起始位　患者患侧下肢屈髋屈膝，（髋关节至少屈曲 90°），并且还要伴有髋关节的外展内旋成分。踝关节背伸外翻（图 15 – 142）。

（4）终止位　患者患侧下肢置于健侧下肢上，膝关节跨过中线。保持伸展 – 内收 – 外旋模式。踝关节跖曲内翻（图 15 – 143）。

（5）操作　患者先置于起始位。治疗师将患者踝关节快速向背伸外翻方向进行牵伸。然后患者踝关节跖曲用力和治疗师对抗。治疗师左手向外向上施加阻力。口令："用力向左，向下蹬我的手，用力，用力，再用力。"最终达到终止位。

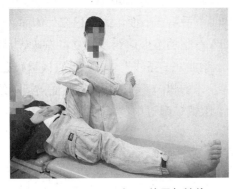 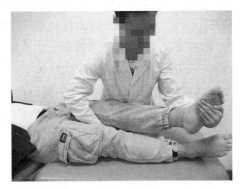

图 15 – 142　下肢 D2 伸展起始位　　　　图 15 – 143　下肢 D2 伸展终止位

（五）注意事项

1. PNF 技术有特殊的技术要求，治疗师需要专门学习，熟练掌握以后才能使用。

2. 根据评定结果，选择适宜的特殊技术，治疗师在治疗时应根据患者的反馈，调节治疗量。

3. PNF 操作时，对初始位的放置有严格的要求，否则影响治疗效果，患者取舒适安全的体位，治疗师保持正确的体位和身体力线进行操作。

4. PNF 操作时需要患者配合，不断给予反馈，从而达到调整肌肉活动的作用。

5. PNF 技术效果是不断提高患者自主的随意活动能力。

6. PNF 技术强调增加本体感觉刺激，在本体感觉刺激的同时，充分利用视觉、听觉及触觉等多种感觉，增强治疗效果。

7. 操作时，注意手的抓握技巧，口令须简洁、清晰，提供的最大阻力应与患者目前的情况相适宜，牵拉力量不宜过大。

四、临床应用

临床应用是为临床患者建立最合适治疗的过程，在功能训练过程中，通过正面的方法激发患者的功能，使患者获得尽可能高的功能水平。因此，在康复治疗前要对患者的总体功能状态进行评估，确定患者目前所处的功能状态水平和功能障碍范围，应用 PNF 原理，建立有效的治疗。临床上对患者的主要功能障碍进行治疗，选择相应的特殊技术进行，从而增强治疗效果。不管在治疗过程中选择哪种特殊技术，都应该采用康复评定的方法对患者进行评定，采用关节活动度、肌张力、肌力和耐力、感觉、平衡、协调性、运动控制、发育顺序、转移、日常生活活动、认知功能等对患者的主要功能障碍进行评定，并根据评定结果制定相应的治疗方案，选择特殊技术对患者进行。

（一）评定及治疗计划的制定

1. 评定应遵循的基本原则

（1）评定从近端到远端进行　因为近端功能大部分都与人体重要活动有关，应该首先进行评定。常用的方法是先观察生命体征及其相关的功能，同时寻找残缺、无力和不对称的地方，如呼吸、舌肌运动、软腭反射、吞咽、发音、听力、视力和眼的控制以及对触觉的反应等。因为颈部运动模式是上肢运动模式的基础，所以接下来就应评定颈部，然后再考虑躯干上部、上肢、躯干下部、下肢等部位。

（2）评定的顺序应遵循从头到尾的方向　从头部、颈部和脊柱进行观察，主要观察以下几个方面的内容：确定是屈肌占优势还是伸肌占优势、运动范围是否受限、稳定性如何、找到活动受限的原因（痉挛、肌无力、不协调）、是否能维持某个姿势并完成某个姿势、确定患者的主要问题是近端还是远端问题、确定哪种技术或体位能提高患者的反应。

（3）观察功能性活动　让患者在站立位、坐位、手膝位等体位中选择最舒适的体位，让患者做运动模式，可以是单一的也可以是组合的模式，主要观察有无运动丧失、完成功能性活动时与正常人的区别、了解患者治疗目的和期望、与正常人相比所处的发育阶段。

（4）观察肢体运动　在评定时让患者一起与治疗师做动作，模仿治疗师的动作，观察患者在被动、主动和抗阻运动的质量拮抗肌是否平衡、头、颈和脊柱是否有支撑能力。

2. 评定患者应具备的功能　应通过以下几个方面进行判断：①无痛；②有较强的肌力；③能够移动并有一定的稳定性；④有协调并可控制的运动。通过评定患者应具备的功能，从而确定患者的主要功能障碍。

3. 治疗目标制定　在进行详细的评定之后，就需要制定总的和具体的（长期和短期）治疗目标，总的治疗目标不是固定不变的，应根据实际情况变化进行相应的调整，具体的治疗目标是为每一个治疗活动和治疗阶段设立的，通过多个具体的治疗目标的完成最后实现总的治疗目标。目标主要是提高患者活动的能力或控制稳定性、增加关节活动范围、改善动作的协调性、放松紧张的肌肉、改善动作质量。

（二）应用指征

1. 适应证　适用于脑血管意外导致的偏瘫、脑瘫、脊髓损伤、脑外伤、帕金森、脊髓灰质炎后的运动功能障碍的恢复，还适用于骨关节、软组织损伤等疾病的患者。

2. 禁忌证　持续抗阻的重复收缩不能用于脑血管疾病的急性期；骨折未愈合或有开放性损伤的患者，不能采用牵伸手法；患者出现以下情况不能进行 PNF 治疗：伤口和手术刚缝合部位、皮肤感觉缺乏部位、听力障碍的患者、对命令不能准确反应的婴幼儿患者、关节不稳定、本体感觉障碍部位等。

（三）常见功能障碍的临床治疗

1. 疼痛 对于疼痛可采用节律性稳定、稳定逆转或维持－放松等技术进行治疗，可以在等张组合后采用维持－放松技术，也可以缓慢地做动态反转后采用节律稳定技术进行治疗，操作时将患者置于舒适的体位，阻力施加大小以不引起患者疼痛为主，在起始位置给予一定的牵拉。

2. 肌力和主动关节活动度下降 可采用全范围重复牵张、起始端重复牵张、等张组合及拮抗肌的（缓慢）动态逆转进行治疗。先进行拮抗肌的动态逆转然后结合较弱运动模式的全范围重复牵张治疗，也可以在较弱运动模式的全范围重复牵张之后，在活动较强的位置使用节律稳定技术。操作过程中将患者置于舒适的体位，采用适宜的阻力，同时应强调节律和牵张。

3. 被动关节活动度下降 可采用节律稳定、收缩—放松或维持—放松技术及拮抗肌的稳定逆转技术进行治疗。可以在新的关节活动范围内使用等张组合或动态逆转之后再进行收缩—放松，而在拮抗肌的动态逆转之后进行节律稳定或稳定逆转。操作时注意给予适当的阻力，并强调节律。

4. 协调和控制能力下降 采用节律启动、拮抗肌的动态逆转和等张组合以及稳定逆转进行治疗。可以从节律启动技术逐步过渡到等张组合或拮抗肌逆转也可在进行等张组合技术同时配合拮抗肌稳定逆转或动态逆转进行治疗。在操作运动模式时采用徒手接触（即"夹状手"）同时注意视觉刺激和语言的提示。

5. 稳定性和平衡能力下降 采用节律启动、稳定逆转及等张组合进行治疗。可以先进行拮抗肌的动态逆转，然后逐步过渡到稳定逆转。在治疗过程中注意视觉刺激和适当的口令。

（四）偏瘫的康复治疗

软瘫期脑梗死患者应在病情稳定、生命体征平稳的情况下开始，可以开始做被动的对角螺旋运动。治疗师应该应用指令刺激，取得患者的配合，变换关节的位置，同时可以给颈部肌群抗阻力增强四肢肌肉的收缩力。而在肌肉收缩阶段，治疗师与患者之间的配合就显得尤为重要，要求治疗师始终身体力行，治疗中应施加一些阻力，因而也会消耗相当多的体力。同时需要治疗师选择肌肉顺序收缩的最佳形式，从而保证每块肌肉在全程运动中经历最大长度的收缩，还要注意主动肌和拮抗肌之间的张力平衡。治疗师要集中精力，注意发号施令的正确时间，身体力行地进行适当的扶持，运用语言的鼓励刺激患者的感觉，脑卒中多表现为上肢屈肌张力增高和下肢伸肌张力增高，治疗时手触及肩部肌肉，使肩胛骨充分前伸，牵拉上肢辅助完成 D1 屈曲模式。D1 模式阻力加在肱三头肌，达到抑制松弛痉挛肌的作用。也可给病人最大抗阻，运动达全范围或维持到等长收缩。阻力引起弱肌群的活动，起到肌肉兴奋的泛化作用，而阻力根据每个患者的具体情况进行施加，但必须允许患者能作缓慢、稳定、协调的运动而不产生异常运动。

1. 肩关节半脱位治疗 针对偏瘫患者肩关节半脱位的发生机制，主要采用各种方法改善肩胛骨和肩关节周围肌肉的活动，增强其肌力，特别是三角肌、冈上肌、冈下肌和小圆肌的力量，如通过肩胛骨前伸模式训练肩胛提肌、菱形肌、前锯肌；通过肩胛骨后缩模式训练前锯肌（下部）、菱形肌和背阔肌；通过肩胛骨前缩模式训练菱形肌、前锯肌、胸大肌和胸小肌；通过肩胛骨后伸模式训练斜方肌和肩胛提肌；通过上肢 D2 屈屈模式训练三角肌、肱二头肌、喙肱肌、冈上肌、冈下肌和小圆肌；通过躯干"上提"模式加强对三角肌、冈上肌、冈下肌和小圆肌的训练。同时，在肩胛骨前伸模式中通过肩胛骨的向上、向前运动，纠正肩胛骨的位置，恢复肩关节的"锁定机制"。此外，在进行运动模式训练时还可通过节律启动技术改善运动的感觉，使运动的节律正常化；通过拮抗肌逆转技术减少疲劳、增加力量和主动关节活动度以及协调和平衡功能；通过强调节律技术有意识地加强对三角肌和冈上肌的训练。

治疗时利用患侧的 PNF 肩胛带模式和上肢组合模式进行治疗：①肩胛骨前伸模式：在健侧卧位下引导患侧肩胛骨对着患者的鼻尖做向上、向前运动。②肩胛骨后缩模式：在健侧卧位下引导患侧肩胛骨朝下段胸椎做向后、向下运动。③肩胛骨前缩模式：在健侧卧位下引导患侧肩胛骨朝着对侧髂嵴做向下、向前运动。④肩胛骨后伸模式：在健侧卧位下引导患侧肩胛骨朝着对侧髂嵴的相反方向做向上、向后运动。⑤上肢 D2 屈模式：在仰卧位下引导患侧上肢由肩关节伸展—内收—内旋位向肩关节屈曲—外展—外旋位运动。

2. 提高偏瘫患者躯干活动与运动控制能力训练

（1）床上翻身训练（患侧） 患者取健侧卧位，采用节律性启动的技术，先对患者躯干进行被动活动，同时给予感觉输入，鼓励患者主动完成翻身。随着患者翻身动作的完成，逐渐增加翻身的活动范围，逐渐让患者从侧卧位过渡到仰卧位。

（2）加强患者上部躯干活动与运动控制能力训练 患者取侧卧位，治疗师可以对患者患侧肩胛骨实施节律性稳定或慢逆转技术，提高患者躯干上部翻身动作的完成能力，同时促进患侧肩胛骨主动活动的完成。在患者肩胛活动范围改善后，治疗师利用较强的患侧躯干和肩胛骨各方向的运动模式来诱发患侧上肢肩关节主动活动的完成。

（3）加强患者下部躯干活动与运动控制能力训练 患者取侧卧位，治疗师可以利用患侧躯干的活动逐渐诱发骨盆旋转的运动，然后在仰卧位下双膝屈曲诱发躯干旋转活动，同时可以进行半桥运动。

考点提示 PNF 的定义、运动模式特点、操作注意事项。

习　题

一、单项选择题

1. 神经肌肉本体感觉促进法（PNF）的活动模式为

　A. 双侧对称模式　　　　　　　　B. 双侧不对称模式

　C. 双侧反转模式　　　　　　　　D. 单侧分离模式

　E. 螺旋对角线运动模式

2. PNF 技术治疗脑卒中的重点是

　A. 增强肌力

　B. 加大关节活动范围

　C. 通过螺旋模式运动改善平衡协调功能

　D. 通过对角模式运动，加大肢体活动范围

　E. 通过最大阻抗，快速牵伸与螺旋对角模式易化正常运动

3. 在 PNF 技术中，"梳对侧头"的运动模式属于

　A. 上肢 D1 屈曲模式　　　　　　B. 上肢 D1 伸展模式

C. 上肢 D2 屈曲模式　　　　　　　D. 上肢 D2 伸展模式

E. 上肢 D2 屈伸模式

4. PNF 的组合运动模式中，作用最强的作用为

A. 屈曲　　　　　B. 伸展　　　　　C. 内收　　　　　D. 外展

E. 旋转

5. PNF 操作技术中，等张组合的适应证不包括

A. 动作协调性差　　　　　　　　B. 启动运动困难

C. 关节主动活动范围下降　　　　D. 在关节活动过程中缺乏主动运动

E. 离心动作控制不良

二、思考题

1. 请简述 PNF 技术操作时应注意哪些问题。

2. 请简述收缩—放松技术与保持—放松技术之间的异同。

3. 请简述蚓状肌抓握法的要点。

（廖长艳）

第四节　Rood 疗法

扫码"学一学"

一、概述

Rood 疗法源于 19 世纪发育学和神经生理学理论的发展，由美国物理治疗师和作业治疗师 Margaret Rood 于 1956 年创立，主要用于运动障碍患者的治疗。其主要观点是：感觉输入决定运动输出，主要方法是通过在肌肤上特定区域施以机械或温度等刺激，反射性地引起运动反应。因可使用多种感觉刺激方法起到治疗作用，又称多种感觉刺激疗法。

Rood 疗法是利用正确的感觉输入引出有目的的运动反应，并按照个体发育规律反复训练以治疗运动障碍的方法。其核心内容是利用多种感觉刺激方法作用于皮肤、关节、肌肉等感受器，兴奋不同种类的神经纤维，通过感觉反馈环路调节脊髓传出纤维的兴奋性，从而改变靶肌肉的肌张力，诱发或协调肌肉的活动。常用的促进刺激方法包括：轻快地触摸或逆毛发生长方向擦刷皮肤、快速冰刺激、快速牵张肌肉、拍打肌肉或肌腱等。常用的抑制方法包括：温热刺激、持续冷刺激、轻挤压、缓慢牵张、缓慢摆动等。此外还可利用一些特殊的感觉刺激，如用音乐、光线、色彩等促进或抑制肌肉的运动反应。此方法多应用于脑瘫、成人偏瘫及其他运动控制障碍的脑损伤患者的康复治疗中。

扫码"看一看"

二、理论基础

（一）利用适当的感觉刺激诱发运动反应

Rood 认为肌纤维的性质不同，每块肌肉具有不同的功能。它们因不同的感觉刺激而产生不同的运动模式，即按照特定的感觉输入获得特定的运动输出。大部分动作的完成需要多块肌肉共同参与收缩。

感觉刺激一般是通过两种反射来进行。①与 γ 传出有关的皮肤—肌梭反射：刺激覆盖在

肌腹、肌腱附着点上的皮肤，通过本体感受器并将冲动传入脊髓，再经内囊投射到大脑皮质层，最后通过 γ 纤维传出到肌梭。因此对患者进行治疗时，根据刺激的性质和方式的不同，对被刺激的肌肉产生促进或抑制作用；②与 γ 传出无关的皮肤—肌梭反射：皮肤内有丰富的神经末梢，分布着多种感受器，能产生多种感觉，主要包括由机械刺激引起的触觉和压觉，由温度刺激引起的冷觉和热觉，由伤害性刺激引起的痛觉。刺激皮肤上的毛发，通过毛发感觉传入神经冲动，经脊髓—丘脑束传入大脑皮质运动区，引起锥体束始端的细胞兴奋，再通过皮质—脊髓束传至脊髓，由 α 纤维传出到肌肉，同样也产生促进或抑制作用。

利用这个理论在进行治疗时需要注意以下问题。

1. 感觉刺激要适当　Rood 认为，正确的感觉输入是产生正确运动反应的必要条件，有控制的感觉输入可以反射性地诱发肌肉活动。因此感觉刺激的应用要适当，必须根据患者个体的发育水平，逐渐地由低级感觉性运动控制向高级感觉性运动控制发展，这样才有可能使肌张力正常化，并诱发所需要的运动反应。

2. 易化运动功能要与目的性活动相结合　Rood 运用目的性活动诱发皮层下（无意识）某种运动模式。主动肌、拮抗肌、协同肌根据目的性活动或计划产生的运动组合是反射性的（自动的）程序，相互之间的运动更加协调。例如，当大脑发出"拿起杯子"的指令时，所有与完成这一动作相关的皮质下中枢都按照一定程序，促进或抑制相应的肌肉，促使相关的肌群协调完成这一目标动作。此时患者的注意力集中在"拿起杯子"的最终目的上，而不是运动本身。运动中的感觉是掌握这一动作的基础，"有目的"的动作有助于反射性地诱发出大脑对运动的控制，反复的刺激或训练会强化这种控制能力，使其不断完善。

3. 反复感觉运动反应　运动所产生的感觉有助于患者学习运动。患者能够不断地感受运动反应对于运动的学习是十分必要的。要想最终掌握运动动作，需要反复感受的运动反应，逐渐达到运动控制。所以，在给患者做治疗时要注意提醒患者用心感受自己所要完成的动作，即便是肢体主动控制能力很差的患者也须如此。

（二）依照个体发育规律促进运动的控制能力

运动控制能力的提高是以运动发育水平为基础的。训练要依据患者的实际情况进行，按照发育的顺序从低级阶段逐步过渡到高级阶段。

1. 个体运动控制发育水平　Rood 将个体运动控制的发育水平划分为 4 个阶段。

（1）关节的重复运动阶段　任何动作的形成和掌握都需要经过主动肌收缩与拮抗肌抑制的反复练习，这种重复性运动在运动学习的初期往往是一种无目的性的运动。例如，新生儿自由舞动上、下肢是这一阶段的典型活动。

（2）关节周围肌群的协同收缩阶段　协同收缩提供的是稳定性，是一种张力性（静态性）主动肌与拮抗肌协同收缩的模式，这种模式使个体有能力保持一种体位或较长时间地稳定一个物体。

（3）远端固定，近端关节活动阶段　这是一种闭链运动，较容易完成和掌握。例如，婴儿在四肢处于手膝位支撑阶段，但还未学会爬行之前，先手脚触地，躯干做前后摆动。

（4）技巧性活动阶段　技巧性活动是最高水平的运动控制，是活动性和稳定性的结合。它往往要求近端固定，活动远端。如爬行、行走、手的使用等。

2. 个体发育规律中的8个运动模式　个体发育规律中的8个运动模式见图15-144。

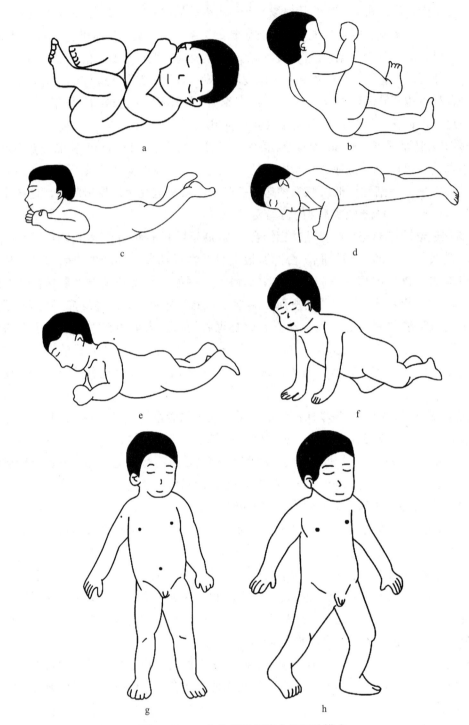

图15-144　个体发育规律中的运动模式

a. 仰卧屈曲；b. 转体或滚动；c. 俯卧伸展；d. 颈肌协同收缩；e. 俯卧肘支撑；f. 手膝位支撑；g. 站立；h. 行走

（1）仰卧屈曲　是一种保护性的姿势。表现为仰卧位时，躯干处于屈曲状态，四肢多位于双侧对称的位置或在胸前交叉。该模式可用于治疗躯体伸肌张力高的患者。

（2）转体或滚动　表现为转体或滚动时同侧上、下肢屈曲，可易化躯干侧屈肌群的活动。该模式可用于治疗仰卧时张力性反射占主导的患者。

（3）俯卧伸展 表现为俯卧位时头后仰、躯干后伸、肢体呈伸展姿势。由于它是站立时伸肌群稳定的过渡阶段，所以具有重要作用。如果患者具有保持这种姿势的能力，说明紧张性颈反射和紧张性迷路反射都被抑制。该模式可用于治疗屈肌张力高的患者。

（4）颈肌协同收缩 表现为俯卧位时能抗重力抬头并维持稳定，是促进头部控制的模式。该模式可用于治疗弛缓型脑瘫患儿，训练头部控制能力。

（5）俯卧肘支撑 表现为俯卧时双上肢支撑负重，这是一种促进脊柱伸展的模式。该模式可用于对脑瘫患儿进行脊柱的控制能力的训练，但对有上肢屈肌痉挛的患者应慎用。

（6）手膝位支撑 表现为手和膝关节可以同时放置在地上支撑躯体，是爬行的基本姿势。当颈和上肢保持稳定时，可利用这一体位以刺激下肢与躯干的协同收缩。治疗时，由静态支撑发展为动态支撑，支撑点由多变少。该模式可用作平衡反应诱发训练。

（7）站立 表现为躯干伸直，先双下肢负重而立，随后发展重心转移，最后发展为单腿站立。这种模式必须具有皮质水平支配下的平衡反应和调整反应的支持。

（8）行走 行走是活动性、稳定性和技巧性能力的综合体现。行走增强了人类的活动性，可以用双上肢携带重物，从事各种劳动。行走要求下肢具有良好的负重能力、身体有较高的平衡能力及重心转移的能力。

三、基本技术

 案例讨论

【案例】

患者男，53岁，以"左侧肢体活动不利近1年"收住入院。患者于1年前无明显诱因下突发神志不清，伴有明显恶心呕吐。头颅CT：右侧基底节出血，查体：体温36.5℃，脉搏77次/分钟，呼吸16次/分钟，血压120/84mmHg。坐位平衡3级，立位平衡2级，Brunnstrom上-手-下分别为Ⅲ-Ⅲ-Ⅲ，右侧肢体肌张力（Ashworth）屈肘3级，屈腕1级，踝跖屈2级，趾屈肌3级，左侧踝阵挛阳性。

【讨论】

1. 患者目前的主要问题是什么？
2. 可以采用哪些Rood技术进行治疗？请为该患者制定康复方案。

Rood疗法的基本技术主要分为促进技术和抑制技术。通过触摸、叩击、牵拉、挤压等方式刺激皮肤、肌肉、肌腱，起到兴奋和抑制肌肉反应的作用。根据刺激的部位、手法的轻重、速度的快慢、时间的长短等不同，所起的作用也不一样。如轻叩、轻触、用力挤压、短时间冰敷、轻快地牵拉等能起促进兴奋的作用；而轻度地挤压、温热刺激、持续牵拉等则起抑制作用。

考点提示 Rood疗法的促进技术和抑制技术。

（一）促进技术

适用于需要提高神经肌肉兴奋性的运动障碍，如脑卒中的急性期、弛缓型脑瘫、脑外伤后的弛缓性瘫痪等。

1. 触觉刺激　常用的有快速擦刷、轻触摸和轻叩皮肤。

（1）快速擦刷　是徒手或使用软毛刷在皮肤表面快速擦刷3～5秒,然后观察肌肉反应;若无反应,则可重复进行擦刷3～5次。擦刷最好是自下而上逆毛进行,也可以来回擦刷。如徒手擦刷前臂外侧来诱发手腕伸展（图 15-145）;用软毛刷擦刷足背外侧,可引起踝背屈反应。

（2）轻触摸　是指用轻手法触摸手指或脚趾间的背侧皮肤、手掌或足底部,以引出受刺激肢体的回缩反应,对这些部位的反复刺激则可引起交叉性反射性伸肌反应。如用手轻触摸患者患侧手背部皮肤,可诱发患者的伸指运动。

（3）轻叩皮肤　会引起与上述方法相类似的效果。

2. 温度刺激　常用冰刺激瞬间的寒冷刺激可使组织的兴奋性增高,因此,使用冰块时只能在局部短时间放置,一般是3～5秒。如在患肢足趾间夹冰块可使其足趾松开、背伸;用冰块刺激患肢足背外侧可诱发下肢的屈曲运动;刺激患者软腭、咽后壁等处可诱发吞咽反射（图 15-146）。由于冷刺激可以引起交感神经的保护性反应（血管收缩）,因此应避免在背部脊神经后支分布区刺激。

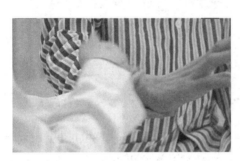
图 15-145　擦刷前臂肌群诱发伸腕

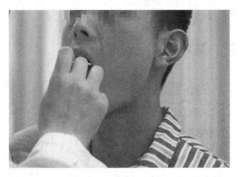
图 15-146　冰刺激诱发吞咽反射

3. 本体感觉刺激　常用的有牵拉肌肉、叩击肌腱等。

（1）牵拉肌肉　轻快地牵拉肌肉可引起即刻的收缩反应。通过牵拉肌肉,可促进牵拉肌肉的收缩而抑制其拮抗肌群。如牵拉腕伸肌诱发伸腕;牵拉足背屈肌诱发足背屈（图 15-147）。

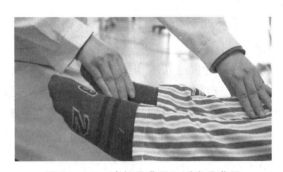
图 15-147　牵拉足背屈肌诱发足背屈

（2）叩击、拍打肌腱或肌腹　快频率地叩击、拍打肌腱或肌腹,可引起与快速牵拉相同的效果。用于患者随意肌收缩开始之前和完成收缩的过程中,可增强骨骼肌的紧张度。如拍打肱三头肌可促进患者肘关节伸展（图 15-148）;拍打股四头肌可促进膝关节伸展（图 15-149）；叩击患侧下肢足背外侧，可促进踝关节的背伸和外翻。

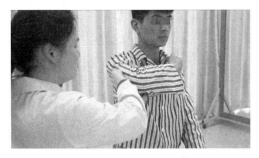
图 15-148　拍打肱三头肌诱发伸肘

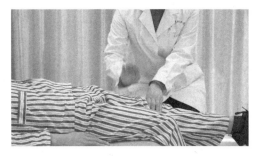
图 15-149　拍打肱四头肌诱发伸膝

（3）挤压关节或骨突处　①用力挤压关节可引起关节周围肌肉的协同收缩，如脑卒中患者采用手膝位、肘膝位等负重体位诱发肌肉收缩，提高关节周围肌肉的活动能力。②挤压骨突处，如让患者取膝立仰卧位，用虎口用力挤压踝部，可诱发踝关节运动（其中，挤压跟骨外侧，可促进踝背屈运动；挤压跟骨内侧，可促进踝跖屈运动。）

4. 特殊感觉刺激　常用的有视觉、听觉等。Rood 运用一些特殊的感觉（视、听觉等）刺激来促进或抑制肌肉的活动。如光线明亮、色彩鲜艳的环境及欢快激昂的音乐刺激可以产生兴奋作用，而光线暗淡、色彩单调的环境及舒缓轻柔的音乐刺激则有抑制作用。因此需要注意治疗者说话的音调和语气直接影响患者的动作、行为。

（二）抑制技术

适用于需要降低神经肌肉兴奋性的运动障碍，如脑卒中后痉挛期、痉挛型脑瘫、脑外伤后的痉挛性瘫痪等。

1. 温度刺激　常用的有温热刺激或持续冷刺激。

（1）温热刺激　在室温 20～25℃、水温 27～30℃的条件下进行温热刺激，可以舒缓肌肉、缓解痉挛。可采用温水浸浴、温热袋敷等方法，一般 10～20 分钟。

（2）持续冷刺激　使用持续冷刺激可对局部神经组织起到抑制作用，如在肢体部放置冰块或者将肢体浸入冰水中，一般 30s 后可以使痉挛的肌肉出现抑制。

2. 本体感觉刺激　常用的有持续牵拉、压迫肌腱或肌腹、挤压关节等。

（1）持续牵拉　持续牵拉肌肉可延伸肌肉长度（塑性延长为主）、缓解痉挛。常采用小重量、较长时间的方式，可徒手或利用矫形器进行。如肘屈肌痉挛严重的患者，可使用徒手牵拉屈肘肌群（图 15-150）或利用肘部矫形器固定肘屈肌于肌肉延长位置数周。

（2）压迫肌腱　对痉挛的肌肉肌腱附着处施加压力，可使痉挛肌放松。如徒手对痉挛肌肉进行持续牵拉，同时压迫肌腱，可强化治疗效果。

（3）挤压关节　轻度地挤压关节，可以降低关节周围的肌肉张力，缓解痉挛。挤压肩部，可用于缓解因肩周肌肉痉挛引起的肩痛、防止肩关节半脱位。治疗时治疗师站在患者的患侧，一手托其肘部使肘伸直、肩外展，另一只手抵住其手部使其腕背屈，并沿着上肢的纵轴轻轻挤压肩关节（图 15-151）；挤压背部，通过挤压背部脊柱两侧的部位，可以放松全身肌肉，用以治疗痉挛型脑瘫的患儿。治疗时让患儿取俯卧位，治疗师双手交替从后部开始自上而下轻轻挤压，直到骶尾部为止。一般挤压 3～5 分钟即可使紧张的肌肉得以放松。

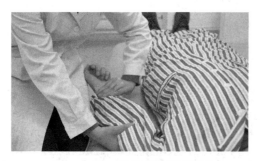

图 15-150　徒手牵拉屈肘肌群

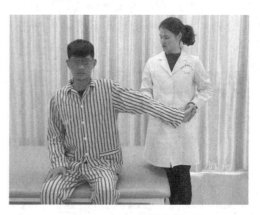

图 15-151　挤压肩部

3. 其他方法　常用的有旋转躯干、摆动肢体等。

（1）旋转躯干　治疗师辅助患者完成躯干旋转，如从仰卧位翻身至侧卧位或俯卧位，或者治疗师对患者进行被动的躯干旋转。此法可用于降低患者躯干伸肌痉挛或屈肌痉挛。

（2）摆动肢体　通过缓慢摆动患者痉挛的肢体，可以缓解痉挛。如患者仰卧位，治疗师握住患者踝部，上下缓慢摇摆患者下肢，可抑制下肢痉挛；患者坐位，治疗师缓慢摆动患者腕部及前臂，可缓解腕部及前臂肌群痉挛（图 15-152）。

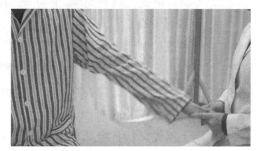

图 15-152　摆动上肢抑制痉挛

（三）注意事项

1. 根据患者运动障碍的性质和程度、运动控制能力的不同阶段，由简单到复杂、由低级向高级、由反射运动过渡到随意运动，循序渐进，逐渐进行。

2. 根据治疗目的，选择正确的治疗部位、选用恰当的刺激方式、刺激时间及刺激频率。

3. 治疗目的应与日常活动动作相结合，通过日常生活活动的反复应用，强化训练功能。

4. 治疗中注意休息，避免患者出现疲劳而对治疗出现抵触情绪。

四、临床应用

Rood 疗法的应用要根据患者的运动障碍的情况加以选择，并按照个体运动控制能力的发育顺序来进行。如对弛缓的肌肉应选用兴奋性手法，而对于痉挛的肌肉则选用抑制性手法。

（一）弛缓性瘫痪

对于弛缓性瘫痪，应采取快速、较强的刺激以诱发肌肉的运动，常用的有以下几种方法。

1. 快速擦刷　对患者患侧手背部皮肤进行快速擦刷，促进手指伸直；对上肢的前臂伸侧皮肤进行擦刷，诱发腕背伸运动；对下肢的小腿远端前外侧皮肤进行擦刷，诱发踝背屈运动。

2. 轻触摸　轻触前臂伸侧远端的皮肤及小腿远端前外侧皮肤可引起与快速擦刷相同的效果。

3. 冰刺激　对患肢足背外侧进行 3～5 秒的冰刺激，可引起下肢的反射性回缩，产生屈曲运动。

4. 牵拉肌肉　快速牵拉肱三头肌，诱发伸肘运动，发放指令，要求患者主动伸展肘关节；快速牵拉腕背伸肌，发放指令，要求患者主动进行腕背伸运动。

5. 叩击、拍打肌腱或肌腹　叩击股四头肌肌腱，诱发伸膝运动；拍打肱三头肌肌腹，促进肘关节伸展运动。

6. 远端固定近端活动　固定肢体远端，对肢体近端施加压力或增加阻力以诱发肌肉收缩，提高肌肉活动能力、增加关节稳定性。采用手膝位姿势，诱发关节周围瘫痪肌肉的收缩（图 15 – 153）。

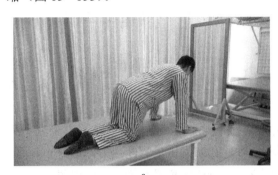
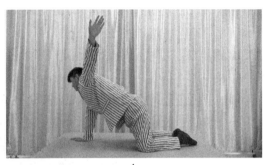

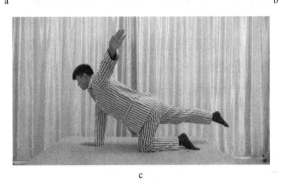

图 15 – 153　手膝位支撑姿势

a. 手膝位四点支撑位；b. 手膝位三点支撑位；c. 手膝位两点支撑位

7. 整体运动　当某一肌群瘫痪时，可通过正常肌群带动肢体的整体运动来促进肌肉无力部位的运动。当一侧肢体完全瘫痪时，可利用健侧肢体带动患肢运动，同样达到整体运动的目的。

（二）痉挛性瘫痪

对于痉挛性瘫痪，应采取缓慢、较轻的刺激以抑制肌肉的紧张状态，常用的有以下几种方法。

1. 温度刺激　让患者进行温水浴或者将痉挛肢体置于温水中，可同时进行被动运动，能有效缓解肌痉挛；将痉挛的患肢（如痉挛的手）浸没在冷水或冰水中一定的时间，可以促使痉挛肌放松。由于冷刺激会影响患肢的血液循环，应尽量少用，并避免长时间使用。

2. 缓慢持续地牵拉　对于降低肌张力，此法应用较广。如持续牵拉肱二头肌，以缓解肱二头肌痉挛。

3. 轻挤压　通过自身体重挤压肩关节，有利于缓解肩关节周围肌肉痉挛。故可以采用正确的肢体负重体位，缓解关节周围肌肉痉挛。从上向下轻轻挤压脑瘫患儿脊柱两侧，有利于缓解躯干痉挛等。

4. 旋转躯干　患者取仰卧位，治疗师一手置于其肩部，另一手置于其骨盆部位，帮助其缓慢地旋转身体至侧卧位、俯卧位，再帮其翻转回来。如此反复地旋转身体，有利于缓解躯干肌的痉挛。

5. 抵抗痉挛的运动模式 按照个体发育规律，选择适合患者的运动模式。对屈肌张力高的患者宜采用伸展运动模式，对伸肌张力低的患者采用屈曲运动模式。如：针对脑卒中痉挛期患者的上肢屈肌和下肢伸肌张力增高的异常表现，采用手膝位这一抗痉挛模式，以降低上肢的屈肌张力和下肢的伸肌张力。

（三）吞咽和发音障碍

对于大脑损伤引起的吞咽和发音障碍，可通过适当的刺激方法诱发或增强肌肉活动以达到治疗目的，常用的方法有以下几种。

1. 擦刷法 用软毛刷轻快地擦刷患者的面部、上嘴唇、软腭及咽后壁。注意避免刺激下颌部及口腔下部。用手反复地擦刷甲状软骨至下颌下方的皮肤，可引起下颌的上下运动和舌部的前后运动，继而引发吞咽。可用于食物含在口中却不能产生吞咽运动的患者。

2. 冰刺激 使用瞬间冷刺激诱发或强化吞咽反射，即将棉棒蘸少许水冰冻，轻轻刺激软腭、腭弓、舌根及咽后壁，然后嘱患者做吞咽动作。如患者出现呕吐反射即应终止刺激；如患者流涎过多，可对患侧颈部唾液腺进行冷刺激，直到皮肤稍发红为止。一般每日3次，每次10分钟。对张口困难患者，可对痉挛肌肉进行冷刺激，使咬肌放松。

3. 抗阻吸吮 做吸吮动作时适当增加阻力，加强口周围肌肉运动。先让患者利用棒棒糖等物品或有洁净指套的手指来练习吸吮，当患者口周肌肉能主动收缩时，再让其练习抗阻吸吮，即让患者用口含住压舌板等物，嘱其在拉出含在口中的物品时，试图通过努力收缩口周肌肉，阻止物品被拉出。

（四）促进膈肌收缩

用于膈肌运动减弱的患者，通过促进膈肌收缩，扩张胸廓下部，改善呼吸功能。常用的方法有以下几种。

1. 擦刷 按一定方向连续擦刷胸锁乳突肌、腹外斜肌、腹内斜肌、腹横肌等肌群，可使胸部及躯干获得稳定性。注意避免刺激腹直肌，以免限制胸廓的扩张。

2. 冰刺激 在腹直肌以外的部位进行瞬间冰刺激。

（五）整体伸展模式的诱发

1. 诱发体位 俯卧位时头伸出床外并维持，逐渐过渡到胸廓的一半伸出床外。

2. 诱发肢体伸展模式 连续擦刷前臂背侧诱发腕伸肌和拇长伸肌的收缩；连续拍打三角肌后部诱发上肢伸展；拍打臀大肌部位，诱发伸髋运动；拍打肘后侧上部，诱发肱三头肌收缩，有利于伸肘。

3. 诱发躯干伸展模式 连续擦刷颈项背部，诱发伸颈；连续拍打肩背部，诱发菱形肌、背阔肌等收缩，有利于扩展胸部。

习　题

一、单项选择题

1. Rood 疗法又被称为

    A. 神经发育疗法　　　　　　　　B. 多感觉刺激方法

    C. 抑制与促进方法　　　　　　　　D. 挤压方法

    E. 冰刺激方法

2. 下列 Rood 疗法中属于抑制的方法是

    A. 快速刷擦　　　B. 轻微的触摸　　　C. 持续牵伸　　　D. 冰刺激

    E. 快速而轻柔地牵张肌肉

3. Rood 疗法中具有促进作用的感觉刺激方法为

    A. 轻微的关节挤压　　　　　　　　B. 中度的温热刺激

    C. 快速擦刷　　　　　　　　　　　D. 对肌腱止点处加压

    E. 持续牵伸

4. Rood 疗法治疗脑卒中偏瘫的重点是

    A. 增强肌力

    B. 加大关节活动范围

    C. 改善平衡协调功能

    D. 通过刷、拍刺激体表，促进感觉功能恢复

    E. 通过刷、拍体表感觉刺激，易化或抑制运动活动

5. 脑卒中偏瘫上肢痉挛患者，Rood 技术中不宜用的方法是

    A. 肌腱附着点的挤压　　　　　　　B. 轻叩肌腱与肌腹

    C. 持续牵伸　　　　　　　　　　　D. 轻微挤压关节

    E. 适中的温热刺激

6. Rood 治疗技术中的特殊感觉刺激不包括

    A. 听觉的刺激可促进和抑制中枢神经系统

    B. 训练环境要光线明亮、色彩鲜艳的，具有促进作用

    C. 治疗者快速的语言，洪亮的声音对中枢神经系统具有促进作用

    D. 用温度刺激口、面部和咽喉部促进发声和吞咽功能

    E. 视觉的刺激可促进和抑制中枢神经系统

7. Rood 疗法适用于

    A. 脑瘫　　　　　B. 偏瘫　　　　　C. 截瘫　　　　　D. 单瘫

    E. 有运动控制障碍者

8. 神经肌肉促进疗法中的 Rood 疗法，其要点是

    A. 通过触觉、温度觉、牵拉肌肉等方法以促进功能恢复

    B. 通过反复运动来促进功能恢复

    C. 通过大肌群的反复活动来促进功能恢复

    D. 通过挤压关节囊来促进功能恢复

    E. 通过小肌群的反复活动来促进功能恢复

9. 关于 Rood 疗法下列说法错误的是

    A. Rood 方法又称多种感觉刺激技术

    B. 由美国治疗师 MargaretRood 于 1956 年提出

    C. 诱发肌肉反应的感觉刺激方法包括促进和抑制两类方法

    D. 触觉的刺激常用软毛刷顺毛快速擦刷皮肤表面

    E. 温度的刺激主要用冰刺激，快速强冷刺激起兴奋作用，持续强冷起抑制作用

10. 中枢神经系统对运动的控制是根据感觉输入调控运动输出，中枢损伤后运动功能的获得也主要依赖于

    A. 抑制性感觉刺激　　　　　　　　B. 高度的精神集中

C. 促进性感觉刺激　　　　　　　　D. 重复刺激和训练

E. 本体感觉刺激

二、思考题

患者，男，48 岁，机关公务员。"左侧肢体活动不利两月余"入院。患者于两月前在活动过程中突然出现口角歪斜，随即出现左侧肢体活动不利。检查头颅 CT 示：右侧基底节出血，面积较大，破入脑室。经神经外科治疗后转入康复科，现患者神志清楚，左侧上肢-手-下肢 Brunnstrom 分Ⅰ-Ⅱ-Ⅲ级，Barthel 指数评定：75 分。存在偏侧忽略，轻度构音障碍，无其他认知问题。请为患者设定现阶段康复目标及康复治疗计划。

（陈　进）

第五节　Vojta 疗法

扫码"学一学"

一、概述

Vojta 疗法是德国学者 Vojta 博士在总结前人经验的基础上经过多年临床实践研究所创立，是一种集诊断、治疗、预防为一体的运动疗法，包括 Vojta 姿势反射（用于早期诊断脑瘫）和 Vojta 疗法。Vojta 疗法是指患儿采取一定的出发姿势，对患儿身体特定部位的诱发带给予压迫刺激，诱导产生全身性的、反射性移动运动的一种疗法，所以又称诱导疗法。反射性移动运动包括反射性腹爬（R-K）和反射性翻身（R-U）两种，是 Vojta 疗法的核心。

Vojta 博士生于 1919 年，曾在布拉格大学附属医院任小儿神经科医生。Vojta 博士首先从研究脑瘫的异常反射、异常紧张的抑制入手，对脑瘫的诊治进行了多方面的尝试。他在治疗中多次发现，在患儿身体上一定部位给予压迫刺激及一定的抵抗后，患儿肌张力明显减轻，他分析这种现象，不只是脊髓水平的反应，而是有比脊髓水平更高的脑干水平以上的高级中枢参与。由此，他联想到通过对个体一定部位给予压迫刺激，引发脊髓以上水平的反射性运动，以改善异常肌张力及异常的运动姿势，从而提出了反射性移动运动的概念。Vojta 博士认为反射性移动运动是天生的，在正常新生儿和脑瘫患儿同样存在。新生儿在自然生长发育过程中可以将反射性移动运动综合为协调的复合移动运动，即随意运动。脑瘫患儿的这种综合能力发生障碍，但是通过诱发带诱发的反射性移动运动的反复规则的出现，完全可以恢复和促进这种综合能力的发展。在治疗中他观察到，给予的抵抗刺激越强，四肢的运动反应也越强，但保持效果的时间很短暂，必须经过长时间的反复治疗后，才能保持下去，重度脑瘫患儿出现的反应更慢，必须坚持一定时间的治疗。

扫码"看一看"

Vojta 博士经过多年的研究，在充分认识移动运动和借鉴前人经验的基础上，总结出通过刺激一定部位（以后称其为诱发带）诱导出反射性移动运动（主要包括反射性腹爬和反射性翻身）反复规律地出现，完全可以促进协调的复合性移动运动的统合过程。该技术应用范围广，是早期康复治疗效果较好的方法，尤其对中枢性协调障碍患儿效果最佳。

二、理论基础

Vojta 疗法的基本原理是从神经运动生理学的观点出发，利用诱发带的压迫刺激，诱导产生反射性移动运动。通过这种移动运动反复规则的出现，促进正常反射通路和运动，抑制异常反射通路和运动，达到治疗的目的。

（一）脑的可塑性

脑的可塑性是大脑的主要属性之一，是指大脑改变其结构和功能的能力。脑损伤后运动功能的恢复主要通过侧枝性出芽，即从未受伤的神经轴突上长出的新的轴突芽，向病损部位轴突变性的空缺部位生长，在原来失去神经作用的地方重新建立起突触联系，从而恢复兴奋传递，发挥代偿作用。

Vojta 疗法，就是通过不断诱导刺激，强化突触的传递功能，促进大脑激活或建立新的突触联络，恢复正常的移动运动功能。Vojta 疗法反复诱导出的反射性移动运动，在中枢建立新的投射区，不断地促进大脑代偿功能的形成和完善。由于反复强化刺激使诱导出的移动运动模式得到记忆和加强，从而通过反馈调节达到治疗目的。

此外，年龄越小，脑的可塑性越大。未成熟的脑，一般是指出生后半年之内，最晚不超过 8 个月，这个时期异常姿势运动尚未固定，如果接受治疗，给予适当的刺激，有利于患儿向正常方向发育。所以脑瘫患儿的治疗开展的越早，效果越好。

（二）移动运动

1. 移动运动的特点

（1）移动运动是一种开始于一定的出发肢位，运动后又恢复到出发肢位的一种反复性的、协调的自动功能，如步行、四肢爬、翻身等。这种运动可分为一定的相（期），如翻身运动时，仰卧到侧卧、俯卧，最终回到仰卧位的过程。

（2）移动运动是整体性的运动，全身骨骼肌都参与到移动运动中。每种骨骼肌都有各自的作用，能在时间上与空间上相互结合。具体地说，每一个运动都有主动肌、持抗肌、固定肌、中和肌，只有这些肌肉共同的作用，才能保证运动的正常进行。

（3）移动运动本身未必是目的，通常是要达到一定目的的一种手段。

2. 构成移动运动的三要素

（1）支撑能力　在肢体移动过程中，提供支点，保持稳定的能力

（2）姿势调节能力　身体在空间位置发生变化时，头部、躯干、四肢的调节能力，以维持平衡。

（3）相位运动能力　身体某一部分进行活动的能力。人类这一运动发育遵循以下顺序：活动眼球追视物体—手伸向眼前物体—爬行移动到远处物体—独步行走到目的物体。

以上三要素是顺利进行移动运动的基本保证。以四爬运动为例，首先手膝支撑位平衡，然后向前伸出右上肢，重心移动，用右手支撑，接着左下肢移动，重心移动，用左膝支撑，再伸出左上肢、右下肢，如此进行反复交替的四爬运动。在这一运动中，首先保证个体四肢支撑能力，向前移动上、下肢是相位运动，在运动过程中通过姿势调整，以保证平衡。所以移动运动的三要素不可分割，相互辅助，保证移动运动的完成。

（三）反射性移动运动

1. 反射性移动运动，包括反射性腹爬（reflex-kriechen，R-K）和反射性翻身（reflex-umdrechen，R-U）。这种移动运动是反射性的，即使患者不积极配合，也会自动地、身不由己地引起运动的出现。

2. 从运动学角度看，反射性移动运动也具有移动运动的三要素，即支撑能力、姿势调节能力、相位运动能力。脑瘫患者的运动障碍从运动学角度分析，可以认为是以上三要素

的缺失或障碍。通过诱发反射性移动运动，可以激活或改善三要素，恢复运动学构成，促进患儿功能发育。

3. 从神经学角度看，可通过反射性移动运动的促通活化，使反射性移动运动模式在中枢神经系统进行组织系统化，促通突触联络，促进大脑激活，强化机体运动功能。

4. 反射性移动运动，不是为了促进腹爬与翻身运动本身，而是通过诱发反射性移动运动，促进正常反射通路与运动模式，抑制异常反射通路与运动模式来达到治疗的目的。

三、Vojta 姿势反射

 案例讨论

【案例】

患儿 15 个月，出生体重 4000g，羊水呈胎粪样，脐带绕颈 1 周，胎盘正常，出生后窒息 40 分钟，经当地医院抢救后恢复自主呼吸，但仍不哭，治疗 10 天后才出现啼哭。曾查头颅 CT 示"头皮血肿及颅内出血"。

俯卧位：头经常偏向一侧，可瞬间上抬，骨盆位置高，不能平放在床面；双肩关节稳定性差，不能支撑上部体干抬离床面；从俯卧位向侧卧位的翻身不能完成。

仰卧位：眼睛可追视移动的物品，头向左右两侧旋转，不能从仰卧位翻身到侧位及俯卧位；双手不能保持中线位；双手经常保持握拳，拇指内收内旋，偶尔可张开，但不能持物；双下肢无运动能力，左右两侧下肢伸肌肌张力高。

【讨论】

此时该患者可进行哪些康复治疗？请为该患者制定康复方案。

反射是指婴儿身体空间位置发生变化时，婴幼儿本身所采取的应答反应及动作，主要包括七种姿势反射，用于早期诊断脑瘫。Vojta 博士认为姿势反射是婴幼儿脑功能的一面镜子，姿势反射应答反应发育有一定的规律性，对比受检婴幼儿与同龄正常婴幼儿的应答反应，判断受检婴幼儿的发育是否正常，可以超早期发现脑瘫危险儿。其意义在于患儿得到早期干预，减少伤残儿的发生。

考点提示 Vojta 疗法七种姿势反射。

（一）拉起反射（traction reflex）

1. 出发姿势 小儿仰卧位，头正中位。

2. 诱发方法 检查者面对小儿，把两手拇指伸入小儿手掌，其余四指握住腕部（注意勿握住小儿手背）。将小儿从床上慢慢拉起，使躯干与床面呈 45°时，观察小儿头部与下肢的变化。

3. 正常反应（五相） （图 15-154）。

Ⅰ相（0~6 周）头颈部迟缓背屈，双下肢轻度屈曲、外展。

Ⅱa 相（7 周~3 个月）躯干屈曲，头颈位于上部躯干延长线上，双下肢稍向腹部屈曲。

Ⅱb 相（4~6 个月）躯干进一步屈曲，头颈前屈、下颌抵胸，双下肢屈曲，大腿可抵腹部。

Ⅲ相（7~8 个月）躯干伸展，头抬高，用坐骨结节支撑体重，肩外展，拉起时上肢屈曲有用力的表现，下肢半屈曲。

Ⅳ相（9～12个月）躯干充分伸展，头与躯干成直线，上肢用力主动拉起，下肢放松外展，足跟贴床。

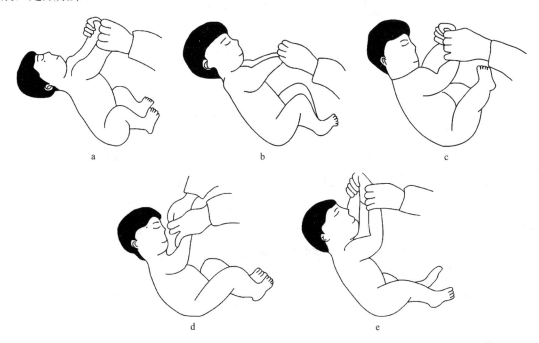

图 15－154　拉起反射正常反应

a. Ⅰ相；b. Ⅱa相；c. Ⅱb相；d. Ⅲ相；e. Ⅳ相

4. 异常反应　较正常反应相有 3 个月以上延迟；头颈部弛缓背伸（图 15－155a）；角弓反张（图 15－155b）；头背屈，上肢硬性屈曲角弓反张（图 15－155c）；双下肢硬直伸展，呈棒状拉起；双下肢过度抬高，躯干震颤等。

（二）俯卧位悬垂反射（landau reflex）

1. 出发姿势　小儿俯卧位。

2. 诱发方法　检查者用手掌支撑小儿胸腹部或双手掌扶持小儿腋下并呈水平状。观察小儿头部、躯干及四肢的变化。

3. 正常反应（三相）　（图 15－156）。

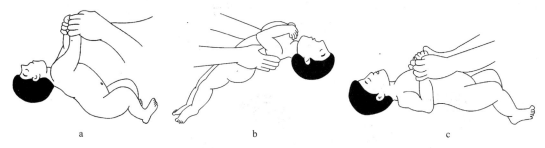

图 15－155　拉起反射异常反应

a. 头颈部弛缓背伸；b. 角弓反张；c. 头背屈，上肢硬性屈曲

Ⅰ相（0～6周）头、躯干、四肢依重力呈自然下垂及轻度屈曲状态。

Ⅱ相（7周～3个月）头颈伸展达躯干延长线上，脊柱略伸展，四肢呈轻度屈曲状态。

Ⅲ相（4～6个月）头颈、躯干伸展，6个月时伸展到骶尾部。上肢自由伸展，下肢轻度屈曲或伸展。

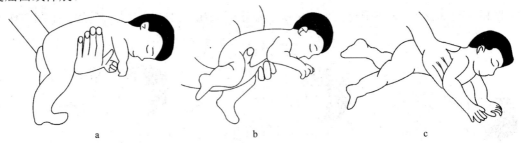

图 15-156 俯卧位悬垂反射正常反应

a. Ⅰ相；b. Ⅱ相；c. Ⅲ相

4. 异常反应 较正常反应相有 3 个月以上延迟；握拳，上肢屈曲紧贴胸部，下肢硬性伸展；受紧张性颈反射影响，上下肢均呈伸展状图（图 15-157a）；头颈、四肢肌张力低下、脊柱上凸，呈倒"U"形（图 15-157b）；头背屈，脊柱与下肢呈硬性伸展（图 15-157c）；下肢交叉、尖足（图 15-157d）；角弓反张等。

（三）立位悬垂反射（axillar suspension reflex）

1. 出发姿势 小儿仰卧位。

2. 诱发方法 检查者双手扶持小儿腋下将其垂直提起，注意不要碰触小儿背部，观察双下肢动作反应。

3. 正常反应（三相） （图 15-158）。

Ⅰa 相（0～3 个月）双下肢呈迟缓性半伸展（半屈曲）状态。

Ⅰb 相（4～7 个月）双下肢主动向腹部屈曲。

Ⅱ相（8～12 个月）双下肢自由伸展。

4. 异常反应 较正常反应相有 3 个月以上延迟；双下肢内收内旋，硬性伸展，交叉、尖足（图 15-159a）；肢体不对称，一侧伸展，一侧屈曲；上肢伸展，下肢屈曲或上下肢全呈屈曲状态（图 15-159b）。

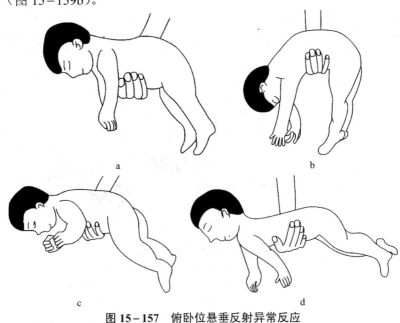

图 15-157 俯卧位悬垂反射异常反应

a. 上下肢均呈伸展状；b. 四肢肌张力低下；c. 上肢屈曲紧贴胸部，下肢硬性伸展；d. 下肢交叉、尖足

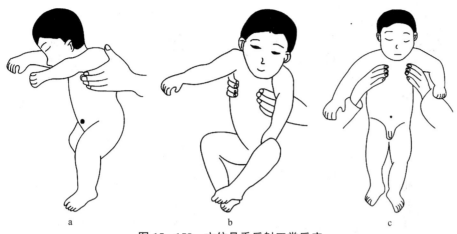

图 15－158　立位悬垂反射正常反应

a. Ⅰa 相；b. Ⅰb 相；c. Ⅱ相

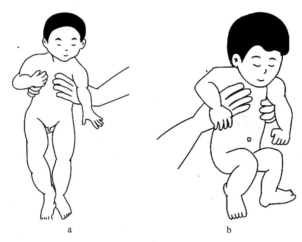

图 15－159　立位悬垂反射异常反应

a. 双下肢硬性伸展，交叉、尖足；b. 四肢都呈屈曲状态

（四）侧位悬垂反射（vojta reflex）

1. 出发姿势　小儿俯卧位。

2. 诱发方法　检查者双手从两侧握住小儿的胸腹部水平上提，然后迅速向一侧倾斜（注意双侧交替检查），观察头部、四肢及躯干的反应。

3. 正常反应（三相）　（图 15－160）。

Ⅰ相（0～10 周）双上肢呈拥抱反射样动作，上侧下肢屈曲，足背屈、内旋、趾张开；下侧下肢伸展，足背屈、外旋、趾屈曲，脊柱侧弯（上凸）。

Ⅰu 相（2.5～5 个月）Ⅰ相与Ⅱ相的过渡相，表现为上肢呈拥抱反射样，下肢屈曲，头颈部较Ⅰ相略伸展。

Ⅱ相（5～7 个月）四肢对称屈曲，手指伸展。

Ⅱu 相（7～9 个月）Ⅱ相与Ⅲ相的过渡相，上肢稍外展，髋关节屈曲，膝关节轻度伸展。

Ⅲ相（9～12 个月）头直立，上侧上下肢外展，下侧上下肢轻度屈曲。

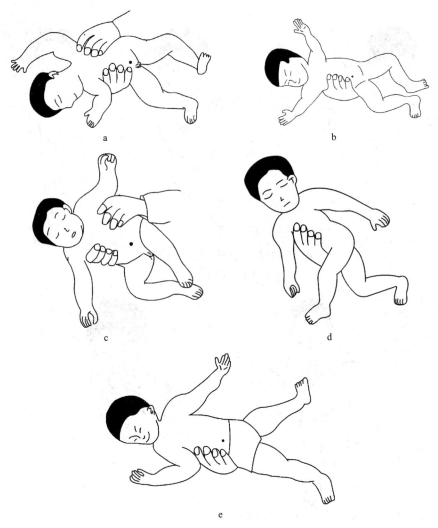

图 15－160　侧位悬垂反射正常反应

a. Ⅰ相；b. Ⅰu相；c. Ⅱ相；d. Ⅱu相；e. Ⅲ相

4. 异常反应　较正常反应相有 3 个月以上延迟；上肢呈拥抱反射姿势，下肢呈硬性伸展（图 15－161a）；手紧握拳，紧贴胸部，下肢伸展（图 15－161b）；上肢屈曲，下肢硬性伸展（图 15－161c）；下肢内收、内旋、交叉、尖足（图 15－161d）；头下垂，脊柱上凸，上下肢张力低下伸展。

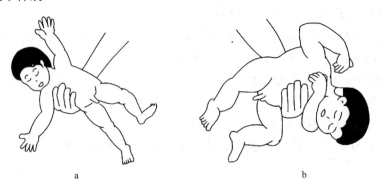

图 15－161　侧位悬垂反射异常反应

a. 上肢 Moro 样反应，下肢硬性伸展；b. 手紧握拳,紧贴胸部，下肢伸展

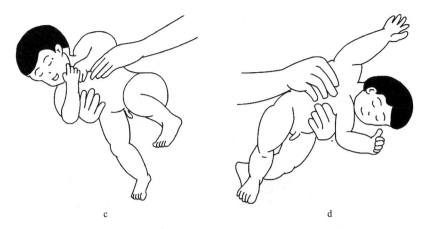

图15-161　侧位悬垂反射异常反应（续）

c. 上肢屈曲，下肢硬性伸展；d. 下肢内收、内旋、交叉、尖足

（五）倒位悬垂反射（inverted drape reflex）

1. 出发姿势　5个月前，小儿仰卧位；5个月后，小儿取俯卧位。

2. 诱发方法　检查者立于足端，双手分别握住小儿的两侧大腿，急速提起呈倒位悬垂状，观察小儿头颈、躯干及上肢反应。

3. 正常反应（五相）　（图15-162）。

Ⅰa相（0~1.5个月）双上肢出现拥抱反射样动作，头颈部无伸展动作。

Ⅰb相（1.5~3个月）双上肢呈拥抱反射样动作，上臂与躯干呈90°，头正中，略有伸展，髋部稍屈曲。

Ⅱ相（4~6个月）头颈、躯干伸展直至胸腰部，髋关节伸展，上臂向下与躯干成135°。

Ⅲ相（6~12个月）头颈、躯干伸直直至腰骶部，上肢伸展有保护性伸展动作。上臂与躯干成170°。

Ⅳ相（9~12个月）小儿主动抓握检查者。

4. 异常反应　较正常反应相有3个月以上延迟；手握拳，双上肢硬性伸展；上肢屈曲，头颈、躯干无伸展（图15-163a）；双手伸展，肩后缩，上肢向后呈非对称性姿势（图15-163b）；双上肢固定屈曲于胸前，手握拳等。

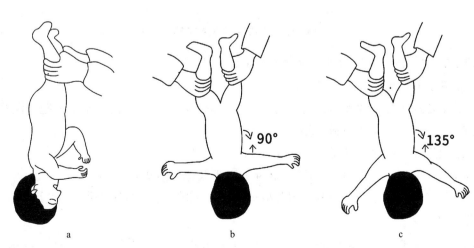

图15-162　倒位悬垂反射正常反应

a. Ⅰa相；b. Ⅰb相；c. Ⅱ相

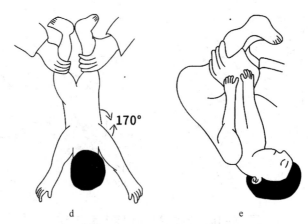

图 15－162　倒位悬垂反射正常反应（续）

d. Ⅲ相；e. Ⅳ相

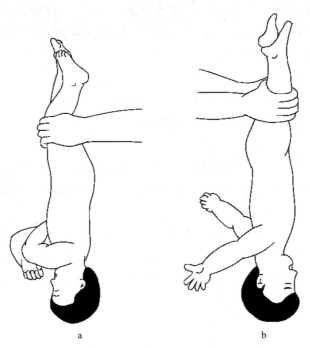

图 15－163　倒位悬垂反射异常反应

（六）Collis 水平反射（collis horizont reflex）

1. 出发姿势　小儿仰卧位或侧卧位。

2. 诱发方法　检查者握住小儿同侧上下肢，将其从检查台上向上水平提起（注意双侧交替检查），观察另一侧上下肢的姿势反应。

3. 正常反应（四相）　（图 15－164）。

Ⅰa 相（0～6 周）头部稍下垂，上肢伸展，下肢呈屈曲状态。

Ⅰb 相（7 周～3 个月）头颈伸展与躯干平行，上肢轻度屈曲或伸展，手指伸展，下肢可见踢蹬动作。

Ⅱ相（4～8 个月）上肢伸展，手指张开，出现支撑动作，下肢由屈曲到伸展，踢蹬消失。

Ⅲ相（6～12 个月）上下肢都呈支撑动作。

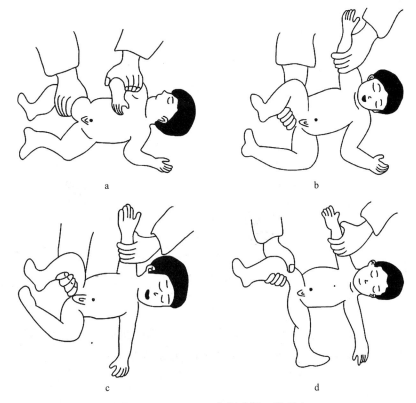

图 15-164 Collis 水平反射正常反应

a. Ⅰa 相；b. Ⅰb 相；c. Ⅱ相；d. Ⅲ相

4. 异常反应 较正常反应相有 3 个月以上延迟；头背屈，手握拳紧贴胸部，上肢呈屈曲状态，下肢伸展或屈曲（图 15-165a）；下肢僵直，尖足（图 15-165b）；上下肢伸直，但无支撑样动作（图 15-165c）等。

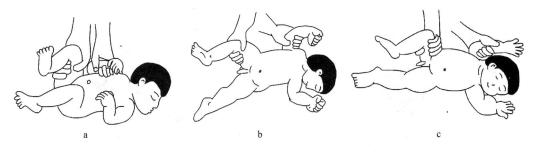

图 15-165 Collis 水平反射异常反应

a. 头背屈，四肢屈曲；b. 下肢僵直，尖足；c. 上下肢伸直，但无支撑样动作

（七）Collis 垂直反射（collis vertical reflex）

1. 出发姿势 小儿仰卧位。

2. 诱发方法 检查者用手握住小儿一侧大腿，待肌紧张发生后，向上迅速提起（注意双侧交替检查），观察另一侧下肢动作反应。

3. 正常反应（两相） （图 15-166）。

Ⅰ相（0～6 个月）自由侧下肢屈髋、屈膝呈 90°。

Ⅱ相（7～12 个月）髋关节屈曲，膝关节伸展，上肢出现保护性支撑动作。

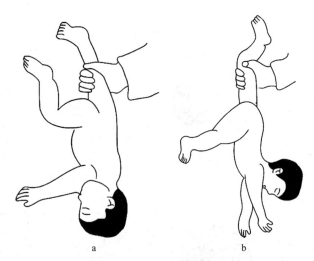

图 15-166　Collis 垂直反射正常反应
a. Ⅰ相；b. Ⅱ相

4. 异常反应　较正常反应相有 3 个月以上延迟；自由侧下肢硬性伸展，尖足（图 15-167a）；自由侧下肢固定屈曲（图 15-167b）；自由侧下肢弛缓屈曲或伸展，无头颈、躯干伸展，无上肢伸直动作（图 15-167c）等。

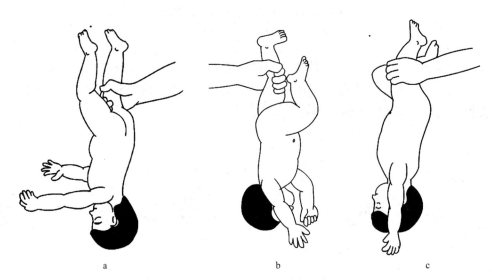

图 15-167　Collis 垂直反射异常反应
a. 自由侧下肢硬性伸展，尖足；b. 自由侧下肢固定屈曲；
c. 自由侧下肢弛缓屈曲，无头颈、躯干伸展

四、中枢性协调障碍

中枢性协调障碍（zentrale koordinations storung，ZKS）是 Vojta 博士在 1976 年提出的，是早期诊断脑性瘫痪的代名词。多用于 1 岁以内的婴儿，对那些有脑损伤病史，有发育障碍，但又不能确切地诊断为脑性瘫痪，而将来又有可能发展为脑性瘫痪的危险儿，出于早期诊断、早期治疗的目的，而诊断为中枢性协调障碍，不同程度的 ZKS 患儿均有发生脑瘫的可能。

中枢性协调障碍的概念已经被各国脑瘫专家学者认可和采用。中枢性协调障碍概念的

提出，有利于脑性瘫痪等脑损伤疾病的早期诊断，早期治疗，为脑损伤患儿开辟了一条早期康复的途径（表 15−12）。

表 15−12 Vojta 姿势反射异常程度表

ZKS 障碍程度	Vojta 姿势反射异常数目	发生脑瘫概率
极轻度	1～3 项	7%
轻度	4～5 项	22%
中度	6～7 项	80%
重度	7 项且肌张力异常	100%

考点提示 Vojta 疗法的治疗技术（R−K、R−U）。

五、治疗技术

（一）反射性腹爬

Vojta 疗法之反射性腹爬（reflex−kriechen，R−K）是在俯卧位姿势下，促进头部回旋上抬、肘支撑、手支撑、膝支撑等功能，以促进爬行移动运动的刺激手法。

1. 出发姿势 俯卧位，头颈在躯干延长线上，向一侧旋转 30°～45°，颈部伸展，左右肩胛及骨盆与床水平（图 15−168）。

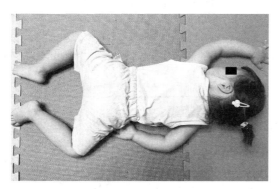

图 15−168 R−K 出发姿势

2. 主诱发带与刺激方向 诱发带主要分布在四肢远端（表 15−13，图 15−169）。

表 15−13 主诱发与刺激方向

诱发带位置	刺激方向
颜面侧上肢肱骨内上髁	向肩胛骨的内侧、背侧、尾侧给予压迫刺激
后头侧上肢桡骨茎突上 1cm 处	向外侧、背侧、头侧 3 个方向给予刺激，与上肢外展、前臂移动相对抗
颜面侧下肢股骨内侧髁	向股骨头方向的内侧、背侧给予压迫刺激
后头侧下肢跟骨	向膝关节方向的内侧、腹侧、头侧 3 个方向给予压迫刺激

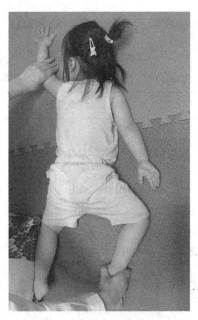

图 15-169　R-K 诱发刺激

3. 辅助诱发带与刺激方向　诱发带主要分布在躯干。目的为促进肌肉收缩及调节运动方向。注意：在利用诱发带出现反应后，才可使用辅助诱发带（表 15-14）。

表 15-14　辅助诱发带与刺激方向

诱发带位置	刺激方向
后头部及下颌部	向头回旋的相反方向给予压迫刺激
后头侧肩峰腹侧缘	向内侧、背侧、尾侧给予压迫刺激
颜面侧肩胛骨内侧缘下 1/3 处	向同侧肘关节的头侧、外侧、腹侧方向给予压迫刺激
后头侧肩胛骨下角下 7-8 肋间	向颜面侧肘关节的内侧、腹侧、头侧方向给予压迫刺激
颜面侧髂前上棘	向内侧、背侧、尾侧方向给予压迫刺激
后头侧臀中肌处	向颜面侧膝关节的内侧、腹侧、尾侧方向给予压迫刺激

4. 诱发反应（表 15-15，图 15-170）

表 15-15　诱发反应与位置

部位	位置
头颈部	由头部向一侧回旋开始，逐渐变为中间位，然后向对侧旋转，对颈部给予一定抵抗，可使头部出现上举旋转
颜面侧上肢	肩胛骨内收固定；肘关节屈曲，并保持中间位置；腕关节掌屈和背屈、拇指外展
后头侧上肢	肩胛水平位前举；肩关节外展外旋上举；肘关节屈曲；腕关节背屈
颜面侧下肢	髋关节外展外旋 90°；膝关节屈曲外展；骨盆抬高；膝关节支撑后踝关节背屈
后头侧下肢	髋、膝关节伸展，用脚蹬床面向前移动，与颜面侧下肢交互运动，形成腹爬移动运动

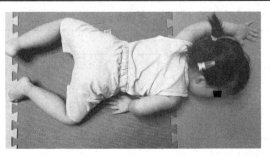

图 15-170　R-K 诱发反应

5. 反射性腹爬移动运动标准反应模式　在诱发带上给予压迫刺激，出现的反应就是典型爬行动作。由出发姿势开始，颜面侧上肢向后、后头侧上肢向前、头向对侧旋转、颜面侧下肢屈曲、后头侧下肢伸展的移动运动反复规律出现。（图 15－171）。

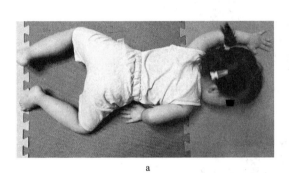
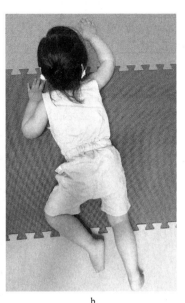

a　　　　　　　　　　　　　b

图 15－171　R－K 标准反应模式

（二）反射性翻身（reflex－umdrechen，R－U）

Vojta 疗法之反射性翻身是在仰卧位姿势下，促进骨盆旋转上抬、上肢及下肢屈曲上抬等动作，以促进翻身运动的刺激手法。

1. 出发姿势　仰卧位，头部正中或向一侧旋转 30°，头略前屈，颜面侧上肢伸展、后头侧上肢屈曲呈 ATNR 姿势，或者两侧上肢呈自由伸展姿势，两侧下肢轻度外展、外旋，髋关节与膝关节呈轻度屈曲状态，头部、颈部、躯干成一条直线。（图 15－172）。

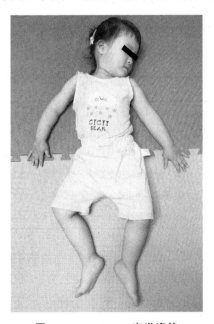

图 15－172　R－U 出发姿势

2. 主诱发带与刺激方向（表15-16，图15-173）

表15-16 主诱发带与刺激方向

诱发带位置	刺激方向
颜面侧乳头向下与身体长轴平行的纵线，及横膈附着部水平线交叉点。可以左右上下移动1cm	向躯干内侧、背侧、头侧三个方向给予压迫性刺激

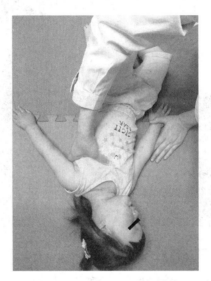

图15-173 R-U诱发刺激

3. 辅助诱发带与刺激方向（表15-17）

表15-17 辅助诱发带与刺激方向

诱发带位置	刺激方向
后头侧肩峰、后头侧下颌角、后头部、后头侧肩胛下角	与主诱发带相反的方向

4. 诱发反应（表15-18，图15-174）

表15-18 诱发反应

部位	位置
头颈部	头向对侧回旋，同时眼球也向同方向回旋，另外口角、舌、下颌都向头回旋方向偏位
躯干	上部躯干伸展，肩胛骨内收，下部躯干屈曲，骨盆后倾，最终导致躯干发生回旋，即向后头侧扭转的运动
颜面侧上肢	肩胛骨内收，肩关节外展、外旋，肘关节屈曲，前臂旋前，腕关节背屈，手指伸展，上肢向身体对侧移动
后头侧上肢	肩胛骨内收，肩关节外展、外旋，肘关节稍伸展，腕关节背屈，手指伸展
颜面侧下肢	下肢屈曲抬起，向对侧活动，形成明显的屈曲、内收。俯卧位后，出现膝部支撑动作
后头侧下肢	下肢屈曲抬起，向对侧活动，髋关节伸展、外旋。侧卧位时，下肢支撑躯干，膝关节伸展，踝关节背屈或跖屈

5. 反射性翻身移动运动标准反应模式 在诱发带上给予压迫刺激，出现的反应就是典型翻身动作。从出发姿势开始（以头部向左侧回旋为例），腹肌收缩，骨盆向右侧回旋，双下肢屈曲，颜面侧骨盆抬高并向右侧旋转，右下肢伸展，左下肢屈曲。左上肢伸展，肩关节水平内收，头颈部与躯干一起向右侧回旋至右侧位，完成翻身的移动运动。（图15-175）。

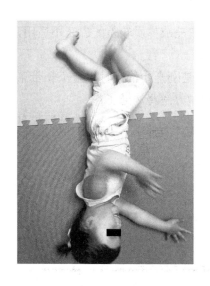
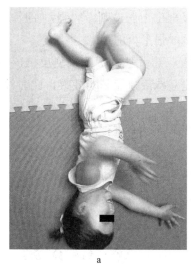
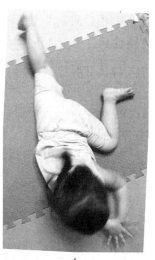

图 15-174　R-U 诱发反应　　　　　　图 15-175　R-U 标准反应模式

六、临床应用

（一）治疗程序

1. 确定治疗对象。Vojta 治疗技术主要应用于中枢性协调障碍和脑瘫患儿。

2. 将患儿摆放在正确的出发姿势。

3. 给诱发带以压迫刺激，诱发全身反射性移动运动。

4. 给诱发的反射运动以抵抗，延长反应时间。

5. 治疗量为每天 3~4 次，每次治疗时间为 10~30 分钟。

（二）治疗疗效

1. 骨骼肌肉系统方面　脊柱左右对称性的伸展、旋转和功能更多的移动，头可以更自由地移动，臀部和肩部等处的关节不正确的姿势下降，四肢可用于抓握和支持功能。

2. 呼吸功能方面　胸廓扩大，呼吸变得更深与均匀。

3. 自主神经系统方面　血液循环改善，睡眠-觉醒节律也得到改善，膀胱和肠的调节功能提高。

4. 感知方面　平衡反应得到改善，空间感变得更好，冷、暖等感觉更准确，本体感变得更明显，触觉识别变得更好，集中精力的能力变得更持久和灵活。

5. 心理方面　患者似乎更均衡，更快乐，情绪更加有弹性。

Vojta 教授认为 Vojta 疗法的疗效与开始治疗的时间密切有关，年龄越小，疗效越好。研究表明，8 个月之内的患儿 207 例，经过 Vojta 治疗技术治疗，治愈 199 例，有效率为 96.1%，治疗 0~4 岁 242 例脑瘫患儿，总有效率为 95.5%。

（三）注意事项

1. 治疗前向患者家属做好解释工作，取得患者家属的支持和配合；多与患儿接触，建立感情，使患儿愉快地配合治疗。

2. 治疗前后一小时不要洗澡，治疗后要及时擦干汗液，以免受凉感冒；治疗前一小时不要进食，治疗后要及时补充水分和饮料等。

3. 治疗的房间应光线充足、温暖，患儿最好裸体治疗，以便观察反应。

4. 治疗时，由于在诱发部位上压迫刺激较强，呼吸功能较差或体质较差的患儿不适用，应经过呼吸功能训练后体质增强了再应用。

5. 治疗时因较强的刺激，患儿往往哭闹剧烈反抗，特别是刚开始治疗时，给家长带来严重的心理负担，甚至不能坚持治疗而影响效果，此时注意做好解释沟通工作。

6. 随着患儿年龄增长，1 岁后力量增强，治疗师如果力量不足，则往往达不到治疗目的，这时应与家长配合，在其协助下进行治疗。

7. 患儿出现发热、惊厥、腹泻等不良反应立即暂停治疗。

8. 对患儿治疗前后的变化，要有书面记录，定期总结，找出不足，适当调整，以取得最佳治疗效果。

本章小结

本章主要讲述 Bobath 治疗技术、Brunnstrom 技术、PNF 技术、Rood 疗法、Vojta 疗法、基本理论、治疗原则及该技术在小儿脑性瘫痪和脑卒中偏瘫的临床应用。同学们通过本章的学习，要掌握 Bobath 疗法、Brunnstrom 技术、PNF 技术、Rood 疗法、Vojta 疗法的基本理论和治疗技术。熟悉人体的关键点、掌握各运动模式的操作及临床应用、掌握临床常用 Rood 治疗技术，掌握 Vojta 姿势反射及 Vojta 治疗技术，能依据所学的知识服务于患者。

习 题

扫码"练一练"

一、单项选择题

1. Vojta 方法强调治疗活动是
   A. 体位摆放和处理使感觉输入正常
   B. 感觉刺激激活运动反应（拍打、刷擦）
   C. 治疗师引导，由儿童控制感觉输入得到的反应
   D. 激发反射局部运动区以诱发运动模式
   E. 感觉和反射刺激，被动运动模式，鼓励独立运动

2. Vojta 认为：发育落后正常儿童多长时间为异常
   A. 1 个月   B. 2 个月   C. 3 个月   D. 6 个月
   E. 12 个月

3. Vojta 姿势反射不包括
   A. 侧位悬垂反应   B. 拉起反射   C. Collis 水平反射   D. 拥抱反射
   E. 立位悬垂反应

4. Vojta 姿势反射的作用描述不正确的是
   A. 确定是否脑瘫患儿   B. 评价发生脑瘫的概率
   C. 发现脑瘫危险儿   D. 检查儿童发育是否正常
   E. 早期诊断 ZKS

（陈　进）

第十六章

运动再学习疗法

学习目标

1. **掌握** 运动再学习技术的基本概念、基本运动功能的基本成分、训练步骤及方法。
2. **熟悉** 运动再学习技术实施原则及运动再学习方案设计的步骤。
3. **了解** 上运动神经元损伤的综合征表现及功能恢复的机制。
4. 能运用运动再学习技术，指导患者进行基本运动功能训练。
5. 尊重和保护患者隐私，关爱患者，鼓励患者积极参与康复治疗训练。

第一节 概　　述

扫码"学一学"

20世纪80年代初澳大利亚学者J.H.Carr和R.B.Shepherd认为，易化技术只是从神经生理学考虑，在结合患者的实际需要训练其日常生活的基本功能、分析运动问题上存在欠缺，忽视了近年来运动学、生物力学、行为科学、认知心理学等理论成果。因此他们提出把康复工作的侧重点由易化技术转向运动再学习（motor relearning programme，MRP），从经验主义转向应用运动科学。运动再学习技术主要以生物力学、运动科学、神经科学、行为科学等为基础，以作业或功能为导向，强调患者主观参与和认知重要性的前提下，按照科学的运动学习方法对患者进行再教育以恢复其运动功能。此法将中枢神经系统损伤后运动功能的恢复训练视为一种再训练或再学习的过程，主要用于脑卒中患者，也可用于其他运动障碍的患者。

为了配合运动再学习技术的应用，Carr等制定了运动评定量表（motor assessment scale，MAS）。MRP特别强调要对偏瘫患者进行早期康复，治疗、训练及创造环境要在患者习得代偿方法之前开始（图16-1）。

运动再学习技术的重点是特殊运动作业的练习、可控制的肌肉活动练习以及控制这些作业中各个运动成分，康复的过程不只是易化或练习非特异性的活动，应该是对有意义的现实生活活动的重新学习。基于以上理论的运动控制的主要设想是：①重新获得行走、伸手和起立等运动作业的能力，是一个学习的过程，残疾者和非残疾者一样具有学习需要，他们需要通过实践得到反馈和理解治疗目标；②以预期的和不断发展的两种形式进行运动控制训练，把姿势调整和患肢运动结合起来；③特殊运动作业的控制最好通过该作业练习来获得，并在各种环境条件下进行；④与运动作业有关的感觉传入有助于动作的调节。

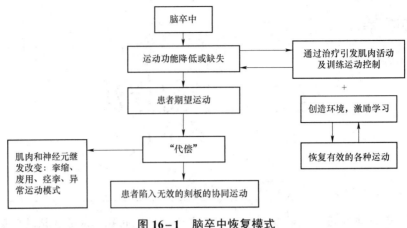

图 16-1 脑卒中恢复模式

第二节　基本原理

一、脑损伤后的功能恢复

脑损伤后功能恢复主要依靠脑的可塑性和脑的功能重组。相关的学说有功能重组学说、剩余学说、替代功能学说、神经功能联系不能学说、失神经超敏感及再生、侧枝发芽等学说。病损前大脑的质量和脑卒中后患者所处环境的质量也对恢复产生深远影响。但重组的主要条件是需要练习特定的活动，练习得越多，重组就越自动和容易。早期练习有关的运动对大脑的可塑性有好处，若缺少相关的练习，可能发生继发性的神经萎缩或形成异常的神经突触。

运动训练是否能促进解剖学和生理学的重组及患者能否从中得到好处尚待研究。Carr 等的临床经验认为，如果患者在脑卒中后最初几天内应用此特定的运动再学习方案，会比用传统的物理疗法得到更明显的功能恢复，且过度的反射活动出现较少。这可能是由于一方面强调对患侧肢体肌肉进行非常早期的、特定的、有序的控制训练和预防肌肉挛缩和保持软组织的长度；另一方面强调了减少过度使用健侧肢体和减少患侧肢体不必要的肌肉活动的结果。

二、上运动神经元损害综合征

对上运动神经元损害的表现本质的认识是进行康复治疗的重要依据。Huglings Jackson（1958）认为与上运动神经元损害有关的失控特点为阴性特征（negative features）或阳性特征（positive features）。Carr 等学者根据临床研究提出上运动神经元损害后还有一组适应性特征（adaptive features）（图 16-2），认为神经系统、肌肉和其他软组织的适应性改变和适应性运动行为很可能是构成一些临床体征的基础。

1. 阴性特征　主要指急性期的"休克"，肌肉无力、缺乏运动控制、肌肉激活缓慢、丧失灵巧性等。主要是由于对脊髓运动神经元的下行传导减少及运动单位激活的共济能力缺损，不能产生和控制肌肉的力量，这是上运动神经元主要的基本缺损。加上由于失神经支配，制动和废用造成软组织的适应性改变，这是形成功能残疾的主要原因，也是患者重获有效功能的主要障碍。

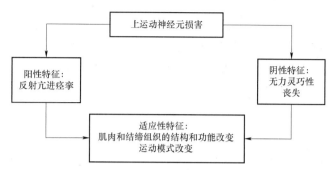

图 16-2 上运动神经元损害综合征的阳性、阴性和适应性特征

2. 阳性特征 指所有夸大的正常现象或释放现象及增强的本体感觉和皮肤的反射（痉挛状态），如过高的腱反射、折刀现象、过度的屈肌回缩反射、伸肌和屈肌的痉挛及 Babinski 症等。痉挛是指肌张力过高、异常"痉挛性"运动模式或反射亢进等。对脑卒中后的痉挛状态和异常运动模式，过去只是从神经机制方面解释，但 Carr 等通过大量相关实验和研究后指出：痉挛状态和张力过高一方面是神经机制的原因，另一方面与肌肉和肌腱的物理特性改变有关，即可由非中枢神经系统的因素如制动和失用引起。制动可引起肌肉、肌腱和结缔组织的物理特性的改变，包括肌小节的丧失、肌肉横桥（交叉桥，cross bridge）连接的改变、水分丧失、胶原沉积和黏滞性改变等而造成肌肉挛缩、僵硬和张力过高（图 16-3）。

异常的运动模式也能反映对运动行为的功能性适应，由肌肉力量弱/（瘫痪）、肌力不平衡、肌肉长度改变和僵硬引起，而不仅是异常运动的释放。痉挛状态常伴有肌肉的挛缩，预防软组织的挛缩可缓解痉挛。

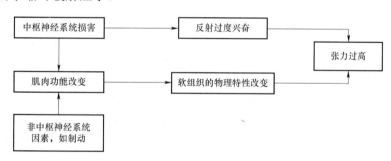

图 16-3 构成张力过高的机制

3. 适应性特征 指身体在上运动神经元损害后肌肉及其他软组织的生理学、物理学和功能的改变及适应性的运动行为。急性脑损伤后，肌肉和其他软组织的适应性改变是由于脑损伤而直接造成的肌肉无力及随后继发的失用。适应的发生非常迅速，股四头肌的萎缩在制动 3 天后便可发生。通过锻炼可增强肌肉的力量和耐力，增加肌肉的体积，反之则肌肉的力量和体积会减少。废用造成的肌肉消瘦是由于蛋白质合成减少导致的。综上所述，制动会引起肌肉、肌腱、结缔组织特性的改变，造成肌肉萎缩、僵硬、张力过高。废用对高度活跃的抗重力肌肉的影响特别明显，如双下肢及足底的肌肉。

适应性行为是指病损后患者根据其可能得到的最好的神经系统功能做出反应，尝试使用不同于正常的运动模式或方法达到目的。

病损后的运动模式由以下因素构成。

（1）病损的作用 病损是运动失控特性的基础。由于肌肉无力，患者在努力完成动作时便依靠较强壮的肌肉产生过度的力量，比如在上肢，尤其是受双侧神经支配的肌肉（如肩胛带升肌）。

（2）肌肉骨骼系统的状态　制动会造成肌肉和其他软组织相应长度的改变。肌肉可延展性的丧失，不仅影响肌肉关联的关节，也会影响有关的身体节段，比如足底肌肉的挛缩不仅限制了踝背屈，也阻碍髋关节的伸展。

（3）完成作业和动作的环境　若患者大部分时间消磨在轮椅上，由于下肢长时间处于屈曲位，会引起腿部相应长度的改变，如髋和膝屈肌缩短及跖屈肌缩短，若患者只用健侧手而不用患侧手推动轮椅，患侧上肢可能会完全丧失功能，产生"习惯性弃用"。有研究表明，强迫患者使用患侧上肢，可使患侧获得较好的功能改善。

三、消除不必要的肌肉活动

脑卒中后肌肉运动有所恢复时，患者易出现以下错误的倾向，并由于用力而增强这些错误。

1. 患者倾向用不正确的肌肉去完成特殊的运动作业。
2. 为了运动的需要，患者可能肌肉收缩过强以代偿控制不良。
3. 患者可能过度依赖健侧，忽略患侧的使用。
4. 患者可能活动了正确的肌肉，但肌肉间的空间和时间的动态关系紊乱。

激活较多的运动单位以及抑制不必要的肌肉活动对运动的学习同等重要。在运动学习过程中必须保持低水平用力以避免兴奋在中枢神经系统中扩散。按照运动发生的先后顺序训练肌肉活动，鼓励健侧帮助患侧的运动及防止肌肉的不平衡可有效地使患者重新获得运动控制的能力。

四、重视反馈

反馈包括外部反馈（眼、耳、皮肤等）、内部反馈（本体感受器和迷路等）和大脑本身信息的发生，通过将意向性运动输出与适当的运动方案作比较，即可对运动进行检测。

鼓励患者应用视觉的信息了解运动的表现及结果，提供给患者空间的提示，促进对环境的观察，使患者能够预先准备和预测环境的任何变化；治疗师应使用非常具体和准确的语言反馈，使患者能够得知自己的操作是否正确和出现的问题，促使患者学会认识、分离和产生精细程度的神经肌肉活动。治疗师的语言反馈要明确简练，患者只有达到成功的表现，才能说"好"，这样患者才能准确地知道他必须重复什么；患者不成功的表现，治疗师应说："不，那还不对！下次不要……"。

五、重心的调整

所有运动都需要体位的调整，当身体各部分处于运动状态中，每当某一部分运动时，身体便要做出调整，姿势的调整和运动是相互依赖的关系。体位调整既有预备性又有进行性，在运动动作开始前，预备性的肌肉活动便预先设定了肌肉的力学参数，在干扰开始前就建立了机体的运动学练习，将干扰的影响降至最低。视觉能提供周围环境的相对位置的信息，在某些情况下，视觉信息的重要性超过来自肌肉和关节的本体感觉信息，因此视觉信息在平衡训练中非常重要。

当身体各部位处于正确对线关系时，仅需极少的神经肌肉能量便能维持稳定的直立姿势。所以平衡训练的重点应是在正常的支撑面中纠正身体各部的对线。重心的移动伴有姿势调整，当患者发生体位的变化时要学习进行姿势调整，其间需要治疗师检测患者身体对线的关系。研究表明，在特定活动和体位下的平衡具有高度特异性，如坐位和站立位的平衡再训练需要患者在这种体位下获得经验。只有患者用特定体位进行训练，才能很好地重获该种体位下的平衡控制能力。此外，在训练过程中，治疗师不要距患者太近，也不要抓住患者以影响到其体位调整或导致不必要的体位调整。

六、创造恢复和学习的环境

过去的治疗对创造一个有利于学习的环境认识不足，部分脑卒中患者康复失败的原因可能与所处的环境较差、缺乏挑战性有关。MRP 所描述的训练含义是要组织一个环境，从而尽快改善运动技巧。

（一）入院和转诊

脑卒中是急症，要求诊断准确，及时治疗，最好尽快住院及尽早介入康复治疗。

（二）脑卒中单元

一些研究支持让脑卒中患者入住脑卒中单元（康复病房），其优点是能正确认识和处理患者的特殊情况，将工作人员的技能和患者的兴趣集于一体，保证脑卒中患者的康复和护理质量。

（三）康复的主要环境因素

为脑卒中患者创造有利于学习和恢复的因素如下。

1. 脑卒中患者若要在发病后获得最好的恢复，应处于一个可以得到有效的诊断和治疗，减少并发症并受到诱导和鼓励的环境。当患者生命指征平稳，应将患者转移至另一环境，此环境不以医疗或疾病为导向，而是以健康和学习为导向，它是按照患者学习运动作业的需要而设计的。这个病房所设计的家具和活动以及所选择的工作人员都是为了最大限度的进行日常生活所必需的各种作业。

2. 发病后应尽早开始康复治疗，可以防止患者养成习惯性弃用，防止废用造成的软组织长度的改变、肌力降低、丧失耐力、精神和认知衰退，也可以提高患者在运动和认知功能方面的学习能力。

3. 康复治疗根据每个患者设置特别的计划，不仅包括运动计划，还应包括为了克服患者特殊的视力、认知和语言等方面的障碍而设计的计划。患者一天的生活安排，应使他有机会练习度过"正常"而忙碌的生活，学习担负责任和重获时间概念。

4. 有计划地激发患者重获正常生活的能力，不能由个别治疗师决断。

5. 为了有助于患者学习，一天中在治疗师指导下进行的作业训练，应与其他工作人员帮助下所实施的作业保持一致性。

七、训练的要点

1. 目标明确，难度合理，由易到难，及时调整。
2. 练习内容与日常生活相结合，模仿真实生活情境，有序进行。
3. 开放性作业与闭合性作业相结合，开放性作业是指需要适应于环境变化的运动；闭合性作业是指没有环境变化时能够完成的运动。
4. 整体训练和分解动作训练相结合。
5. 提醒患者专心注意所做的动作，避免因注意力不集中或注意力偏移降低练习效果。

6. 治疗师指令要明确简单，灵活运用言语和视觉提示，简短使用触觉提示可以加强言语提示。

7. 避免重复练习错误的作业及"习惯性弃用"。

8. 鼓励患者积极参与，了解练习过程中存在问题的纠正方法。

9. 患者的练习必须是持续的，每天除了在治疗师指导下进行训练，也要有单独或与其他工作人员一起练习作业的机会。练习的内容、时间和次数要根据患者的技术水平和目标而定。

10. 患者出现疲劳现象，要考虑可能的原因，如过多服用镇静剂或肺活量降低，如在体力活动中出现正常范围的疲劳，可通过适当休息或从事另一项作业来消除。

扫码"学一学"

第三节　运动再学习方案设计

运动再学习方案由七部分组成：口面部功能、上肢功能、床边坐起，坐位平衡，站起和坐下，站立平衡，行走功能。每个方面的训练分四个步骤进行，见表 16-1。

表 16-1　运动再学习方案的四个步骤

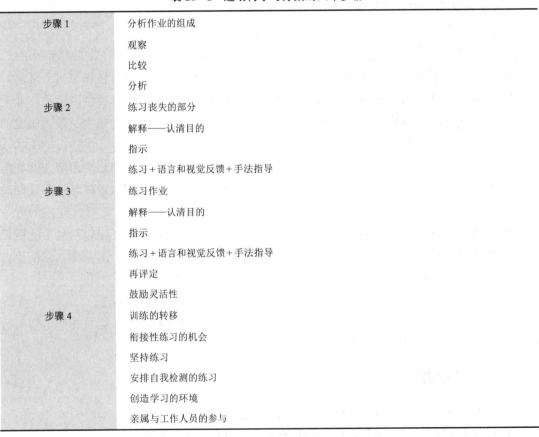

步骤 1	分析作业的组成
	观察
	比较
	分析
步骤 2	练习丧失的部分
	解释——认清目的
	指示
	练习 + 语言和视觉反馈 + 手法指导
步骤 3	练习作业
	解释——认清目的
	指示
	练习 + 语言和视觉反馈 + 手法指导
	再评定
	鼓励灵活性
步骤 4	训练的转移
	衔接性练习的机会
	坚持练习
	安排自我检测的练习
	创造学习的环境
	亲属与工作人员的参与

步骤 1 包括对患者的观察、与正常功能的比较和丧失成分的分析，明确患者的训练目标。治疗师通过观察患者并用基本成分表来对比患者的表现，鼓励患者用心去分析自己的表现以便发现问题，让患者清楚自己需要练习什么和达到什么目的。

分析的过程继续贯穿在步骤 2 和 3，治疗师要继续分析和再评价患者的表现，以便决定下一步的治疗和指导。

虽然将步骤 2 和 3 分开以说明练习的部分－整体性质，但事实上它们是重叠的，当患者不能收缩和控制所需的肌肉，而需要将这些成分组合成复杂的作业活动之前花时间练习这些成分时，才在步骤 3 前加上步骤 2。

在步骤 3 阶段，由于技巧的进步，患者将从学习的认识阶段转变为学习的自主阶段。

在步骤 4 中，患者虽然在治疗师的指导下能正确地完成特定的运动或活动，但他还需在其他时间进行练习，除了有机会进行身体上的练习外，还应该花时间进行精神上的练习。

扫码"学一学"

第四节　基本功能训练

 案例讨论

【案例】

李某，男，68 岁。患者 15 天前因"诉右侧肢体活动不利伴二便失禁 2 日"入院，颅脑 CT 示：左侧基底节区脑出血。患者于神经内科进行治疗后为求进一步康复转入康复病房，查体：神清，语利，对答基本切题，定向力可。右侧轻微中枢性面瘫。无吞咽障碍。左侧肢体运动、感觉未见明显异常。右侧肢体 Brunnstrom 分期：上肢Ⅲ期，手Ⅲ期，下肢Ⅱ期。右侧肢体深浅感觉基本正常。

【讨论】

患者期望以后可以去公园参加老年乒乓球比赛，请为他设计相应的后续治疗方案。

运动再学习技术从七个方面来论述基本功能（运动作业）训练，包括口面部功能、上肢功能、床边坐起、坐位平衡、站起和坐下、立位平衡、行走功能。每个方面之间无连贯意义，因此顺序安排无关紧要，治疗师可选择最适合患者的任一功能进行训练。

患者的病情一旦稳定，便可开始进行运动再学习方案的练习，若患者短时间限制卧床，应进行力所能及的部分方案的练习，如练习口面部功能、上肢功能或为站立做准备的髋关节伸展活动。

一、口面部功能

口面部功能由多种活动构成，如吞咽、面部表情、通气和形成语言的发声运动。脑卒中后会影响到上述活动，给患者吃饭、交流和社交造成障碍。脑卒中初期的吞咽困难是患者口面部最主要的功能障碍，为了维持患者的营养水平需要依靠鼻饲来提供营养，但鼻饲可导致黏膜不适、缺乏咀嚼刺激或舌的运动，并易引起食道反流，因此应尽快地训练正常的吞咽功能，脱离鼻饲。一旦患者的颌及唇能闭合，有更多的舌的运动和吞咽的刺激，就会产生较正常的吞咽。

（一）口面部功能的基本成分

闭颌；闭唇；抬高舌后 1/3 以关闭口腔后部；抬高舌的侧缘。

有效地吞咽需要一定的前提：坐位，控制与吞咽有关的呼吸，正常的反射活动。

（二）步骤1 口面部功能的分析

口面部功能的分析包括：观察唇、颌和舌的序列及其运动；舌和双侧颊的口内指检（检查触摸阈值并确定舌对运动能否正常抗阻）；观察吃饭喝水。

脑卒中后患者常出现的问题如下。

1. 吞咽困难

（1）患者对口面部肌肉控制不良，表现为张颌、闭唇差，舌固定不动，导致患者流口水，食物存于面颊与牙床之间。

（2）刺激阈被改变，导致患者对口中食物及唾液的觉察力降低或过度敏感（张口反射亢进、舌回缩、厌恶口中的食物等）。

2. 面部运动和表情不协调 这是由于患侧面部的下部缺乏运动控制以及健侧面部肌肉过度的和无对抗活动的结果。面部上1/3肌肉受双侧神经支配，脑卒中后不受影响。

3. 缺乏感情控制 本质上不是口面部的问题，脑卒中早期患者经常发生缺乏自身感情表露的控制，表现为暴发性的、无法控制的哭泣，很难由患者调整或停止。此问题若不解决，很可能会持续存在并妨碍患者的训练计划，影响重获自尊及人际关系。

4. 呼吸控制差 由软腭控制差或运动不持续等多种因素联合引起，表现为深呼吸、屏息和控制延长呼吸困难，言语交流困难。

（三）步骤2和3 练习口面部功能

1. 训练吞咽

（1）训练闭颌 帮助患者闭颌并使其在中立位靠近寰枕关节。

指令："闭上你的嘴和颌骨""将牙轻轻合上""现在张开嘴，再合上""放松你健侧的嘴"。

患者颌部张开或需要吞咽时帮助或提醒患者闭颌；帮助患者时，不要向后推他的头；确保牙齿咬合；患者嘴张开时保持对称。

（2）训练唇闭合 使患者闭颌，再闭唇，并用手指出其缺乏活动功能的唇的区域（图16-4）。

指令："将唇轻轻闭上"。

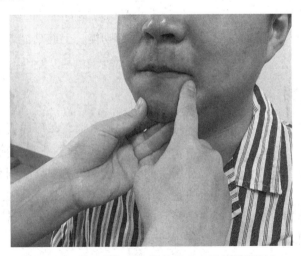

图16-4 治疗师帮助闭颌并让患者双唇轻轻闭上

注意放松健侧的面部，颌必须闭上，保证鼻子通畅，不鼓励患者噘嘴，不要让患者吮下唇，以免妨碍吞咽时的舌部运动。

（3）训练舌的运动　治疗师用示指下压舌前 1/3 并做水平震颤，向患者指出吞咽时他的舌头位置就在这，此过程不超过 5 秒钟，然后帮助患者闭颌。

（4）抬高舌后 1/3　治疗师用示指用力下压舌前 1/3 以关闭口腔后部，然后像前面那样闭唇和闭颌。

指令："张开你的嘴，我要向下推你的舌头来帮你吞咽""现在闭嘴""当你吞咽时你能感觉到嗓子后面关闭了吗？"

2. 训练吃和喝　流质食物容易发生误吸且无法提供所需的刺激，黏稠的食物相对比较安全，所以训练吃和喝要从黏稠的食物（如土豆泥）开始逐渐过渡到其他固体和液体食物。如果咀嚼困难，可将他的下颌轻轻合上，比较容易咀嚼。

3. 训练面部运动　在患者张口和闭口时，练习降低健侧面部的过度活动。治疗师可用手指指出患者需要放松和运动的部位。

指令："张开嘴""放松面部的这一侧""现在闭上嘴"。

4. 改善呼吸控制　患者躯干前倾，上肢放在桌子上练习深吸气，重点在呼气上。治疗师在患者呼气时，在其胸廓下 1/3 给予重压和震颤，与患者呼气时发声相结合，对患者也是一种声音反馈（图 16-5）。

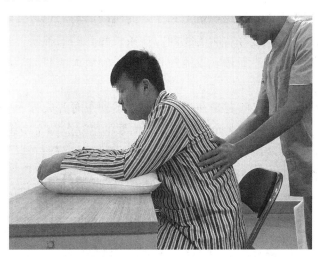

图 16-5　治疗师帮助患者练习深呼吸，并持续发声

5. 改善控制感情爆发　当患者失去感情控制要哭时，使他深吸一口气，然后平静地呼吸，若患者失去控制并哭起来时，治疗师轻轻地帮助他闭颌。

指令："深吸一口气""现在通过你的鼻子平静地呼吸""深吸一口气，停止哭泣"。当患者可以控制时，要鼓励患者，说"好"。

（四）步骤 4　将训练转移到日常生活中去

治疗师要运用上述训练吞咽的技术来帮助患者吃饭，患者需要坐到桌子旁吃饭并安排好吃饭的时间，以便患者处在高兴和社交的场合。在所有的训练时间里，当患者致力于各种作业时，治疗师要监测患者的面部姿势，当他张嘴时，向他指出并提醒他闭嘴，向护士和家属解释控制感情爆发的方法，坚持这样做就会使阻止感情爆发成为习惯。改善的口面部控制和外观会帮助患者重新树立自尊和与人交往的信心，并改善他的营养状况。如果在脑卒中发病的最初几天开始治疗，患者的口面部问题很快会得到克服。

二、上肢功能

（一）正常功能及基本成分

在日常活动中，臂的运动常常服从于手的活动要求，例如指向、拿或移动一个物体，正常的上肢应该能做到：抓住和放开不同形状、大小、重量和质地的各种物体；手臂在身体不同位置上抓住和放开不同物体（即靠近身体、离开身体）；将物体从一处移到他处；在手内转动物体；为特定目的使用各种工具；伸到各个不同方向；双手同时操作做同样的动作（如搓面团）或不同的动作（如弹钢琴）等。

尽管上肢功能是复杂的，但仍可能找出基本的运动成分，当这些基本运动成分被激活时，可以做出许多不同的活动。

1. 臂的基本成分　主要让手在操作时在适当的位置，伸手操作时，臂的基本成分包括：肩关节外展、前屈、后伸，肘关节屈曲和伸展。肩关节运动时经常伴有肩肱节律。

2. 手的基本成分　包括桡侧偏移伴伸腕、握住物体伸腕和屈腕、拇指腕掌关节的掌外展和旋转（对掌）、对指、在指间关节微屈时各掌指关节的屈伸、手握物体前臂旋前旋后。

（二）步骤1　分析上肢功能

许多患者处于脑卒中后初期时的上肢活动不容易被观察到，但如果足够了解肌肉的功能，当肌肉活动发生时能主动寻找和察觉到小量的肌肉活动，也可发现其正在恢复着的运动功能，即一块可能表现为没有功能的肌肉，在条件允许的情况下，也能产生收缩。治疗师可用改变目的或将肌肉牵伸到必须收缩的长度而引发病人的肌肉活动。在早期可以用肌电图监测肌电活动。

脑卒中后可能出现的特殊问题是在特定的协同运动中对各成分的关系缺乏控制，一些肌肉活动低下而其他一些肌肉表现为过多地或不需要的活动。脑卒中患者常见问题如下。

1. 臂

（1）肩胛运动差（外旋和前伸较明显）及持续的肩带压低。

（2）肩关节外展和前屈差或不能维持肩外展和前屈，患者可能用提高肩带及躯干侧屈代偿（图16-6）。

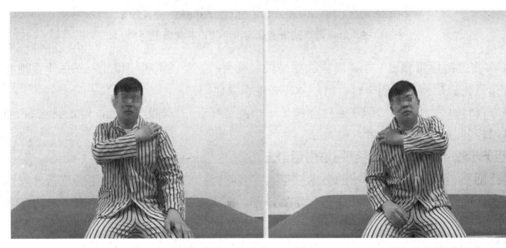

图16-6　左图为健侧右臂的正常功能；右图中可见患侧（左侧）肩胛带提高

（3）过度的肘屈曲、肩内旋及前臂旋前。

2. 手

（1）伸腕抓握困难，屈腕肌活动差，指长屈肌群收缩时，除屈指外也可屈腕。

（2）在指间关节微屈时屈伸掌指关节使手指抓握及放开物体困难。

（3）外展和旋转拇指以抓握或放开物体困难。

（4）不屈腕无法放开物体。

（5）放开物体时过度伸展拇指及其他手指（通常伴屈腕）。

（6）抓住或拾起物体时，前臂有过度旋前的倾向。

（7）移动上臂时不能抓握不同的物体。

（8）对指困难。

3. 脑卒中后常见的几个问题，但它们是有可能预防的

（1）肢体的习惯性姿势导致肩关节、腕关节、拇指和其他手指软组织相应长度的改变。

（2）用健侧上肢代偿。

（3）用健侧上肢活动患侧上肢。

（4）习惯性弃用患侧肢体。

 知识链接

疼 痛 肩

　　由于脑卒中所致偏瘫，控制和保护盂肱关节解剖关系的肩关节周围的肌肉组织不能活动，盂肱关节处于完全不稳定状态，此时应用不恰当的被动运动或体位，如①被动关节活动范围训练时用力外展而无外旋的训练；②从内旋和屈曲位到外展、外旋和伸展位的运动训练；③地心引力加软瘫臂重量的作用；④拉患者上肢以变换患者的体位；⑤肩关节长时间受压迫等这些被动运动或体位就可能形成或被迫形成肱骨与肩胛骨之间的一种不正常的关系，使肩盂关节周围软组织受到挤压、摩擦和牵拉而损伤，这是引起疼痛肩的主要原因之一。如果疼痛是主要问题，可用关节松动术、干扰电或经皮神经电刺激来处理，如果存在慢性炎症，可应用热疗或超声波治疗。

（三）步骤2和3　练习上肢功能

1. 引发前伸和前指的肌肉活动和运动控制

（1）患者仰卧位，治疗师举起并支持患者的上肢处于前屈位，鼓励患者尝试朝上向天花板伸（图16-7）。

指令："向上朝天花板伸""想着用你的肩关节""现在让你的肩关节慢慢回到床上"。

在训练中保证肩胛骨的移动，在一开始时要帮助患者将肩胛骨移动到位；避免前臂旋前、盂肱关节内旋；返回运动时利用离心的肌肉活动，不要让患者主动回缩肩关节。

（2）患者仰卧位，治疗师举起并支持患者的上肢处于前屈位，要求患者尝试各个方向的作业以帮助患者引发肌肉活动，如将手向头部移动或将手经头上方触到枕头等。患者在此项训练中试图引起某些肌肉的活动，特别是三角肌和肱三头肌（图16-8、图16-9）。

指令："看看自己能否将手下落到前额，慢一些，不要让手掉下来，现在将手提起一点""现在试着让你的上肢越过你的头"。

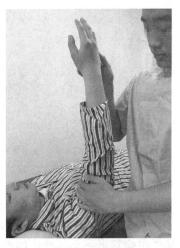

图 16-7　治疗师帮助患者练习上举
（提示患者肘关节伸直，肩关节不要内旋）

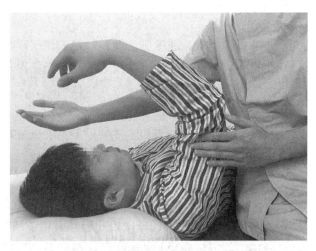

图 16-8　控制三角肌的离心收缩，治疗师帮助负担患者
上肢的一些重量并支持其盂肱关节

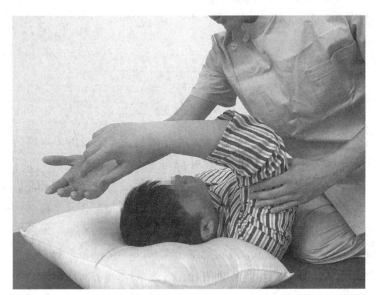

图 16-9　患者在治疗师的指导下牵伸自己的手越过头，在此位置也能
练习提起手离开枕头，伸展肘关节

　　避免患者前臂旋前及肩关节外展，检查肩胛骨是否产生运动。

　　（3）患者练习保持上肢处于前屈位，并控制在所有方向和在不断增加的范围内移动，治疗师指引其需要活动的轨迹（图 16-10）。

　　指令："向前伸手，保持肘关节伸展""看你能否随着我的手活动""向前触及这个（物体），不要让手臂掉下来"。

　　避免患者前臂旋前；避免肘关节屈曲，除非由于触及物体的需要；不能提高肩带以替代肩前屈和外展；患者上肢前伸时有肩内旋的倾向，确保患者前伸时肩外旋；当患者能控制肩关节前屈大于 90°时，应于 90°以下在较小的活动范围内练习前伸，直到能在坐位和站位时臂能从侧位屈曲前伸和外展前伸。

　　2. 维持肌肉长度，预防挛缩

　　（1）患者坐位，用双手或只用患侧手平放在身后床上，需治疗师协助（图 16-11）。

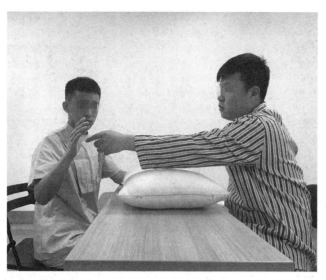

图 16-10　患者练习向前伸及向前指，确保手和肘部的运动轨道是合适的，提醒患者不要提高肩带

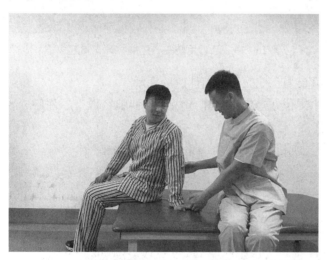

图 16-11　患者重心后移并患侧负重，避免肘关节屈曲

（2）患者坐位或站立位，患者肩前屈或外展 90°，治疗师帮助时其将手压在墙上并维持，先练习肘关节伸展维持姿势，再练习弯曲和伸展肘关节以改善对肘关节的控制。当患者对肩关节及肘关节有较好的控制后，让患者练习转动头和躯干（图 16-12）。

指令："让你的肘关节稍弯曲，轻轻将手向墙面推来伸展自己的肘关节""保持手在墙上，转动你的身体面向前/侧方，不要让手掉下来"。

可同时练习躯干和头转向一侧。让患者注意自己的手，不要从墙上滑落；保证重心在双脚上，双肩水平位。

3. 训练伸腕

（1）患者坐位，手臂放桌上，前臂中立位，拇指和其余手指环握一个杯子，试着将杯子抬起，治疗师

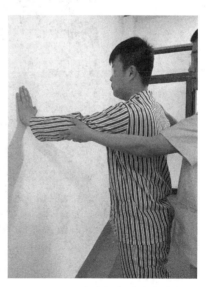

图 16-12　治疗师帮助患者将患手支撑在墙上

393

可协助患者抓住杯子（图16-13）。

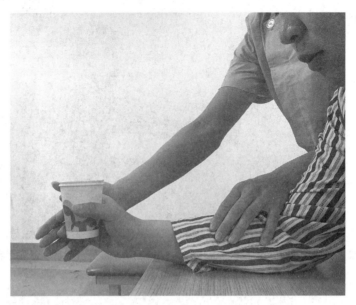

图 16-13　患者用腕关节控制将杯子抬起放下

腕关节桡侧偏可较为有效的引发腕伸肌的活动。

（2）前臂处于中立位，患者练习拿起物体、伸腕、放下、屈腕、再放下，患者应始终抓住物体。

指令："将杯子（或其他物体名称）移动到这个点上"。

（3）患者也可以练习向后移动手触碰一个物体，并尽可能地增加其移动的距离（图16-14）。

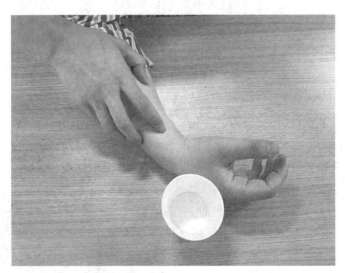

图 16-14　患者在前臂中立位下伸腕，以沿桌面推动杯子

在此过程中避免患者出现前臂旋前的倾向，当腕应伸展时，纠正屈腕的倾向。

4. 训练旋后　患者用手指环握柱状物体，试着将前臂旋后以使该物体的末端接触桌面（图16-15）。也可让患者用手背压胶泥或手掌向上以接纳落下的小物体（图16-16），如米粒、小球；除非作业需要，否则不允许前臂抬起离开桌面。

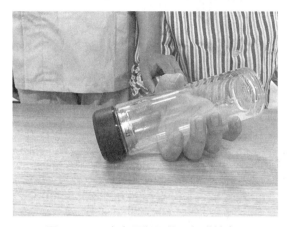

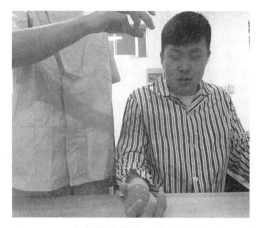

图 16-15　患者用瓶子的顶部碰触桌面　　　图 16-16　患者前臂旋后用手掌接住掉落的小球

5. 训练对掌　患者的臂于中立位或"并"伸腕，治疗师指导患者试着抓住和放开杯子，治疗师要引导患者的手向着物体，鼓励患者在掌指关节处拇指外展和其余手指伸展，直至患者稍能控制肌肉（图 16-17）。

指令："把手张开去拿这个东西，我会帮助你的"。

不能屈腕或前臂旋前；放开物体时，应是将拇指外展而不是伸展腕掌关节使拇指在物体上方滑动；拇指抓握物体时应使用指腹而不是内侧指边缘。

6. 训练对指　患者前臂旋后，练习拇指和其他手指（特别是第四、五指）相碰，治疗师示范将手掌成杯状（图 16-18）。

指令："让你的手形成杯状""用你的小指远端碰触拇指，小指和拇指都要运动。"

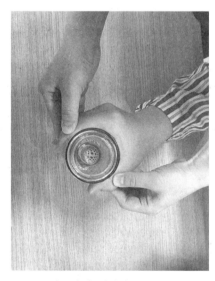

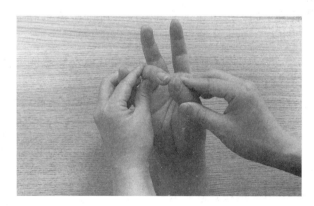

图 16-17　治疗师帮助患者处于抓握物体的姿势　　　图 16-18　练习拇指和无名指对指

7. 操作物体训练　训练患者练习用拇指指腹和其他各个手指捡起各种小物体（图 16-19），也可以从一个容器中捡起小物体放入另一个容器中，移动物体。患者能较为准确地控制肩、肘、腕、手的活动后，可进行从侧方桌子上拾起一个物体转移到前方桌子上及双手完成作业等较复杂的训练。

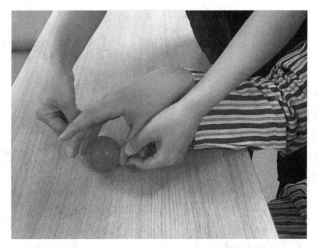

图 16-19　患者用拇指和其他手指捡起物体

（四）步骤4　将训练转移到日常生活中去

日常生活中正确地进行体位转移和体位摆放以减少肩关节脱位及软组织挛缩和损伤。不允许或不鼓励患者用健肢来运动患肢或仅用健肢作业以避免造成习惯性弃用患肢。患者应在白天集中精力反复练习特定的成分或运动，一些难于自行练习的运动可以从思想上进行练习，治疗师要教给患者的陪护人员帮助患者练习。

如果必须使用夹板，所使用的夹板必须将关节放在一个有利于再学习某种运动成分或作业的位置，使肌肉重获功能。例如，在脑卒中早期用胶手托使拇指处于稍外展位，同时这个夹板很小不至于影响其练习手的运动，可以帮助患者重新控制拇外展、抓握和放开物体。脑卒中初期易发生拇指指蹼挛缩，需注意预防。

三、床边坐起

（一）正常功能及基本成分

对于脑卒中发病早期的患者，从仰卧位到床边坐起有效的方法是：先转向健侧卧位，然后坐起。患者采用此种方法，可以避免从仰卧位直接坐起时过度依赖健侧上肢，也可以借助他人最少的帮助完成坐起。

1. 从仰卧到侧卧的运动要点（以左侧患侧为例，下同）

（1）屈颈并转向右侧。

（2）左侧屈髋屈膝。

（3）左肩屈曲并肩带前伸。

（4）左脚蹬床使躯干旋转，同时髋后移以增加稳定性。

2. 从侧卧到床边坐的运动要点

（1）颈和躯干左侧屈。

（2）在下面的手臂外展撑床。

（3）提起双腿摆向床边并放下，完成坐起。

（二）步骤1　床边坐起的分析

1. 转向健侧卧位时常见的问题

（1）患侧屈髋屈膝困难。

（2）患侧肩屈曲、肩带前伸困难。

（3）健侧不适当的代偿活动，如用健手将自己拉自己起来。

（4）不能尝试被动地移动患侧上肢越过身体（提示可能存在患侧忽略）。

2. 从侧卧坐起常见的问题

（1）颈和躯干侧屈力差，常以颈部旋转及前屈或用健手拉自己或床边代偿（图16-20）。

（2）用健侧腿钩拉患侧腿将双腿移至床边，坐起时重心易后移。

（三）步骤2 训练丧失的成分

训练颈侧屈：患者健侧卧位，治疗师帮助患者颈侧屈，将头从枕头上抬起。患者将头缓慢放回到枕头上时，要注意训练颈侧屈肌群的离心收缩（图16-21）。

指令："把头从枕头上抬起""把头慢慢地放回到枕头上"。

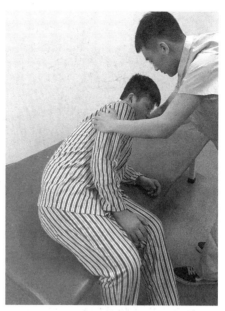

图16-20 患者头和躯干侧屈不充分，髋关节屈曲不够，重心靠后

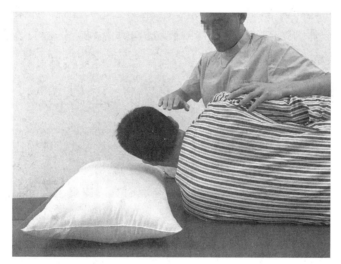

图16-21 练习从枕头上抬起头。必须时，治疗师可帮助承担一部分重量

颈部不要发生旋转或前屈，鼓励患者在无辅助下进行侧卧位抬头训练。

（四）步骤3 练习坐起和躺下

1. 从侧卧坐起 患者侧屈颈部及躯干，必要时治疗师一手放在患者肩下，另一手下推其骨盆，辅助从床边坐起（图16-22）。

指令："向侧方抬起头""现在坐起来，我会帮助你的"。

避免拉患者手臂；提醒患者躯干重心不要后移；开始时治疗师可能需要帮助患者将腿移到床边。

2. 从床边坐躺下 患者躺下时，让其将身体重心转移到支撑的健侧手臂上，当患者提起双腿放在床上时，治疗师提醒患者向反方向侧移头，然后低下身体侧卧在床面上。

指令："将你身体的向你的健侧手臂下移""慢慢地将头放到枕头上"。

要提醒患者控制头的位置；不要拉患者的手臂；不要让患者重心后移。

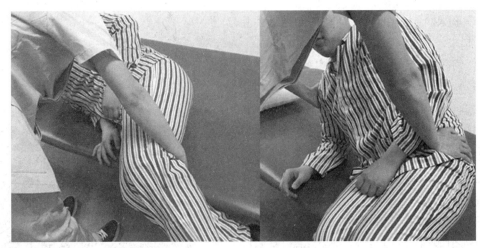

图 16-22　治疗师帮助患者坐起

（五）步骤 4　将训练转移到日常生活中去

脑卒中患者除了医疗、睡眠和必要的治疗外，无需过多卧床，应尽早坐起，以减轻患者的瞌睡、孤独感和废用症状，降低脑卒中后继发并发症，如血栓形成、肺部感染。避免过度使用健侧，避免健手使用床上吊环，加重患肢失用。

从仰卧到床边坐起的训练时间不需太多，但应给予足够重视。如果患者因医疗的需要仍需卧床，要注意肢体的摆放，进行肢体的被动和主动活动以保持关节活动范围，练习必要的运动如桥式运动，以便使用床上便盆。

四、坐位平衡

（一）正常功能及基本成分

坐位平衡是一种坐的能力，包括坐时没有过度的肌肉活动、进行各种运动作业及体位转移时能够根据动作做出适当的姿势调整（图 16-23）。

1. 直立坐位的基本成分　双脚双膝靠拢或与肩同宽；体重平均分配；双肩在双髋的正上方；双肩水平，头部保持中立位。

2. 要达到的能力　准备姿势的调整；针对具体的运动或正在进行的运动作业进行姿势调整。

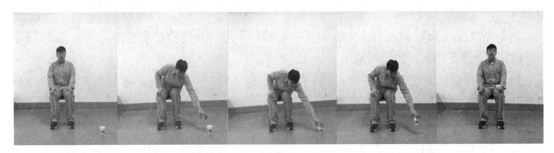

图 16-23　坐位姿势调整

（二）步骤 1　坐位平衡的分析

坐位分析包括：观察患者静坐时的对线，让患者进行各种等级的运动以分析其调整自身肢体、躯干、头部运动的能力，如让患者看天花板，转身向后看，向前方、侧方或后方伸手去碰物体等。

扫码"看一看"

患者常见的问题如下。

1. 双脚或双膝分开以增宽支撑面（图 16-24）。

2. 随意运动受限，表现为患者发僵或屏住呼吸。

3. 患者双脚在地上滑动来代替调整相应的身体部分。

4. 用手或臂进行保护性支撑或抓握以支持最小的运动。患者可能因轻微的运动甚至深呼吸便失去平衡，其通过用双手以扩大支撑面来增加稳定性。

5. 当作业需要重心侧移时，患者因躯干侧屈控制差而向前或向后靠（图 16-25）。

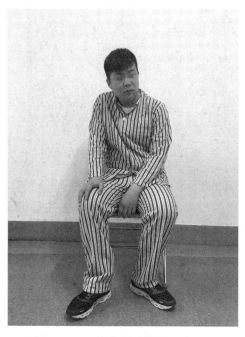 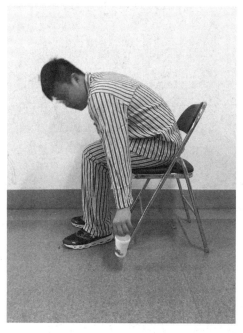

图 16-24 患者通过将双腿分开和
一只手来稳定自己

图 16-25 患者伸手拿物体时过度前倾
以替代重心侧移

（三）步骤 2 和 3　练习坐位平衡

如果患者的坐位平衡能力较差，在最初几次的训练中，应让患者坐在一个稳固的矮床上，双脚着地，当患者有能力来回移动时，应让患者尝试在不同类型的坐位上进行练习。这项练习可以与站起和坐下结合起来。

1. 训练重心转移的姿势调整

（1）坐位，患者双手放在大腿上，嘱患者转动头部和躯干从肩上方向后看，回到中立位，再重复从另一侧做（图 16-26）。

指令："转动你的头和身体""转身向后看""不要向后靠"。

（2）坐位，治疗师帮助患者将患侧前臂支撑在身体侧方的一个或两个枕头上，练习从这个位置坐直（图 16-27）。

指令：将你的身体向枕头的方向降低""现在坐直"。

不要让患者向后靠，确保肩在肘的正上方，头侧屈。

（3）坐位，患肢分别向前、下、两侧方向触碰物体，每次都回到直立位后再进行下一个动作（图 16-28）。必要时，治疗师可支持患者的患臂。

指令："看这个物体""向外伸手并触摸（物体）""现在，坐直身体""让我们再做一次，来吧，看你能否伸的再远一些""把手停在那儿多待一会儿，现在，慢慢回来"。

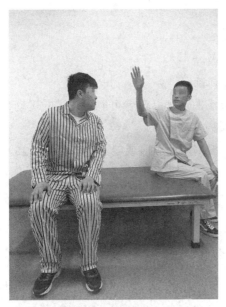

图 16−26 患者转身向后看，调整重心

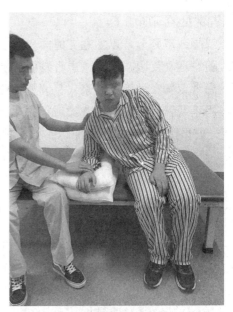

图 16−27 患者练习侧移并再坐直

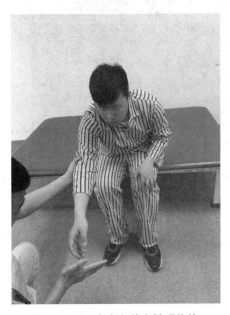

图 16−28 患者向前方触碰物体

注意头部和躯干的运动；指导患者双眼朝向目标物体；指出患者要做的必要调整；使患者注意患侧，适当时用患侧负重。

如果患者不断地跌向患侧，治疗师经常会倾向于让患者移向健侧以使患者达到平衡，通常更有效的解决办法是让患者尝试控制患侧运动而不是代偿倒向健侧，若患者有后倒的倾向，鼓励其控制这个方向的运动并练习向前和向后移动。

2. 增加复杂性 让患者在坐位时朝向不同的方向使用患侧手或双手拿起物体，若患者缺乏对手的充分的控制，先让患者试着触摸物体。

（四）步骤 4 将训练转移到日常生活中去

1. 经常练习将重心从臀部一侧移到另一侧。

2. 坐位练习应从稳定的较矮的位置逐渐过渡到高位。

3. 上肢软瘫的患者应在有桌子的支撑下练习坐位平衡。

4. 可以给患者列出整个需要在白天练习的要点清单。

五、站起和坐下

（一）正常功能及基本成分

站起和坐下都是使身体从一个支撑面转移到另一个支撑面，在这个过程中用最小的能量消耗（图 16−29）。

1. 站起的基本成分 单脚或双脚向后；髋部屈曲伴脊柱的伸展，躯干前倾；双膝向前运动，重心前移；伸髋伸膝，完成站起。

2. 坐下的基本成分 髋部屈曲伴脊柱的伸展，躯干前倾，重心后移；双膝屈曲并向前运动，骨盆向后、向下移向坐位，完成坐下。

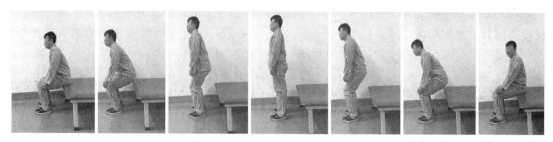

图 16-29　站起和坐下

（二）步骤 1　站起和坐下的分析

脑卒中患者常见的问题如下。

1. 不能正确摆放患脚，主要通过健侧负重完成站起和坐下（图 16-30）。

2. 不能充分前移重心，即患者无法前移双肩过足和前移双膝。

3. 患者试图通过躯干和头部屈曲代替屈髋，或通过向前挪动到椅子边缘而使重心前移。

（三）步骤 2　练习丧失的成分

训练躯干在髋部前倾（伴随膝向前运动）：坐位，患者通过屈髋伴颈和躯干的伸展练习躯干前倾，双膝前移，双足向下向后用力。

指令："将双肩移到脚前并将双脚向后和向下推""患脚用力向后向下推""眼睛向前看"。

必要时，可将患者双上肢放在治疗师的腰部，治疗师通过抬高患肩以保持双肩水平；不要靠患者太近，以免妨碍患者肩和膝的运动和重心的转移；不要站在妨碍患者患侧负重的位置。

（四）步骤 3　练习站起和坐下

1. 站起　让患者双肩和双膝向前移动，练习站起。当膝前移时，治疗师通过在膝部沿着胫骨下推促使患腿负重（图 16-31）。

指令："通过你的患侧脚下压和站起来"；当患者站起时，"使你的双髋向前"。

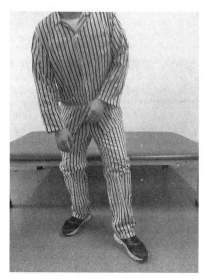

图 16-30　患者通过健侧（右侧）负重，
患侧脚（左侧）未后置

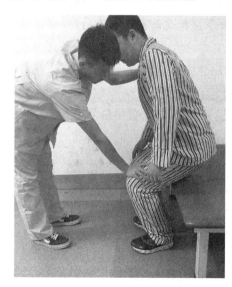

图 16-31　治疗师使其左膝向前并通过膝部向下推，
使患者脚固定在地面上并知道怎样运动

如果患者很弱、过重或无足够力量站起，可以由两位治疗师帮助完成站起，较高的椅子练习站起比较容易，患者站起时不要用膝顶住患者的膝部，以免妨碍患者膝的前移，确保双肩前移，患侧脚要负重，练习坐下（伸肌的离心收缩）会更容易改善站起活动的控制。

2. 坐下　开始时可能需要治疗师帮助患者前移双肩和双膝，当患者通过膝部下推坐下时，治疗师使其患腿负重。

指令："向下、向后移动臀部，坐下""将你的双膝向前移"。

不要太靠近患者或握其双上肢太近，以免阻碍其双肩和双膝前移；确保患脚承担一定的体重。

3. 增加难度　患者练习站起和坐下，可在不同环境条件下进行，如从不同的平面站起，从一侧站起，持物站起，交谈中站起等。

（五）步骤4　将训练转移到日常生活中

当患者不需他人帮助能从座椅上站起，这在精神和生活方式方面是一个很大的改善，患者必须能够自己完成站起和坐下才能从一个椅子移动到另一个椅子，能如厕和练习行走。患者可以在桌旁练习躯干前倾和通过足跟下推给自己一个使臀部抬高离开椅子的概念（图16-32）。治疗师可以列出一份包含练习内容和具体目标的任务清单，使患者有机会能够自己练习。

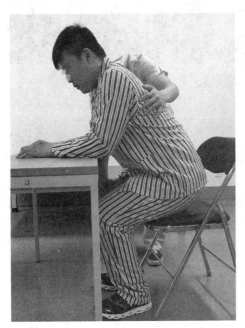

图16-32　治疗师教给患者练习站立的第一步（大腿抬离椅子）

六、站立平衡

站立不是一个静态的体位，站立平衡的能力包括无明显肌力活动的相对静止站立以及在站立位进行各种作业和移入移出、迈步的能力。

（一）正常功能及基本成分

站立位由于支撑面较小，身体的对线要求比座位要高，并应具备不断进行姿势调整的能力。站立位的基本成分有：双足分开十余厘米；双髋位于双踝前方；双肩在双髋正上方；头平衡与水平的双肩上。

（二）步骤1　站立平衡的分析

观察患者静态站立时的身体对线，分析患者在站立位向上、侧、前、后方看或触摸物体时身体的调整能力。

脑卒中患者常见的问题如下。

1. 扩大支撑面，表现为双足分开太大，单侧或双侧髋关节外旋（图16-33）。

2. 患者随意运动受限，表现为活动时姿势僵硬或憋气。

3. 患者双足在原地踏步，而不是调整身体相应的部位。

4. 平衡功能差，表现为当患者重心稍有偏移时，过早地跨步。

5. 患者向前伸时，屈髋而不是背屈踝关节；向侧方伸时，移动躯干而不是髋关节和踝关节（图16-34）。

6. 使用双上肢，表现为当重心发生转移时，患者依靠上肢伸展或抓物以维持平衡。

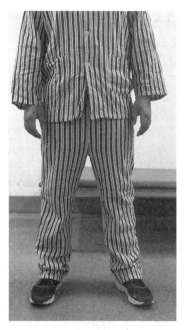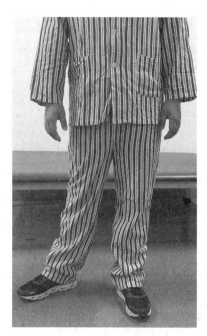

图 16-33　两图中患者站立时均支撑面过大，右图中以左下肢外旋以增加支撑面

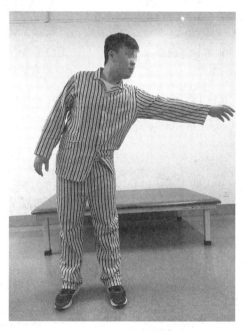

图 16-34　患者侧伸时，并没有将重心转移到左腿，而是弯腰以达到目的

（三）步骤 2 和 3　练习站立平衡

脑卒中患者在第一次尝试站立时都是无法保持平衡的，许多患者倾向于用健侧负重。在训练开始时，患者就必须知道错在哪里以及如何纠正问题。治疗师要让患者知道解决问题的方法是控制自己的骨盆、双脚及躯干而不是用手抓扶。当患者无法保持平衡时，治疗师应用适当的语言反馈及手法指导，如"将你的双髋移到踝关节的前方"，帮助患者做出有效的自我调整。

1. 髋关节对线训练

（1）仰卧位，患腿放在床边，患者练习小范围的伸展髋关节（图 16-35）。

指令："足跟慢慢踩地，同时将你的髋关节稍稍抬起来""不要将髋关节抬得太高"。

确保髋关节没有过分外展和外旋，膝关节呈直角或略小于直角；健侧腿不动或不要紧绷；避免足跖屈；通过向下压膝部，让患者了解运动的意图。

（2）患者双足负重站立并伸展髋关节（图16-36）。

指令："双脚向下踩""患侧脚要负重""将你的两侧髋关节向前移到双踝前方"。

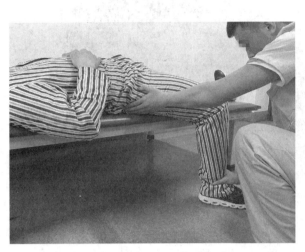
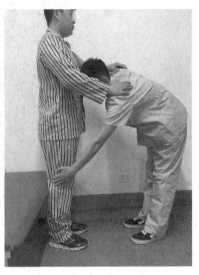

图16-35　训练伸髋肌群　　　　　　　图16-36　通过引发髋关节伸肌的练习，患者能以正常姿势用换腿负重站立

2. 诱发股四头肌收缩　适用于不能引起股四头肌活动的患者。

（1）患者长坐位，膝关节用力伸直，练习"活动膝盖骨（髌骨）"，尽可能长时间的坚持股四头肌收缩（图16-37）。

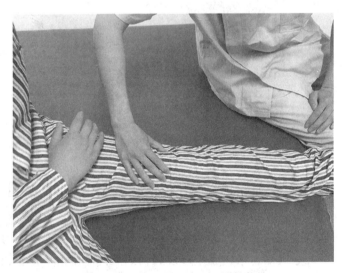

图16-37　练习股四头肌肌群的收缩

（2）患者端坐位，治疗师扶住患者伸直的膝关节，患者尽可能避免足落到地面上。当治疗师说"放下腿"时，应缓慢落下。

3. 训练重心偏移时的姿势调整

（1）患者双足分开十余厘米站立并看向天花板。

指令："请看天花板""不要只移动眼睛，你不会跌倒的""将髋关节向前移""当你向上看时，踝关节向前移"。

避免患者抓扶治疗师或移动双脚；通过提醒患者移动髋关节来纠正向后倒的倾向。

（2）患者双足分开十余厘米站立，转动头和躯干，向后看，回到起始位，再从另一侧向后看。

指令："转动你的身体和头部，向后看""不要移动双脚"。

（3）患者站立位，向前方、侧方、后方伸手从桌子上拿取物体及做不同程度的手伸出及指向的作业。

确保患者能在踝关节水平移动身体；避免患者在正常距离伸手时也要跨出一步；鼓励患者放松身体，不要僵硬。

（4）患者用健侧下肢向前迈一步，然后向后迈一步。

指令："保持重心在患脚上""用你的另一只脚向前迈一步""你的髋关节应移到脚前""现在向后迈步"。

健侧迈步时，患髋应保持伸展，骨盆不过分侧移；向前迈步时，确保其不要向侧方迈得太大；必要时，可将患者双上肢放在治疗师的双肩或腰上，给予一定的支持。

（5）足背屈控制重心后移的训练：患者背靠墙而立，双足离墙十余厘米，双手向前伸，将髋关节离开墙面，治疗师握患者双手给予轻度阻力或助力来指导运动，确保其重心持续在后。在前后运动的过程中，寻找激发足背屈的位置，诱发主动活动（图16-38）。

指令："将你的臀部离开墙""看，你的脚趾正在抬起，再尽可能抬高一点"。

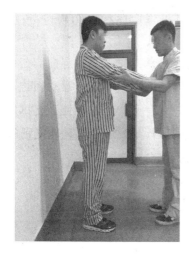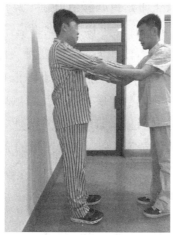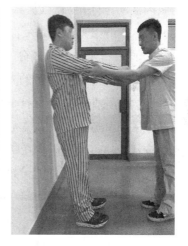

图16-38 足背屈控制训练

患者应利用伸肘关节和腿的力量离开墙面；确保患者用双足负重，双膝无屈曲；髋关节始终在踝关节后方。

4. 增加复杂性训练 用更为复杂的训练方式提高患者的站立能力，从窄小支撑面站立位与治疗师交谈到站立位双手进行各种活动，如接球、抛球、拍球、单手/双手从地上捡起大小不同的物件等。也可通过步行训练增加患者的平衡能力。

（四）步骤4 将训练转移到日常生活中

1. 如果患者临床状况良好，从第一次治疗开始就应帮助患者站起并在站立位训练。

2. 患者在日间应有机会练习，治疗师要给患者提供一份包括训练要点的书面指导，以使他能监督自己的练习。患者在训练中需要知道以正确的身体各部分对线及患腿负重（可利用肢体负重检测器）来站立，注意控制髋关节前移。

3. 患者为了练习站立和行走，必须能够站起和坐下，给患者提供一个适当高度和稳固的椅子以帮助患者练习。

七、行走

（一）正常功能及基本成分

双足水平步行是一种很不稳定的运动，当身体由一侧下肢支撑时，较大的重力和前冲力可引起身体不稳定，这种身体内在的不稳定性需要复杂的控制。正常成人的行走是用尽可能少的能量消耗使重心在空间移动。这种运动需要很少的肌肉活动并且呈节奏性和对称性。有关正常步态的参数、运动学及力学相关知识请参见步态训练章节。步行过程中双足支撑阶段较为短暂，为了描述方便，步行可分为主要的支撑相和摆动相。

1. 步行的基本成分

（1）支撑相　①髋关节保持伸展，重心前移；②躯干和骨盆在水平面侧移（约 4～5cm）；③踝关节背屈，足跟着地时开始屈膝（约 15°），紧接着伸膝，在足趾离地前屈膝。

（2）摆动相　①屈膝（从摆动前的 35°～40°，增加到 60°）同时伴髋关节伸展；②足趾离地时，骨盆在水平面上向下倾斜（约 5°）；③屈髋，将下肢提起；④摆动腿，骨盆向前转动（围绕纵轴约 4°）；⑤在足跟着地前伸膝及踝背屈。

2. 上下楼梯的基本成分　上楼梯和水平行走的运动成分相似，但关节运动范围和所需的肌肉活动不同，当脚迈到台阶上时，重心移至前腿，身体在支撑的踝关节上向前倾。下楼梯时，重心主要保持在后面支撑腿上，下楼梯主要考虑安全性。

3. 向后行走的基本成分　向后行走比向前行走要慢，由于运动本身的不稳定性，在重心转移之前需要有一个新的支撑面，所以与向前行走时重心转移的形式不同。摆动相时，髋和膝同时屈曲，并在保持屈膝时髋稍伸展，直至足趾触地。只有进一步伸展处于支撑状态的髋关节和膝关节时，重心才向后移。肌电图研究表明，向后行走时肌肉活动比向前行走更为活跃，可能是因为在带动腿向后时相对缺少冲量的原因。

（二）步骤1　行走的分析

脑卒中患者常存在的问题如下。

1. 患腿支撑相

（1）髋关节伸展和踝关节背屈不充分。

（2）膝关节屈曲-伸展 0°～15° 范围内控制障碍。

（3）骨盆水平位过度侧移（移向患侧）。

（4）骨盆过度朝健侧向下倾斜。

2. 患腿摆动相

（1）足趾离地时，屈膝不够。

（2）屈髋不够。

（3）足跟着地时，伸膝及踝背屈不充分。

此外，患者缺乏各成分之间的顺序意识及行走的节奏性和时间分配。

（三）步骤 2 练习丧失的成分

1. 支撑相

（1）伸髋训练

1）见本章站立平衡训练中髋关节对线的训练。

2）站立位，髋关节对线正确，患者用健侧腿向前迈步，然后向后迈步。向前迈步时要确保患侧髋关节伸展。

指令："将你的重心放在患侧腿上""用你的健侧腿向前迈步，患侧踝关节处向前移"。

练习时不要做得太慢或迈步太大，要让患者知道移动健侧腿时要用患侧腿支撑站立；整个过程中患侧髋关节始终处于伸展位；患侧髋关节向侧方移动不超过 2cm。

（2）膝控制训练

1）患者坐位，伸膝，练习 0°～15° 屈伸，以控制股四头肌离心和向心收缩（图 16-39）。

指令："将你的膝关节屈一些，不要屈太多，现在伸直""保持膝关节伸直"。

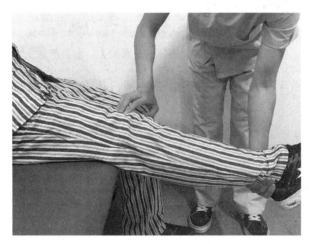

图 16-39 膝控制训练

让膝关节处于屈曲 15° 或 20° 范围时较容易激活膝部伸肌肌群（防止膝关节进一步弯曲），然后再伸直几度，再次弯曲直至在所要求的 0°～15° 范围内练习；膝关节不要锁在伸展位上；不允许足跖屈。

2）患者两腿交互站立，健侧腿在前，交替练习将重心转移到健侧腿上及患侧腿上。

指令："将髋关节移到健侧腿上""保持膝关节伸直""练习屈曲及伸直患侧膝关节，当你这样做时保持髋关节前移"。

迈步要小，以便于保持膝关节伸展；确保患侧髋前移时膝关节伸直。

3）患者用健侧腿迈上及迈下一个 8cm 高的台阶。

指令："将健侧脚放在台阶上""保持患侧髋关节伸展""将健侧脚放下来"。

当健侧脚放在台阶上时，确保患者重心不后移，患侧髋始终伸展；避免患侧膝屈曲或过伸；不能迈向侧方。

4）患侧脚踏在台阶上，健侧脚前移重心并迈上台阶，再迈下来。进步到能迈过去（图 16-40）。

指令："将患侧脚放在台阶上""前移患侧膝""把健侧腿迈上去""保持患侧膝屈曲直至你的重心前移""现在伸直你的患侧膝"。

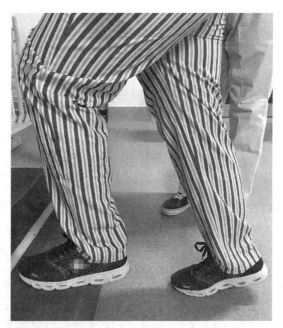

图 16－40　患者将患脚踏在台阶上，重心前移

　　确保膝关节已经处于踝关节前才能伸展；患者应用患侧腿提起体重而不是用健侧腿推自己上去；当健侧腿迈上台阶时，患者必须完全伸展其患侧膝于中立位；患者将健侧脚放回地面时需慢慢放回。

　　（3）骨盆水平位侧移的训练

　　1）患者站立位，练习将重心从一脚移动到另一脚，治疗师用手指指示其骨盆移动的距离（约 2.5cm）。

　　指令："移动重心到右脚上""现在将重心转移到左脚上""将重心移到右边时，可以轻轻向下蹬你的左脚"。

　　确保髋关节在踝关节前方；髋和膝处于伸展位；患者骨盆不能侧移过大距离。

　　2）患者站立位，练习侧行

　　指令："我们现在向侧方行走，用右腿站立，左腿向侧方迈步""用左腿站立，现在双脚靠拢"。

　　若患者不能外展患侧腿完成迈步，治疗师可在其将重心转移到健侧腿时用自己的腿引导其迈步；侧行过程中确保患者肩部水平；髋关节在踝关节前方；患者必须是侧移而不是斜移，必要时可沿一条直线进行训练；患者的骨盆不能侧移过远。

　　2. 摆动相　主要是摆动相开始时的屈膝训练。

　　（1）患者俯卧位，治疗师屈曲其患侧膝 90° 以下，让患者通过练习小范围的运动（离心运动和向心运动）控制屈膝肌群，也可将膝关节停留在不同角度以维持肌肉活动（图 16-41）。

　　指令："把你的膝关节放在这个位置，屈一点，现在让它慢慢低一点""再屈起来，不要太快，要慢慢地运动""保持你的小腿在这个位置""这次坚持时间长一些"。

　　避免出现不稳定的控制差的动作；确保患者试图激活膝关节屈膝肌群时不屈曲髋关节。

　　（2）患者站立位，治疗师帮助患者小范围屈伸膝，练习屈膝肌群离心和向心运动，增强膝关节控制能力（图 16-42）。

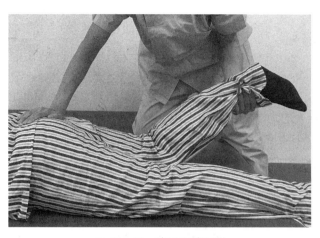

图16-41　练习屈膝肌群

指令："屈膝，不要屈曲髋关节""让你的足趾向下缓慢碰触地面""现在提起你的足趾离开地面"。

屈髋在几度的范围之内；屈膝角度不要太大，避免患者失去平衡；治疗师可以扶住患者的对侧上肢，确保其重心通过支撑腿保持平衡。

（3）患侧腿向前迈步，治疗师帮助患者控制开始部分的屈膝。

指令："向前迈步，把膝关节屈起来""足跟先着地"。

（4）患侧腿向后迈步，治疗师指导其屈膝及足背屈。

指令："屈膝，向后迈步，足趾先着地"。

避免患者出现躯干向前倾斜代替伸髋；训练在足跟着地时伸膝和足背屈。

（5）患者用健侧腿站立，治疗师将患侧腿置于伸膝和足背屈位，患者前移重心于患侧足跟部，体会摆动相开始的动作。

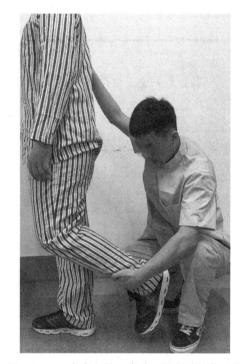

图16-42　患者向前迈步练习控制膝关节屈曲

指令："把你的患侧腿向前伸，足跟着地，身体不要发僵""现在向前移动重心，将脚跟放下。"

避免患者屈曲对侧膝关节（患者会屈曲对侧膝关节代替伸髋以前移重心）。

（四）步骤3　训练行走

在步骤2的成分训练之后应马上训练行走，使患者将这些成分按适当顺序结合起来。

1. 行走训练　患者首先用健侧腿进行练习。治疗师在患者后方，扶住患者上臂给予支持。当患者在行走过程中失去平衡及无法纠正时，应停止并重新调整自己的对线。

指令："现在开始准备行走，一开始走的不好也没关系，重要的是领会走路的要点""先用健侧脚迈步"。

患者在行走训练初期的目的在于体会行走的节奏，改善对行走的控制和成分的循序安排。可以用"右→左""跨步→跨步"等指令来帮助患者掌握运动的时间节奏。开始步行时患侧脚向前迈步可能有困难，治疗师可以用自己的腿指导患者的腿前移。治疗师可以给予患者一定的支持，但不能将患者抓得太紧或扶持太多，影响其练习。

2. 增加复杂性　给患者提供多样化的练习坏境，如跨过不同高度的物体、拿着东西走、加快速度走、在有行人的地方行走、出入电梯等。

（五）步骤4　将训练转移到日常生活中去

患者在日间应有单独或和其他工作人员及亲属一起进行练习的机会，治疗师要给患者制定训练计划（如具体目标、重复次数和要走的距离，练习中的注意事项等），也可用录像辅助指导练习。

考点提示　基本功能训练的训练内容；注意事项。

本章小结

本章主要讲述了运动再学习（MRP）技术的基本概念、实施原则、方案设计步骤以及口面部功能、上肢功能、床边坐起、坐位平衡、站起和坐下、立位平衡、行走等基本运动功能的成分及训练方法。同学们通过本章的学习，能掌握运动再学习的基本训练方法，为脑卒中患者进行康复训练。

习　题

扫码"练一练"

一、单项选择题

1. 运动再学习方案有哪几个步骤

　　A. 分析作业　　　　　　　　　　　B. 练习丧失的成分

　　C. 练习作业　　　　　　　　　　　D. 训练的转移

　　E. 以上都是

2. 属于上运动神经元损害综合征阴性特征的有

　　A. 过度的屈肌回缩反射　　　　　　B. 痉挛

　　C. 肌肉无力　　　　　　　　　　　D. 伸肌和屈肌的痉挛

　　E. 过高的腱反射和阵挛

3. 上运动神经元损害后身体出现的适应性特征不包括

　　A. 肌肉张力过高　　　　　　　　　B. 软组织短缩

　　C. 代偿性运动模式　　D. 肌肉痉挛

　　E. 肌力减弱

4. 下列有关运动再学习（MRP）基本原理有误的是

　　A. 脑损伤后功能恢复主要依靠脑的适应和脑的功能重组

　　B. MRP 认为不需要限制健侧代偿活动

　　C. 上运动神经元损害综合征包括阴性特征、阳性特征、适应特征

　　D. MRP 强调对患侧肢体肌肉进行非常早期的、特定的、有序的控制训练，预防

肌肉痉挛

  E. 为掌握身体平衡，重点在正常支持面上纠正身体各部分对线

5. 运用 MRP 技术治疗偏瘫患者时，下列有关口面部功能训练说法正确的是

  A. 有效吞咽的前提包括坐位，控制与吞咽有关的呼吸，正常的反射活动

  B. 训练舌运动时，治疗师用食指压舌前 1/3 并作水平震颤

  C. 训练面部运动时，不要同时练习双侧

  D. 改善呼吸控制时，练习深呼吸的重点在呼气上

  E. 以上都对

6. 从坐位站起的训练要点包括

  A. 躯干在伸展前停顿以维持平衡

  B. 双手前伸带动躯干前倾

  C. 低头躯干前屈带动身体向前

  D. 在伸展前期，双膝和双肩前移越过足尖

  E. 速度越慢越稳

7. 下列属于站立位对线的基本要素和站立平衡的基本成分的是

  A. 双足分开十余厘米   B. 双髋位于双踝前方

  C. 双肩位于双髋正上方   D. 头平衡于水平的双肩上

  E. 以上均是

8. 吞咽和吃饭最有效的体位是

  A. 坐位   B. 站立位   C. 仰卧位   D. 侧卧位

  E. 俯卧位

9. 下列哪项不是脑卒中患者在行走时常见的问题

  A. 在摆动和脚趾离地时，屈髋不够

  B. 站立相骨盆向患侧过度侧移，导致骨盆向患侧下降

  C. 站立相髋关节伸展不充分

  D. 摆动相屈髋不够

  E. 膝关节屈曲—伸展 0°～15° 范围内控制障碍

10. 下列哪一项不是运动再学习法的训练内容

  A. 上肢功能 B. 口面部功能 C. 坐位平衡 D. 行走

  E. 心理治疗

二、思考题

1. 运动再学习方案设计的步骤是什么？

2. 运动再学习基本功能训练的具体内容及操作方法是什么？

（叶仲秋）

第十七章

引导式教育

学习目标 ────────────────────────────────

1. **掌握** 与患者及家属进行沟通技巧，实施引导式教育方法。
2. **熟悉** 引导式教育的基本理论、基本原则及儿童的基本动作模式。
3. **了解** 引导式教育的概念、特点和作用。
4. 学会引导式教育的临床应用。
5. 培养学生人文关怀精神和务实、严谨的科学态度。

第一节 概 述

一、基本概念

引导式教育是一种由引导员组织、以小组形式进行、综合了多学科工作内容、通过教育的方式来改善或恢复功能障碍的一种特殊教育系统和康复方法，包括体能训练、智能学习和建立正确的社交及沟通能力等内容。引导式教育（conductive education）又称为 Peto 疗法或集团指导疗法，是由匈牙利学者彼图（Andras Peto）教授创立的一种教育方法，引导式教育的核心是教育。

二、引导式教育的特点和作用

（一）强调目标明确

在训练学习之初就明确自己的训练目的和训练目标。

（二）强调环境轻松

轻松环境可以让功能障碍者在学习和游戏中充分感受到学习的快乐，获取自信，从而塑造运动障碍者积极主动适应环境的健全健康性格。

（三）强调自主能力

以娱乐性、节律性、意向性教育提升兴趣及诱发主动参与意识，通过各种手段诱导出所要达到的目标，最大限度地发挥功能障碍者自主运动的潜力。在训练过程中，引导员的任务主要是诱发功能障碍者自主地完成该项动作，在主动参与学习和解决困难过程中建立积极独立的性格。例如训练功能障碍者排便下蹲这个动作，在"1、2、3、4、5"的齐喊口令下，让功能障碍者们集体完成下蹲这一动作，对于不能下蹲着可给予鼓励，严重功能障碍

412

者才能给予梯背椅辅助。

（四）强调团队合作

教育以小组形式进行训练，所有参与训练程序的人员必须紧密地合作，全面地评估个别服务对象的能力和需要。

（五）注重集体训练、个体训练和家庭训练相结合

集体训练不但能达到训练功能的目的，而且有助于其性格的发展和社会交际能力的提高，为今后适应社会打下良好的基础；个体训练是为了使每个成员都能跟上小组的平均水平；而家庭训练保持了训练的持续性和稳定性。

（六）注重整体全面发展

即人的身体和思维是不可分割的，引导式教育以培育儿童的人格发展为目标，不但促进儿童的运动功能康复，而且还促进了儿童的语言、理解、感知能力和智力水平全面发展。

（七）注重无时无刻连贯性训练

即每日 24 小时的严密训练，功能障碍者每日从起床到入睡，有机地运用各种训练方法与日常活动相结合起来进行教育。

（八）强调利用语言和韵律

协助服务对象完成功能运动。

（九）根据运动生理学和神经生物学原理

以教育学、心理学和哲学等为基础，并与幼儿园和中小学教育相结合。

三、临床应用

（一）适应证

引导式教育是一种综合的康复手段，它适用于各种原因引起的运动功能障碍，以及并发智力低下、语言障碍、行为异常等的康复治疗。

1. 脑性瘫痪适用于不同年龄的脑性瘫痪，尤其是 3 岁以上小儿脑瘫和手足徐动型脑瘫效果好。

2. 某些先天性神经系统发育不全和心理障碍性疾病。

3. 某些神经系统疾病后遗症和遗传病导致的运动及语言障碍。如运动失调、语言发育落后、轻中度智力低下、肌肉萎缩症、关节弯曲症、成人偏瘫、孤独症、帕金森病和老年痴呆等。

4. 缺氧缺血性脑病、早产儿、新生儿窒息和核黄疸等高危儿童的早期干预。

5. 引导式教育疗法亦可用于正常儿童的早期教育。

（二）不适应证

对于极重度智力低下，如 3 岁以上仍不认识父母、听不懂他人问话、不能与人简单交流的患者，因为达不到理解课题并使之意识化的目的，效果不理想，可采用其他的康复方法。

> **考点提示**　引导式教育的定义和特点。

第二节 基本理念

一、功能失效、功能生效及引导式教育的目标

（一）功能失效

指由于心理、生理、解剖结构或功能的异常，不能满足人在相应年龄所达到的各种要求，使其行为与其自身或所处环境的期望之间不协调，这种不协调是人和环境之间相互作用的产物，是不能用人工器官和辅助器矫治的。

（二）功能生效

功能生效指通过人工适当的干预和控制，发挥利用好自身残余能力，激发失效功能再次生效，并阻碍功能障碍的加重，从而达到改善维持个人生理需求和社会要求的功能或能力（包括精神方面）。如进食、排泄等功能障碍者经教育能满足正常进食、排泄需求。

根据年龄及所处的环境不同个人的生理需求和社会要求也不同。对于正常人来说，要达到正常生理需求及社会的要求相对容易，对功能障碍者来说会有一定困难，但经过努力及辅助是可以做到的。比如：应用辅助器具可帮助移动，穿戴踝足矫形器条件可独立行走，也可以轮椅代步。

（三）引导式教育的目标

引导式教育的目标是通过主动的、连贯和重复的进行有目的的学习教育引导，协助他们重建被阻挠的学习过程，以有效功能来代替失效功能，重建适应环境能力，从而提高生活质量。

引导式教育就是要制定相应的课题，使他们在学习与适应这些课题过程中改善异常功能。如异常功能者的生存和生活，要想解决这些课题就要发挥利用自身的残余能力，如脑、器官、肢体等的残余能力，有时在他人的诱导下残余能力得到利用和发挥；如完成用手进食这一课题时，首先给予他指令，由于脑的传入、传出系统的调节而形成了一个有效的调节环：看着食物伸手去够食物→抓住并持续抓着食物，这一连串的动作在手抓住并持续抓着食物结束，下面的一连串动作是：食物送到口→咬下食物→咬下最后一片食物。这些动作中每步都是一个课题，引导员制订这些课题，设定一定的方式诱导患者完成。

另外，随着时间的推移功能异常者的功能障碍也会进展，如果我们给予有力的干预和控制，就会阻碍功能障碍的加重，促进功能的改善。

二、性格

性格是指人对现实的态度和相应的行为方式中的比较稳定的、具有核心意义的个性心理特征，它是一种与社会相关最密切的人格特征，性格主要表现在对自己、对别人、对事物的态度和所采取的言行上。

环境对儿童的影响很大，儿童遭受挫折会向照顾他的人寻求帮助，即被视为需要帮助，而另一方面，儿童若被视为不用靠他人扶助而能达到自己的目标，并且在进行每项活动时得到更多鼓励，他便越不会去寻找帮助。

如果一个人他的性格坚强、开朗，能够积极地对待生活处理一切，那么假使他遇到了

意外的伤残，失去了某些功能，他也可能会恢复或战胜伤残，使失效的功能重新生效。引导式教育着重全人发展、全人教育，是一个以尊重残疾人为一个完整的个体为依归的系统，它相信残疾人士亦与普通人一样受着环境及人际关系的影响，并从中学习。

引导式教育非常重视功能障碍者人格的形成、认知能力、日常生活动作、人际交往等能力的提高，此方法最大限度地调动功能障碍者本身自主运动的潜力，以娱乐性、节律性、意向性调动患者的兴趣及参与意识。通过引导式教育系统和生活化的教学及康复策略，教导者尽心的投入、有组织的管理模式及家人般的教育方法，建立互动的学习环境及主动的学习气氛，在丰富的及切合他们成长需要的课程熏陶下，残疾人士能提升独立能力，活出一个有自信、自主的生活。

三、学习理论及其应用

（一）学习适应环境的过程受到阻挠会导致运动机能失调

功能障碍者并不是缺乏适应能力的动作模式本身，而是学习适应环境的过程受到阻挠的结果。

1. 学习具有整体性和不可分割性　强调不要错误地把中枢神经受损患者简单视为有一系列无关联的功能和能力障碍，而以分割性的补救方法来处理他们的问题。如在同一个学习活动中，需注意功能障碍者的多个方面，当功能障碍者在把玩一套组合杯时，他在学习怎样坐好，同时也在学习和练习手部运用的技巧。

2. 学习的重复性　功能障碍者不只是需要学会许多技能，更需要学会在不同场合都能运用这些技能。如为让功能障碍者有更多练习的机会，需利用日常生活的活动和游戏反复练习。

所有行为都是强化训练的结果，因而我们可以通过连续强化来达到预期的行为和目标。

只给予条件刺激物，而不给予强化物的刺激，条件反应的强度就会逐渐下降，直至不再出现条件反应。

3. 引导员和家长的参与激励很重要　模仿学习可以在既没有模型也没有奖励的情况下发生，个体仅仅通过观察他人的行为反应就可以达到模仿学习的目的。

外界尤其是引导员和家长对功能障碍者训练反应得到的结果给予奖赏，则更容易激发学习的积极性，强化训练效果。

（二）学习的动力

1. 目标明确才能知道差距，从而不断努力。

2. 激发兴趣可以提升主动参与意识。环境应是有刺激性的，合理选择教育方式，周密布置学习环境，精心设计学习环节和学习动作均可以提升功能障碍者的主动参与意识、增强趣味性和刺激性。如以歌曲、童谣、戏剧、故事、图画书、道具及游戏等方式进行，学习内容连贯，学习者不仅要被动置于各种姿势或动作，还有精心设计后续的主动跟进内容。

四、动作学习理论

（一）意向和言语对动作学习有调节作用

意向是人对事物、事态存在的感知、再现或表现的能力。意向是通过言语来表现的，说话者意识的意向决定其言语行为，故言语行为具有意向性。动作学习的关键是让学习者意识到这种意向，训练中通过言语的协调作用（如先用外部的指令语言，后让功能障碍者用内在语言）来明确教育要达到的目标，引导功能障碍者动作学习。

言语协调分如下四个阶段。

预备阶段：听从成人简单指令，主要依靠节律和视觉。

第一阶段：遵从成人的指令，自己的言语节律也有帮助，但边说边做困难。

第二阶段：运用自己的言语节律帮助其动作。

第三阶段：可用语意自我协调，并可运用内在语言来计划和协调运动功能。

前两个阶段主要是由他人协调过程，后两个阶段主要是自我协调过程，所以在引导式教育中应按照言语协调的四个阶段来引导功能障碍者对动作的学习。

（二）习作分析

习作分析也称任务分析或工作分析，就是将某一复杂的功能活动，如步行、进食、穿衣等习作拆分成许多简单的步骤，并利用特定的诱发技巧（如木条床、固定点），使功能障碍者能主动地进行每一步的学习，最终把这些步骤组合成一连串的次序，加以重复练习，就能完成某一习作，学会主动地自己解决问题。

如用勺进食课题分为：伸展手臂接触匙羹、抓紧匙柄、把食物从碗中捞起、把食物送进嘴里、把食物从匙羹里移离、把匙羹放回碗中六步来进行引导式教育。

（三）基本动作模式

基本动作模式（basic motor pattern）是由 Dorothy Seglow 和 Ester Cotton 共同提出的。他们认为所有的工作都有一个基本要求，即基本动作模式。包括：①抓握及放开手；②伸直手肘；③在中线内活动：包括头部控制及对称（身体左右两边的均衡发展）；④固定身体的能力：使用身体或四肢的某一部分作为固定点；⑤髋关节的活动；⑥重心控制：保持正中后，身体向前、后、左、右活动；⑦转动。

抓握是学习固定、中线发展及活动的工具；放手是迈向独立生活的先决条件；保持头部在中线位置，可促进他的视力并集中注视前面的物件，这有助于专注力的发展，也是抑制非对称性颈紧张反射的要求；固定是活动的基础。在体位变换和移动过程中都要求有髋关节的活动、重心控制。

1. 正常儿童基本动作模式

（1）1～5 个月正常儿能完成以下动作模式：①抓握或紧握自己的脚；②伸展手肘；③髋关节的屈曲活动；④固定身体某部位去活动其他部位；⑤在正中线内活动包括头的控制及对称。

（2）6～8 个月的婴儿已会坐，小儿从仰卧位能使自己的身体旋转 90°，转为垂直位后坐起。在坐位上同样可以见到髋关节屈曲，肘关节的伸直，两上肢支撑身体。

（3）9～10 个月的婴儿，身体再次旋转 90°，成为四点支持位和高爬位，并将为自己拉起站立做准备。

（4）9～10 个月的婴儿同样需要髋关节屈曲，双肘关节的伸直支撑身体，进行四爬或高爬时有一个肢体在活动，而其余三个肢体固定于身体支持面上，另外，功能障碍者的双手和双脚以及躯干都要在中线上活动，这样才能使四爬和高爬活动得到保证。在小儿各阶段的运动发育中，髋关节的屈曲活动是非常重要的过程，如果因某种原因髋关节不能充分屈曲，则会影响小儿抓自己的脚，影响坐位或四点支持位和高爬位姿势的取得，这样就影响了小儿的运动发育。

2. 脑瘫功能障碍者异常的运动发育模式与正常儿童的"基本动作模式"相反　如：①抓握能力较差，重者不能抓握，或有的能抓住物体而不会放松；②固定身体能力差，不能独立的活动身体一部分而同时又不影响其他部分的活动；③向前方取物时肘关节不能伸直，即使肘关节能伸直而髋关节也不能同时屈曲来达到活动的目的；④不能很好地控制头部，在中线内活动困难；⑤当他坐在椅子上，因髋关节不能充分屈曲，而出现双臂向后屈曲；⑥两脚中空，足、臀、手都不能固定。

脑瘫功能障碍者在基本动作模式上大多存在不同程度的缺陷，所以在引导功能障碍者学习某动作时，教育者必须熟知基本运动模式，再依据脑瘫功能障碍者异常的运动发育模式，有目的地制定动作学习课题进行教育训练，使脑瘫功能障碍者在各种姿势中尽量保持正常模式。

 知识链接

引导式教育

引导式教育是 20 世纪 40 年代创立于匈牙利的一种融康复与教育为一体的教育体系，其创始人彼图 AndrasPeto 教授也是一位医生，他在观察中发现，中枢神经损伤所致的运动功能障碍主要是由于各种不同功能之间缺乏整合和协调，因此，这类病人所需要的不是什么特殊治疗，而是要通过学习和练习进行正常模式训练，通过适当的引导和主动学习过程，可以促进受损的神经系统形成新神经连接，代偿其功能，这就是引导式教育的含义所在，即"引导"和"教育（学习）"。引导式教育的作用不是直接改变某种障碍，而是通过运用认知和知觉能力，主动学习和完成整合的、协调的日常生活所需要的活动。

为了证实自己的观点，彼图教授在布达佩斯建立了彼图运动障碍研究中心和引导员培训学院，研究中心处理各种运动功能障碍，如儿童脑瘫、脊柱裂、成人中风、脑外伤、多发性硬化等，他的实践取得了极大的成功，也激起了国际社会对其理论和方法的广泛兴趣，很多国家和地区如英国、美国、澳大利亚和香港等都先后开展了引导式教育，设立了很多引导式教育训练机构。

第三节　引导式教育实践

一、评定

（一）全人的评定

综合观察功能障碍者在每个活动中认知（知，概念及意识）、技巧（行，机能条件及技巧）、态度（意，行动意欲、解难意欲、学习意欲）三方面的表现。

1. 认知　认识日常事务；认识自己身体困难；认识基本动作模式；认识适合自己的方法和步骤；认识各人有不同的能力。

2. 技巧 掌握基本的动作模式；掌握基本功能活动的技巧；掌握解决困难的技巧。

3. 态度 主动完成自己要做的事；有解决困难的决心；欣赏自己和同学的努力。

（二）评定方法

一般需多次进行才能完成，并在实施过程中不断地进行，一般可采取 2 种方式，即特定个别评定和自然环境观察。对每个功能障碍者每天都有记录，每周一小结，每月一大结，每半年进行测试，以了解进步情况。

（三）评定内容

一般从上述知、行、意三个方面对多个领域按可评分的方式进行测量。

常用量表应包括以下内容：①粗大运动活动；②精细活动；③自理活动；④沟通能力；⑤社交能力；⑥认知学习。

（四）评定结果运用

通过评估结果的分析，指导制定教育目标，同时有针对性地拟定教育方案。

二、制定目标

制定目标在引导式教育中起着承上启下的作用，既是对评估的分析和总结，又是对康复的指导。目标必须详细、具体、客观、连续、可靠，且有可度量性，一旦制定，每个和功能障碍者练习有关的人员都应该明确：功能障碍者的目标和实现目标的最佳途径，以达到目的。

以输入和建立正确的动作模式、普及基本的生活常识、提高功能障碍者实用能力和全面康复为目标。可分为个人目标和小组目标，其中个人目标又分为长期目标和短期目标。制定可测量性目标的方法如下。

1. 级别 0 分，完全要帮忙；1 分，部分主动，需要大量帮助；2 分，主动做，需要少量帮助；3 分，监督或语言提示下可完成；4 分，完全独立完成。

2. 动作分析 通过分析明确协助的方法如口头、环境、触体提示、触体协助、用具协助。

3. 明确 维持或完成活动的时间、重复的次数、距离和质量。

三、选择引导式教育常用的器具

（一）常用的训练工具

木条台、梯背椅、木棍、塑胶圈、拐杖、木条凳、楼梯、地梯、平衡架、木箱凳、沙带、横放或竖直的圆棒（可随意在木条台上安装或拆除）、活动的台面、台脚、薄台垫、写字用的板、沙包、扶手、平行杆、步行器、特制自行车、便盆等。

（二）几种常用训练工具使用方法

1. 椅子

（1）练习抓握与松手。

（2）两椅之间可进行步行训练。

（3）推椅练习步行。

2. 床

（1）练习上、下床。

（2）把床并列使用可完成在床上回旋的课题。

（3）在两床之间练习步行。

（4）在床上铺板子用于坐位或就餐、游戏课题的完成。

（5）床头带横杆的床可供功能障碍者在卧、坐、站立时抓握，可用于下蹲、站起的课题，也可用于就寝。

3. 木箱

（1）用于脚下支撑。

（2）木箱互相组合，让功能障碍者依次换座，完成下肢屈曲支持体重、蹲位－坐位－蹲位的转化等课题。

4. 木棒、套圈等各种玩具

（1）用于两手或单手抓握木棒抑制不自主运动。

（2）坐位两手握棒在桌上可训练前臂内、外旋转，调节手腕部位的各关节活动，可用于精细动作的课题。

5. 其他

（1）双耳杯能促进腕关节背屈抓握、双手抓握抑制不自主运动等。

（2）球有助于两手同时运动及腕关节背屈等。

（3）绳子、步行平衡杠，在拉好绳子或步行平行杠内进行步行练习，能增强功能障碍者安全感或保护功能障碍者。

四、组建引导式教育小组

（一）组成

康复医师、康复治疗师、特教老师或幼教老师、护理员、家长等。

（二）引导员

引导员要不断设法把功能障碍者学到的东西应用到生活中。要养成一个肯定的态度，注意到功能障碍者每一个细小的努力和进步，并给予鼓励，积极争取使功能障碍者树立自信心的机会，并使其感受到自己努力后的成果。引导式教育不强化功能障碍者的正确行为，而是不断地以爱的方式给功能障碍者提供挑战，引导功能障碍者对自己负责并逐渐学会自立。

1. 性格要求 作为教育者，要具有细心、耐心特质，处事积极、客观，干事有激情，能带动小孩积极的期望，能成为引导式教育的中心人物，引导员像是一个乐队指挥，对活动小组起整体的协调作用，使小组的步调一致。

2. 专业要求 须经过严格的训练，掌握幼儿护理知识、教育理论、游戏理论、人体结构学、动作理论、病理学等方面专业知识，利用教育学的原理帮助功能障碍者达到预定的目标。

3. 职责要求

（1）能正确评估和观察功能障碍者、制定目标、组织小组活动、制定整日流程、习作程序、实施习作程序，引导功能障碍者完成全天的活动。

（2）必须轮班制工作。从而保证功能障碍者一天的活动始终是一个不间断的引导系统。

五、对教育对象进行分组

小组为功能障碍者们促进人际关系及与他人交流提供了良好机会，这一点是人格发展的基础。根据年龄、功能残疾性质和程度等分成小组，每组配3～5名引导员，把小组作为一种学习工具，在小组内对每一个组员而言，每天的活动安排是共同的，他们一起进食、如厕、学习独走、一起唱歌、做游戏等。在小组活动中让功能障碍者彼此关注，学习模仿，形成竞争的气氛，体会归属感和安全感。分类方法如下。

按心智、年龄和体能进行整体考虑，每组 5～8 人。

1. 按心智分 0～6 个月、7～12 个月、1～2 岁、3～5 岁、6～8 岁组。

2. 按体能分类 以（GMFCS）分：1、2 级为轻度；3-4 级为重度；5 级为严重。

3. 按年龄分类 0～2 岁母婴组、3～5 岁幼儿组、6～8 岁学前组。

母婴组重在提升家长与功能障碍者互动的能力；幼儿组重在建立幼儿遵守常规与适应小组学习的能力；学前组重在增强解难能力和独立性；严重弱能组重在诱导功能障碍者对外界环境、事物及人的注意力和兴趣。

六、实施程序

（一）制订课题

制订专为引导式教育设置的引导课，引导课包括引导课题、习作分析和习作程序，习作程序即引导课题组合课，它包括动作训练组合课、语言训练组合课、引导式文体课和引导式学校教育课等。

按编排小组制订课题，课题主要内容包括：语言训练、粗大运动训练（床上、卧位、坐位、步行）和手的精细动作等；此外还有日常生活动作的课题，如起床、洗漱、进食、穿脱衣服、排便等；有时和文体课、模拟外出购物训练及学习准备的课题如前后左右、辨色、拼图、书写、绘画练习等交替进行或合为一体。总之，凡是能改善功能障碍、为功能障碍者重返社会做准备的活动都能成为引导式教育的课题内容。课题内容包括日计划、周计划和月计划。

以脑瘫儿童为例。脑瘫儿的运动发育模式与正常儿童的"基本动作模式"相反，脑瘫患儿的抓握能力较差，重者不能抓握，或有的能抓住物体而不会放松；固定身体能力差，不能独立的活动身体一部分而同时又不影响其他部分的活动；向前方取物时肘关节不能伸直，即使肘关节能伸直而髋关节也不能同时屈曲来达到活动的目的；不能很好地控制头部，在中线内活动困难。当他坐在椅子上，因髋关节不能充分屈曲，而出现双臂向后屈曲两脚踏空，足、臀、手都不能固定。

在引导式教育体系中，引导员在制订课题时要有目的，使脑瘫儿童在各种姿势中学习尽量保持正常模式。引导式教育过程中需进行的几种基本动作模式课题。

1. 坐位至站起课题 坐位身体向前倾，两手着地，臀部抬高站起；坐位两上肢向前平举，两手交叉握手臀部抬高站起；两手推木箱，臀部抬高站起；扶椅子或扶床站起。

2. 步行课题 引导员拉功能障碍者双手后退；抓住患儿双手握好的木棒后退；抓住患儿双手握住的木棒上端后退；双手抓住两绳子步行推椅子步行；拄拐步行；握两长杆步行；患儿双手握一木棒前行；两手交叉握手前行；扶家具步行。

3. 起床课题 起床，不要抱功能障碍者起床，一定让功能障碍者学会自立地起床。用双手紧握被子，然后伸直肘关节把被推开；拾起上半身坐起，使肘关节伸直、髋关节屈曲；推开被子后转身俯卧，不断分合两腿，将身体移至床边；准备下床（要注意床的高度）。

4. 排泄课题 让功能障碍者学习抓住床头横杆或床边站起来，进行伸直肘关节、臀部后移坐下与起立动作的练习；稍后可握床头横杆或椅背蹲下来坐于便盆上；当功能障碍者能坐稳便盆后，再开始学习放平双足及伸直双手在地上缓慢移动。

5. 更衣课题　功能障碍者可在仰卧位更衣，自行拉下衣袖；伸直双手和学习利用大拇指把裤子褪下；侧卧位脱下袜子；仰卧位脱下袜子；功能障碍者要学会正确坐姿，即脚放平、臀部向后、手放于床上，这种姿势下可以完成穿上衣、背心或套头衣，这种姿势上将身体向前弯屈会增强身体的固定力和臀部的活动能力；为促进坐姿平衡及自由坐的能力，要多进行基本动作模式的练习，坐在地上脱补裤子可增强这种能力；坐在椅子或木箱上脱裤子，这种脱裤子的姿势可学习身体向前倾及拾起臀部，是学习独站所器要的能力；再坐下把裤子从腿上褪下；一只手抓住横杆，一只手脱裤子，可改善功能障碍者站姿及站姿的平衡。

6. 饮水课题　学习饮水时，可用双手紧握双耳杯，使头稳定保持在中线、为了固定身体肘关节要紧贴桌面，从而防止身体后仰；一只手拿杯饮水时，另一只手可以紧握桌面上垂直固定的木棒稳定自己；或握住固定在桌子上的横木扶手。

7. 游戏的课题　坐在地上玩球；坐在桌前玩球；用双手玩木棒上的木偶；用手指玩木棒上的木偶，以上游戏均有助于基本动作模式的练习。在盆中洗手不但有趣，还可以练习基本动作模式；玩湿毛巾有助于练习抓握的动作，进而学习洗脸；穿衣、戴帽游戏；坐着移动身体上下楼梯；用臀部坐在地上拽行比赛；坐在便盆上拽行。

8. 抓握及向中线发育课题　学习抓住与紧握，一方面是固定自己，另一方面是手紧握与肘的伸直可稳固肩部和保持头部的中线位置；两手握棒上举可练习抓握及中线发育；使头部保持正中位，可集中注意力注视前面的物体，有助于注意力的发展；当功能障碍者学会了两手抓握后，就可以用手抓住物体来增强自己的活动能力；手足徐动型患儿触觉过敏，不喜欢别人的触摸，不喜欢握木棒或椅子，而喜欢自己两手交叉握手；对偏瘫患者双手交叉握手非常重要，用健手把患手带到中线，进而使他在意识上接受患侧的肢体。

9. 课堂与幼儿园的课题　上课开始保持正确坐姿；臀部向后，双脚放平、手放桌上、肘关节伸直；回答问题时举一只手，另一只手放在桌上固定自己的身体；唱歌、拍手、数数时可举起双手，有助于促进坐位平衡；如果掉了东西，鼓励他自己捡起来，对体重移动负荷于下肢与抬臀动作有帮助；不需要桌子时，儿童可坐在木箱或椅子上，紧握前面的梯背椅，手上下移动、抓握松手；自己能够坐稳时在听故事与上音乐课时一定要保持正确坐姿。

（二）课题准备实施前需做课前准备

1. 集合　按课题的要求集合小组所有成员，可以采取坐位、卧位或者是站立位等姿势。

2. 点名　当主引导员点名时，被点名的功能障碍者要答"到"，与此同时举手示意。

3. 集体放松　一起朗诵诗歌或唱歌等，或者做发音练习，边发音一边用动作来配合，如发"a"时举起右手，发"o"时举起左手等。这些做法可消除小组成员的紧张情绪，锻炼功能障碍者学习发音和与人交流等方面的功能。

（三）课题实施

1. 说明目标、内容　由主引导员向小组成员说明课题的目标和内容。

2. 发出指令　依据课题分解的顺序将第一项内容向大家发出指令，如"举起左手"。

3. 一齐模仿　在主引导员大声说出后，所有功能障碍者一齐重复之，随后再由引导员与所有功能障碍者一起大声地数："1、2、3、4、5"的节律中齐举起左手。

4. 个别协助　在这个过程中由于障碍程度有所差异，所以课题的完成情况也会有所不同，在这里对确实完成课题有困难的功能障碍者，其他的引导员可以予以协助，比如在功能障碍者的面前放梯背椅、功能障碍者手放在梯背桥最低的横木上，让他的手逐步地向上方的横木移动，使其上肢和手逐步地抬起，这样就能完成举手的课题。

5. 重复　要想使小组内的大部分功能障碍者都能较顺利地完成课题，那么就要求相同的课题程序反复多次的进行。

一个课题动作完成后，再进行下一个课题动作。完成后再开始设定新的学习目标，制订新的课题内容。引导式教育每天 24 小时要进行严密的训练，功能障碍者从早晨起床至晚上入睡天当中所有的活动都可作为学习的课题。

七、制订每日课题

每日课题又称日课，每日课题由引导员主持，从早上六点三十分钟开始到晚上就寝，使功能障碍者时时刻刻都生活在制订的课题之中。

（一）起床

早晨按规定的时间起床，铃声一响就要起床活动。

（二）穿衣服

强调功能障碍者自己穿衣服，利用各自能穿上衣服的姿势穿好衣服，如可先穿好袜子，然后穿好裤子，系好腰带，可以在各种体位下进行；然后再穿好上衣，功能障碍者有困难时引导员可给予一定的帮助。穿衣服课题是日常生活中所必需的一项内容，所以必须反复天天进行，直到功能障碍者顺利完成为止。

（三）下床如厕

采取各种可能姿势下床。功能障碍者活动不方便时，可用双手抓住放在床边带横木的椅子或抓住带横木的床，然后双腿下垂到床边，因功能障碍者的动作不稳，难以以双足支撑到地面，可利用高低不等的脚踏木箱，这样使功能障碍者下肢伸展，踩在木箱上有一个过渡阶段，最后落到地面上。功能障碍者用手抓住横杠向后移动、蹲下、坐到便器上，完成排便动作。

（四）洗漱

学会洗脸、刷牙、梳头的动作，引导前应发给每人一套洗漱用具，洗漱不光在早晨进行，还可在训练过程中进行。

（五）向食堂、餐桌旁移动

这一课题是相当重要的课题，是疗育中的高级部分。功能障碍者可使用力所能及的方法进行，可用轮椅、可推椅子前行，或使用手杖、步行器、穿矫形器步行。在移动中要求功能障碍者每一步都要站稳，稳定后再迈下一步，从而训练功能障碍者立位平衡功能，改善步态。同时也要照顾移动慢的功能障碍者，可把他的餐桌安排在门口位置。就餐时根据每个功能障碍者情况，可使用辅助餐具，如有的患儿不能握勺，可使用带木柄或胶把的勺子便于抓握或将勺绑缚于功能障碍者手上。引导员要与功能障碍者一起吃饭，同时指导并协助功能障碍者学习就餐的各种动作，当功能障碍者自己可以顺利进食或饮水后，再进行下课题。随着日课题的开展，还要反复、强化训练，以便学会更多的知识。

（六）日间课题

活动日间课题分上、下午进行，内容有卧、坐、立、步行等各种姿势的课题，还有上肢、手指精细的动作、语言等各种课题。学龄儿童还包括文化课的学习等。

（七）洗浴

当功能障碍者到达浴室后，要先引导功能障碍者脱衣，多数功能障碍者脱衣缓慢，为防止着凉预防感冒可先脱下衣。洗浴时引导员要负责功能障碍者的安全，浴池内应有抓手、防滑设备等。

（八）就寝

引导员要引导功能障碍者自己上床，利用一些设备如放在地上的小木箱、床垫、椅子、吊环等，抓住后上爬到床上，盖好被子入睡。

以上是引导式教育疗法一日必须进行的课题，这些课题必须天天进行。通过日课的引导练习，使功能障碍者对日常生活中必需的各种动作逐渐地较顺利地完成，从而为正常生活、走向社会及就业奠定良好的基础。

这些课题内容需根据各类疗育小组功能障碍者完成的情况随时制订修改方案。制订的课题要考虑到相应年龄是否达到所要求的功能水平，要尽量使每个功能障碍者都能完成。各课题要互相串联很好地结合。日课的时间要根据性质与功能障碍者耐受力而有所区别，如立位一步行的日课短可以 20 分钟，长可以 90 分钟。引导员要灵活掌握，课题与日常动作密不可分，如厕时需要把下蹲、站起、穿脱裤子相结合、相互串联起来，这样使功能障碍者容易理解与掌握。

下面介绍一种每日活动安排。

6:30 起床、干布摩擦身体、换衣服、如厕

7:40 洗漱、向餐桌移动

8:20 早餐

9:30 卧位、坐位课题

11:00～12:00 立位、步行课题

12:30 向餐桌移动

13:00 午餐

14:00 幼儿园、学龄儿课程

15:30 间餐

16:00 桌上的上肢、手的功能训练课题以及与语言有关的课题

17:00 向餐桌移动

17:30 晚餐

18:30 脱衣、洗浴

20:00 就寝

下面以床上日课为例。开始时疗育组所有功能障碍者坐在床头上，双下肢膝关节屈曲下垂，脱掉鞋、袜，两脚踏木箱，两膝盖要分开，两手张开，手心向下平放于两膝盖上。引导员先点名，点到名字的功能障碍者举手答"到"，随后大家拍手唱歌，让功能障碍者感到轻松愉快，以后再进行发声练习，并同时进行肢体的活动，如发"a"时举起右手，发"o"时举起左手等。之后进入床上课题。

1. 躺在床上，全体齐喊 1、2、3、4、5（以下省略 1～5）；

2. 两手握床；

3. 两手松开；

4. 两手上举过头；

5. 两手放在体侧；

423

6. 左脚底着床；

7. 抬高右腿；

8. 把右腿放在左膝盖上；

9. 右腿放下；

10. 两腿伸直分开；

11. 右脚底着床；

12. 抬高左腿；

13. 把左腿放在右膝上；

14. 放下左腿；

15. 两腿伸直分开；

16. 双脚底着床；

17. 两膝分开；

18. 抬起上身；

19. 两手放在两膝上；

20. 两手向下压两膝；

21. 放下两手，躺下；

22. 两腿伸直分开；

23. 转向右侧卧位；

24. 转向俯卧位；

25. 翻身成仰卧位；

26. 双脚支床；

27. 右脚向右迈；

28. 左脚与右脚并拢，唱歌同时迈右脚并脚……床上旋转；

29. 双手双腿伸直；

30. 翻身成俯卧位；

31. 两上肢向头侧伸直；

32. 两手握床；

33. 向足侧滑；

34. 下床；

35. 扶床站立，这时引导员要给予指导与辅助。

对于尖足、内收肌紧张的功能障碍者，引导员可从后面用双手扶持功能障碍者双膝使其外展，同时顶住功能障碍者向后的臀部，使功能障碍者足跟着地站立，对背伸肌紧张容易打挺的功能障碍者，引导员可从后面双手控制骨盆保持躯干前曲，同时顶住功能障碍者向后的头部，使功能障碍者能够站稳，站立后要持续一段时间，同时要让功能障碍者将这姿势意图化，在今后的站立中学习这种方式。

八、促进引导式教育效果的方法

（一）引导要循序渐进

循序渐进地引导，就是要符合生长发育规律，引导员必须熟练地掌握小儿生长发育规律，根据生长发育的特点，结合功能障碍者具体情况，设计出治疗目标。

（二）意图化

引导员在制定课题时，必须掌握功能障碍者是否能完成这一课题，通过语言作用使课题意识化。如一个手足徐动型的功能障碍者，在引导做上肢外展的课题时，往往容易出现上肢痉挛内收，原因是课题没有得到意识化，这时引导员可插入一个中间的导入课题，让功能障碍者仰卧位，用语言发出把"将左上肢举到头上方"这一课题表达出来，使功能障碍者意识到举手这一课题，并在脑中意识化。如果做到了这一中间目标，就能将上肢从头的上方再外展，防止出现痉挛性内收。

（三）精心设计习作动作，促通正常运动

应用运动的重力和肌肉本身的弹性，促通瘫痪功能障碍者肌肉的功能活动。如当功能障碍者上肢的屈肌瘫痪，腕关节掌屈，抓握能力减弱时，可以设定一个使其腕关节背伸的课题来促通他的抓握能力。要想完成抓物动作需要腕关节背伸各个手指屈曲并接近手掌，这时可以通过使腕关节背伸的运动来抵抗屈肌的重力的这一机械过程，使抓握的动作变得容易。完成腕关节背伸的课题时不仅要用语言的指令来让功能障碍者 "把腕关节背伸"，还要用一些实际的动作反复地进行使腕关节背伸，如让功能障碍者用双手托球上举或两肘支撑在桌子上两手掌跟部托住自己的下颌部等方法进行。

（四）通过集团教育，促通人际交往

小儿生理发育、心理成熟是由内外界因素结合而成。从某种意义上讲，受外界影响的因素越多，发生变化的机会就越多，引导式教育通过集团疗育给予集体的力量、兴趣与智慧。集体超过了个人，从学习机会、精神及身体方面都可以发挥重要作用。

（五）节律性意向

节律性意向是引导式教育采用的一种利用言语来调节行动的诱发技巧之一。

1. 内容　节律，是配合习作活动，编排有节奏感并重复的口令或儿歌。把节奏转化为动作，有节律地数数，动词的重复或有节律的唱儿歌，为功能障碍者提供节奏感，这种感觉对提高他们的运动协调能力至关重要。意向，通过节律性的语言来表达一项活动目标。先在脑子里准备进行一个活动，语言和动作连接在一起促进运动的学习，最终达到目的。

2. 操作　引导员带领功能障碍者边做边说，把言语内容，节奏和具体活动联系在一起，加深功能障碍者动作记忆和理解，使动作顺利完成，同时还能帮助发展语言。

例如躺卧习作，引导员发出指令："我躺下"，这时功能障碍者重复"我躺下、1、2、3、4、5"，同时实施这一动作。口令就是这一动作的意识，数字 1~5 就是调节动作的节奏。

3. 作用　强调"我"，功能障碍者对自己负责并主动参与；强调目标而不是症状；帮助他们表达意向，形成内部语言；帮助他们把注意力集中到活动上，产生运动记忆；帮助他们逐渐学会以自己的方式进行活动而不是依赖他人。

（六）诱发技巧

引导式教育强调如何使用所有的诱发技巧来达到有意识的学习。其目的在于通过引起功能障碍者的活动以及帮助他们进行主动和有目标的活动，以刺激功能障碍者性格的逐渐成长。诱发方法有多种如工具诱发、情境诱发、目标诱发、力学诱发、重力诱发、语言（节律意向性口令）诱发、自身诱发、教育诱发和小组活动诱发等。

1. 诱发方法有多种，下面列举几种常用诱发技巧

（1）重力诱发　利用重力诱发原理进行运动训练。如下床训练：让功能障碍者抓握竖条板，然后向床下移动，当他们的双下肢移到床边，在双下肢的重力作用下继续下移，就会很容易下床了。

（2）自身诱发　采用健侧肢体带动患侧肢体，采用上肢的活动如上肢上举取物诱发伸直身体，或固定身体某一部位，借以移动其他部位等。

（3）语言诱发　应用指令性的语言把功能障碍者将要完成的动作意图化，再把各个习作部分贯穿起来，功能障碍者听到口令并重复口令，使大脑对自己将要进行的习作程序建立概念。

（4）触体诱发　用接触身体的方法固定功能障碍者的身体的某一部分，能给正在活动的另一部分提供支持，使它能够自由地运用。

2. 举例

（1）促进进食可以通过情境诱发、工具诱发、触体诱发等方式。

保持良好坐位：我两脚放平，两下肢分开，双手放在饭桌上，我坐直。一只手固定一只手活动，我左手抓住扶手，我右手将食物放进嘴里。

（2）促进步行可以采取目标诱发、工具诱发等。

我两手抓住梯背椅，我两腿伸直，我向前推，我抬起左脚向前迈，我抬起右脚向前迈，我走向教室。

（七）促进相邻肌群应用运动的重力和肌肉本身的弹性，促进瘫痪功能障碍者肌肉的功能活动

如当功能障碍者上肢的屈肌瘫痪，腕关节掌屈，抓握能力减弱时，可以设定一个使其腕关节背屈的课题来促进功能障碍者的抓握能力。如用语言的指令"把腕关节背屈"，设计实际的动作反复地进行使腕关节背屈，如让功能障碍者用双手托球上举或两肘支撑在桌子上，两手掌跟部托住自己的下颌部等方法进行。另外还可以利用其他相对健康的肌群的机械作用使瘫痪的肌肉活动，如上肢肌肉瘫痪时，可通过躯干和肩的摇动使上肢举向水平面，然后使躯干后倾，将上肢的重心移到肩关节后方，这样可以做到上肢的前举、瘫痪侧的手伸向头上方。

（八）精心设计习作程序

引导式教育不是一个运动程序，它把必要的生活技能作为一个习作进行练习。引导员对习作认真分析，把每项习作分解为很多单一动作，每次教给功能障碍者一个动作，最后再把这些动作连在一起构成必要的生活技能。如脱袜子，需要练习以下动作：屈髋、上肢伸展、手指屈曲、手抓握松开、手眼协调、认识袜子。功能障碍者学习这些动作，然后告诉他学习的理由，让每次活动都具有目的性，并把所有动作融入日常生活当中。

编写习作程序目的是使功能障碍者出现并且掌握功能生效的动作模式，学习主动解决功能障碍问题的方法。注意的不是简单地把动作分解成细小的步骤，而是要结合引导式教育的其他元素，因此习作程序是以教育策略实行康复训练的，也是康教结合的。

1. 原则

（1）习作程序以小组形式进行，也要照顾个别差异。

（2）编写程序前要了解小组的发展阶段。初期节奏要慢，活动内容不要太多、太复杂。后期成熟阶段活动内容要有一定挑战性。

2. 操作实践，以脑瘫儿童运动训练（抬头、翻身、跪起、坐、站、走）为例

（1）俯卧抬头

引导语：俯卧，我伸展双腿1、2、3、4、5，分开双膝，我躺直（躺直，躺直，再躺直）；我抬起头，看着我的双手（看着，看着，看着），我低下头，我躺直（躺直，躺直，再躺直）；我呼气，低下头，我吸气，抬起头（用不同的声音说），我躺直（躺直，躺直，再躺直）。

要点：对称躺着，臀部伸直。鼓励彼此相互对看，向左或向右看等，臀部向下并放在中线位，保持头和身体中线位。

（2）翻身

引导语：我举起双臂（举起，举起，再举起），我翻身1、2、3、4、5，我俯卧，我伸腿，我分开双腿，我躺直（躺直，躺直，再躺直）。

要点：孩子们应看着翻滚的方向，让孩子们有时间尽可能独立完成。

（3）跪起

引导语：我放下双手，我屈膝，我臀部向下（向下，向下，再向下），我抓住椅背1、2，我用手向上爬1、2，我抬起臀部（向上，向上，再向上），我跪起1、2、3、4、5，我抬头，我跪直1、2、3、4、5。

要点：四个方向跪着，唱歌，臀部向前完成一个恰当高度的跪姿。

（4）坐

引导语：我弯曲双膝，我坐下1、2、3、4、5（坐在条形凳上），我坐直1、2、3、4、5。我放平双脚，我分开双膝，我伸背，我双手放在膝上，我抬头，我坐直。

要点：足跟向下，双膝分开并保持中线位，坐着唱歌。

（5）站立

引导语：我放平一只脚，我站起1、2、3、4、5，我伸直肘部及膝部，我站直（站直，站直，再站直）。

要点：足跟向下，臀部在中线位，唱歌。

（6）梯前，下蹲站立

引导语：我用手爬下1、2，我蹲下1、2、3、4、5，我伸直双腿，我站起1、2、3、4、5。

要点：脚应该在一个合适的位置，使脚趾向前且双脚之间保持一定距离。

（7）站直

引导语：我抓住椅背，我双手抓紧，我把重心放在腿上，我站起1、2、3、4、5，我伸展手臂和膝盖，我站直。

要点：足跟向下，双膝分开，抬头，背伸直。

（8）借助助行器或双杠练习行走

引导语：我右手向前1、2、3、4、5，我左脚向前走1、2、3、4、5，我左手向前1、2、3、4、5，我右脚向前走1、2、3、4、5，我站稳（站稳，站稳，再站稳），我伸平双手1、2、3、4、5，我左脚向前（站稳，站稳，站稳），我右脚向前（站稳，站稳，站稳）。

要点：双脚之间要有一定距离，脚跟要着地，迈步的脚尽量抬高，站立的腿尽量伸直、足跟着地，保持身体平衡，需人保护，避免摔跤。

知识链接

Petö 法的进展

1. 日本将骑马法引入　在日本将骑马训练引入 Petö 法非常流行。可以激发孩子的兴趣、矫正髋关节内旋畸形、训练坐和平衡等能力，更重要的是通过骑马、喂马、清理马棚等来训练一系列动作。通过乘马活动，可以使患儿提高自信心和自立性，以及马和人的关系，乘马时人与马的关系为基础，诱发和完成一系列运动，可以促进智力低下，学习障碍儿童的人际交往，语言理解和学习能力。骑马时，姿势一定要保持骨盆倾斜后才能坐稳，可以反射性地抑制紧张，保持正常运动，规律性骑马可以明显减轻大腿内收肌的痉挛性和改善手眼协调能力，还自动获得平衡反应与直立反应。

2. 功能训练和义务教育相结合　Petö 学校教育结构及训练内容在大多数发达国家中不断得到发展，国际 Petö 机构成功地实施引导式教育与义务教育相结合。目前英国所有 Petö 中心和学校都将引导式教育与幼儿园、中小学国家义务教育大纲的文化学习相结合的模式，使脑瘫儿童的功能训练和学习教育同步进行，受到国际上的广泛重视。

3. 引导式教育中心和家长学校相结合　在西欧一些发达国家都有 Petö 中心和家长学校，仅英国伦敦就有多个 Petö 中心和家长学校。

本 章 小 结

本章主要讲述引导式教育的定义、基本理念及实践实施常用方法。并对功能障碍者实施引导式教育的操作进行了举例说明。同学们通过本章的学习，要掌握引导式教育训练方法，能依据所学的知识服务于患者。

习 题

扫码"练一练"

一、单项选择题

1. 引导式教育的理念是什么
   A. 引导教与学　　　B. 主动学习　　　C. 融入生活　　　D. 适应环境
   E. 全面康复
2. 引导式教育的原则是
   A. 以孩子需要为中心　　　　　　B. 以家长需要为中心
   C. 由他人帮助孩子解决问题　　　D. 只促进运动功能的改善
   E. 遵循从复杂到简单的教育原则
3. 引导式教育中的基本动作模式包括哪些
   A. 中线对称　　　　　　B. 髋关节的屈伸、外展外旋
   C. 固定　　　　　　　　D. 手足平行
   E. 伸直手肘，手腕抬起、大拇指张开

4. 下列哪项不是每日课题内容

　　A. 起床　　　　　　B. 穿衣　　　　　　C. 如厕　　　　　　D. 打乒乓球

　　E. 向食堂，餐桌旁移动

5. 完成坐位至站起课题不需要那个动作

　　A. 坐位身体前倾，两手着地，抬臀站起

　　B. 坐位两上肢向前平举，两手交叉握手抬臀站起

　　C. 两手支撑木箱，抬臀站起，注意尽量高抬臀

　　D. 扶椅站起

　　E. 推椅子站起

6. 下列那一项不是完成更衣课题活动

　　A. 患儿可在仰卧位更衣，自行拉下衣袖

　　B. 伸直双手和学习利用大拇指把裤子褪下

　　C. 侧卧位脱下袜子

　　D. 仰卧位脱下袜子

　　E. 坐在便器上

7. 起床课题中哪一项是错误的

　　A. 一定让患儿学会自己起床，用双手紧握被，伸直肘关节将被推开

　　B. 抬起上半身坐起，使肘关节伸直髋关节屈曲

　　C. 推开被单后转身俯卧，不断分合两腿，把身体移向床边

　　D. 抱患儿起床

　　E. 准备下床

8. 哪一项不是引导式教育促进方法

　　A. 机械关系的促进　　　　　　　　B. 引导员

　　C. 引导要循序渐进　　　　　　　　D. 通过人与人之间的关系促进

　　E. 意图化

9. 下列哪项是引导式教育体系中常见用工具不包括的

　　A. 梯背椅子　　　　　　　　　　　B. 带横杠的床

　　C. 功率自行车　　　　　　　　　　D. 木棒，胶圈

　　E. 带竖条的床

10. 下列哪项不是引导式教育训练椅子的用途

　　A. 能促进上肢肘关节伸展　　　　　B. 练习抓握与松手

　　C. 推椅子练习步行　　　　　　　　D. 可以举起椅子训练肌力

　　E. 由低向高逐步抓握横木学习上肢上举

二、简答题

1. 简述习作程序并举例说明。

2. 简述抓握及向中线发育课题的基本动作模式。

（胡国兵）

第十八章

麦肯基疗法

学习目标 ⬤⬤⬤⬤⬤

1. **掌握** 麦肯基疗法的颈椎治疗技术、腰椎治疗技术。
2. **熟悉** 麦肯基疗法的诊断方法、治疗原则。
3. **了解** 麦肯基疗法的理论基础、胸椎治疗技术。
4. 学会麦肯基疗法的颈椎治疗技术、腰椎治疗技术。
5. 能运用麦肯基技术对脊柱和四肢疼痛和（或）活动受限的患者进行诊断、治疗。

第一节 概 述

一、概念与定义

扫码"学一学"

麦肯基力学诊断治疗方法（mechanical diagnosis & therapy）是由新西兰的物理治疗师麦肯基先生（Robin McKenzie）创立和逐渐完善的，至今已经有 60 多年的历史。麦肯基力学诊断治疗方法（简称麦肯基疗法）是针对人体脊柱和四肢疼痛和（或）活动受限的力学原因进行分析和诊断，并应用恰当的力学方法进行治疗的独特体系。

随着麦肯基疗法在国际上得到承认，其应用日益增多。为了保证正确地使用麦肯基诊断治疗方法，确保治疗效果，麦肯基先生于 1982 年在美国成立了麦肯基国际学院，设置了标准化培训课程，课程由课程 A 至 E 组成，其难度是序列化的，必须按照次序完成，各课程之间的间隔有一定的要求，以保证学员有足够的时间在临床应用所学的方法，并带着问题开始新阶段的学习。

📋 **知识拓展**

麦肯基疗法的创立与发展源自于一个偶然的病例。1956 年，麦肯基先生在新西兰惠灵顿的私人诊所行医。史密斯先生是他的一个患者。史密斯先生右侧腰痛，右侧臀部、大腿和膝部疼痛，弯腰不受限，腰向后伸展受限。麦肯基先生为史密斯进行了 3 周的治疗，但史密斯症状没有改善。有一天，当史密斯来到诊所时，他被告知进入治疗室上床等待。但工作人员并没有注意到治疗床的一端已经被抬起。史密斯脸朝下趴在床上使得腰处于过度伸展位。在那个年代，腰伸展位被认为是对腰痛患者非常有害的体位。大约

430

过了 10 分钟，麦肯基先生进治疗室时才发现这个"错误"，但让人不可思议的是，史密斯竟然认为他得到了 3 周以来最好的治疗。他的腿痛已经消失，右侧腰痛转移至腰正中部，另外他的受限的腰伸展角度也明显得到改善。从这个偶然的病例开始，麦肯基先生开始研究各种体位、各种运动对疼痛等症状的影响并探讨其机制。

二、理论基础

（一）疼痛机制

扫码"看一看"

1. 疼痛的定义 疼痛是临床最常见的症状，是患者寻求诊治的主要原因。疼痛是一种与组织损伤或潜在组织损伤相关的感觉、情感、认知和社会维度的痛苦体验。疼痛是皮层的感觉，它不仅仅是伤害感觉系统本身的生理性反应，也受情感因素、认知因素、遗传、环境和社会多因素的影响。

2. 疼痛感觉的传导途径 疼痛的感觉经伤害感受系统传导，伤害感受系统是机体的警告系统。伤害感受系统功能正常时能提醒我们某些组织正临近危险，或者某些组织正在或已经损伤。伤害感受系统从外周至中枢的途径中包括：伤害感受器、传入神经 A 纤维和 C 纤维、背根神经节、脊髓背角、脑干、丘脑、皮层。伤害感受器由损伤刺激激活，并激发伤害感觉系统，将伤害信号经周围神经和中枢神经传递至皮层，使我们感受到疼痛。在伤害刺激的传递过程中，信息可被调节，即中枢神经系统可以对伤害刺激引起的传入冲动进行抑制或兴奋。

3. 伤害感受器 伤害感受器存在于机体的多数组织，它们实际上是游离神经末梢。神经末梢存在于皮肤和皮下组织，关节突关节的纤维性关节囊、纵韧带、棘突间韧带、黄韧带、椎体和椎弓旁、筋膜、腱膜、肌腱、硬脊膜、椎间盘的纤维环等。伤害感受器的激活产生疼痛。伤害感受器被激活有三种方式：机械刺激、化学刺激和热刺激。

4. 化学性疼痛 当组织受损伤或有炎症反应时，组织中的组织胺、缓激肽、5-羟色胺、乙酰胆碱、氢离子和钾离子等化学性物质的浓度增高，超过化学性伤害感受器的阈值时，伤害感受器被激活，产生化学性疼痛。化学性疼痛通常发生于创伤后 20～30 天之内，或有炎症反应时，或感染性疾病时，如急性类风湿关节炎、强直性脊椎炎、结核、细菌感染等。引起疼痛的化学物质浓度下降后，疼痛逐渐减轻直至消失。

5. 机械性疼痛 组织在外力的作用下会产生机械性变形，当变形的程度超过机械性伤害感受器的阈值时，伤害感受器被激活，产生机械性疼痛。外力去除后，组织复形，疼痛消失。间歇性的颈肩腰腿疼痛通常是机械性疼痛。出现机械性疼痛时不一定存在组织损伤。以手指为例：你用右手将自己的左手食指向手背方向用力牵拉，当用力达一定强度和（或）掌指关节伸展达到一定角度时出现局部的疼痛；松开外力，左手食指回复至中立位后，疼痛消失。此过程中左食指出现了疼痛，但没有组织损伤，只有组织变形引起机械性伤害感受器的激活。

6. 创伤性疼痛 创伤引起的疼痛是化学性疼痛与机械性疼痛的结合。创伤发生时，外力对软组织造成过度牵拉和损伤，产生机械性疼痛，多为锐痛。损伤后，受损组织局部很快有化学物质堆积。当这些化学物质浓度超过激活化学伤害感受器的阈值时，产生化学性疼痛，多为持续性不适或钝痛。在致痛物质作用下，正常时不能引起疼痛的相对小的机械性应力也可引起疼痛。2~3 周以后，化学性疼痛逐渐消失，但愈合过程中产生的疤痕组织在受牵拉时仍引起间歇性的机械性疼痛。

7. 区分化学性疼痛和机械性疼痛的方法和意义

（1）区分方法　化学性疼痛的一个重要特点是持续性疼痛。疼痛可以由于活动或休息加重或减轻，但从不完全消失。因为物质浓度是逐渐地变化，化学物质的堆积与消散不会瞬间发生，因此，化学性疼痛也不会在一天中时有时无。一般情况，损伤后5~7 天，损伤产生的化学性疼痛逐渐减轻，至第 3 周消失。如果在修复过程中组织发生再次损伤，则化学性疼痛时间延长。化学性疼痛其他重要特征包括：疼痛发生于创伤后急性期，伴有红肿热痛的体征，活动使疼痛加重，没有任何一个方向的活动能减轻疼痛。

机械性疼痛可为持续性，也可为间歇性，由组织变形的特点决定。持续性的组织变形引起持续性的机械性疼痛，间歇性的组织变形引起间歇的机械性疼痛。持续性的机械性疼痛常伴有活动范围受限，活动对疼痛有明显影响，某些方向的运动可以减轻或缓解疼痛，相反方向的运动则加重疼痛，在疼痛减轻时，受限的活动范围也随之改善。

（2）意义　根据疼痛产生的机理，化学性疼痛的程度与化学物质的浓度有关，缓解疼痛的方法应从避免进一步损伤、减轻炎性反应、减少渗出物着手，以药物治疗为主，力学治疗方法效果不佳。而机械性疼痛的治疗则不同，因化学性药物对改变力学关系无直接影响，故药物治疗对缓解机械性疼痛效果不佳，而力学治疗方法能够改变组织变形的程度，使得疼痛减轻直至消失。综上所述，确定疼痛的性质对制订止痛治疗方案至关重要。

根据以上化学性疼痛与机械性疼痛的不同特征，可以将患者的疼痛进行分类，并以此为依据制订缓解疼痛的治疗原则。

（二）椎间盘模型

1. 动态间盘模型　反复脊柱运动后，许多患者症状的部位和程度很快地发生变化。如何在理论上解释这些临床现象，麦肯基先生首先提出了动态间盘模型的理论：即脊柱进行某一方向的反复运动时，对于运动节段的椎间盘产生了非对称性的挤压力，使得间盘内容物向挤压的反方向移动。间盘的移动改变了纤维环和（或）神经根的张力，从而使疼痛的部位发生变化，疼痛加重或减轻。

2. 椎间盘结构、作用与脊柱运动

（1）椎间盘的结构　椎间盘由纤维环、髓核和软骨板组成。纤维环由软骨细胞和纤维组成，纤维成分为主，排列成同心的环层，每层与邻层之间纤维走行方向成120°交叉。纤维环与椎体牢固地连接，是髓核的保护壁。纤维环前厚后薄，后外侧最弱。髓核是黏胶状，有黏多糖和胶原纤维组成，含大量水分。

（2）椎间盘的作用　椎间盘有压力缓冲作用。年轻时椎间盘含水量高，压力向各方向传递均匀，缓冲作用好。随着年龄增长，椎间盘含水量下降，间盘高度降低。压力向各方向传递不同时，在纤维环内层某点产生相对高的压力，出现由内向外的放射状或环状裂缝，容易引起损伤，髓核由裂缝膨出。当纤维环外层完全断裂时，髓核可脱出。随着年龄进一步增长，髓核的含水量进一步下降，并与纤维环形成一体同时运动，髓核突出和脱出发生率下降。

髓核突出挤压神经根，产生疼痛等症状。神经受压越重，症状越重，且症状的部位越远离脊柱；当神经受压减轻时，症状减轻，其部位越靠近脊柱附近。

（3）脊柱的运动　椎间盘是脊柱可运动的重要因素。相邻两个椎体加上其间的椎间盘是一个活动节段。椎间关节有万能关节之称，它有四个轴线的活动，即挤压与分离、前屈与后伸、左右侧屈和左右旋转。脊柱不同方向的运动对椎间盘的作用不同。脊柱屈曲时，剪切力增加，纤维环前部放松和膨出，纤维环后部拉紧，髓核向后移动，椎间盘内压力增加；脊柱伸展时，剪切力减低，纤维环后部放松和膨出，纤维环前部拉紧，髓核向前移动，椎间盘压力减低。脊柱侧屈或旋转时，屈向侧纤维环松弛，对侧纤维环紧张，髓核向对侧移动。只有在纤维环外层保持完整的条件下，脊柱的运动才可产生髓核运动，应用麦肯基力学治疗方法治疗有效。如果纤维环外层破裂，髓核已经脱出，脊柱运动对髓核无影响。此时应用麦肯基力学治疗方法无效。

（三）脊柱的解剖结构与生物力学

1. 颈椎解剖与生物力学　正常的颈椎曲度凸向前，颈椎共 7 节，从功能角度分为两部分：上颈椎是枕骨至 C_2，中下颈椎是 C_2 至 T_1。枕骨～C_1 和 C_1～C_2 节段无椎间盘，C_2 至 T_1 各节段之间有椎间盘。颈椎间盘小，很早出现裂缝。功能上颈椎间盘是一个鞍状关节，有三个腔。在退变过程中，三个腔融为一个。

上下关节突关节是节段之间的关节，它们稳定、引导关节运动。颈椎上下关节突关节的方向是前上方—后下方，使得颈椎较脊椎其他节段前后平移的幅度更大。上下关节突关节的退变导致运动不平滑，运动过度或异常运动。

颈椎上下关节突关节的关节面为倾斜的平面，椎间盘较厚，可作各个方向的运动，运动幅度较大。颈椎的旋转主要是寰枢关节的活动，而屈伸与侧屈主要是下颈椎的活动。颈椎活动范围的正常值为：屈曲 $0\sim60°$，伸展 $0\sim50°$，旋转 $0\sim70°$，侧屈 $0\sim50°$。

颈椎各个方向运动时产生的生物力学变化如下。

（1）屈曲

1）上颈椎——枕骨/寰椎/枢椎　在寰椎上关节面上，枕骨向前转动同时枕骨粗隆向后滑动。寰枢椎之间的上下关节突关节是双凸面，寰椎绕枢椎向前转动。枕骨和寰椎后弓之间的空间增加，寰椎后弓与枢椎之间的空间增加。齿状突和寰椎前弓之间少量分离，该关节上方轻度张开。横韧带限制该分离。后方韧带结构紧张，前方韧带结构松弛。椎管、脊髓、硬膜、神经根被拉长和牵伸。

2）下颈椎——$C_2\sim T_1$　上下关节突关节面分离，上椎体的下关节面在下椎体的上关节面上向上向前滑动。椎间盘纤维环前部放松、受挤压。椎间盘纤维环后部被牵拉。椎间盘髓核向后移动。椎间盘内压力增加。椎管被拉长，前屈度减少。脊髓、硬膜和神经根被牵伸，椎间孔张开。上椎体相对于下椎体轻度前移。

（2）伸展

1）上颈椎　在寰椎上关节面上，枕骨向后转动同时枕骨粗隆向前滑动。寰枢椎之间的双凸面关节面，寰椎绕枢椎向后转动。枕骨和寰椎后弓之间空间减少，寰椎后弓与 C_2 棘突靠近。齿状突和寰椎前弓之间分离，该关节下方轻度张开。前方韧带紧张，后方韧带放松。椎管缩短，其间的结构放松。

2）下颈椎　上下关节突关节面靠近，上椎体的下关节面在下椎体的上关节面上向下向后滑动。椎间盘纤维环后部放松、受挤压。

椎间盘纤维环前部受牵拉。椎间盘髓核向前移动。前方韧带等结构受牵伸，后方韧带等结构松弛。椎管缩短，其间内容物放松，椎管内轻度折叠。上椎体相对于下椎体向后移动。

（3）前突　前突是上颈椎伸展和下颈椎屈曲。具体生物力学变化参照屈曲和伸展活动中的描述。与头颈伸展动作比较，前突时上颈椎多伸展10°。

（4）后缩　后缩时上颈椎屈曲，下颈椎伸展。具体生物力学变化参照屈曲和伸展活动中的描述。与头颈屈曲动作比较，后缩时上颈椎多屈曲10°，颈椎前凸增加，在$C_5 \sim C_6$和$C_6 \sim C_7$最明显。

（5）侧屈

1）上颈椎　枕骨向同侧侧屈，向对侧旋转。寰椎相对枢椎有轻度侧方运动。齿枕韧带张力增加后，枢椎向同侧旋转。

2）下颈椎　对侧上下关节突关节分离（前上滑动），同侧上下关节突关节靠近（后下滑动）。对侧纤维环后侧方受牵伸，同侧放松。髓核移向对侧。椎管被拉长。

（6）旋转

1）上颈椎　枕骨/寰椎关节轻度向同侧旋转，向对侧侧屈。寰椎绕齿状突向同侧旋转，大约50%的旋转发生在这个节段。寰椎旋转时椎管和内容物成角度，减小了椎管的体积。双侧的椎动脉在椎动脉孔中受牵拉。对侧椎动脉在穿过枢椎横突孔时扭结。在转动终点有轻度寰枢椎纵向靠近。

2）下颈椎　与侧屈相同，即同侧侧屈伴旋转，运动平面不是水平面，也不是额状面，是从前上方向后下方。

2. 胸椎的解剖与生物力学　胸椎共12节，12个椎体从上向下逐渐增大，其横断面呈心形，每两节之间有椎间盘、前纵韧带、后纵韧带、黄韧带等结构连接。正常的胸椎曲度凸向后。胸椎与肋骨相连接，椎间盘较薄，上下关节突的关节面呈冠状位，棘突呈叠瓦状，使得胸椎的运动幅度大大受限。正常胸椎活动范围为：屈曲0~30°，伸展0~20°，旋转0~40°。以下是胸椎各方向运动时的变化。

（1）屈曲　椎体前缘靠近，后缘分开。剪切力增大。后纵韧带、黄韧带等后方韧带和软组织受牵伸。前纵韧带等前方结构放松。上下关节突关节面分离。椎间盘纤维环前壁放松。椎间盘纤维环后壁紧张。椎间盘髓核向后移动。椎间孔增大。

（2）伸展　椎体前缘分开，后缘靠近。剪切力减小。后纵韧带、黄韧带等后方韧带和软组织放松。前纵韧带等前方结构紧张。上下关节突关节面靠近。椎间盘纤维环前壁紧张。椎间盘纤维环后壁放松。椎间盘髓核向前移动。椎间孔减小。

（3）旋转　转向侧上下关节突关节靠近，对侧上下关节突关节分离。同侧纤维环后侧方放松，对侧纤维环后侧方受牵伸。髓核移向对侧。

3. 腰椎的解剖与生物力学　腰椎位于活动度较小的胸椎和骶骨之间，是躯干活动的中枢。腰椎共5节，椎体粗壮，横断面呈肾形，椎孔大，呈三角形。上下关节突关节的关节面呈矢状位。椎体之间的连接结构包括：椎间盘、前纵韧带、后纵韧带、黄韧带、棘上韧带、棘间韧带等。正常的腰曲凸向前。腰椎间盘很厚，可做较灵活的运动，但矢状位的关节突关节面限制了它的旋转运动。正常腰椎活动范围为：屈曲0~50°，伸展0~30°，旋转0~45°，侧屈0~40°。腰椎各个方向运动时的生物力学变化如下。

（1）屈曲　椎体前缘靠近，后缘分开。剪切力增大。后纵韧带、黄韧带等后方韧带和软组织受牵伸。前纵韧带等前方结构放松。上下关节突关节面分离。椎间盘纤维环前壁放松。椎间盘纤维环后壁紧张。椎间盘髓核向后移动。椎间孔增大。

（2）伸展　椎体前缘分开，后缘靠近。剪切力减小。后纵韧带、黄韧带等后方韧带和软组织放松。前纵韧带等前方结构紧张。上下关节突关节面靠近。椎间盘纤维环前壁紧张。椎间盘纤维环后壁放松。椎间盘髓核向前移动。椎间孔减小。

（3）旋转　转向侧上下关节突关节靠近，对侧上下关节突关节分离。同侧纤维环后侧方放松，对侧纤维环后侧方受牵伸，髓核移向对侧。

第二节　诊断方法

扫码"学一学"

麦肯基力学诊断治疗方法是从患者的评定开始的。因为麦肯基方法仅适用于治疗机械性疼痛，而不适合治疗化学性疼痛。因此，在开始治疗之前进行恰当的评定，以确定疼痛的性质是非常重要的。麦肯基先生创立了独特的评测方法，其重点是在病史采集时详细了解疼痛的特点，在体格检查时仔细地评测脊柱的活动与疼痛的关系，从而确定疼痛的性质，决定是否应该应用麦肯基方法进行治疗。

 知识链接

哪些患者适合麦肯基疗法呢？

请先让患者回答以下问题。

1. 在一天当中，你有没有哪一段时间不觉得疼痛，哪怕这段时间只有10分钟？

2. 疼痛部位是否仅限于膝盖以上？

3. 你在久坐后或从坐姿变换为站姿时疼痛感是否会加重？

4. 你在长时间弯腰时或长时间弯腰后（例如整理床铺、熨烫或整理花园等）疼痛感是否会加重？

5. 你每天起床时是否感觉疼痛很严重，并在起床半个多小时后有所好转？

6. 你在静止时是否比在运动时感觉更疼痛？

7. 走路时感觉是否会好一些？

8. 俯卧时感觉是否会好一些？在测试时，你头几分钟的感觉可能会更糟，但随后你可能就会感觉好一些;如果是这样，这个问题的答案就是"是"。

9. 你最近几个月或几年中下背部疼痛是否发作过多次？

如果患者对这些问题的回答都是"是"，那么就适合进行麦肯基疗法。当然如果在这九个问题中患者有四五个回答了"是"，仍然很有可能从这些练习中受益。

麦肯基先生根据机械性疼痛产生的病因病理，将其分为三大综合征。通过麦肯基的评测方法，不仅需要确定疼痛是否是机械性的，还要确定是三大综合征的哪一类，才能决定治疗方案。因此，在应用麦肯基力学诊断治疗方法时，正确的评测是治疗成功的关键。

一、病史采集

（一）一般资料

询问患者姓名、性别、年龄、职业、日常工作姿势、日常娱乐活动项目等，以了解患者日常活动对脊柱可能产生的不利影响，推测可能的诊断。

（二）现病史

重点询问疼痛的特点：疼痛的部位（包括目前的疼痛部位、发病时的疼痛部位、发病后疼痛部位是否变化）、此次发病的病程长短、发病原因、各个部位的疼痛是持续性还是间歇性的、症状在一天中有无变化，症状变化与时间的关系（早晚变化规律）、症状变化与体位和活动的关系（卧位、坐位、站立位与行走时症状的变化）。根据以上资料，推断患者疼痛的性质是机械性的、化学性的或创伤性的，初步判断该患者是否适用麦肯基方法，如果适用，应选择哪种治疗原则。

（三）既往史

了解患者既往颈肩臂或腰腿疼痛的发作情况，确定首次发病时间及原因，询问总发作次数，询问既往发病时的治疗方法及其疗效，询问此次发病是否与既往发作有不同。这些问题的了解对治疗方法的选择有一定的参考价值。重点了解患者服用药物，尤其是止痛药的情况，询问患者近期有无手术创伤，有无不明原因的体重骤减，有无二便的明显变化，这些问题有助于排除麦肯基方法的禁忌证。

二、体格检查

（一）姿势

在问诊时注意观察患者的坐位姿势，不良的坐姿是颈腰疼痛的重要原因。还应检查患者的站立姿势，并观察有无脊柱畸形存在。

（二）运动范围

检查受累节段脊柱各个方向活动范围是否正常，在运动过程中是否有偏移。在评测时应充分考虑到正常活动范围存在着明显的个体差异，并询问患者此次发病之前的活动范围。运动范围的检查除了能够了解患者的活动情况，确定下一步运动试验是否进行及进行的程度以外，还能以此为基准，与运动试验之后和治疗后相比较，判定特定方向的运动对患者的作用。

（三）运动试验

运动试验是麦肯基评定系统中最关键的部分，通过运动试验来确定患者的力学诊断。进行运动试验时，在每一个新的运动开始前，一定要明确患者当时症状的程度和部位，以当时的症状为基准，与运动后相比较，才能准确判定每个运动方向对症状的影响。

1. 颈椎运动试验的顺序

（1）坐位前突

（2）坐位反复前突

（3）坐位后缩

（4）坐位反复后缩

（5）坐位后缩加伸展

（6）坐位反复后缩加伸展

（7）卧位后缩

（8）卧位反复后缩

（9）卧位后缩加伸展

（10）卧位反复后缩加伸展

（11）坐位侧屈

（12）坐位反复侧屈

（13）坐位旋转

（14）坐位反复旋转

2. 胸椎运动试验的顺序

（1）坐位屈曲

（2）坐位反复屈曲

（3）坐位伸展

（4）坐位反复伸展

（5）俯卧位伸展

（6）俯卧位反复伸展

（7）仰卧位伸展

（8）仰卧位反复伸展

（9）坐位旋转

（10）坐位反复旋转

3. 腰椎运动试验的顺序

（1）站立位屈曲

（2）站立位反复屈曲

（3）站立位伸展

（4）站立位反复伸展

（5）卧位屈曲

（6）卧位反复屈曲

（7）卧位伸展

（8）卧位反复伸展

（9）站立位侧方滑动

（10）站立位反复侧方滑动

4. 常用以下术语对运动试验后症状的变化进行描述

（1）加重　运动中原有症状程度加重。

（2）减轻　运动中原有症状程度减轻。

（3）产生　运动前无症状，运动中出现症状。

（4）消失　运动中症状消失。

（5）向心化　运动中症状的部位向脊柱中心区变化。

（6）外周化　运动中症状的部位向肢体远端变化。

（7）无变化　运动中原有症状的程度和部位无变化。

（8）好转维持　运动中发生了减轻、消失、向心化等现象，这些变化在运动后能够持续存在。

（9）好转不维持　运动中发生了减轻、消失、向心化等现象，在运动后又恢复至运动前的基准。

（10）加重维持　运动中发生了加重、产生、外周化等现象，这些变化在运动后能够持续存在。

（11）加重不维持　运动中发生了加重、产生、外周化等现象，在运动后又恢复至运动前的基准。

（四）静态试验

对于多数患者，在进行运动试验时可以发现某个运动方向对患者的症状有影响，并根据运动试验的结果进行诊断和决定治疗方案。但如果各个方向的运动都不能影响患者的症状，需要进行静态试验。静态试验是让患者维持在受累脊柱节段某个方向的终点位置 3 分钟，观察患者的症状有无变化。

1. 颈椎静态试验

（1）前凸体位

（2）后缩体位

（3）屈曲体位

（4）伸展体位

2. 胸椎静态试验

（1）屈曲位

（2）伸展位

（3）旋转位

3. 腰椎静态试验

（1）弓背坐姿

（2）挺直坐姿

（3）弓背站立

（4）挺直站立

（5）俯卧腰椎伸展位

（5）直腿坐位

（五）其他检查

为了明确诊断，必要时进行感觉、运动、反射等检查。在诊断不明确时，应对临近关节进行检查，如髋关节、骶髂关节、肩胛、肩关节等，以明确是否存在四肢关节病变。

三、三大综合征

（一）姿势综合征

患者年龄通常 30 岁以下，职业多为办公室工作，缺乏体育运动。其症状多局限，疼痛常在脊柱中线附近，不向四肢放射。疼痛为间歇性。患者可分别或同时有颈、胸和腰椎各部位的疼痛。体检无阳性体征，运动试验结果无变化，运动中无疼痛，仅于长时间的静态姿势后出现疼痛，活动后疼痛立即缓解。疼痛的原因是正常组织被长时间过度地牵拉。如果脊柱各节段在其活动范围的终点长时间静态承受负荷，则会引起软组织机械性变形，从而引起疼痛。长时间不良的坐姿和站姿易引起姿势综合征。

（二）功能不良综合征

患者年龄通常 30 岁以上（创伤除外），发病原因多为长年不良姿势并缺乏体育运动，使得软组织弹性降低，长度适应性缩短；也有许多患者的发病原因为创伤后，组织纤维化愈合过程中形成了短缩的瘢痕。疼痛的原因是短缩的组织受到过度牵拉。当患者试图进行全范围活动时，机械性地牵拉短缩的软组织而引起疼痛。疼痛为间歇性，多局限于脊柱中线附近，疼痛总是在活动范围终点发生，绝不在运动过程中出现。运动试验结果为在进行受限方向全范围活动时产生疼痛，加重不维持。当有神经根粘连时可出现肢体症状。

（三）移位综合征

患者的年龄通常在 20～55 岁之间。患者多有不良坐姿，他们经常有突发的疼痛，即在几小时或 1～2 天内，可由完全正常的情况发展至严重的功能障碍。通常发病时无明显诱因。症状可能局限于脊柱中线附近，可能放射或牵涉至远端，症状为疼痛、感觉异常或麻木等。疼痛可为持续性，也可为间歇性。进行某些运动或维持某些体位时，对症状有影响，使症状产生或消失，加重或减轻，疼痛的范围可以变化，疼痛的程度可以加重或减轻，疼痛可能跨越中线，例如：从腰右侧发展至腰左侧。运动或体位引起的症状变化的结果是可以持续存在的。即运动试验结果为产生、加重、外周化、加重维持，或减轻、消失、向心化、好转维持。移位综合征中，尤其是严重的病例，可能出现运动功能明显丧失。在严重病例中常可见急性脊柱后凸畸形和侧弯畸形。

（四）功能不良综合征分型

功能不良综合征根据活动受限的方向或出现疼痛的方向进行分型。在脊柱出现的功能不良综合征多为屈曲功能不良综合征、伸展功能不良综合征，也有部分侧屈功能不良综合征。

（五）移位综合征分型

移位综合征根据患者距离脊柱最远端的症状的部位和是否出现急性畸形分型，共分为 7 型，其中胸椎仅有前 3 型。1 型～6 型为后方移位，7 型为前方移位，见表 18-1 所示。

表 18-1　移位综合征分型

分型	颈椎	胸椎	腰椎
移位综合征 1	$C_{5～7}$ 水平中央或对称性疼痛，肩胛或肩痛少见，无畸形	$T_{1～12}$ 水平中央或对称性疼痛，无畸形	$L_{4～5}$ 水平中央或对称性疼痛，臀部或大腿疼痛少见，无畸形
移位综合征 2	$C_{5～7}$ 水平中央或对称性疼痛，肩胛、肩或上肢疼痛可有可无，颈椎后凸畸形	$T_{1～12}$ 水平中央或对称性疼痛，胸椎后凸畸形。（极少见，多为创伤结果）	$L_{4～5}$ 水平中央或对称性疼痛，臀部和（或）大腿疼痛可有可无，腰椎平坦或后凸畸形
移位综合征 3	$C_{5～7}$ 水平单侧或不对称性疼痛，肩胛、肩或上肢疼痛可有可无，无畸形	$T_{1～12}$ 水平单侧或不对称性疼痛，可在胸壁范围内出现疼痛	腰椎移位 3：$L_{4～5}$ 水平单侧或不对称性疼痛，臀部和（或）大腿疼痛可有可无，无畸形
移位综合征 4	$C_{5～7}$ 水平单侧或不对称性疼痛，肩胛、肩或上肢疼痛可有可无，急性斜颈畸形		$L_{4～5}$ 水平单侧或不对称疼痛，臀部和（或）大腿疼痛可有可无，腰椎侧弯畸形
移位综合征 5	$C_{5～7}$ 水平单侧或不对称性疼痛，肩胛和肩的疼痛可有可无，上肢症状至肘关节以下，无畸形		$L_{4～5}$ 水平单侧或不对称疼痛，臀部和（或）大腿疼痛可有可无，症状至膝关节以下，无畸形
移位综合征 6	$C_{5～7}$ 水平单侧或不对称性疼痛，肩胛和肩的疼痛可有可无，上肢症状至肘关节以下，颈椎后凸畸形或急性斜颈畸形		$L_{4～5}$ 水平单侧或不对称疼痛，臀部和（或）大腿疼痛可有可无，症状至膝关节以下，腰椎侧弯畸形
移位综合征 7	$C_{4～6}$ 水平对称或不对称性疼痛，颈前或前侧方疼痛可有可无，无畸形		$L_{4～5}$ 水平对称或不对称性疼痛，臀部和（或）大腿疼痛可有可无，伴脊柱过度前凸畸形

四、向心化现象

向心化现象，是在进行某个方向的脊柱运动后，脊柱单侧或单侧肢体远端的脊柱源性的疼痛减轻，疼痛部位向脊柱中线方向移动的现象。在侧方或远端的疼痛减轻时，脊柱中央部位的疼痛可能暂时加重。

向心化现象仅出现于移位综合征的病例，反复运动后减轻了移位的程度，症状随之减轻，且出现向心化现象，提示患者预后良好。

扫码"学一学"

第三节　治疗原则

一、姿势综合征的治疗原则

（一）姿势矫正

使患者避免产生姿势性疼痛的应力。

（二）健康教育

使患者认识到姿势与疼痛之间的关系，自觉保持正确的姿势，出现疼痛时知道通过调整姿势来缓解症状。

二、功能不良综合征的治疗原则

（一）姿势矫正

排除姿势因素引起的症状。

（二）有效牵伸的原则

对短缩的组织进行牵伸，牵伸要有一定的力度，否则短缩的组织无法重塑牵长。有效牵伸力度的临床标准是：牵伸时一定要出现瞬间疼痛。有效的牵伸还需要一定的频度，建议的牵伸频度是每1～2小时1组，每组10次，每天10组。有规律地重复是有效牵伸的重要因素。

（三）安全牵伸的原则

对短缩的组织进行牵伸，牵伸的力度不能引起微细损伤。安全牵伸的临床标准是，在牵伸中引起的疼痛在牵拉力去除后立即消失，一般要求10～20分钟以内必须消失。

三、移位综合征的治疗原则

（一）复位

根据移位的方向，选择脊柱反复单一方向的运动，反复运动产生复位力，将移位的髓核复位。后方移位时需要应用伸展方向的力复位，前方移位时需要应用屈曲方向的力复位，后侧方移位时需要应用侧方的力复位。

（二）复位的维持

在短时间内，避免与复位相反的脊柱运动，使复位得以维持。如后方移位的病例，通过伸展原则使移位复位，短时间内必须避免屈曲的运动，因为屈曲可能使后方移位复发。

（三）恢复功能

在症状消失后，逐渐尝试与复位时方向相反的脊柱运动，使各方向的脊柱运动范围保持正常，且不出现任何症状，防止功能不良综合征的发生。

（四）预防复发

通过姿势矫正、适度体育锻炼、日常生活活动正确姿势指导来防止复发，教育患者重视复发先兆，在症状初起时进行恰当的自我运动治疗，防止症状加重。

（五）力的升级

为了保证治疗的安全性，在开始选择治疗方向时，需使用较小的力，一旦出现了症状减轻或向心化现象，表明该方向是适合的治疗方向，则在必要时，逐渐增加该运动方向的力。一般情况，力的升级是从静态体位、患者自我运动开始，增加到患者自我过度加压、治疗师过度加压，其后再进行松动术、手法治疗，以确保治疗的安全性和有效性。

第四节　颈椎的治疗技术

一、坐位后缩

（一）坐位后缩基本动作

（1）起始位　患者高靠背椅坐位，腰背部有良好支撑使腰椎前凸。

（2）技术类型　患者自我运动。

（3）具体方法　患者头部尽可能地向后运动，达到最大范围，在终点停留瞬间后放松回到起始位（图 18-1）。有节律地重复，争取每次重复时运动幅度能进一步增加。注意在运动过程中头部必须保持水平，双眼平视前方，脸朝前，既不低头也不仰头。

（二）力的升级

1. 坐位后缩自我过度加压

（1）起始位　同前。

（2）技术类型　患者自我运动。

（3）具体方法　患者先进行后缩运动，如前所述，在运动范围终点时让患者用单手或双手在颏部加压（图 18-2）。

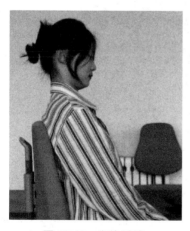

图 18-1　坐位后缩

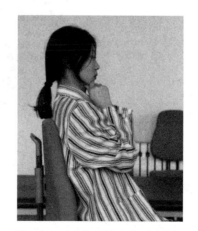

图 18-2　坐位后缩自我过度加压

2. 坐位后缩治疗师过度加压

（1）起始位　患者同前。治疗师站在患者身旁，一手放在患者 $T_{1\sim2}$ 椎体上保持躯干稳定，另一手从患者的下颌处加压。

（2）技术类型　治疗师治疗技术。

（3）具体方法　患者进行后缩运动，达到运动范围终点时治疗师双手相向用力加压（图18-3）。

（三）适用范围

颈椎后方移位综合征、上颈椎屈曲功能不良综合征、下颈椎伸展功能不良综合征和颈源性头痛。后缩是最基本的治疗方法，应首先应用。在判定安全有效后，如果需要，再进行加压等力的升级。进一步可进行治疗技术的升级。

二、坐位后缩加伸展

（一）坐位后缩加伸展

（1）起始位　同坐位后缩。

（2）技术类型　患者自我运动。

（3）具体方法　患者先进行后缩运动至最大范围，方法如前所述，从后缩位开始缓慢小心地进行

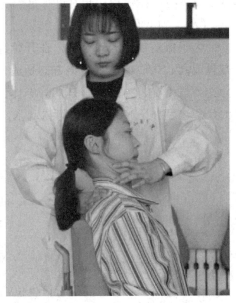

图 18-3　坐位后缩治疗师过度加压

头颈部全范围的伸展。在伸展终点停留 1 秒后，缓慢地回到起始位（图18-4）。有节律地重复。

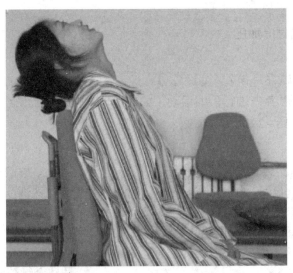

图 18-4　坐位后缩加伸展

（二）力的升级

1. 坐位伸展自我过度加压

（1）起始位　同前。

（2）技术类型　患者自我运动。

（3）具体方法　在后缩加伸展至最大范围后，在伸展终点位进行小幅度的左右旋转4～5次，在旋转的过程中进一步加大头颈伸展幅度。

（三）适用范围

颈椎后方移位综合征、颈椎伸展功能不良综合征的治疗和预防。是在应用坐位后缩技术后的治疗技术的第一个升级。可长期应用，可于坐位、站立位或行走时进行。

三、卧位后缩加伸展

（一）仰卧位后缩

（1）起始位　患者去枕仰卧位，急性期时可能需要1～2个枕头垫在头颈部。

（2）技术类型　患者自我运动。

（3）具体方法　患者用枕部和下颏部同时尽量下压，达到后缩的效果，至后缩终点位后放松，回到起始位（图18-5）。重复数次后如果症状没有加重或外周化，继续下述运动。

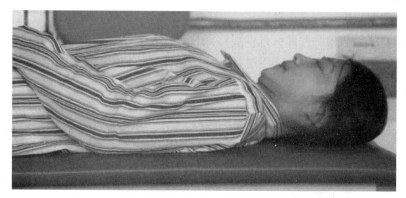

图18-5　仰卧位后缩

（二）仰卧位后缩加伸展

1. 起始位　从仰卧位起，让患者将一手放置枕后，保持仰卧姿势朝头侧移动，使得头颈和肩部移至治疗床以外悬空，治疗床的边缘在患者第3或第4胸椎处。

2. 技术类型　患者自我运动。

3. 具体方法　患者先进行充分后缩运动，在最大后缩位将支撑手放开，进行头后仰，让头尽量放松地悬在床头旁（图18-6）。1秒钟后，患者用手将头被动地回复至起始位。有节律地重复5～6次。

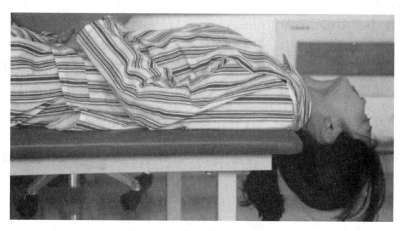

图18-6　仰卧位后缩加伸展

4. 力的升级　仰卧位伸展自我过度加压

（1）技术类型　患者自我运动。

（2）具体方法　后缩和伸展方法同前，在伸展的终点位进行小幅度的左右旋转4～5次，在旋转过程中，鼓励患者再尽量增大伸展幅度。动作完成后回复至起始位。后缩加伸展加终点位旋转整个过程重复5～6次。

（三）俯卧位后缩加伸展

1. 起始位　患者俯卧肘撑位，双手手指伸直支撑下颌，使得躯干上半部抬起。

2. 技术类型　患者自我运动。

3. 具体方法　患者进行后缩加伸展，动作要领同坐位。重复5～6次后，停在手支撑、头后仰的体位。嘱患者一定要放松，在这个体位维持数秒钟，产生被动的过度压力。

4. 力的升级　俯卧位伸展自我过度加压。

（1）技术类型　患者自我运动。

（2）具体方法　从俯卧肘撑头颈伸展终点位进行左右小幅度的旋转4～5次，在旋转中进一步伸展。评测后将上述过程连贯进行，后缩加伸展，伸展终点加旋转，旋转中再伸展，整个过程重复5～6次。

（四）适用范围

颈椎后方移位综合征、颈椎伸展功能不良综合征，尤其适用于移位综合征急性期的患者和坐位治疗不能减轻症状的患者。是在应用治疗技术1（坐位后缩）后的治疗技术的第二个升级。如果患者在仰卧位做后缩加伸展时出现头晕和恶心，而且数次重复后头晕和恶心不能减轻，则必须改为俯卧位进行。

四、手法牵引下后缩加伸展和旋转

应用此治疗技术之前，一定要排除创伤或其他原因造成的骨折、韧带损伤等病理变化，一定先进行运动试验，以确保应用此治疗技术的安全性。

（一）手法牵引下后缩加伸展和旋转

1. 起始位　患者仰卧位，头颈部在治疗床之外如仰卧位伸展时的体位。治疗师支托患者的头颈部，一手托在患者的枕部，拇指和其余4指分开，另一手置于患者下颌。

2. 技术类型　治疗师治疗技术。

3. 具体方法　治疗师双手在支托患者头颈部同时，轻柔持续地施加牵引力。在维持牵引力的基础上，让患者进行后缩和伸展运动。在整个过程中患者一定要保持放松。在伸展的终点位，将牵引力缓慢地减小，但不完全松开，然后同坐位后缩加伸展技术和卧位后缩加伸展技术一样，增加旋转。治疗师应保持很小的牵引力的同时，小幅度地旋转患者的头部4～5次，以达到更大的伸展角度。治疗师的操作应该轻柔而缓慢，整个过程密切注意患者症状的变化。通常重复5～6次。

治疗师应用手法牵引下后缩加伸展和旋转治疗技术之后，应指导患者在家或工作中自我进行卧位后缩加伸展治疗技术。一般情况，手法牵引下后缩加伸展和旋转治疗技术只需要应用2～3次。

（二）适用范围

牵引下后缩加伸展和旋转是后缩治疗技术的第三个治疗技术升级，应用于颈椎后方移位综合征的复位，尤其适用于急性期的患者和顽固的后方移位综合征的患者。部分患者只有在应用这个治疗技术之后，症状才能减轻，才有可能进行颈椎伸展运动。

五、伸展松动术

1. 起始位 患者俯卧位，双上肢置于体侧。上胸部放置一个枕头，枕头尽量向头侧放。治疗师站在患者身旁。

2. 技术类型 治疗师治疗技术。

3. 具体方法 治疗师双拇指置于应治疗节段的棘突两旁，有节律地双侧对称地加压和放松。加压时要达到活动范围终点，在终点维持该压力瞬间后放松，但放松时治疗师的手仍保持与患者皮肤的接触。重复5~15次，力度可逐渐增加，最终达到全范围。

4. 适用范围 顽固的颈椎后方移位综合征的患者，多应用于颈后症状呈对称性分布的患者。与坐位后缩治疗技术和坐位后缩加伸展治疗技术合用，治疗中下颈椎伸展功能不良综合征。

六、后缩加侧屈

（一）后缩加侧屈

1. 起始位 患者高靠背椅坐位，腰背部有良好支撑使腰椎前凸。

2. 技术类型 患者自我运动。

3. 具体方法 患者先进行后缩，方法同治疗技术1（坐位后缩），在后缩的基础上进行头侧屈运动，在侧屈终点停留1秒钟后回复至起始位（图18-7）。重复5~15次。

（二）侧屈自我过度加压

侧屈自我过度加压是力的升级。

1. 起始位 患者高靠背椅坐位，腰背部有良好支撑使腰椎前凸，一手抓住椅子，以固定躯干，另一手越过头顶置于对侧耳旁。

2. 技术类型 患者自我运动。

3. 具体方法 患者先进行后缩加侧屈，在侧屈达终点位用头上的手加压侧屈，尽可能至最大范围并停留1秒钟后回复至起始位（图18-8）。重复5~15次。进行该运动时需注意不要有旋转动作。

4. 适用范围 应用于颈椎后外侧移位综合征的患者，症状多表现为单侧不对称性。如果应用矢状轴方向的治疗技术无效，可使用该技术。治疗方向需选择侧屈朝向疼痛侧。一般

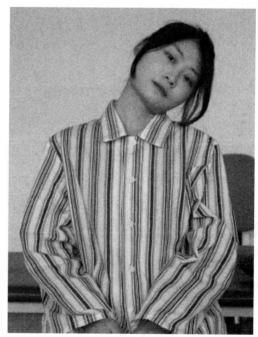

图18-7 后缩加侧屈

情况，应用该治疗技术后24小时或48小时，患者的症状应出现变化。如果该治疗技术不引起患者症状的变化，需停用。也适用于侧屈功能不良综合征的患者，此时侧屈朝向疼痛的对侧。

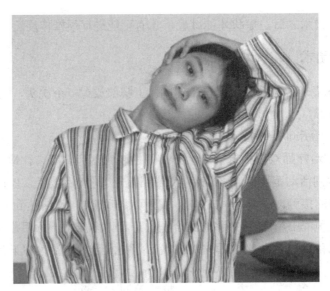

图 18-8　侧屈自我过度加压

七、侧屈松动术和手法

（一）坐位侧屈松动术

1. 起始位　患者高靠背椅坐位，腰背部有良好支撑使腰椎前凸，双手相握放在大腿上。治疗师站在患者身后，一手放在疼痛侧颈根部，拇指指尖位于棘突旁，固定患者的颈椎，另一手置于疼痛对侧的耳部，用于加压。

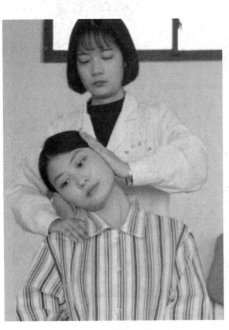

图 18-9　坐位侧屈松动术

2. 技术类型　治疗师治疗技术。

3. 具体方法　治疗师一手固定患者的颈椎，另一只手用力使得患者头颈向疼痛侧侧屈，终点位加压，随后回复至起始位（图 18-9）。有节律地重复 5～15 次，根据患者情况，力度可以逐渐增加。在治疗的全过程患者应该完全放松。注意在侧屈过程中不要发生明显的旋转和头前突。1 周左右进行 2～3 次侧屈松动术治疗。

4. 力的升级　坐位侧屈手法。

（1）**起始位**　同松动术。

（2）**技术类型**　治疗师治疗技术。

（3）**具体方法**　先进行手法治疗前安全性测试。应用伸展松动术时，除了判定手法治疗的安全性、必要性以外，还同时确定了应该施加手法的节段。在伸展松动术之后，治疗师过度加压的手在患者侧屈的终点位沿侧屈方向施加 1 次瞬间、小幅度、快速的猛力。在治疗的全过程患者应该完全放松。

（二）仰卧位侧屈松动术

1. 起始位　患者放松平卧在床上，头颈部悬在床头以外，由治疗师支托。治疗师站在患者的疼痛侧，一手从疼痛的对侧握住患者的下颌，其前臂环绕在患者的枕部支托，另一

446

手置于颈椎疼痛侧，食指的掌指关节顶在应治疗节段棘突的侧方。

2. 技术类型　治疗师治疗技术。

3. 具体方法　治疗师用环绕患者枕部的上肢将患者头颈向疼痛侧侧屈，用位于棘突旁的手固定患者颈椎，在患者侧屈终点位治疗师双手用力加压，随后放松回复至起始位（图18-10）。有节律地重复5～15次。力可以逐渐地增加。在治疗的全过程患者应该完全放松。

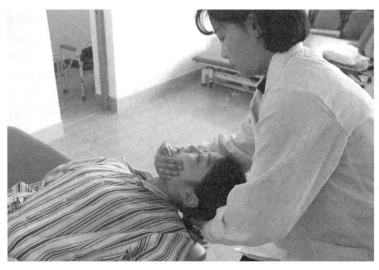

图 18-10　仰卧位侧屈松动术

4. 力的升级　仰卧位侧屈手法。

（1）起始位　同仰卧位侧屈松动术。

（2）技术类型　治疗师治疗技术。

（3）具体方法　先进行仰卧位松动术测试，然后在患者侧屈终点位，治疗师用环绕患者枕部的上肢固定患者头颈部，用棘突旁的食指掌指关节施加1次瞬间、小幅度、快速的猛力。在治疗的全过程患者应该完全放松。

（三）适用范围

颈椎后侧方移位综合征的患者。侧屈松动术和手法是应用后缩加侧屈治疗技术后治疗技术的升级，主要应用于对前述治疗技术治疗效果不好的患者。侧屈松动术和手法与后缩加侧屈、后缩加旋转配合，适用于中下颈椎侧屈功能不良综合征和旋转功能不良综合征，应用于功能不良综合征的治疗时，朝向非疼痛侧侧屈。

八、后缩加旋转

1. 起始位　患者高靠背椅坐位，腰背部有良好支撑使腰椎前凸。

2. 技术类型　患者自我运动。

3. 具体方法　患者先做后缩动作，在后缩的基础上转向疼痛侧，旋转过程中注意保持后缩（图18-11）。在后缩旋转的终点位停留1秒钟后回复至起始位。整个过程重复10～15次。

4. 力的升级　旋转自我过度加压。

（1）起始位　患者高靠背椅坐位，腰背部有良好支撑使腰椎前凸，非疼痛侧手置于脑后，手指达到疼痛侧耳部，疼痛侧手置于下颏。

技术类型属于患者自我运动。

（2）具体方法　患者后缩并旋转，在后缩旋转终点位双手施加旋转力，1秒钟后回复至起始位（图18-12）。重复5～15次。

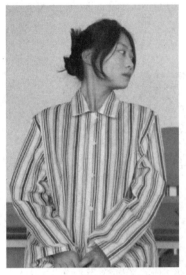
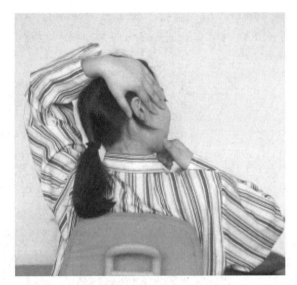

图18-11　后缩加旋转　　　　　图18-12　旋转自我过度加压

5. 适用范围　后缩加旋转适用于颈椎后侧方移位综合征的患者，患者多表现为单侧症状，如单侧的颈肩痛或单侧的头痛，应用其他治疗效果不好时，可用此治疗技术。应用后缩加旋转后，应该在24～48小时之内使患者的症状发生变化，如果无变化，停用此技术。后缩加旋转还适用于旋转侧屈功能不良综合征，在治疗功能不良综合征时，旋转方向朝向疼痛对侧。

九、旋转松动术和手法

（一）坐位旋转松动术

1. 起始位　患者高靠背椅坐位，腰背部有良好支撑使腰椎前凸，双手握持放在大腿上。治疗师站在患者身后，一手放在患者非疼痛侧的肩上，四指在肩前，拇指在应治疗节段棘突旁，另一上肢环绕患者头面部，手的尺侧位于患者的枕骨粗隆下。

2. 技术类型　治疗师治疗技术。

3. 具体方法　患者向疼痛侧旋转头部至终点位，治疗师用环绕患者头部的上肢轻轻地施加牵引力，并同时施加旋转力，用棘突旁的拇指固定并施加反作用力，然后回复至起始位（图18-13）。有节律地重复5～15次。

4. 力的升级　坐位旋转手法。

（1）起始位　同坐位旋转松动术。

（2）技术类型　治疗师治疗技术。

（3）具体方法　在旋转松动术确定安全性和治

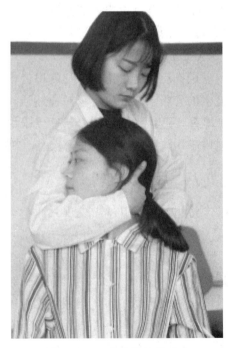

图18-13　坐位旋转松动术

疗节段之后应用。在患者头颈旋转终点位，治疗师用固定患者颈椎的拇指在棘突旁施加 1 次瞬间、小幅度、快速的猛力。在治疗的全过程患者应该完全放松。

（二）仰卧位旋转松动术

1. 起始位 患者仰卧在治疗床上，头颈部在床头以外由治疗师支托。治疗师一侧前臂支托患者的枕部，手握持患者的下颌，另一手在患者非疼痛侧的颈部，食指的掌指关节位于疼痛侧的棘突旁。

2. 技术类型 治疗师治疗技术。

3. 具体方法 治疗师将患者头颈转向疼痛侧，至终点后停留 1 秒钟，再回复至起始位（图 18－14）。有节律地重复。

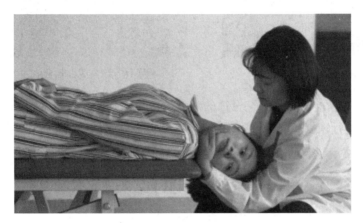

图 18－14 仰卧位旋转松动术

4. 力的升级 卧位旋转手法。

（1）起始位 同卧位旋转松动术。

（2）具体方法 治疗师先进行松动术，然后在患者头颈旋转终点位，用棘突旁的食指掌指关节施加 1 次瞬间、小幅度、快速的猛力。在治疗的全过程患者应该完全放松。

（三）适用范围

旋转松动术和手法是后缩加旋转治疗技术的升级，适用于颈椎后侧方移位综合征，且应用前述治疗技术效果不佳的情况。此技术还适用于上颈椎功能不良综合征的治疗，尤其是与颈源性头痛相关的病例。与治疗技术 8（后缩加旋转）和治疗技术 6（后缩加侧屈）合用，可治疗中下颈椎旋转功能不良和侧屈功能不良。

十、屈曲

1. 起始位 患者放松坐位。

2. 技术类型 患者自我运动。

3. 具体方法 患者主动低头至下颏接近胸骨，然后回复至起始位（图 18－15）。有节律地重复 5～15 次。

4. 力的升级 屈曲自我过度加压

（1）起始位 患者放松坐位，双手十指交叉置于颈后。

（2）技术类型 患者自我运动。

（3）具体方法 患者尽量低头至屈曲终点位后，双手加压 1 秒钟（图 18－16）。然后回复至起始位。重复 5～15 次。

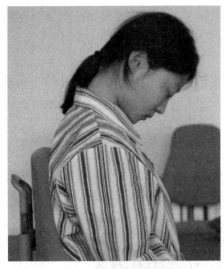
图 18-15　屈曲

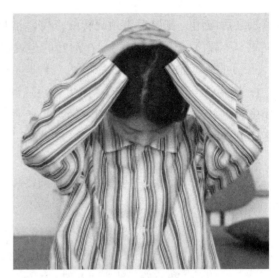
图 18-16　屈曲自我过度加压

5. 适用范围　颈椎前方移位综合征的患者的复位治疗，是颈椎后方移位综合征的患者在复位稳定后，进行恢复功能治疗时的主要治疗技术，适用于治疗颈源性头痛。

第五节　胸椎的治疗技术

一、直坐屈曲

（一）起始位

患者坐直，双手交叉置于颈后。

（二）技术类型

患者自我运动。

（三）具体方法

患者尽可能地弓背屈曲，同时用交叉的双手加压。在弓背屈曲时，从中颈椎至骶椎，整个脊柱处于屈曲位。一旦达到最大屈曲位，立即回复至直立坐位。重复 5～15 次。

（四）适用范围

屈曲功能不良综合征。

二、卧位伸展

（一）俯卧位伸展

1. 起始位　患者俯卧，双手掌心朝下，置于肩下。

2. 技术类型　患者自我运动。

3. 具体方法　患者双上肢同时用力将上身撑起，注意保持骨盆以下不离开床面。上半身被撑起后再回复到起始位，重复 5～15 次。

（二）仰卧位伸展

1. 起始位　患者仰卧于治疗床上，T_4 椎体水平以上身体悬于床头以外，用一手支托头部。

扫码"学一学"

450

2. 技术类型　患者自我运动。

3. 具体方法　患者支托头颈部的手逐渐降低，使得头颈和上胸部伸展至最大范围，1秒钟后让患者用手支托枕部回复至起始位，重复 5～15 次。

（三）适用范围

卧位伸展是胸椎移位 1 和胸椎移位 3 复位的首选方法，也适用于伸展功能不良综合征。这个治疗技术是施加胸椎伸展的力，俯卧位进行，力主要作用于中下胸椎，仰卧位进行力主要作用于上胸椎。

三、伸展松动术和手法

（一）伸展松动术

1. 起始位　患者俯卧位，头转向一侧，双上肢置于体侧。治疗师站在患者身旁，双上肢交叉，双手掌根部放置于相应节段的两侧横突位置。

2. 技术类型　治疗师治疗技术。

3. 具体方法　治疗师双上肢均匀对称地用力，然后慢慢地放松，放松时治疗师双手与患者的皮肤仍保持接触。有节律地重复 5～15 次，每 1 次较前 1 次略增加力度，根据患者的耐受性和疼痛的变化调整力度。需要时可以在相邻节段进行松动术。

（二）力的升级，伸展手法

1. 起始位　患者与治疗师的体位同前。

2. 技术类型　治疗师治疗技术。

3. 具体方法　必须先进行松动术并评测其效果。治疗师双手掌根置于应治疗节段的两侧横突上，双上肢伸直，用力将脊柱活动至最大伸展位时，施加 1 次瞬间、小幅度、快速的猛力，随后立即松开。

（三）适用范围

伸展松动术是胸椎移位综合征 1 和移位综合征 3 患者进行复位时治疗技术的第一个升级，是非常有效的技术，也用于伸展功能不良综合征。伸展手法治疗是胸椎移位综合征 1 和移位综合征 3 患者进行松动术后力的升级，只在伸展松动术治疗 4～5 次之后仍无满意疗效时应用。

四、直坐旋转

（一）起始位

患者挺直坐位，双手十指相勾置于颏下，双手和双肘抬至与胸同高。

（二）技术类型

患者自我运动。

（三）具体方法

患者向疼痛侧旋转身体直至最大旋转角度，然后回复至起始位。有节律地重复 5～15 次，力度逐渐增大，仿佛用肘撞击身后的物体。

（四）适用范围

胸椎移位综合征 3 的患者的复位治疗时治疗技术的第二个升级。也适用于旋转功能不良综合征，用于旋转功能不良综合征时，旋转向非疼痛侧。

五、伸展位旋转松动术和手法

（一）伸展位旋转松动术

1. 起始位　患者俯卧于治疗床上，头转向一侧，双上肢置于体侧。治疗师站在患者身旁，双上肢交叉，双手掌根置于相应节段的两侧横突。

2. 技术类型　治疗师治疗技术。

3. 具体方法　治疗师通过一手掌根向受累节段的一侧横突加压，然后缓慢轻轻地松开，在松开压力的同时，治疗师的另一手向对侧横突加压。重复这个动作，造成交替的旋转。每 1 次加压都较上 1 次略强，力度根据患者的耐受性和疼痛的变化来确定。重复 10～15 次后，根据患者的反应应该能够确定哪一侧加压可使症状减轻和向心化，提示进一步进行松动术或手法治疗的位置。

（二）力的升级

伸展位旋转手法。

1. 起始位　患者与治疗师的体位同前。

2. 技术类型　治疗师治疗技术。

3. 具体方法　在进行手法治疗前，必须先进行旋转松动术并评测患者的反应。运用疼痛的减轻和向心化作为标准，来确定治疗的节段、治疗的方向。治疗师一手置于相应节段的一侧横突上，另一手叠加其上，双上肢共同用力使得脊柱向伸展方向活动，直至最大幅度，在这个位置施加 1 次瞬间、小幅度、快速的猛力，随后立即松开。

（三）适用范围

伸展位旋转松动术是移位综合征 3 患者进行复位时治疗技术的第三个升级，如果效果不佳，可应用旋转手法。旋转手法治疗是移位综合征 3 的患者复位时治疗技术的第四个升级。

第六节　腰椎的治疗技术

🧳 **案例讨论**

【案例】

患者，男，54 岁，下背部中心及左侧疼痛 2 月余。2 个月前，患者无明显诱因出现下背部中心及左侧断断续续疼痛。不久后，疼痛扩散到了臀部左侧和大腿，弯腰、坐下、起立、咳嗽或打喷嚏时，症状加重。适度运动时（如步行）时疼痛有所缓解。

【讨论】

1. 如何判断该患者是否适合进行麦肯基疗法？

2. 如何指导该患者进行训练？

一、俯卧位放松

1. 起始位　患者俯卧位，头转向一侧，双上肢置于体侧。

2. 技术类型 持续体位。

3. 具体方法 患者全身放松，静止5～10分钟（图18-17）。

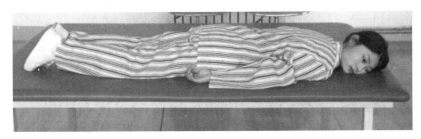

图18-17 俯卧位放松

4. 适用范围 俯卧位是患者自我治疗的第一步。应用于后方移位综合征患者治疗的第一步，与其他治疗技术相配合，应用于伸展功能不良综合征的治疗。

二、俯卧位伸展

1. 起始位 同俯卧位放松。

2. 技术类型 持续体位。

3. 具体方法 患者从俯卧位开始，用双肘和前臂支撑将上半身抬起，骨盆和大腿不离开床面，维持5～10分钟（图18-18）。注意让腰部有意下陷。

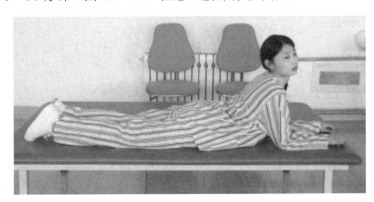

图18-18 俯卧位伸展

4. 适用范围 俯卧位伸展是俯卧位放松的升级，应用于后方移位综合征患者。对于非常急性的患者，不能耐受此体位时间太长，可间歇性地进行。

三、俯卧位重复伸展

1. 起始位 患者俯卧位，双手掌心朝下置于肩下。

2. 技术类型 患者自我运动。

3. 具体方法 患者用力伸直双上肢将上半身撑起，骨盆以下放松下陷（图18-19），然后双肘屈曲，上半身降下至起始位，重复10次。第1次和第2次撑起时需非常小心，逐渐增大幅度，直至最后1次达到最大伸展范围。第1组完成后有效，可进行第2组，力度可加大，最后2～3次在终点位维持数秒。

4. 适用范围 俯卧伸展是前2个治疗技术的升级，应用间歇的伸展应力，有泵的作用和牵伸的作用，是治疗后方移位综合征和伸展功能不良综合征的最重要和最有效的方法。

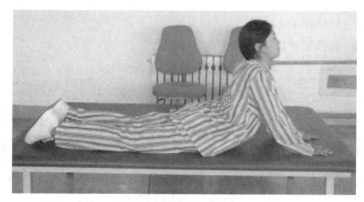

图 18-19　俯卧位重复伸展

四、俯卧伸展加压

1. 起始位　患者俯卧位，双手掌心朝下置于肩下。用一条安全带固定在需要伸展的腰椎节段之下，用于防止骨盆和腰椎离开床面。

2. 技术类型　患者自我运动。

3. 具体方法　患者的运动方式同卧位后缩加伸展，但在伸展时由于安全带固定增加了外力，增大了腰椎伸展角度。也可以用其他外力达到同样的效果，如很小的孩子的体重。

4. 适用范围　这个治疗技术较前一个治疗技术产生更大的伸展力，作用更局限。更适用于伸展功能不良综合征。

五、持续伸展位

1. 起始位　患者俯卧位，治疗床可调节角度。

2. 技术类型　持续体位。

3. 具体方法　将治疗床的头侧缓慢地抬起，大约 5～10 分钟抬起 3～5cm。一旦达到最大伸展角度，维持在该体位 2～10 分钟，持续时间根据患者的具体情况调整。治疗结束时，需要缓慢地降低床头，一般需要 2～3 分钟回复到水平位。

4. 适用范围　这个治疗技术主要用于后方移位综合征的治疗，治疗效果与俯卧位重复伸展治疗技术类似，但增加了时间因素。对某些病例，持续的伸展应力比反复的伸展应力效果更好。

六、站立位伸展

1. 起始位　患者站立位，双足分开约 30cm，双手支撑腰部，手指朝后。

2. 技术类型　患者自我运动。

3. 具体方法　患者尽量向后伸展躯干，用双手作为支点，达到最大伸展范围后回复至起始位（图 18-20）。动作重复 10 次。

4. 适用范围　与卧位伸展效果相似，可应用于后方移

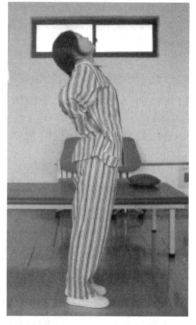

图 18-20　站立位伸展

位综合征和伸展功能不良综合征的治疗，但在急性期，效果不如卧位伸展。当没有条件进行卧位伸展时，可用站位伸展替代。

七、伸展松动术

1. 起始位 患者俯卧位，头转向一侧，双上肢置于体侧，全身放松。治疗师站在患者身旁，双上肢交叉，双手掌根置于应治疗的腰椎节段的两侧横突上。

2. 技术类型 治疗师治疗技术。

3. 具体方法 双上肢同时对称地施加柔和的压力，随后立即松开，松开时治疗师的双手仍保持与患者腰部皮肤的接触（图18-21）。有节律地重复10次，每1次较前1次力度逐渐增加，并观察患者的症状变化。同样的治疗技术可以应用于相邻的节段。

4. 适用范围 后方移位综合征，患者的症状为对称性或双侧性，当上述患者自我治疗技术不能达到满意治疗效果时，需要增加治疗师的外力。

八、伸展松动加猛力手法

1. 起始位 患者俯卧位，头转向一侧，双上肢置于体侧，全身放松。治疗师站在患者身旁，双上肢交叉，双手掌根置于应治疗腰椎节段的两侧横突上。

2. 技术类型 治疗师治疗技术。

3. 具体方法 在实施伸展手法治疗之前，必须先进行伸展松动术，并同时观察患者的反应，以确保手法实

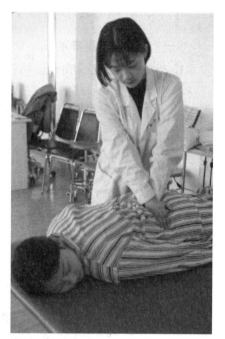

图18-21 伸展松动术

施的安全性。治疗师调整双手与患者脊柱之间的角度，上身前倾，双肘伸直，缓慢地加压直至脊柱紧张，在此终点位施加1次瞬间、小幅度、快速的猛力，随后立即松开。

4. 适用范围 后方移位综合征的患者，应用伸展松动术没有达到预期的治疗效果，可以使用手法治疗。

九、伸展位旋转松动术

1. 起始位 患者仰卧位，头转向一侧，双上肢置于体侧，全身放松。治疗师站在患者身旁，双上肢交叉，双手掌根置于应治疗腰椎节段的两侧横突上。

2. 技术类型 治疗师治疗技术。

3. 具体方法 治疗师双上肢交替用力加压，产生摇摆的效果，重复10次，必要时在临近节段重复。

4. 适用范围 后方移位综合征的患者，患者的症状不对称或仅有单侧症状，当患者自我治疗不能达到满意治疗效果时，可应用此治疗技术。

十、伸展位旋转松动加猛力手法

1. 起始位 患者俯卧位，头转向一侧，双上肢置于体侧，全身放松。治疗师站在患者身旁，一手掌根置于应治疗腰椎节段的一侧横突上，另一手叠加于其其上。

2. 技术类型 治疗师治疗技术。

3. 具体方法 在应用此手法之前，一定先进行旋转松动术，由此既确保了安全性，又能根据患者症状的变化决定治疗的位置。治疗师调整双手与患者脊柱之间的角度，上身前倾，双肘伸直，缓慢地加压直至脊柱紧张，在此终点位施加 1 次瞬间、小幅度、快速的猛力，随后立即松开。

4. 适用范围 后方移位综合征的患者，应用伸展位旋转松动术未达到满意疗效时。

十一、侧屈旋转手法

（一）侧屈旋转基本动作

1. 起始位 患者仰卧位，治疗师站在患者身旁，面朝向患者头侧。

2. 技术类型 治疗师治疗技术。

3. 具体方法 治疗师一手置于患者远侧的肩上固定，用另一手屈曲患者的双侧髋膝关节至一定角度后，向治疗师方向旋转，维持在这个体位 30～50 秒，此时患者的腰部处于侧屈加旋转的位置（图 18-22）。

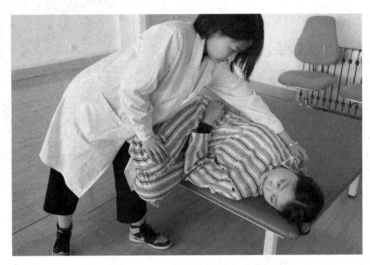

图 18-22　侧屈旋转基本动作

4. 适用范围 此治疗技术主要应用于移位综合征的治疗。在整个过程中必须密切观察患者的反应。任何症状的外周化都提示在此体位维持时间过久。

（二）侧屈旋转松动术

1. 起始位 同侧屈旋转基本动作。

2. 技术类型 治疗师治疗技术。

3. 具体方法 治疗师一手置于患者远侧的肩上固定，用另一手屈曲患者的双侧髋膝关节至一定角度后，向治疗师方向旋转。治疗师将患者的踝部靠在自己的大腿上，用力将患者的膝关节下压，立即放松，反复有节律地重复 10 次。

（三）适用范围 功能不良综合征和移位综合征。

十二、侧屈旋转加猛力手法

1. 起始位 患者仰卧位，治疗师站在患者身旁，面朝向患者头侧。

2. 技术类型 治疗师治疗技术。

3. 具体方法　必须先进行治疗技术 11（侧屈旋转手法）以确保手法治疗的安全性。多数移位的患者选择腰椎旋转向健侧，即双下肢旋转向患侧。功能不良综合征的患者治疗时选择受限的方向。治疗师将患者下肢屈曲并旋转至最大幅度后，在终点位施加 1 次瞬间、小幅度、快速的猛力，然后立即放松。

4. 适用范围　移位综合征，应用屈曲位旋转松动术疗效未达满意时。

十三、卧位屈曲

1. 起始位　患者仰卧位，双足底接触床面，双髋膝关节屈曲约 45°。

2. 技术类型　患者自我运动。

3. 具体方法　指导患者用双手带动双膝向胸部运动，达到运动终点时，双手用力下压，随后放松，双足回复至起始位（图 18-23）。重复 10 次，前 2 次需小心进行，最后 2 次需达到最大屈曲范围。

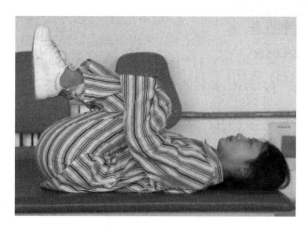

图 18-23　卧位屈曲

4. 适用范围　后方移位综合征的患者，在复位治疗后开始功能恢复治疗时应用；屈曲功能不良综合征的患者；移位综合征 7（前方移位）的患者的复位治疗。

十四、站立位屈曲

1. 起始位　患者站立位，双足分开大约 30cm，双膝伸直。

2. 技术类型　患者自我运动。

3. 具体方法　患者向前弯腰，双手沿大腿前方下滑，以提供必要的支撑，并可作为测量的依据（图 18-24）。达到最大屈曲范围后回复至起始位。有节律地重复 10 次，起初要轻柔小心。

4. 适用范围　站位屈曲可作为卧位屈曲治疗的升级，可用于神经根粘连、神经卡压的治疗。是治疗前方移位综合征很重要的技术。

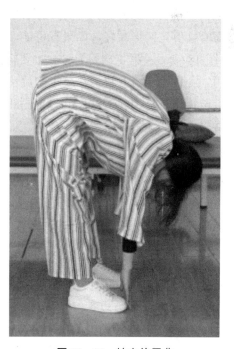

图 18-24　站立位屈曲

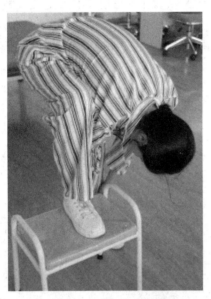

图 18-25 抬腿站立位屈曲

十五、抬腿站立位屈曲

1. 起始位 患者站立位，一侧下肢站在地面上主要负重，另一侧下肢放在凳子上，使得髋膝关节大约屈曲 90°。

2. 技术类型 患者自我运动。

3. 具体方法 保持负重的下肢膝关节伸直，指导患者上身前倾，使得同侧肩部尽量靠近已经抬起的膝部。如果有可能，肩部可以低于膝部（图 18-25）。患者可以通过牵拉抬起的踝部进一步加压。达到最大屈曲范围后回复至起始位。重复 6～10 次。每次屈曲后一定要回复至直立位。

4. 适用范围 这个治疗技术产生了非对称性的屈曲应力，应用于患者站位屈曲时脊柱偏离中心的病例，可能是移位综合征，也可能是功能不良综合征。两种情况都将偏离方向对侧的下肢抬起，如屈曲时脊柱向左侧偏移，抬起右侧下肢。

十六、侧方偏移的手法矫正

1. 起始位 患者站立位，双足分开大约 30cm。

2. 技术类型 治疗师治疗技术。

3. 具体方法 治疗师站在患者偏移侧，将患者该侧的肘关节屈曲靠在胸侧壁上。治疗师用双上肢环绕患者躯干，双手交叉置于患者骨盆边缘，用肩部抵住患者屈曲的肘关节，前推患者的胸壁，同时双手回拉患者的骨盆。作用于患者躯干上下的对抗力使得脊柱侧弯畸形减轻，如果有可能，可以轻度过度矫正（图 18-26）。第 1 次用力时一定要轻柔，并且是瞬间用力。在评测患者对该治疗技术的反应后决定是否应用。有节律地重复 10～15 次，当过度矫正时患者的疼痛明显减轻并向心化，或对侧出现疼痛。如果没有出现症状减轻，可尝试持续用力。

4. 适用范围 移位综合征有急性腰椎侧弯畸形的患者。

十七、侧方偏移的自我矫正

1. 起始位 治疗师与患者面对面站立，治疗师一手置于患者偏斜侧的肩，另一手置于对侧的髂棘。

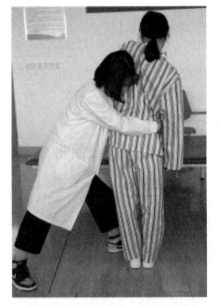

图 18-26 侧方偏移的手法矫正

2. 技术类型 患者自我运动。

3. 具体方法 先由治疗师用力矫正侧方偏移，方法为治疗师双手相向用力挤压患者进行侧方偏移的矫正，注意保持患者双肩与地面平行、双足跟不离地，双膝关节伸直（图 18-27）。在过度矫正位置停留 1～2 分钟很有必要。侧方偏移矫正后应立即进行伸展活动。在治疗师的帮助下，患者能学会骨盆的侧方移动来进行自我侧方偏移的矫正。

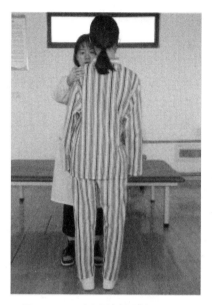

图18-27 侧方偏移的自我矫正

4. 适用范围 移位综合征有急性腰椎侧弯畸形的患者。

第七节　麦肯基方法的禁忌证

扫码"学一学"

应用麦肯基疗法对患者进行治疗的关键是诊断。当患者第一次就诊时，首先要用麦肯基评测方法详细了解患者的现病史、疼痛特点、既往史、手术外伤史等，然后根据患者的耐受情况，对患者进行各个方向的运动试验及其他检查，得出初步诊断。如果初步诊断为三大力学综合征其中之一，可以应用麦肯基方法治疗；如果初步诊断不符合力学综合征，患者临床表现不典型，需要进一步检查以明确诊断。所以在临床应用时，只要正确地使用麦肯基评测方法，就不会错误地应用麦肯基治疗方法，而给患者造成危害。以下列举一些麦肯基方法的绝对禁忌证和相对禁忌证。如果患者为绝对禁忌证其中之一，不应对该患者进行力学评测。如果患者尚未明确诊断出严重的病理变化，在进行力学评测时其症状变化不符合力学特征，可及时进一步检查。如果患者有相对禁忌证其中之一，在评测过程中需格外小心，在试图应用力学治疗方法时，特别需要注意力的大小并格外关注患者的症状在力的作用下的变化。

一、绝对禁忌证

1. 原发或继发恶性肿瘤。
2. 各种感染。
3. 疾病炎症活动期。
4. 中枢神经受累（脊髓受压体征，马尾病灶等）。
5. 严重骨骼疾病。
6. 骨折、脱位和韧带撕裂等骨关节肌肉系统不稳定因素。

7. 血管性疾病。

8. 糖尿病晚期。

二、相对禁忌证

1. 轻至中度骨质疏松，无并发症。

2. 结构性或先天性疾病。

3. 炎症性疾病非活动期。

4. 韧带松弛。

5. 孕妇，尤其最后 2 月。

6. 骨关节炎晚期或多节段。

7. 精神性或行为性疾病。

8. 既往腹部或胸部手术。

9. 服抗凝药或长期口服激素。

10. 近期重大创伤后。

11. 近期手术后。

12. 服用止痛药后在止痛效应期内。

13. 严重疼痛，不能活动。

本 章 小 结

本章主要讲述麦肯基疗法的理论基础、诊断方法、治疗原则。并详细介绍了颈椎、胸椎和腰椎治疗技术。同学们通过本章的学习，要掌握麦肯基的诊断和治疗技术，能依据所学的知识服务于患者。

习 题

扫码"练一练"

一、单项选择题

1. 下列哪项不是化学性疼痛的特征
   A. 持续性疼痛
   B. 间歇性疼痛
   C. 伴有红肿热痛的体征
   D. 活动使疼痛加重
   E. 以上都是

2. 没有任何一个方向的活动能减轻疼痛颈椎前屈时，下列描述错误的是
   A. 椎间盘纤维环前部放松、受挤压
   B. 椎间盘纤维环后部被牵拉
   C. 椎间盘髓核向后移动
   D. 上下关节突关节面靠近
   E. 椎间盘内压力增加

3. 腰椎侧屈时，下列描述正确的是
   A. 转向侧上下关节突关节靠近
   B. 对侧上下关节突关节靠近
   C. 同侧纤维环后侧方受牵伸
   D. 对侧纤维环后侧方放松
   E. 髓核移向同侧

4. 静态试验是让患者维持在受累脊柱节段某个方向的终点位置维持

    A. 1 分钟   B. 2 分钟   C. 3 分钟   D. 4 分钟

    E. 5 分钟

5. 在牵伸中引起的疼痛一般要求多长时间以内必须消失

    A. 5～10 分钟   B. 10～20 分钟   C. 20～30 分钟   D. 30～40 分钟

    E. 40～50 分钟

6. 关于后缩下列描述正确的是

    A. 后缩时上颈椎屈曲，下颈椎伸展   B. 后缩时上颈椎伸展，下颈椎屈曲

    C. 后缩时上颈椎伸展，下颈椎旋转   D. 后缩时上、下颈椎均伸展

    E. 后缩时上、下颈椎均屈曲

7. 麦肯基疗法适用于治疗

    A. 化学性疼痛   B. 机械性疼痛   C. 创伤性疼痛   D. 物理性疼痛

    E. 创伤性疼痛、机械性疼痛

8. 关于移位综合征的治疗原则，下列正确的是

    A. 姿势矫正   B. 安全教育   C. 牵伸   D. 安全牵伸

    E. 复位

9. 坐位后缩适用于

    A. 颈椎后方移位综合征   B. 颈椎前方移位综合征

    C. 下颈椎屈曲功能不良综合征   D. 上颈椎伸展功能不良综合征

    E. 各种颈椎移位综合征

10. 颈椎最基本的治疗方法是

    A. 坐位后缩   B. 坐位后缩加伸展

    C. 仰卧位后缩   D. 仰卧位后缩加伸展

    E. 后缩加侧屈

11. 下列哪项是麦肯基疗法的绝对禁忌证

    A. 韧带松弛   B. 骨关节炎晚期或多节段

    C. 各种感染   D. 近期手术后

    E. 严重疼痛，不能活动

二、思考题

1. 什么是向心化现象？

2. 简述区分化学性疼痛和机械性疼痛的方法和意义。

（张 洁）

扫码"学一学"

扫码"看一看"

第十九章

强制性运动疗法

学习目标

1. **掌握** 强制性运动疗法的概念、临床应用。
2. **熟悉** 强制性运动疗法的技术特点。
3. **了解** 强制性运动疗法的起源、研究进展及局限性。
4. 学会强制性运动疗法的临床应用。
5. 能运用强制性运动疗法改善脑卒中和脑外伤患者上肢功能。

第一节 概　　述

一、基本概念

（一）强制性运动疗法

强制性运动疗法（constraint-induced movement therapy，CIMT）是指在康复治疗及生活环境中限制罹患脑卒中、脑外伤等中枢神经系统疾病后的患者使用健侧肢体，强制性反复使用患侧肢体的一种康复治疗技术。

（二）习得性失用

由于中枢神经系统损伤后通常会导致运动和感觉功能的抑制，这种抑制在损伤早期导致患侧肢体失去运动功能，健侧肢体代偿性使用，从而使患侧肢体失用，由于这种失用是损伤后学习而来的，故称为习得性失用。

（三）习得性使用

中枢性神经系统损伤的患者，在病程中出现患侧肢体习得性失用，通过强制性限制健侧肢体的使用，学习使用患侧肢体，促进患侧肢体的功能恢复，称为习得性使用。

（四）塑形技术

塑形技术是指一种行为训练方法。训练时，让练习者用患肢连续地做一刚刚超过现有运动能力的动作或接近一行为目标，患者要付出相当的努力才能完成，完成后继续增加任务难度，逐步增加患肢的运动幅度，提高运动能力。通过塑形训练，结合限制健肢使用，能最大限度地克服患者的习得性失用。

462

二、强制性运动疗法起源

强制性运动疗法是 20 世纪 80 年代以来针对脑卒中等神经疾病的新的康复治疗方法，是由美国 Alabama（阿拉巴马大学）的 Taub 教授等通过对灵长类动物的实验研究而发展起来的康复治疗方法。20 世纪 60—70 年代该方法主要在实验室内使用，通过对猴子一侧肢体的去感觉神经的传入，而发现了"习得性失用"现象，而克服"习得性失用"后，可以显著提高动物患侧肢体的功能水平。80 年代经过临床验证，发现此方法可以提高脑卒中、脑外伤患者慢性期的上肢运动功能，并取得了很好的治疗效果。目前，强制性使用运动疗法已经不局限于对脑卒中和脑外伤上肢的康复治疗，已扩展到对失语症、儿童脑瘫、幻肢痛和局部手指张力障碍等的康复治疗。

三、作用机制

偏瘫患者的患侧肢体不能主动活动，常依赖健肢，使患肢失用，在脑卒中急性期或亚急性期，脑损伤造成患侧失用后，再使用时患肢痛、动作不协调甚至跌倒，最终尝试任何活动均失败，用健肢来代替，使失用获得鼓励而无限期地继续形成"习得性失用"。CIMT 通过限制健肢而强化患肢使用的训练改变患侧上肢的失用性强化过程，重复使用和强化训练引起控制患肢的对侧皮层代表区的扩大和同侧皮质的募集，从而使功能依赖性皮质重组，逆转"习得性失用"，这是患肢使用永久性增强的可能机制。

现代康复理论肯定了"脑的可塑性理论"，强制性运动疗法的前提就是最大限度地应用"脑的可塑性理论"。强制性运动疗法由于限制了健手的使用，迫使患者不得不使用患手，逐渐地改"习得性失用"为"习得性使用"，充分调动脑的学习能力，加快运动能力的恢复，从而达到更好的治疗效果。

知识拓展

CIMT 的基础性研究源自早年对灵长类动物的研究。在 1971、1974 年 Glassman 做了灵长类动物运动皮质损毁后运动功能恢复的实验，那时他就已经发现了中枢神经系统的可塑性。1991 年，Taub 等人合作对猴子的一侧上肢实行了传入神经阻滞术，正常情况下，猴子是不会使用受损肢体的。但是如果把猴子的健侧上肢限制住，猴子就慢慢学会使用受损侧上肢。在实验中，Taub 等也对猴子的受损肢体进行训练，他们发现，练习对猴子的运动恢复是有效的。开始，Taub 使用反射理论训练猴子，后来他渐渐发现，运用神经系统可塑理论对肢体功能的恢复更加有效。这个实验证明了，成年哺乳动物（包括人类）的神经系统在损伤后有比我们想象的强大得多的可塑性。

第二节 强制性运动疗法技术特点

一、组成

强制性运动治疗是鼓励中枢神经系统患病后不同程度肢体瘫痪的患者在生活中大量使

用严重瘫痪侧肢体，由以下三部分组成。

1. 被称为"塑形"的技术进行基于任务式的训练，每天进行数小时，持续2～3周。

2. 这种技术产生了从实验室、临床到实现生活活动中取得全面化的治疗效果。

3. 在90%的觉醒期限制健侧或轻度瘫痪的肢体。它意味着帮助患者战胜"习得性失用"，其优点是需要人力少、花费少、治疗效果好。

二、理论基础

从理论方面讲，CIMT采用了"脑的可塑性"和"大脑功能重组"理论，而传统的神经康复采用的是"神经生理"和"神经发育"理论。CIMT基于神经可塑性和重组理论，开发出了一整套治疗、评定技术。

强制性使用运动治疗的基本概念是在生活环境中限制患者使用健侧肢体，强调反复使用患肢。其理论基础来源于行为心理学和神经科学中"习得性失用"的形成及矫正过程。中枢神经系统受到严重损伤后，出现运动神经元的抑制而不能支配肢体活动，患者在试图使用患侧肢体时常出现失能、疼痛或异常运动模式。随着神经细胞出现新的募集，神经功能开始恢复，此时，个体具备了使用受损肢体的潜能。强制性使用运动治疗可使患者在神经功能恢复过程中建立正常的运动模式，避免习得性失用的发生，促进神经功能重塑。

三、注意事项

（一）强调患者的主动性参与

强调在现实生活中的功能运用，传统的神经康复更多的是患者的被动接受，CIMT重视将患肢的应用能力转移到日常生活中，从而在治疗室内和现实生活中驾起一座桥梁，重视运动功能提高。CIMT所包含的塑形技术和行为技术及限制健肢的活动均围绕提高患者的运动功能和日常生活能力方面制定。

（二）多沟通以取得患者及家属的配合

在应用强制性使用运动治疗时必须作好患者家属的思想工作，详细介绍该康复技术的方法，取得家属的配合与支持，使康复治疗、康复护理等相关干预手段顺利进行。在康复训练过程中，技能的习得和改善取决于患者固有的康复潜力，但心理和精神因素也会影响学习和行为的神经生理过程。由于过去有活动或练习不愉快的经验，或存在依赖心理，或害怕受伤，都会在训练时使神经肌肉的兴奋过程受到抑制，从而不利于技巧的习得和发挥当处于兴奋状态和具有良好情绪时，大脑皮质觉醒水平提高，运动神经元能充分募集，神经肌肉抑制解除，出现神经异化过程，使神经调节和肌力发挥均达上佳水平，从而在技巧的习得或作业的完成上取得良好的效果。因此，我们特别重视与患者的沟通，体贴关爱患者，及时发现患者在强制性使用运动治疗过程中出现的不良情绪，不断鼓励患者树立信心帮助其克服疾病带来的暂时性困扰。

第三节　强制性运动疗法应用

 案例讨论

【案例】

患者女，76 岁。右侧肢体活动不灵 3 月余。查体：意识清，右侧中枢性面舌瘫，肢体 Brunnstrom 分级右上肢 3 级、右手 2 级、右下肢 4 级。

【讨论】

如何运用强制性运动疗法改善患者上肢及手功能？

一、强制性运动疗法功能评价

（一）Wolf 运动功能试验

1. Wolf 运动功能测试（Wolf Motor Function Test，WMFT）量表评定内容

（1）前臂放到桌子（侧面）

（2）前臂由桌子放到盒子（侧面）

（3）在桌子上伸肘（侧面）

（4）在桌子上有负荷伸肘（侧面）

（5）手放到桌子上（正面）

（6）手由桌子放到盒子（正面）

（7）在桌面屈肘拉回 0.45kg 的物体

（8）拿起易拉罐到嘴边

（9）从桌面上拿起铅笔

（10）从桌面上拿起曲别针

（11）叠放 3 个棋子

（12）翻转 3 张纸牌

（13）在锁中转动钥匙

（14）叠毛巾

（15）提 1.35kg 篮子到旁边桌子上

2. WMFT 功能能力评分标准（Function Ability Scale）

0 分：患侧肢体没有尝试参与测试。

1 分：患侧肢体没有功能性的参与但试图参与任务，在单侧动作的测试中，健侧肢体完全帮助患侧肢体。

2 分：完成单侧肢体运动任务中，患侧肢体参与测试并完成任务，但需要健侧肢体的帮助，如小的调整或变换位置，或需要 2 次尝试才能完成任务，或完成任务非常慢。在双侧任务中，患侧肢体功能损害非常严重，只能作为辅助。

3 分：患侧肢体参与测试并完成任务，但是动作受到协调运动的一些影响。或动作完成慢及需要努力才能完成。

4分：患侧肢体参与测试并完成任务，动作接近正常，但是完成速度轻度变慢或缺乏精确度、良好的协调性和流畅性。

5分：患侧肢体参与测试并完成任务，表现为正常动作，以检测肢体动作为正常标准。

（二）强制性运动疗法的其他测量工具

主要是运动功能和日常生活能力评定，包括 Barthel 指数、ROM 评定、运动活动记录表（MAL）、上肢实际使用试验（actual amount of use test，AAUT）、上肢运动研究量表（action research arm test，ARAT）、手臂运动功能评定（the arm motor ability test，AMAT）、上肢运动功能评测（fugl-meyer assessment，FMA）等。

二、应用范围

脑卒中后上肢功能的恢复一般较下肢差，因传统观点认为上肢功能恢复的最佳时间应为发病后 11 周，超过 11 周上肢功能将很难再恢复。强制性使用运动治疗的出现挑战了这种观点，大量临床研究证明，在脑卒中后的运功功能恢复的平台期（一般 6～12 个月）后实施强制性使用运动治疗仍能显著提高患侧上肢的运动功能。

（一）强制性运动疗法治疗的入选标准

1. 发病后时间>3 个月。

2. 年龄>18 岁。

3. 患侧腕伸展>20°，拇指和其余四指中二指的掌指关节和指间关节伸展>10°，且动作 1 分钟内可重复 3 次。

4. 患侧肩屈曲和外展>90°、肩外旋>45°、肘屈曲>30°、前臂旋前和旋后>45°。

5. 无严重的认知障碍，如失语症、注意力障碍或视觉障碍、记忆力问题或沟通问题。

6. 无患肢的严重痉挛、疼痛。

7. 无药物不能控制的严重疾病。

8. 无明显平衡功能障碍，健肢戴强制性装置后能安全行走，有安全保证。

9. 坐到站及如厕移动能独立进行，能维持静态站姿至少 2 分钟。

（二）强制性运动疗法禁忌证

1. 严重的关节活动受限。

2. 严重的平衡及行走问题，所有时间需要辅助用具。

3. 严重的认知问题。

4. 过度痉挛。

5. 严重的不可控制的医疗问题。

6. 拒绝强制性限制健手使用 90%以上时间。

三、治疗方案

强制性运动疗法的治疗方案包括四个方面。

（一）限制健侧肢体的使用

卒中患者的健侧穿戴用尼龙搭扣固定的固定手夹板或塞有填充材料的手套，（见图 19-1）。治疗期间要求手夹板或手套应在患者 90%的清醒时间使用，仅在睡觉和一些特殊状况下才可除去这些装备。治疗期间记录日常患肢和强制装置的使用情况，并特别关注患者安全。

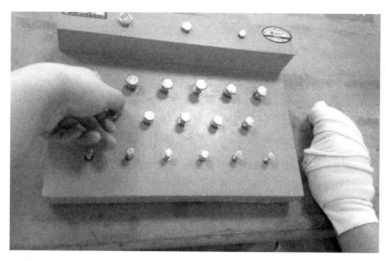

图 19-1　限制健肢使用

（二）集中、重复、强化训练患肢

在限制健肢的同时，集中、重复、强化训练患肢能有效克服患者的习得性失用，根据每个患者功能缺损情况，选择不同的塑型任务，制订个性化训练方案。一般每天强化训练 6 个小时，每周 5 天，连续 2 周，这项治疗非常重要。常用的训练内容包括：PT 和 OT 的传统训练器具，如：捡木钉、推滚筒、抛接球等，儿童玩具，如搭积木、拼图等。

（三）个体化的任务指向性塑形训练技术

塑形训练时让患者用患肢连续地进行某项刚刚超过现有运动能力的动作接近某一行为目标，需付出相当努力才能达标，一旦患者完成后，继续增加任务难度提高运动能力，该训练可在功能训练的同时使其重获 ADL 能力。选择塑形训练任务主要依据：选定的动作能纠正最明显的关节运动缺陷；所训练的关节运动有最大的提高潜力；是患者偏好的实用任务。塑形训练时，患者取得微小进步也要明确反馈。要根据患者功能缺损情况选择塑形任务，制订个体化训练方案。

（四）日常生活期间的任务训练

训练内容的设计要紧密结合日常活动，鼓励患者进行实际的功能任务练习，如穿衣、系鞋带、刷牙、吃饭等生活中涉及的任务，集中、强化训练患肢是主要的治疗因素。患者可以在日常生活中大幅度增加患侧肢体的实际使用，能较快地提高 ADL 能力、增强康复信心，缩短患者的住院康复训练时间。治疗结束后，应制定家庭训练计划，如能长期坚持可进一步提高训练效果。

考点提示　强制性运动疗法定义、作用机制、适应证、评价指标、治疗方案。

四、在其他领域的应用

CIMT 疗法开始是治疗脑卒中上肢运动功能障碍，其应用范围也逐步扩展到其他领域。

（一）脑卒中后的下肢功能障碍

大约 90% 卒中患者在慢性期存在步态异常，部分是由于损伤后早期到自然功能恢复之前形成的异常模式持续存在所引起。这种现象可以认为是"习得性误用（learned misuse）"而不是"习得性失用"。克服习得性误用，首先要纠正异常运动模式，然后代之以正常的协调运动。Taub 等实用塑型理论对 16 例下肢功能障碍患者实施强制性治疗，每天训练约 7 小时，连续两周（包括步行器训练、地上步行、上楼梯、起坐训练、减重步行训练等），结果显示患者步态明显进步。

（二）儿童脑瘫和脑外伤所致的不对称性上肢功能障碍

研究人员也把强制性治疗应用于儿科康复中，对脑瘫、脑外伤等引起的不对称性上肢功能障碍进行了干预，均取得了明显的疗效。儿科强制性治疗与成人略有不同，要考虑到儿童的兴趣和活动方式。主要包括三个部分：①在特定的时间内，使用与上肢等长的玻璃纤维手套，限制受损较轻的上肢；②利用许多专门的适用于孩子不同阶段的训练任务来训练较弱的上肢，重点使患儿获得一些实用性运动技巧；③接受每天 6 小时，连续 21 天（包括周末）的强化训练，要求治疗师在家、学校或其他场所与孩子建立一种亲密的工作或合作关系，鼓励家庭成员参与治疗，以产生最大的运动行为和脑的可塑性改变。

（三）幻肢痛

在患者截肢后，患者对身体不存在的部分感觉到疼痛即幻肢痛。在 weis 等的研究中发现，使用截肢残端功能性假肢的患者与不使用假肢残端功能性假肢的患者相比较，会明显减少幻肢痛。幻肢痛的降低与功能性假肢使用时间有明显的相关性，使用功能性假肢增加了残端的使用率，产生了使用性依赖传入增加的皮层功能重组，减低了与损伤传入减少而至皮层功能重组，从而抑制了患肢疼痛。这种治疗方法不需克服"习得性失用"而是增加截肢残端的使用程度来产生使用性依赖皮层功能重组，起到治疗作用。

（四）局部手指张力障碍

局部手肌张力障碍是由于手指大量过度使用后出现的手指协调障碍，常见于音乐家。到目前为止没有很有效的治疗方法。对患有局部手指张力障碍的职业音乐家治疗发现，使用夹板制动健康的手指，张力障碍的手指进行反复的练习与训练，每天 1.5～2.5 个小时，进行 8 天。在治疗结束时取下夹板，所有的患者在音乐表现方面有明显进步，一半患者手指的活动范围回到正常或接近正常。与 CIMT 治疗有关的一些因素为：增加练习的数量，塑造手指的位置和其他的运动表现，在进行练习的时候制动健康的手指。

（五）慢性失语症

一些在运动功能康复时所应用的 CIMT 康复程序也应用于语言的治疗，其中包括广泛、强化的实践。在进行语言游戏时，强制性使用语言进行交流，抑制其他代偿方式的交流，注重引导在日常生活中使用言语等。

第四节　强制性运动疗法研究进展

一、CIMT 作用机制的研究进展

中枢神经系统损伤后，通常会导致运动和感觉功能的抑制，这种抑制远远大于损伤以后所出现的自然恢复。与 CIMT 有关的脑功能重组研究的证据表明，成人大脑皮质代表区域面积大小依赖于对该代表区使用数量的多少，而近年来使用经颅磁刺激（TMS）、脑磁成像（BMI）、功能性磁共振（fMRI）及皮质内微刺激技术（ICMS）提示，强制性运动疗法的疗效与大脑皮质的功能重组有关。有研究对使用强制性疗法的患者的稳态脑电图运动电

位进行分析，强制性运动疗法治疗后 3 个月，发现在患侧上肢缺乏镜像运动时，出现大脑半球的同侧激活，显示出大脑的可塑性变化与强制性运动疗法后，患者的患侧上肢使用率增加有关。

使用 TMS 和正电子发射型计算机断层显像（PET）研究 CIMT 疗法前后脑内功能重组的变化，发现在实施 CIMT 疗法之后，PET 检查在动作任务的模式下，其小脑激活明显降低，而患侧大脑 TMS 兴奋的面积增大。而应用 MRI 在 CIMT 治疗前，患手运动时可以发现对侧中央前后回、对侧额叶前部、同侧大脑皮质中央前回激活；健手运动时，大脑对侧中央前后回的兴奋区域面积明显变小；在治疗结束 2 周后，患侧上肢运动时其同侧和对侧大脑皮质广泛的激活现象明显降低，激活区集中在对侧的中央前后回，在健手运动时，又重新恢复对侧中央前后回兴奋区域。大脑皮质功能重组表现出使用性依赖的特点。这说明 CIMT 方法实施后发生了患肢的持续使用现象具有两个既关联又独立的机制：首先，CIMT 限制了健侧肢体的活动，从而逆转了在急性期或亚急性期所形成的习得性失用。其次，持续的反复使用患侧上肢时对侧大脑半球皮质支配上肢区域扩大，同时同侧皮质出现新的募集。

二、CIMT 和改良强制性运动疗法

尽管 CIMT 疗效是肯定的，但是其训练强度很大，容易使人产生疲劳，而脑卒中后的患者往往年龄较大，这种训练强度对他们来说并不适宜，因此在临床应用上仍有不少患者及治疗师不愿意采用 CIMT。从而有研究者进一步提出了改良强制性运动疗法（modified constraint induced movement therapy，mCIMT）的概念，改良强制性运动疗法是在 CIMT 基础上根据患者的情况和耐受能力进行调整。mCIMT 只选择适合患者的 2~3 个塑形动作，每次 2 小时，每周 3 次，健肢限制 3 天/周，连续训练 10 周，除此之外的其他训练内容如进食、梳妆、洗漱、如厕、穿衣等都在日常生活中进行。目前，国际上对 mCIMT 的接受更为广泛，国内也做了不少有关 CIMT 和 mCIMT 的疗效对比研究可见，mCIMT 可能更适合于脑卒中后的患者。

三、CIMT 和双侧运动疗法

传统的观点认为 CIMT 主要包括两个方面：限制健侧肢体和强制性使用患侧肢体进行大量的、重复的、密集的训练。主要强调了患者患侧上肢的单独运动，但却忽视了双上肢的协同作用。目前有研究者提出 CIMT 可以在不限制健侧肢体的条件下进行，也就是说限制健侧肢体并不是 CIMT 的必要措施，而其主要起效因素应为患肢的干预强度。CIMT 和双侧运动疗法在改善肢体运动功能的疗效上各有千秋。

四、CIMT 介入时间

目前有大量文献报道 CIMT 在脑卒中后亚急性期、恢复期均可以促进神经功能的恢复。但对于 CIMT 是否适用于急性期患者一直存在争议，有临床实践表明，强制性运动治疗对于脑卒中超早期（3~7 天）、中期（<30 天）的治疗取得较为理想的效果，但也有研究显示 CIMT 并不适合于脑卒中急性期患者的康复，而且大强度的运动甚至会使病情加重。动物试验证实，早期过度训练患肢可导致神经损害加重和肢体功能恶化。有资料表明，脑梗死后 1 周内进行 CIMT 可能会加重神经功能损害，而 2 周后开始 CIMT 则

相对安全。

第五节　强制性运动疗法的局限性

一、CIMT 并不能使患者的运动功能完全恢复正常

当慢性脑卒中患者接受足够强度的治疗，患者的实际生活能力有很大的提高，但是并不能恢复到患者患病前的运动状态，尽管患者的残损和残疾在治疗后会明显降低，但还是会遗留某些缺陷。

二、CIMT 疗效依据患者残损的严重程度而不同

如果患者脑卒中后遗留的运动功能障碍在一定的主动运动范围之内有较高的功能，其恢复程度比其他严重运动功能障碍的患者要高，尽管相比之下两组患者的相对变化相似，但由于在开始治疗时其功能水平较低，所以，残损严重的患者，其达到绝对的功能水平要低得多。

三、CIMT 不适用于运动功能很差的患者

对那些运动功能很差的患者，CIMT 不能够提高上肢的运动功能水平。由于这些患者只有很少或基本没有手指的运动功能，没有足够的能力进行手的运动功能训练。由于大多数的日常活动需要患者的远端肢体来完成，治疗只能很少地诱发远端的运动功能，所以在真实的环境中患侧肢体的使用程度提高不大。

四、部分患者疗效维持不理想

具有较高功能的患者，在治疗 2 年后随访发现其功能没有下降，而功能低下的患者在 1 年以后功能下降大约 20%，2 年后下降的更多。这些发现提示患者保持疗效时，短期的重新学习有可能是非常重要的。

强制性运动疗法是一个适合于多种疾病的新型治疗技术，其在中枢神经系统疾病的应用中较为成熟。国际上对 CIMT 疗效也已趋于一致，但其作用机制仍不十分明确，介入时机以及疗效维持时间等问题都仍需进一步研究来验证。

本 章 小 结

本章主要讲述强制性运动疗法的起源、概念、技术特点、研究进展及局限性，并详细结介绍了强制性运动疗法的临床应用。同学们通过本章的学习，需掌握强制性运动疗法的应用范围、治疗方案，能依据所学的知识服务于患者。

习 题

一、单项选择题

1. 为改善该患者右上肢运动功能障碍实施强制性使用运动疗法，适宜的时间为

 A. 1 周   B. 2～3 周

 C. 5～6 周   D. 7～8 周

 E. 9～10 周

2. 患者女，76 岁。右侧肢体活动不灵伴二便失禁 1 日。查体：意识清，右侧中枢性面舌瘫，肢体 Brunnstrom 分级右上肢 1 级、右手 1 级、右下肢 1 级，右侧肢体肌张力低下。改善患者上肢功能宜选择的训练方法为

 A. 主动运动   B. 作业疗法

 C. 强制性运动疗法   D. 运动想象疗法

 E. 肌力训练

3. 强制性运动疗法不适用于

 A. 偏瘫   B. 失语症

 C. 吞咽障碍   D. 幻肢痛

 E. 小儿脑瘫

4. 强制性运动疗法每天训练的时间应为

 A. 12 分钟   B. 30 分钟   C. 1 小时   D. 2 小时

 E. 6 小时

5. 强制性运动疗法持续训练时间应为

 A. 2 周   B. 4 周   C. 6 周   D. 10 周

 E. 14 周

二、思考题

1. 什么是强制性运动治疗？

2. 什么是习得性失用？

（张　洁）

第二十章

运动想象疗法

学习目标

1. **掌握** 运动想象疗法的概念、作用机制。
2. **熟悉** 运动想象疗法的操作手法、运动想象能力的评定方法。
3. **了解** 运动想象疗法的临床应用研究。
4. 会运用合适的运动想象疗法对患者进行指导和治疗。
5. 具有尊重患者权利的素质以及全心全意为患者身心健康服务的意识。

第一节 概　述

一、概念

运动想象疗法（mental practice，mental imagery）是指为了提高运动功能而进行的反复运动想象，没有任何运动输出，根据运动记忆在大脑中激活某一活动的特定区域，从而达到提高运动功能的目的。

二、背景

早在 20 世纪 30 年代，学者就发现想象做某一种动作可以提高简单运动的功能水平。以后的研究将运动想象运用到体育心理学领域中。在体育领域，运动想象疗法的主要目的是提高特异的运动技能。研究者常常将研究对象分为 3 组或 4 组：①对照组无任何治疗；②至少 2 个观察组（一组接受运动想象疗法，一组进行躯体运动）；③还可以加接受运动想象疗法与躯体运动相结合的一个观察组。Brouzivne 等研究了运动想象加躯体练习对高尔夫新手击球技术的影响。他们将大学体育系的 23 名志愿者（高尔夫新手）分为 3 组，第 1 组为躯体练习（physical practice）加运动想象，第 2 组为单纯躯体练习，第 3 组从事其他体育活动。结果发现，第 1 组学生的击球技术比第 2 组要好，提示运动想象可使初学者获得新技能。由此可以看出，运动想象疗法已经有半个多世纪的历史，但主要是用于体育心理学领域。

在 1950 年 Hossack 提出心理意象（mental imagery）的概念，即在中枢神经系统的参与下，在感官没有受到相应的刺激时，产生了一种类似感受器受刺激所产生的反应（体验）。心理意象也称想象或心灵呈像，往往是以往意识经验的一种重塑，而且有一定的可预见性，在记忆、动机中占有重要的位置。在视空间推理及发明创造中，也占有很大的比重。运动想象以后被提出，但没有很明确的定义。Decety 认为运动想象是一种代表特殊的运动功能状态，这种状态在工作记忆中内在再激活而没有任何明显的运动输出，并且遵循中枢运动控制的原则。也有人认为运动想象（motor imagery，mentalpractice mental training）指运动活动在内心（cognitively）反复地模拟、排练，而不伴有明显的身体活动。

有人认为"运动想象"和身体锻炼相结合具有改善肌力、耐力和活动的精确性，促进运动或新技巧的学习，提高老年妇女的平衡能力，矫治异常脊柱弯曲患者的姿势，增强活动能力等作用。20 世纪 80 年代末、90 年代初运动想象技术开始逐渐应用于功能训练。近年来的研究发现"运动想象"还可改善脑卒中偏瘫患者的运动功能，可作为激活运动网络的一种手段，作为"另辟蹊径"的治疗方法，适用于脑卒中的任何阶段，同时这种疗法不依赖于患者的残存功能，又与患者的主动运动密切相关。

然而脑损伤可影响正常运动想象的进行。对脑卒中患者，病变部位会影响运动想象疗法的两个因素，即精确性和及时性。例如，顶叶具有产生和保留运动模式的功能，顶叶损伤的患者实施运动想象疗法的精确性会受到影响；干扰初级运动皮质（the primary motor cortex）的功能会延长运动想象的反应时间；顶叶或额叶损害也会影响运动想象的精确性和及时性。脑卒中后患者仍具备一定的运动想象能力，但精确性和及时性都受到了影响，即混乱运动想象（chaotic motor imagery），表现为不能够进行精确的运动想象。或者可以进行精确的运动想象而不能在时间上配合。

三、作用机制的理论研究

目前公认的"运动想象"疗法改善运动学习的最有力的解释依旧是心理神经肌肉理论（psychoneuromuscular theory，PM 理论），PM 理论是基于个体中枢神经系统已储存了进行运动的运动计划或"流程图（schema）"这一概念，假定在实际活动时所涉及的运动"流程图"，在"运动想象"过程中可被强化和完善，因为想象涉及与实际运动同样的运动"流程图"。想象通过改善运动技巧形成过程中的协调模式，并给予肌肉额外的技能练习机会而有助于学会或完成活动。

脑损伤患者尽管存在身体功能障碍，但运动"流程图"可能仍保存完整或部分存在。任何随意运动，总是在脑内先有运动意念，然后才有兴奋冲动传出直至出现运动。脑卒中不全偏瘫肢体在运动时也总是先有运动意念，然后才有肌肉收缩和肢体运动，康复的作用之一是反复强化这一从大脑至肌群的正常运动模式，运动意念更能有效地促进这一正常运动传导通路的强化。早期应用运动想象可以增强感觉信息的输入，促进潜伏通路和休眠突触的活化，加速缺血半暗带的再灌注及脑血流的改善，降低神经功能的损害程度，配合其他治疗，可提高康复治疗效果，降低脑卒中的致残程度。对于完全瘫痪的患者，通过运动想象，可促使受损运动传导路的修复或重建，这也支持中枢神经损伤后有部分休眠状态的突触能苏醒并起到代偿作用，其阈值随频繁地使用而降低的理论。较之被动活动肢体，运动想象可能更符合正常由大脑到肢体的兴奋传导模式，从而更能有效地促进正常运动反射弧的形成。

第二节　运动想象疗法的实施

运动想象是整个康复过程都可运用的治疗手段，不依赖患者残存的运动活动能力。有学者提出运动想象和传统功能训练必须一起使用，但运动想象仅作为一种辅助方法。尽管如此，运动想象疗法仍可独立用于改善运动执行，并可促进脑的可塑性变化等。实施通常包括6个操作步骤：说明任务，预习，运动想象，重复，问题的解决，实际应用。

尽管运动想象训练不要求出现活动，但在实际操作中，好强或急于康复的患者不停地想象肢体的运动，可能导致焦虑或痉挛加重，也可能把一些不必要的因素人为地掺杂进去。因此，对患者依从性的激活活动要简单，应在尽量短的时间内完成，同时加强对患者的练习进行监督和指导，叮嘱患者注意休息。对依从性较差者的操作比较难，但却是有效手段。

在具体实施运动想象疗法时需要考虑以下四个影响因素：①不能够正确实施运动想象或者精确性不够；②依从性差；③使用替代方法，如视觉想象，但目前还没有提出客观的评估方法进行检测；④不能够抑制实际运动，在训练时可采用一些方法监测各种可见或隐蔽的动作出现，如肌电图的应用等。

一、操作方法

运动想象方案设计因人而异，不同的训练目标有不同的运动想象模式，内容和方法上也多种多样。"想象"的活动应是有针对性地从功能训练活动中选择出来的一些动作，可结合电脑技术予以实施。运动想象疗法治疗时间应短于物理疗法一般12～15分钟为宜。

一般操作是在每次功能训练后。让患者移至安静的房间听10分钟"运动想象"指导语录音带（头两次治疗可有人陪伴）。患者闭目仰卧于床上，用2～3分钟进行全身放松。指导患者想象其躺在一个温暖、放松的地方，让其先使脚部肌肉交替紧张、放松，随后是双腿、双上肢和手。接着用5～7分钟提示患者进行间断的"运动想象"，想象的内容应集中于某项或某几项活动，以改善某种功能，同时强调患者利用全部的感觉。最后2分钟让患者把注意力重新集中于自己的身体和周围环境，告诉患者回到了房间，让其体会身体的感觉，然后让其注意听周围的声音，最后解说者从10倒数至1，在数到1时让患者睁开眼。

在患者的功能训练中，技巧学习首先是产生运动意念，随后发展适应环境需要的运动模式控制能力。当患者对简单活动获得较好控制能力和力量后，对这些活动的直接注意力就会减少，因此治疗师应注意提供适当的训练条件，且应注意引导患者把从特定的康复环境中学会的活动技能不断在其他复杂多变的环境中应用。可在作业治疗中加入运动想象等技术，注重日常生活活动能力的训练。

运动想象疗法的具体实施方法有3种方式：听录音指令、自我调节及观察后练习。

运动想象训练在PT训练后进行，训练场所为单独房间，或患者在家中进行。

运动想象作业项目取自PT室训练的作业项目。

运动想象疗法所采取的作业项目有：OT训练作业中的功能性ADL训练，即用偏瘫侧上肢移动木块及物体、抓住杯子、拿杯子喝水，做饭，购物，增加步行速度及对称性，踝关节运动等。

运动想象疗法的具体实施办法因想象作业项目的不同而不同，一定要在安静的环境中进行治疗，而且患者应该处于放松状态。

考点提示 运动想象疗法的操作方法。

二、训练效果

"运动想象"疗法目前在临床康复应用中还不是很多，但已有的研究表明此疗法可应用于急性或慢性、轻度或严重的偏瘫患者，有利于提高患者手、踝、坐–站、日常生活活动能力（ADL）和功能性任务再学习（家务、做饭、购物等）等能力，改善单侧忽略等障碍功能。

运动想象和运动实际执行时心率和呼吸频率都是增加的，且正常情况下运动完成时间也十分接近。

 知识链接

临床实践中初步判断运动想象疗法是否适用的两种途径

第一种是自主调节的改变情况，治疗师可以根据患者想象治疗时心率或呼吸频率的增加程度进行简单评估。第二种是心理测时法，通过想象动作和实际身体动作完成时间的差值评估。

第三节 运动想象能力的评定

在进行运动想象疗法之前，一般应先对患者的运动想象能力进行评定。评定方法有多种，其中一种为运动觉及视觉想象问卷（kinesthetic and visual imagery questionnaine，KVIQ）。KVIQ 是运动想象问卷（movement imagery questionnaire，MIQ）的修订版，它将 10 个姿势的运动觉及视觉成分分为 5 级。采用的运动姿势包括头部运动（屈曲—伸展）、肩部运动（上抬）、躯干运动（屈曲）、上肢运动（肩关节屈曲、肘屈曲—伸展、对指）、下肢运动（膝伸展、髋外展、髋内旋、足拍打地面）。受试者需要实际进行这些运动，然后立即想象做同样的运动。受试者根据 2 种方法［一种方法是评定想象后的清晰度（视觉评分）；另一种方法是感受到的运动程度（运动觉评分）］对自己诱导的运动想象能力进行评分（分为 5 级，1分为低想象力，5 分为高想象力）。

另一种评定运动想象能力的方法是运动想象筛选试验（motor imagery screening test，MIST）。让受试者想象迈步运动（即将足迈上高度为 3cm 的台阶，然后下台阶），在每次上台阶时用口语讲出来，直到评定者叫停为止。每一次试验时间不同（25s、15s、35s，随机进行）。然后让受试者在同样时间内进行实际上台阶运动。除了记录上台阶的次数外，也要用秒表记录每一次上台阶的时间，以便对想象上台阶运动与实际上台阶运动进行比较。对非瘫痪侧下肢进行试验，想象运动在实际运动前进行。

由于脑损伤后运动想象能力也可能受损，因此在进行运动想象疗法前应该进行运动想象能力的评定。

第四节　临床应用研究

一、运动想象疗法在健康人中的应用

近几年神经科学方法的研究表明，运动想象疗法激活的脑部区域与实际进行同一运动所激活的区域类似。Lafleur 等对 19 例健康人进行左侧踝关节背屈和跖屈的运动想象与实际运动的对比研究，通过正电子发射断层扫描（positron emission tomography，PET）观察脑部代谢活动，结果发现进行实际运动早期，主要激活双侧运动前区背侧皮质、小脑及左侧顶下小叶；练习 1 小时后主要激活双侧额叶眶面皮质内侧及纹状体，进行运动想象时激活区域类似。Porro 等采用功能磁共振成像（functional magnetic resonance imaging，fMRI）技术进行的研究发现，想象拇指与手指的对指运动激活初级运动区（M_1）的程度较单纯视觉想象要高，但低于实际对指运动。该研究还发现，想象对指运动也可以激活初级感觉皮质（S_1），但激活程度低于单纯视觉想象。

Gerardin 等采用 fMRI 研究发现，同休息状态相比，想象手指运动与实际手指运动都可以激活双侧运动前区及顶叶、基底核、小脑。与实际手指运动相比，想象手指运动更多激活双侧运动前区、额叶前区、辅助运动区（supplementary motor area）、同侧顶叶后区及尾状核。他们认为，与实际运动相比，运动想象更多激活额叶前部及顶叶后部。

运动想象与实际运动一样可以使皮质代表区发生变化。由于二者在激活皮质区域及神经生理的相似性，因此运动想象可以影响实际运动。对健康人群的研究表明，运动想象可以增加肌力及改善执行能力。一项荟萃分析显示，运动想象可以改善运动技巧，其改善程度与作业类型、以前经验及训练时间有关。

二、运动想象疗法在脑卒中康复中的应用

自 20 世纪 90 年代开始，根据神经影像学的研究结果，运动想象疗法开始应用于脑卒中患者，近几年已经成为脑卒中康复治疗的研究热点。

Stevens 等研究了想象腕部运动及功能活动对 2 例脑卒中偏瘫恢复期患者的疗效，他们让患者想象腕部伸展、前臂旋前及旋后运动，采用内有镜子的盒子（mirror box apparatus）进行及物与操作物体功能活动的想象刺激。每周治疗 3 次，每次治疗 1 小时，共治疗 4 周，结果发现，通过运动想象疗法治疗后患者 Fugl—Meyer 上肢评分提高、关节活动度改善及作业时间缩短，治疗后 3 个月随访仍显示有疗效。Page 等采用随机双盲对照方法研究了运动想象疗法的疗效，32 例慢性脑卒中伴中度偏瘫患者每周接受 2 次、每次 30 分钟、共 6 周的训练，训练内容侧重于日常生活活动（ADL），将 32 例患者随机分为观察组和对照组，观察组接受躯体训练后进行 30 分钟的运动想象训练，对照组接受与观察组相同的躯体训练后放松 30 分钟等。采用上肢运动研究试验（action research arm test）和 Fugl—Meyer 上肢部分进行评定。结果发现，接受想象疗法的患者，上肢功能明显改善，获得了新的 ADL 功能。Liu 等采用随机对照方法研究了运动想象疗法对脑卒中患者的疗效。他们选择 46 例 60 岁以上的脑梗死患者，将患者随机分为 2 组，一组接受 15 次（1 次/天，共 3 周）的 ADL 运动想象疗法训练，另一组接受 15 次（1 次/天，共 3 周）的常规 ADL 训练。评定方法包括：

15 项训练和 5 项未训练的作业项目，Fugl—Meyer 运动功能评分法，颜色跟踪试验（Color Trails Test）。结果发现，接受运动想象疗法训练的患者获得的训练和未训练的作业项目的能力均高于接受常规 ADL 训练的患者，而且在训练疗程结束后仍然保持这种能力。运动想象疗法对脑卒中患者下肢功能恢复也有疗效，Malouin 等研究了运动想象疗法对脑卒中患者 2 项移动作业的影响，通过想象站立及坐下 2 项作业，患者偏瘫侧负重能力明显增加，这种疗效可以持续 24 小时。

刺激在成人大脑损伤后的神经功能重组中发挥着重要作用，运动想象是一种内部运动刺激。通过事件相关功能 fMRI，Johnson—Frey 发现 1 例脑卒中后严重偏瘫患者在进行运动想象后瘫痪肢体对侧运动前区、顶叶及运动皮质被激活。

由于实际运动与运动想象均有疗效，而且二者激活的大脑皮质区域类似，因此脑运动环路受损后，既可导致实际运动损害，也可导致运动想象损害。Sirigu 等研究发现，与对照组及初级运动皮质受损的一例患者相比，顶叶受损患者运动想象也受损，提示顶叶有与想象有关的重要环路。Sabate 等研究发现，左脑损伤患者双手运动想象速度下降，而右脑损伤患者只影响左手的运动想象。Schwoebel 等的研究发现，额叶或顶叶背外侧受损较脑其他部位受损更容易导致运动想象受损。

Kimberley 等采用 fMRI 技术观察了严重偏瘫患者想象腕部运动后的皮质激活过程，发现健康对照组的运动想象均受对侧脑控制，而脑卒中患者运动想象主要激活对侧初级感觉区（primary sensory area）、同侧初级运动区（primary motor area）及同侧辅助运动区（supplementary motor area）。在进行运动想象时，脑卒中患者病变同侧脑信号强度变化的百分比大于健康人群。

综上所述，运动想象疗法在脑卒中患者中的应用已经取得了较好的疗效。运动想象疗法与实际运动所激活的脑部区域类似，它是对大脑的一种内部刺激，促进了脑损伤后的功能重组。

三、适应证

"运动想象"具有临床治疗效果，但其最佳适应证目前还不清楚，许多研究未对研究对象进行详细描述，纳入及排除标准不一，是临床应用过程中存在的一个主要问题。患者的选择和治疗的实施应有以下几方面的考虑。

（一）患者应具备一定的想象能力

运动想象能力的常用评估工具有三种，即运动想象问卷（movement imagery questionnaire，MIQ）、运动想象清晰度问卷（the vividness of motor imagery questionnaire，VMIQ）和运动觉－视觉想象问卷（the kinesthetic and visual imagery questionnaire，KVIQ）。MIQ、VMIQ 都有改良版本，较新的评价方法 KVIQ 已在健康和残疾受试者的评估上得到证实。运动想象控制能力量表（the controlliability of motor imagery scale）则是一种常用的替代评估方法。

（二）任务的种类和熟悉程度

熟悉是运动想象疗法成功使用的前提，患者对某项活动的体验越深，"运动想象"疗法的效果越好。

（三）工作记忆

工作记忆包括储存和处理信息的复杂程序，可分为视觉、言语和肌肉运动觉记忆等，工作记忆是否完整对治疗效果有重要影响。

（四）动力

动力大、焦虑少的患者运动想象疗效更好，而治疗本身可增加患者的动力和自信，因此，动力小而较焦虑的患者应鼓励加入，不应该排除。

（五）依从性

虽然已出现几种评估依从性的方法，但目前尚无有效的评估工具来排除不依从患者。

在实际应用时，还要求患者能听懂指导语，故有学者提出治疗时应除外明显的智力障碍、感觉性失语及不能进行运动想象（MIQ评定积分＜25分）的患者，也应排除混乱运动想象者，并尝试排除依从性较差者等。

运动想象和运动实际执行时心率和呼吸频率都是增加的，且正常情况下运动完成时间也十分接近。因此，在临床实践中还可通过两种途径初步判断运动想象疗法是否适用：

1. 自主调节的改变情况　治疗师可以根据患者想象治疗时心率或呼吸频率的增加程度进行简单评估。

2. 心理测时法　通过想象动作和实际身体动作完成时间的差值评估，但此法存在较多局限和争议。

本 章 小 结

本章主要讲述运动想象疗法的概念、实施过程、训练效果、运动想象能力的评定方法及其临床应用研究。同学们通过本章的学习，要掌握运动想象疗法的操作方法，并能依据所学的专业技能服务于患者。

习　题

扫码"练一练"

一、单项选择题

1. 下列哪项不是运动想象疗法的适应证
   A. 患者应具备一定的想象能力　　　　　B. 动力
   C. 性格活泼　　　　　　　　　　　　　D. 工作记忆

2. 具体实施运动想象疗法时需要考虑的影响因素
   A. 不能够正确实施运动想象或者精确性不够
   B. 体能好
   C. 执行能力强
   D. 性格开朗

3. 运动想象疗法一般操作是在每次功能训练的什么阶段
   A. 功能训练前　　　　　　　　　　　　B. 功能训练时
   C. 功能训练后　　　　　　　　　　　　D. 其他阶段

4. 运动想象疗法治疗时间多久为宜
   A. 2～5分钟　　　　B. 6～10分钟　　　　C. 12～15分钟　　　　D. 16～20分钟

5. 下述哪项是运动想象疗法的训练效果
   A. 提高患者手、踝、坐－站、日常生活活动能力

B. 功能性任务再学习（家务、做饭、购物等）等能力

C. 改善单侧忽略等障碍功能

D. 以上都是

二、思考题

1. 什么是运动想象疗法？

2. 运动想象疗法的操作方法有哪些？

（陈丽萍）

参考答案

第一章

选择题参考答案

1. A 2. D 3. E 4. D 5. C 6. E 7. E 8. B

第二章

选择题参考答案

1. E 2. E 3. B 4. B 5. C 6. E 7. D 8. A 9. C 10. C

第三章

选择题参考答案

1. A 2. D 3. B 4. A 5. D 6. E 7. C 8. E 9. D 10. C 11. A

第四章

选择题参考答案

1. E 2. C 3. D 4. D 5. A

第五章

选择题参考答案

1. C 2. D 3. B 4. C 5. D 6. B 7. B 8. D 9. B 10. A 11. E 12. E

13. B 14. D 15. E 16. E 17. D 18. B

第六章

选择题参考答案

1. C 2. A 3. B 4. C 5. B 6. A 7. A 8. B 9. E 10. B

第七章

选择题参考答案

1. E 2. B 3. A 4. E 5. AD 6. ACD 7. BCE 8. BDE 9. ABCDE 10. ABDE

第八章

选择题参考答案

1. A 2. D 3. E 4. B 5. A 6. C 7. D 8. E 9. A 10. D

第九章

选择题参考答案

1. A 2. E 3. C 4. D 5. A 6. B 7. E 8. B 9. A 10. D

第十章

选择题参考答案

1. C 2. A 3. E 4. A 5. E 6. B 7. B 8. C 9. D 10. B

第十一章

选择题参考答案

1. B 2. E 3. A 4. E 5. B 6. A 7. D 8. D 9. A 10. D

第十二章

选择题参考答案

1. E 2. E 3. C 4. C 5. E 6. A 7. D 8. E 9. E 10. E

第十三章

选择题参考答案

1. B 2. C 3. E 4. C 5. C 6. E 7. E 8. B 9. E 10. A

第十四章

选择题参考答案

1. A 2. E 3. B 4. C 5. B 6. D 7. C 8. A 9. E 10. B

第十五章

第一节

选择题参考答案

1. D 2. E 3. A 4. E 5. B 6. D 7. A 8. E 9. E 10. C 11. A 12. C
13. D 14. C 15. B 16. C 17. C 18. B 19. B 20. A 21. E 22. B 23. D
24. E 25. D 26. A 27. E 28. D 29. E 30. E

第二节

选择题参考答案

1. A 2. C 3. B 4. C 5. E

第三节

选择题参考答案

1. E 2. E 3. A 4. A 5. B

第四节

选择题参考答案

1. B 2. C 3. C 4. E 5. B 6. D 7. E 8. A 9. D 10. D

481

第五节

选择题参考答案

1. D 2. C 3. D 4. A

第十六章

选择题参考答案

1. E 2. C 3. D 4. B 5. E 6. D 7. E 8. A 9. B 10. E

第十七章

选择题参考答案

1. A 2. A 3. D 4. D 5. E 6. E 7. D 8. B 9. C 10. C

第十八章

选择题参考答案

1. B 2. D 3. A 4. C 5. B 6. A 7. B 8. E 9. A 10. A 11. C

第十九章

选择题参考答案

1. B 2. C 3. C 4. E 5. A

第二十章

选择题参考答案

1. C 2. A 3. C 4. C 5. D

参考文献

［1］章稼，王晓臣. 运动治疗技术［M］. 北京：人民卫生出版社，2014.

［2］章稼，王晓臣. 运动治疗技术［M］. 北京：人民卫生出版社，2018

［3］全国卫生专业技术资格考试专家委员会. 康复医学与治疗技术［M］. 北京：人民卫生出版社，2015.

［4］全国卫生专业技术资格考试用书编写专家委员会. 康复医学与治疗技术［M］. 北京：人民卫生出版社，2019.

［5］全国卫生专业技术考试专家委员会. 2019 全国卫生专业技术考试指导康复医学与治疗技术［M］. 北京：人民军医出版社，2019.

［6］燕铁斌. 物理治疗学［M］. 北京：人民卫生出版社，2013.

［7］燕铁斌. 物理治疗学［M］. 北京：人民卫生出版社，2017.

［8］燕铁斌. 物理治疗学［M］. 北京：人民卫生出版社，2018.

［9］Anderson K，Behm DG. Trunk muscle activity increases with unstable squat movements［J］. Can J Appl Physiol，2005，30（1）：33-45.

［10］尹宪明，井兰香. 运动学基础［M］. 北京：人民卫生出版社，2014.

［11］纪树荣. 运动疗法技术学［M］. 北京：华夏出版社，2004.

［12］纪树荣. 运动疗法技术学［M］. 北京：华夏出版社，2011.

［13］励建安. 临床运动疗法学［M］. 北京：华夏出版社，2005.

［14］张琦. 临床运动疗法学［M］. 北京：华夏出版社，2014.

［15］林成杰. 物理治疗技术［M］. 北京：人民卫生出版社，2014.

［16］李晓捷. 实用儿童康复医学［M］. 北京：人民卫生出版社，2016.

［17］张绍岚. 运动治疗技术［M］. 河南：河南科学技术出版社，2015.

［18］罗伯特·E. 麦卡蒂，杰夫·沙兰德著. 易化牵伸术-简便易学的 PNF 牵伸及力量训练［M］. 北京：人民体育出版社，2010.

［19］苏珊·阿德勒，多米尼克·贝克斯等. 实用 PNF 治疗［M］. 北京：华夏出版社，2018.

［20］罗宾·麦肯基. 麦肯基疗法 7 步告别颈椎腰椎烦恼［M］. 北京：金城出版社，2011.